La représentation de la vie psychique dans les récits factuels et fictionnels de l'époque classique

Faux Titre

ÉTUDES DE LANGUE ET LITTÉRATURE FRANÇAISES

publiées sous la direction de

Keith Busby, †M.J. Freeman,
Sjef Houppermans et Paul Pelckmans

VOLUME 405

The titles published in this series are listed at *brill.com/faux*

La représentation de la vie psychique dans les récits factuels et fictionnels de l'époque classique

Sous la direction de

Marc Hersant

et de

Catherine Ramond

BRILL
RODOPI

LEIDEN | BOSTON

Illustration de ouverture: Pajou Augustin (1730–1809), *Psyché abandonnée*, 1791, Paris, Musée du Louvre.
Crédit photographique: © RMN (Musée du Louvre) / René-Gabriel Ojéda.

Library of Congress Control Number: 2015941773

ISSN 0167-9392
ISBN 978-90-04-30012-5 (paperback)
ISBN 978-90-04-30020-0 (e-book)

This book is printed on acid-free paper.

Introduction

Marc HERSANT et Catherine RAMOND

Ce volume contient les actes d'un colloque international qui a eu lieu à Lyon les 10, 11 et 12 octobre 2012, et qui constitue le second volet d'un programme de recherche intitulé « Récit et vérité à l'époque classique ». Ce programme, qui associe les universités Bordeaux-Montaigne et Lyon 3, vise à une étude comparée des formes et des enjeux du récit de fiction et du récit non fictionnel ou « historique » au sens large aux XVIIe et XVIIIe siècles. Sur le plan théorique aussi bien que sur le plan historique, la question des rapports et des influences réciproques de ce qu'on appelle couramment aujourd'hui, depuis le *Fiction et diction* de Genette[1], récit factuel et récit fictionnel, a certes été maintes fois posée. Mais les approches théoriques les plus importantes ont parfois dédaigné de se référer aux récits d'Ancien Régime, puisant la plupart de leurs exemples dans la littérature d'après la Révolution[2]. De leur côté, les approches historiques ne se sont pas toujours assez clairement exprimées en faveur d'une des options théoriques qui dominent le débat, faisant parler à la place de fausses évidences : la plus répandue chez les représentants des études littéraires est sans doute un privilège donné *a priori* à une fiction qui est leur objet de travail le plus ancien et le plus naturel. L'idée que l'influence des formes de la fiction dominerait le rapport entre fiction et histoire, que le récit historique serait à envisager d'une certaine manière comme l'application à la réalité de moules narratifs forgés dans le cadre considéré comme plus créatif de la fiction, se retrouve avec des variantes un peu partout. Un des principes du programme « récit et vérité » est de penser ce rapport en termes dialogiques au sens bakhtinien, d'envisager les mutations formelles du récit historique et du récit de fiction comme les symptômes de ce dialogue en permanente évolution, et d'observer attentivement les textes pour y chercher les traces, mais aussi les

---

[1] G. Genette, *Fiction et diction*, Paris, Éditions du Seuil, 1991.

[2] C'est particulièrement frappant chez Hamburger et Cohn dont il sera souvent question dans ce volume.

éventuelles limites, d'une influence réciproque, sans hiérarchiser les deux éléments qui entrent en dialogue, et sans considérer comme un *a priori* que l'essence du récit, ce serait la fiction.

Dans cette optique, il nous a semblé aussi naturel que nécessaire d'élargir notre dialogue à la communauté des dix-septièmistes et des dix-huitièmistes qui travaillent sur le récit à l'époque classique, et de créer un cadre systématique de rencontres entre spécialistes du récit de fiction et spécialistes du récit historique et autobiographique à l'époque considérée, l'enjeu étant de confronter les analyses des uns et des autres pour observer les similitudes, mais aussi les différences entre ces deux réalisations majeures du récit humain. Nous avons aussi décidé de développer ce programme sur plusieurs années et plusieurs événements, pour focaliser à chaque fois l'attention des chercheurs sur un des aspects de la vie des formes narratives où ce dialogue est le plus visible et le plus intéressant. Les premières journées d'étude de ce programme, organisées en septembre 2009 à Bordeaux et publiées en 2011 dans un volume collectif intitulé *Histoire, histoires*[3], ont ainsi porté sur une question majeure de poétique historique et comparée, celle des discours rapportés, qui suscitent depuis l'antiquité, et pour ainsi dire depuis que l'histoire existe, le soupçon d'une dérive fictionnelle et ont occasionné de nombreux débats chez les théoriciens de l'histoire et du roman. La confrontation des discours théoriques et des usages des paroles rapportées dans les récits factuels ou fictionnels a mis en évidence moins une différence formelle absolue – des mémorialistes comme Saint-Simon ou Retz peuvent inclure dans leurs récits d'interminables bobines de discours direct ou indirect au moins autant que des romanciers comme Prévost ou Sade – que l'obligation pour chaque écrivain de se situer par rapport à un pacte tacite lié au genre pratiqué. On sait que pour Voltaire, l'histoire est le domaine de ce qui est « donné pour vrai », et ce qu'il appelle la fable, au contraire, le domaine de ce qui est « donné pour faux »[4]. Ce « donné pour » suggère un contrat essentiel qui engage la relation auteur/lecteur dès que la place occupée par le texte des deux côtés de la frontière histoire/fiction devient claire, en une époque qui cependant cultive l'ambigüité puisque, comme

---

[3] *Histoire, Histoires. Nouvelles approches de Saint-Simon et des récits des XVII*e *et XVIII*e *siècles*, dir. M. Hersant, C. Ramond, F. Raviez, M-P. Pilorge, Arras, Artois Presses Université, 2011.

[4] Ces célèbres définitions figurent au début de son article « Histoire » pour l'*Encyclopédie*.

chacun sait, ce qui est faux y est bien souvent « donné pour vrai », dans les préfaces des romans-mémoires et des romans épistolaires au premier chef. Chez Voltaire, en l'occurrence, la rareté et la brièveté des discours directs dans ses textes historiques ou ses Mémoires contrastent avec leur abondance non retenue dans les Contes, où, comme a pu l'observer Sylvie Patron dans son livre Le Narrateur, les discours rapportés n'occasionnent, du côté de l'auteur, aucun discours de légitimation et, du côté du lecteur, aucune « question concernant la plausibilité de sa remémoration »[5]. Alors que l'historien ou le mémorialiste s'exposent à la méfiance et à la critique lorsqu'ils prétendent rapporter de vastes conversations, ce conflit avec le lecteur n'a aucun sens dans le cadre fictionnel, et si cette différence ne produit aucune poétique régulière observable sur la totalité des textes, elle engage en revanche des poétiques locales subordonnées au degré de lucidité et de conscience critique de l'écrivain : maximale chez Voltaire, cette conscience est presque inexistante chez certains mémorialistes qui ne tracent pas une frontière bien nette entre invention et remémoration du réel. Quant aux romans-mémoires, ils présentent toute la gamme, sachant que l'invasion du dialogue les fictionnalise, car le romancier semble oublier que son narrateur est censé être un énonciateur réel : c'est le germe de ce que Käte Hamburger a pu appeler la « velléité épique » du roman-mémoires, qui pourrait ouvrir une brèche dans ses propres théories.

Enfin, certains aspects de la question des discours rapportés touchaient déjà au sujet qui nous a occupés à Lyon : la pensée des personnages du récit classique est en effet parfois présentée comme un discours qu'on pourrait « rapporter » comme s'il avait été tenu oralement, phénomène qu'on retrouvera encore chez Stendhal. Un exemple archétypal, ce sont les passages très connus de *Candide* où les monologues intérieurs du personnage principal sont à plusieurs reprises donnés au discours direct, comme des petites tirades de théâtre. Dans ce cas de figure, qui semble irréductiblement fictionnel, la notion même de « discours rapporté » perd son sens, puisqu'on ne voit pas comment un narrateur, quel qu'il soit, pourrait prétendre « rapporter » ce qu'un personnage n'a pas dit, mais pensé. Le monologue intérieur n'est donc nullement rapporté par un narrateur, il est créé par l'auteur du texte fictionnel, et la différence de taille se situe, encore ici, au niveau du pacte

---

[5] Sylvie Patron, *Le Narrateur, Introduction à la théorie narrative*, Paris, Armand Colin, 2009, p. 166.

tacite avec un lecteur qui n'est pas dupe de cette invention et ne croit donc nullement à un rapport réel entre l'énonciation créatrice et le monde raconté. Ces dernières remarques engagent une question que nous avons rencontrée tout au long de ces trois journées, et qui est dans ce volume abordée frontalement par Delphine Denis, celle du repère théorique qui permet le mieux l'analyse des récits d'Ancien Régime, dans le débat entre option « poétique » et option « communicationnelle ».

Or, au cœur de ce débat se situe précisément la question de la représentation de la vie psychique dans le récit, ce que Dorrit Cohn a appelé dans un essai important « transparence intérieure »[6], et qui est souvent considéré comme un des éléments distinctifs les plus importants du récit de fiction, du moins lorsque l'énonciation principale donne accès à l'intériorité d'autrui, la question du déploiement de sa propre intériorité par l'énonciateur étant un problème théorique différent. Plus exactement, ce sont les partisans de la théorie dite « poétique » qui ont contribué le plus nettement à mettre ce critère sur le devant de la scène, de Käte Hamburger à Dorrit Cohn en passant par Ann Banfield et ses études célèbres du discours indirect libre dans le roman moderne, la capacité de l'énonciation à fabriquer de l'intériorité apparaissant comme un signe majeur de sa liberté poétique et de son absence de participation à l'univers de référence du récit.

Ainsi, à côté de la perte de la « signification passée » des temps du passé qui est l'élément le plus célèbre et le plus convaincant de sa théorie, K. Hamburger identifie comme critère essentiel de la fiction, d'une part « l'utilisation à la troisième personne de verbes décrivant des processus intérieurs », d'autre part « le discours indirect libre qui en est (pour elle) une conséquence », la théoricienne allemande ayant tendance comme après elle Ann Banfield à faire du DIL une des clés de voûte de la représentation de la vie psychique dans une fiction souvent réduite au modèle du roman moderne. Comme le remarque Sylvie Patron, elle ne croit toutefois pas à un critère formel absolu. À propos d'une phrase-type du récit historique telle que : « Napoléon croyait qu'il allait soumettre la Russie », qui semblerait pouvoir le faire basculer vers la fiction, elle fait cette remarque : « L'emploi de croire est ici dérivé et ne peut servir dans un tel contexte que d'indexation indirecte. Il signifie qu'on peut déduire des documents que Napoléon croyait qu'il allait

[6] *La Transparence intérieure, Modes de représentation de la vie psychique dans le roman,* Paris, Éditions du Seuil, « Poétique », 1981.

soumettre la Russie »[7]. C'est évidemment juste, et cela montre que l'énoncé assertif envisagé indépendamment du pacte énonciatif qui l'encadre et de ses arrière-plans informationnels n'est pas un élément suffisant. Deux passages des *Mémoires* de Saint-Simon le montrent de manière éloquente : dans l'un d'entre eux, souvent cité pour montrer que le mémorialiste serait un romancier qui s'ignore, Saint-Simon décrit la catastrophe de la princesse des Ursins au moment de sa disgrâce en rentrant dans les moindres méandres de son intériorité comme ce qu'on aurait appelé autrefois un « narrateur omniscient ». Dans l'autre, quelques centaines de pages plus loin, il raconte comment il a tout appris de l'intéressée elle-même, qui aurait évoqué ses réactions et ses émotions avec la plus grande précision, et le plus étonnant, c'est qu'il n'ait pas songé à utiliser cette caution pour donner du poids à son premier récit et écarter les soupçons du lecteur. On trouvera dans ce volume une analyse de ces textes par Francesco Pigozzo. Un historien peut donc *avoir l'air* de pénétrer divinement l'intériorité de ses personnages sans rompre en réalité totalement le pacte de vérité qui le lie à son lecteur. En revanche, dans le récit de fiction à la troisième personne, l'accès à l'intériorité des personnages crie le fait que l'auteur *invente* cette intériorité et ne la *rapporte* nullement. Il n'y a donc pas de « narrateur omniscient », notion considérée comme une aberration critique par tous les partisans de la théorie poétique, mais un auteur tout-puissant sur sa création. Dans les termes de Sylvie Patron « il n'y a que le travail de l'auteur, dont le lecteur est toujours conscient »[8]. Ces nuances une fois apportées, une question subsiste : les hommes d'Ancien Régime, qu'ils se situent du côté de la création ou de la réception, perçoivent-ils l'accès de l'énonciateur à l'intériorité des personnages de son récit comme un élément proprement fictionnel ou tolèrent-ils cet élément comme quelque chose de problématique, mais qui ne suffit pas à bousculer le statut pragmatique du récit ? Autrement dit, la transparence intérieure est-elle pour ce public soluble dans l'histoire ? Cette question, évidemment, se pose tout particulièrement pour certains genres narratifs qui tendent à estomper la frontière entre fiction et histoire, ou du moins à la problématiser, comme la nouvelle historique et tous les genres du récit à la première personne qui s'associent à un pacte de vérité, romans par lettres, romans-mémoires, pseudo mémoires et autres « mystifications ». On

[7] Sylvie Patron, *Le Narrateur, Introduction à la théorie narrative*, Paris, Armand Colin, 2009, p. 165.
[8] *Ibid*, p. 169.

sait par ailleurs que les théories poétiques du récit ont tendance à durcir l'opposition entre récit de fiction à la troisième personne et récit de fiction à la première personne, alors que les théories communicationnelles, à l'inverse, comme c'est le cas chez Genette, tendent à la minimiser ou même à la neutraliser. Or, dans l'architecture des genres fictionnels du XVIIe et du XVIIIe siècle, il s'agit d'une distinction de première importance sur laquelle les travaux de René Démoris[9] ont depuis longtemps attiré l'attention, et qui est loin d'être sans intérêt pour notre propos. Chez Hamburger, la distinction est si brutale qu'elle préfère traiter les deux cas de figure aux extrémités de son livre, comme s'ils n'avaient presque aucun rapport. La notion de narrateur n'a chez elle de pertinence que dans le récit de fiction à la première personne, l'énonciateur participant dans ce cas de figure du monde raconté, et entretenant à son endroit une relation « réelle » et le roman à la première personne est pour elle proche structurellement, non de la fiction, catégorie qu'elle cantonne à ce que nous appelons fiction à la troisième personne, mais de l'énoncé de réalité, ou si l'on préfère du récit factuel, dont il est une imitation ou un « faux ». Cet élément de sa théorie éclaire puissamment, si l'on accepte d'y adhérer, les métadiscours préfaciels du roman du XVIIIe siècle et le *topos* du manuscrit trouvé. Toujours dans cette logique, il va de soi qu'un auteur de fiction à la troisième personne a toute légitimité à déployer l'intériorité des protagonistes de son récit, puisqu'il ne fait pas partie du monde où ils évoluent, qu'il invente totalement. À l'inverse, la même capacité à percer l'intériorité d'autrui apparaît comme une absurdité dans le récit de fiction à la première personne, puisque le narrateur, personnage du monde raconté, est censé se comporter comme un énonciateur d'énoncé de réalité entretenant un rapport réel aux autres personnages de son récit, et comme tel interdit d'omniscience à leur sujet. La seule intériorité qu'il peut légitimement mettre en scène, comme dans un récit factuel, est donc la sienne propre. De fait, nul ne s'étonne, du moins pour ce type de raisons, que Rousseau développe longuement dans les *Confessions*, dans leurs moindres nuances, ses états d'esprit ou que Cleveland nous révèle, dans le roman de Prévost, les méandres de sa vie intérieure, comme dans les pages extraordinaires où il est tenté par le suicide, cet épanchement de sa vie intérieure par l'énonciateur ne posant aucun problème de crédibilité. Le problème, c'est qu'il n'est pas certain que les auteurs de romans à la première

[9] *Le Roman à la première personne, du classicisme au Lumières* [Paris, A. Colin, 1975], Genève, Droz, 2002.

personne, à l'époque classique, limitent leurs narrateurs à des connaissances vraisemblables sur la vie intérieure d'autrui. Il faut regarder au cas par cas, mais bien souvent la différence avec un récit de fiction à la troisième personne, de ce point de vue, peut paraître ténue, et les limites de crédibilité d'un « énoncé de réalité » largement débordées sans que le lecteur, qui sait parfaitement qu'un romancier est à l'œuvre derrière la voix de premier plan qui lui est montrée, songe forcément à s'en offusquer. Certains romans plus que d'autres interdisent l'oubli de l'énonciation auctoriale, comme *La Religieuse*, où la carcasse énonciative fictionnelle de la voix féminine est bien souvent mise à mal, laissant apparaître dans les interstices celles du romancier, ou la *Nouvelle Héloïse* où l'énonciation « Rousseau » n'est jamais bien loin de celle de ses personnages, qui ne sont parfois, même si cette lecture entre en conflit avec la dimension proprement romanesque de l'œuvre, qu'une diffraction de la sienne propre. Parfois, on ne croit plus du tout que ce qui est attribué à la voix feinte lui appartienne vraiment, et ce jeu nous semble concerner tout le roman à la première personne du XVIIIe siècle d'une manière plus ou moins criante selon les textes. Inventer une fausse énonciation, c'est forcément instaurer un rapport toujours ambigu entre la scène fictive sur laquelle elle évolue et l'énonciation authentique qui est son arrière-plan créateur. De ce flottement, la représentation de la vie psychique des protagonistes autres que le narrateur est peut-être un signe majeur. Si l'opacité des personnages tiers est souvent garantie par l'aveuglement des narrateurs, par exemple chez Prévost, on trouvera ailleurs des cas flagrants de transparence intérieure qui trahissent la fiction, comme chez un paysan parvenu qui possède l'art de « lire dans les cœurs », mais aussi chez la Justine de Sade, qui ne brille pourtant pas par sa clairvoyance. Le cas particulier du récit à la première personne mérite ainsi d'être examiné dans le cadre d'une poétique générale, sans perdre de vue pour autant la diversité des univers fictionnels.

On s'attardera moins ici sur les apports d'Ann Banfield que sur ceux de Käte Hamburger, du fait de l'importance qu'elle attache au discours indirect libre et à sa capacité à donner accès à des « paroles représentées » et surtout à des pensées et à des consciences représentées. Ce choix explique que ses études les plus connues portent surtout sur des textes de fiction postérieurs à la période qui nous intéresse, le discours indirect libre n'étant évidemment pas absent dans les récits de l'époque classique, mais avec une fréquence infiniment moins significative. En revanche, on ne peut pas ici faire l'impasse sur les deux ouvrages fondamentaux de Dorrit Cohn, qui touchent de très près au problème central de ce colloque, et qui, comme le livre de Käte Hamburger, envisagent le rapport fiction/histoire comme une opposition de nature, et non de degré. Dans son ouvrage de 1978 déjà cité, traduit très rapidement en France sous le titre *La Transparence intérieure* [*Transparent Minds*], Dorrit Cohn tente une typologie des formes de la représentation de la pensée dans le roman, autour de trois catégories essentielles reposant sur différentes modalités énonciatives : le *psycho-récit*, ou analyse par l'énonciateur des sentiments du personnage auxquels il semble avoir directement accès, ce qui ressemble le plus à la traditionnelle omniscience ; le *monologue rapporté*, qui présente la pensée du personnage comme une énonciation autonome, catégorie qui rassemble aussi bien les discours directs très classiques de *Candide* ou du *Rouge et le noir* que les flux de conscience de Molly Bloom dans l'*Ulysse* de Joyce ou ceux d'Ariane dans *Belle du Seigneur* ; le *monologue narrativisé*, enfin, qui correspond à peu près au discours indirect libre comme technique de la représentation de la pensée, et que Dorrit Cohn appelle ainsi en raison « de son appartenance conjointe au récit aussi bien qu'à la citation »[10]. À l'intérieur de ces trois catégories, Dorrit Cohn établit bien des subdivisions qu'il n'est pas nécessaire de mentionner pour l'instant. En revanche, il n'est pas injuste de dire qu'elle passe tout de même très vite, dès qu'il s'agit d'exemples, sur tout ce qui est antérieur à Balzac, tendance qui se confirme avec son second grand ouvrage, *Le Propre de la fiction*[11], dont l'index fait apparaître une prédilection marquée de la théoricienne pour quelques écrivains des XIXe et XXe siècle, comme Dickens, Thomas Mann ou Kafka, alors que Cervantès ou Diderot ne font que de furtives apparitions. Quoi qu'il en soit, dans le second chapitre de cet essai, Cohn abonde dans le sens de Käte Hamburger et affirme que la capacité d'un récit à faire vivre l'intériorité de tierces personnes trahit sa dimension fictionnelle. Elle montre à partir de plusieurs exemples comment ce traitement appliqué à des personnages historiques les transforme en « personnages fictifs », et en tire des conclusions sur les attitudes du lecteur face à ce qu'il perçoit comme des normes catégorielles qui « expliquent [...] pourquoi les biographies qui nous séduisent par les points de vue intérieurs de leurs sujets nous paraissent illégitimes ; et inversement pourquoi un roman qui adopterait du début à la fin le mode de la focalisation externe sur son

---

[10] *La Transparence intérieure, Modes de représentation de la vie psychique dans le roman,* éd. citée, p. 28.

[11] D. Cohn, *Le Propre de la fiction,* Paris, Les éditions du Seuil, 2001.

protagoniste nous semblerait quelque peu incongru »[12]. Il est évident que ces constats méritent d'être confrontés, non seulement aux textes d'Ancien Régime, mais à ce qu'on peut supposer des attentes de leurs lecteurs au moment de leur première diffusion. Sur ce point aussi, la théorie et l'histoire ont le devoir de dialoguer.

Cet ouvrage, au-delà des éventuelles marques formelles de l'opposition, tente donc de penser, par le biais de la question de la représentation de la vie intérieure, ce qu'on pourrait appeler une culture (ou des cultures ?) de la frontière histoire/fiction à l'époque classique. Mais il ne dédaigne pas pour autant, loin de là, le contenu et la nature des « vies intérieures » en question, et la légitimité des récits de fiction et des récits de vérité à en parler pour les mentalités d'Ancien Régime. On a souvent considéré cette période comme celle d'une naissance de l'« individu moderne », idée forcément un peu schématique, mais à laquelle les séries d'autoportraits de Rembrandt ou l'émergence d'un projet comme les *Confessions* donnent une sorte de sens malgré tout. Et si les travaux majeurs d'Ian Watt[13] ou de René Démoris ont fait du roman du XVIIIe siècle une sorte de laboratoire poétique de cette « individualisme », il est certain que l'essor des Mémoires, tout au long de ce que les historiens appellent l'époque moderne, a également joué un rôle important. Dans ces derniers, des textes éclatants mettent en scène la vie intérieure des protagonistes, comme le passage des *Mémoires* de Retz où il rapporte sa volonté de « faire le mal par dessein »[14] et de vivre sa luxure secrètement mais avec détermination, ou le passage des *Mémoires* de Saint-Simon où le mémorialiste décrit ses sentiments le jour de l'abaissement des bâtards au Lit de Justice de 1718. Dans les deux cas, le dévoilement de l'intériorité dans le texte se fait avec une intensité proportionnelle à la nécessité de son secret à l'époque des événements rapportés. À ce niveau, celui du contenu de la pensée, le rapport entre fiction et histoire mérite aussi d'être interrogé. On peut par exemple se demander si le récit de fiction à la première personne prend en charge certaines dimensions de la vie intérieure que l'autobiographie ou les Mémoires n'assumeront que plus tardivement, en préparant d'une certaine manière la possibilité d'en parler sans la médiation

[12] *Ibid*, p. 46.
[13] *The Rise of the novel. Studies in Defoe, Richardson and Fielding* [1957], University of California Press (June 4, 2001).
[14] Cardinal de Retz, *Mémoires*, éd. Michel Pernot, Paris, Gallimard, « Folio » n°3835, 2003, p. 101.

de la fiction : c'est une hypothèse faite par Jan Herman à propos d'un écrivain aussi tardif dans notre période que Rétif[15]. On peut aussi se demander si certains types d'expérience intérieure, à l'inverse, ne restent pas irréductiblement attachés au récit factuel, paraissant déplacées dans l'univers romanesque, qu'il s'agisse de la spiritualité, voire du mysticisme, ou de passions hiérarchiques aussi intenses que celles qui éclatent dans la présentation de sa propre vie intérieure par Saint-Simon. Certes, les romans ne parlent pas que d'amour, même s'il est difficile de nier que c'est leur thème de prédilection, mais on n'y trouve tout de même pas l'équivalent fictif des récits de Madame Guyon ou de Nicolas Fontaine, sans parler de saint Augustin, ou de ceux de mémorialistes plus attachés à leur dignité hiérarchique qu'à leur vie familiale ou intime. Et il semble bien en première approximation que la vie intérieure représentée dans la fiction et celle que représente le récit factuel ne sont pas les mêmes, comme si des domaines de réalité distincts se répartissaient entre les genres, des deux côtés de la frontière qui nous occupe. D'autre part, on a classiquement vanté le roman moderne comme représentation complexe de la vie intérieure, *La Princesse de Clèves* étant donnée comme étalon de cette pénétration raffinée du monde intérieur des personnages. Cette idée d'une « profondeur psychologique » est sans doute naïve et incomplète, mais elle n'est pas totalement dénuée de fondement, et ce qu'elle conserve de pertinence amène à se demander si la vie intérieure des personnages de fiction ne crée pas, d'une certaine manière, celle des hommes réels, donnant forme et sens à de l'impensé. Le récit de vie intérieure n'est-il que la représentation d'un vécu préexistant ou participe-t-il à l'invention de nouvelles formes d'intériorité ?

Enfin, tous les genres narratifs ne donnent pas la même place à l'exploration de la vie intérieure. Si la nouvelle historique l'a fait avec une subtilité particulièrement remarquable, qui a suscité l'admiration universelle, et si le roman à la première personne donne à l'introspection une place essentielle, avec un pic d'inspiration à ce sujet dans les romans de Prévost et de Marivaux, le roman comique, le méta-roman ou le conte semblent au contraire réfractaires à cette complexité, et parfois cherchent même, comme chez Furetière ou chez Sterne, à la tourner en dérision ou à dénoncer son

---

15 « Des romans-mémoires aux Mémoires : la négociation d'un pacte autobiographique chez Rétif de la Bretonne », *Le Sens du passé. Pour une nouvelle approche des Mémoires*, dir. M. Hersant, J-L. Jeannelle et D. Zanone, *La Licorne* n°104, Presses Universitaires de Rennes, 2013, p. 243-256.

caractère de pure invention. Le système libertin fait entrer les individus dans une typologie qui les soumet à un déterminisme implacable. Au confluent du libertinage et du conte, Sade interdit à ses personnages une vie intérieure, notamment à son héroïne fétiche, Justine, à laquelle il confie pourtant à deux reprises la conduite du récit. Quant au monstre sadien, entièrement adonné au « faire », tour à tour éloquent dans la dissertation et furieux dans l'orgie, mais sans profondeur apparente, il ne semble pas avoir plus de vie intérieure que les méchants des contes de fées. On peut même se demander si certains auteurs du XVIIIe siècle, comme évidemment Sade, mais aussi Dulaurens ou même Diderot, ne contestent pas déjà sourdement une « représentation de la vie intérieure » que les surréalistes dénonceront plus tard comme un carcan et un cliché du genre romanesque. Ainsi, le XVIIIe siècle se termine à la fois dans les labyrinthes vertigineux de la vie intérieure d'*Adolphe* ou d'*Oberman*, personnages qui semblent vouloir expérimentalement repousser les limites du roman comme exploration et invention de la vie psychique, et dans la violence purement extérieure des libertins des *120 Journées de Sodome*, où au contraire toute intériorité sérieuse est impitoyablement éliminée.

Du côté des genres factuels, il est plus facile encore d'esquisser une répartition, et particulièrement intéressant d'envisager son devenir : alors que l'autobiographie moderne, sous l'impulsion des *Confessions* de Rousseau, s'enfonce en effet de plus en plus profondément dans des intériorités complexes jusqu'à presque supprimer tout fait extérieur, retrouvant sur un autre plan la quasi-abstraction du récit de soi augustinien, le récit historique, bientôt contraint par les normes du positivisme, s'interdit au contraire de plus en plus sévèrement toute plongée dans l'intériorité de ses personnages, avant que l'histoire ne prétende rompre purement et simplement, comme Paul Ricœur l'a magistralement montré[16], avec les idées mêmes de « récit » et de « personnage ». Ainsi, dans le domaine du factuel, un véritable abîme est amené à se creuser entre le récit à la première personne et le récit à la troisième personne, le premier débouchant sur les fascinantes et méandreuses constructions narcissiques d'un Leiris et le second sur les études statistiques désincarnées des historiens de l'après Braudel. On peut même faire

[16] Dans sa grande trilogie *Temps et récit : Temps et Récit 1, L'intrigue et le récit historique*, Paris, Le Seuil, 1983 ; *Temps et Récit 2, La configuration dans le récit de fiction*, Paris, Le Seuil, 1984 ; *Temps et Récit 3, Le temps raconté*, Paris, Le Seuil, 1985.

l'hypothèse que c'est la place donnée à la représentation de la vie intérieure qui a fait de l'autobiographie un des genres majeurs de ce que la modernité a appelé la « littérature », alors qu'à l'inverse l'interdit jeté sur cet élément dans le discours historique a joué un rôle important pour le divorce progressif entre histoire et littérature au XIXe siècle et au XXe siècle.

Quelques mots pour conclure sur la structuration de cet ouvrage. Sa première partie réunit des contributions théoriques qui articulent les débats en cours – résumés par Sylvie Patron dans son ouvrage de référence, *Le Narrateur, introduction à la théorie narrative*[17] – aux questions spécifiques posées par les textes narratifs de l'époque classique. La rentabilité des approches poétiques ou « non communicationnelles » (parmi les plus importantes, Hamburger, Kuroda, Banfield, Cohn) du récit de fiction pour leur lecture et pour leur interprétation est soulignée, mais aussi des zones de résistance à ce qui peut apparaître parfois comme un rouleau compresseur théorique, comme dans le cas des récits de rêve. Le fait que les débats actuels sont largement anticipés par ceux de l'époque classique est également mis en évidence, que ce soit dans des études de réception ou dans l'analyse par Marivaux du cadre culturel spécifique et de la subjectivité collective et individuelle dans laquelle s'ancre tout récit historique. Enfin, nous sommes heureux de pouvoir faire figurer à la fin de cette partie la traduction par Sylvie Patron d'un compte-rendu par lequel la grande Ann Banfield avait réagi, au moment de sa publication, à la *Transparence intérieure* de Dorrit Cohn. On observera que ces deux théoriciennes également rétives à la confusion fiction/histoire n'en entretiennent pas moins un dialogue assez tendu.

Ensuite, une partie est consacrée aux récits « factuels » de l'époque classique et à la manière dont s'y trouve représentée – ou au contraire interdite d'expression – la « vie intérieure » des protagonistes. Dans certains cas, comme chez Mme de La Guette, l'idée même d'intériorité semble déplacée, le récit ne donnant accès qu'à un monde de signes, dans une véritable neutralisation de l'opposition classique entre apparence extérieure et réalité intérieure. Chez Tallemant des Réaux, pourtant si attentif à la diversité des êtres humains, la représentation de la vie psychique est réduite et laisse le chercheur, si l'on peut dire, sur sa faim. D'autres articles interrogent au contraire la tendance de l'historien ou du mémorialiste à produire de

[17] Sylvie Patron, *Le Narrateur, Introduction à la théorie narrative*, éd. citée.

l'intériorité à volonté en flirtant dangereusement avec le récit de fiction, avec des études de cas sur Davila et sur Saint-Simon, ou posent la question de l'origine du savoir réel ou prétendu de l'écrivain sur la vie intérieure de ses personnages. La frontière fiction/fait peut paraître poreuse, comme dans certains récits de témoignage, et l'intériorité devenir le cadre d'une création sans retenue comme chez Casanova. Et l'écrivain peut parfois, comme dans le cas de Mme de Staël, ne livrer sa propre intériorité douloureuse que par la médiation de ses fictions.

La partie suivante s'attache au récit de fiction et tout particulièrement à ses formes hybrides : récits indécidables de Théophile, entre vérité et fiction, nouvelle historique soucieuse de vraisemblance, mais aussi de nouveaux effets pathétiques, pseudo-mémoires ou romans-mémoires qui illustrent le champ de la « feintise ». L'usage de la première personne, dans la plupart de ces textes, les soumet, en théorie, aux mêmes restrictions que le récit factuel concernant les personnages tiers. De fait, les formes de la fiction à la première personne s'attachent en priorité à l'exploration du moi, mais on peut observer dans ce domaine des variations considérables : si Marivaux et Crébillon développent avec une rare subtilité la vie intérieure de leurs narrateurs ou narratrices, si obscure soit-elle, d'autres auteurs, tels Courtilz de Sandras ou Sade, s'avèrent plus rétifs au développement de la vie psychique, témoignant en l'occurrence d'un commun rejet du romanesque. Les mécanismes de l'insu et les opacités de la psyché dévoilés par ces textes de première personne ouvrent également le champ à d'autres types d'approche de la vie psychique.

Enfin, est abordée la diversité des types d'intériorité représentés dans ces récits, et des approches nouvelles ou particulières du Moi qui s'y élaborent : l'approche religieuse (celle de la spiritualité mystique), l'approche médicale (les récits de cas qui décrivent la vie physique et psychosomatique, quitte à recourir à la fiction), l'approche du moi par la sensation du toucher, moyen d'exploration qui interroge la notion même d'intériorité, et enfin la psychanalyse et sa configuration de l'appareil psychique dont le XVIIIe siècle peut avoir eu l'obscure conscience, lorsqu'il pressent qu'il y a « autre chose » derrière ce que font ou disent les personnages. Un dernier ensemble regroupe les écritures autobiographiques, dans leur diversité formelle qui correspond aussi à une diversité psychique : l'admirable sobriété du récit de Mme de Staal-Delaunay soumise à la loi du paradoxe, l'éparpillement et la fragmentation des écrits du prince de Ligne qui trouve un repère dans l'écriture au présent, à la suite de Rousseau dont les réflexions émaillent une entreprise nouvelle et problématique. L'attention moderne à la vie psychique s'y affirme, y compris dans ses apories et ses difficultés.

I

APPROCHES THÉORIQUES ET POÉTIQUES

Historien ou narrateur ? Vers une approche non-communicationnelle du récit de fiction à l'âge classique.

Delphine DENIS

Qui, de l'« historien » ou du « narrateur », prend en charge le récit de fiction de la première modernité ? La question mérite d'être posée à plus d'un titre. Elle fait sens en effet dans la mesure où ces deux termes sont bien attestés dans le vocabulaire critique de l'époque : quelle relation – d'équivalence ou de complémentarité – entretiennent-ils entre eux ? La réponse à cette alternative engage étroitement la « représentation de la vie psychique », ou plutôt, les modalités de cette représentation : est-elle racontée au lecteur, ou bien donnée à lire sans la médiation d'un narrateur, l'auteur seul assumant la responsabilité du récit ?

Ces deux options peuvent se formuler assez abruptement comme suit. Ou bien, à défaut de pouvoir attribuer au « narrateur », pourtant disponible dans la langue classique, le sens qu'il prend dans le discours critique contemporain, l'« historien » en est l'équivalent théorique : le discours fictionnel est alors *adressé*, et le lecteur promu *narrataire*. On aura reconnu là sans peine l'approche standard du récit de fiction, dite *communicationnelle*, qu'ont amplement diffusée les travaux de Gérard Genette, et qui reste dominante – en France tout au moins. Ou bien la position d'*historien* constitue une véritable alternative, ouvrant une autre voie possible : celle d'un récit sans narrateur, ou, plus prudemment peut-être, à narrateur « optionnel », et que ses théoriciens ont qualifiée d'approche *poétique*.

À l'occasion de deux années de séminaire de recherches en Sorbonne, j'avais été amenée à conduire cette réflexion dont je voudrais ici présenter à grands traits les résultats provisoires[1]. Il s'agissait initialement, et dans des termes à dessein très généraux, de s'interroger sur les « tendances stylistiques de la prose narrative française », prolongeant le travail qu'Alexandre Lorian avait livré pour le XVIe siècle[2]. Il est très vite apparu que bon nombre des choix d'écriture, ou tout au moins des phénomènes observables, pouvaient être éclairés à la lumière de cette ligne de partage. Après être revenue sur ces deux approches du récit de fiction[3], dont les arrière-plans théoriques ont été placés au centre de la réflexion collective menée dans le présent volume, je m'arrêterai sur l'alternative entre *historien* et *narrateur*, en m'appuyant sur quelques propositions formulées dans les *Scrupules sur le style* que publie en 1683 le sieur Du Plaisir.

Options théoriques

La distinction célèbre d'Émile Benveniste entre régime de l'histoire *vs* du discours avait dès 1959 posé le fondement de ces deux approches. Dans l'énonciation historique, écrit le linguiste, « il n'y a plus [...] de narrateur. Les événements sont posés comme ils se sont produits à mesure qu'ils apparaissent à l'horizon de l'histoire. Personne ne parle ici ; les événements semblent se raconter eux-mêmes. Le temps fondamental est l'aoriste, qui est le temps de l'événement hors de la personne d'un narrateur »[4]. L'énonciation de discours postule en revanche « un locuteur et un auditeur, et chez le premier l'intention d'influencer l'autre en quelque manière »[5]. Cette dichotomie s'est trouvée très vite remise en question. Gérard Genette considère ainsi que l'histoire, rebaptisée « récit », est un « mode particulier » de discours, « défini par un certain nombre d'exclusions et de conditions restrictives »[6]. Dès lors, les textes de récit – fictionnels ou non, à la première

---

[1] Publiés dans *Le Narrateur en question(s) dans les fictions d'ancien régime : récits parlés, récits montrés*, Cl. Badiou-Monferran et D. Denis éd., *Le français moderne*, 2012/1.

[2] *Tendances stylistiques dans la prose narrative française au XVIe siècle*, Paris, Klincksieck, 1973.

[3] Voir S. Patron, *Le Narrateur*, Paris, A. Colin, 2009, et sa contribution ici même, p. 73.

[4] É. Benveniste, « Les relations de temps dans le verbe français », dans *Problèmes de linguistique générale*, I, Paris, Gallimard, 1966 [1959], p. 237-250, ici p. 241.

[5] *Ibid.*, p. 241-242.

[6] G. Genette, « Frontières du récit », *Communications* 8, rééd. Paris, Éd. du Seuil,

personne ou non – formeraient une sous-catégorie dans l'ensemble des textes de discours. Cette reconfiguration – que Benveniste lui-même finit par adopter, dans un article non moins célèbre de 1970[7] – constitue le point de départ de la narratologie à venir. Celle-ci confère au récit, qu'il soit factuel ou fictif, un ancrage communicationnel. Trois postulats en sous-tendent l'approche :

- le narrateur ne se confond pas avec l'auteur : il s'agit d'une instance à qui l'auteur a délégué ses pouvoirs de raconter ;
- le narrateur est fictif, et n'a pas d'existence en dehors du récit ;
- (dans le récit à la première personne), tantôt actualisable ou « implicite » (dans le récit à la troisième personne).

À l'opposé, les théories « poétiques » affirment la spécificité du récit de fiction à la troisième personne. Contrairement au récit non fictionnel, ou au récit de fiction à la première personne, souvent conçu comme l'imitation d'une communication réelle[8], il serait intrinsèquement étranger à la catégorie du discours. Il est susceptible en effet de comprendre des séquences non énoncées et/ou non adressées, relevant d'un dispositif linguistique spécifique. Plusieurs contributions majeures, échelonnées entre la fin des années cinquante et le début du XXIe siècle, sont venues étayer cette thèse, dont celles de Käte Hamburger et d'Ann Banfield, bien connues des lecteurs français. Pour la première, les formes verbales du récit de fiction à la troisième personne sont dépourvues de tout ancrage temporel : au prétérit ordinaire (grammatical), qui renvoie bien à une temporalité antérieure au moment de l'énonciation, s'oppose le prétérit « épique » qui décrit une

1981, p. 49-69.

[7] Il s'agit de « L'appareil formel de l'énonciation », dans *Problèmes de linguistique générale*, II, Paris, Gallimard, [1970], 1991, p. 79-90. Pour une étude des continuités thématiques et des ruptures entre ces deux analyses du linguiste, voir Gilles Philippe, « Effacement énonciatif et pragmatique des textes sans locuteur », dans *Pragmatique et analyse des textes*, R. Amossy éd., Tel Aviv, Université de Tel Aviv, p. 17-34.

[8] Voir Käte Hamburger, *Logique des genres littéraires*, trad. P. Cadiot, Paris, Éd. du Seuil, [1957] 1986, p. 274) : « ce type de récit représente une littérature narrative dont la structure se distingue, en tant que non fictionnelle, de celle du récit à la troisième personne ». Hamburger n'en exclut pas pour autant le récit à la première personne du champ de la fiction, mais le rapporte au champ de la « fiction par feintise », qu'elle distingue de celui de la fiction narrative proprement dite.

situation imaginairement « présente »[9]. Ce présent fictionnel fonctionne alors comme repère à partir duquel les autres événements sont ordonnés. Ann Banfield[10] apporte d'autres arguments en faveur de cette option. Pour elle, les récits de fiction à la troisième personne sont susceptibles de comprendre certains types de « phrases » (*sentences*) dont les propriétés linguistiques ne sont pas celles du discours ou de la communication : aussi sont-elles « *unspeakable* ». Enfin, les théoriciens du « déplacement déictique », dont Mary Galbraith[11], affirment à leur tour que l'on peut faire l'économie du narrateur omniscient dans les récits de fiction à P3. Dans leur perspective, il faut postuler l'existence d'un niveau fondamental de l'histoire, en dessous duquel d'autres s'effacent progressivement et peuvent même disparaître complètement de la mémoire du lecteur s'ils ne sont régulièrement activés dans le texte[12]. Au bout du compte, leur position prend parfois un tour radical : « Il n'y a pas besoin qu'il y ait quelqu'un dans le monde fictionnel qui soit responsable des mots de la narration »[13].

Depuis une cinquantaine d'années, l'hypothèse de l'existence d'un narrateur dans tous les récits est donc régulièrement soumise au débat critique. Or, contrairement à leurs collègues modernistes – et, dans une moindre mesure, aux médiévistes[14] –, les spécialistes de la prose littéraire d'ancien régime, stylisticiens comme linguistes, n'ont guère prêté attention à ce renouveau de la théorie narrative. Élaborées à partir de corpus modernes, à une époque où l'autonomisation du champ littéraire est acquise, ces approches se fondent sur un postulat qui appelle discussion : l'avènement d'une langue littéraire, condition de possibilité pour une telle économie du récit, ne serait pas observable avant le milieu du XIXe siècle. La prose

---

[9] *Ibid.*, p. 80.

[10] *Phrases sans parole : théorie du récit et du style indirect libre*, trad. C. Veken, Paris, Éd. du Seuil, [1982], 1995.

[11] « Deictic shift theory and the poetics of involvement in narrative », dans *Deixis in Narrative. A cognitive Science Perspective*, J. F. Duchan, G. A. Bruder & L. E. Hewitt (dir.), Hillsdale, N. J., Lawrence Erlbaum Associates Inc., 1995, p. 19-59.

[12] M. Galbraith, *op. cit.*, p. 49-50 (nous citons dans la traduction qu'en propose S. Patron : *Le Narrateur*, p. 251).

[13] *Ibid*, p. 49.

[14] Voir S. Marnette, *Narrateur et points de vue dans la littérature française médiévale. Une approche linguistique*, Bern, Peter Lang, 1998, et A. Spearing, *Textual Subjectivity : The Encoding of Subjectivity in Medieval Narratives and Lyrics*, Oxford, Oxford University Press, 2005.

narrative classique, quant à elle, demeurerait prise entre deux étaux : celui de la norme grammaticale d'une part – le *bon* puis le *bel* usage, où s'élabore la langue commune –, celui du cadre rhétorique d'autre part, si prégnant qu'il interdirait aux belles-lettres toute sortie hors du modèle communicationnel, bloquant ainsi la construction d'un « appareil formel » spécifique de la narration[15]. La prose fictionnelle de la première modernité constituerait ainsi un « roman discourant », selon la belle formule de Marie de Gournay[16].

Mais cette analyse force le trait. C'est d'abord oublier un peu vite, ou plutôt méconnaître, le mot d'ordre de Théophile de Viau : « il faut écrire à la moderne », affirmait-il au début de sa *Première journée* (1623). Son refus proclamé des ornements poétiques chers aux générations précédentes – dont Charles Sorel dénoncera à son tour les excès dans *Le Berger extravagant* (1627-1628) –, au profit d'un style « naturel et facile », marque plus largement une prise de distance à l'égard des anciens modèles rhétoriques. La prose romanesque, à partir des années 1640, creusera le fossé.

C'est surtout ne pas tenir compte des efforts engagés, à la même période, pour doter le roman d'une poétique propre, susceptible de conférer au genre la dignité littéraire qui lui fait encore défaut[17]. Or, c'est le modèle de la narration épique qui est retenu pour fonder en origine les grands romans baroques, qui se veulent « réguliers » – en bonne logique circulaire d'auto-légitimation. Pour Georges de Scudéry, premier théoricien du genre, la structure du récit-cadre est ainsi imaginée en référence à l'épopée, formant un tout organique énoncé à la P3, sans l'instanciation d'une quelconque voix narratoriale : « à l'imitation du Poème épique, il y a une action principale, où toutes les autres sont attachées ; qui règne par tout l'ouvrage ; et qui fait qu'elles n'y sont employées, que pour la conduire à sa perfection »[18] ; aussi

---

[15] Voir G. Philippe, « Existe-t-il un appareil formel de la fiction ? », dans D. Denis et A. Jaubert, *Des procédures de fictionnalisation*, *Le français moderne*, 2005/1, p. 75-88.

[16] C'est ainsi qu'elle qualifie *a posteriori* son *Promenoir de Monsieur de Montaigne* (1594), dans l'avis au lecteur qui ouvre l'édition de 1626.

[17] Voir C. Esmein, *L'Essor du roman. Discours théorique et constitution d'un genre littéraire au XVIIe siècle*, Paris, Champion, 2008. Et pour une comparaison avec la situation en Italie, *Les Poétiques italiennes du « roman ». Simon Fórnari, Jean-Baptiste Giraldi Cinzio, Jean-Baptiste Pigna*, éd. G. Giorgi, Paris, Champion, 2005.

[18] Préface d'*Ibrahim* (1642), éd. C. Esmein dans *Poétiques du roman. Scudéry, Huet, Du Plaisir et autres textes théoriques et critiques du XVIIe siècle sur le genre romanesque*, Paris, Champion, 2004, p. 137-138.

« l'Histoire ne dure qu'une année, et […] le reste est par narration »[19]. Que les histoires insérées, rétroactives ou parallèles, soient un élément déterminant du dispositif structurel du roman de l'âge baroque voire classique – *La Princesse de Clèves* en compte encore quatre – ne change rien à ce principe fondateur : bien au contraire, en déléguant son récit à ses personnages, l'auteur ne fait qu'accuser la ligne de partage entre l'organisation macrostructurale, épique, et l'agencement local, communicationnel. On peut aller plus loin encore. Confronté à la longueur parfois spectaculaire de certains récits enchâssés, que n'interrompt aucun commentaire de ses auditeurs fictifs, le lecteur ne perd-il pas peu à peu le sentiment qu'il s'agit de paroles adressées, oubliant le cadre conversationnel qui préside à l'histoire racontée ? On ajoutera enfin que le choix de la matière historique, privilégiée par les Scudéry notamment, peut sembler un indice en faveur d'une position d'écriture singulière, plaçant les *res gestæ* en amont de l'invention fictionnelle, et instituant l'auteur comme leur simple relais.

Historien ou narrateur ?

L'examen de cette alternative nécessitait une rapide enquête philologique, chacun des deux termes étant disponible dans la langue de la première modernité. Si le *Dictionnaire historique* d'Alain Rey date l'entrée du mot *narrateur* du début du XVIe siècle, ni le *Dictionnaire* de Huguet, ni le corpus de la base FRANTEXT n'en fournissent d'attestation à cette date. Aucun des trois premiers monolingues du français ne lui consacre non plus de rubrique. Seul le dictionnaire bilingue français-anglais de Cotgrave, en 1611, lui fait une place avec la traduction suivante : « *A narrator, relater, declarer, teller, shewer of* ». Le latin *narrator* est quant à lui bien présent dans le vocabulaire classique. On le rencontre au livre II du *De oratore* de Cicéron (§219), dans une section consacrée à la plaisanterie et aux bons mots (*jocus* et *facetia*), puis dans la somme de Quintilien, au livre XI consacré à l'art de s'exprimer à bon escient (*De apte dicendo*). C'est donc dans le cadre exclusif du discours rapporté que le terme est utilisé, de surcroît très parcimonieusement en français.

S'agissant de la langue classique, il faut attendre la seconde moitié du XVIIIe siècle pour repérer les premiers signes d'un infléchissement de la

[19] *Ibid.*, p. 138-139.

notion. Le traité de *Poétique française* de Jean-François Marmontel (1763) en fournit une occurrence qui nous rapproche de l'objet de notre réflexion, puisque le théoricien s'efforce de définir la nature de l'illusion que procure le poète dans l'épopée : conformément à la distinction d'origine platonicienne entre les différents régimes d'énonciation, celui-ci ne parle pas alors en son nom propre, mais s'efface derrière les personnages qu'il fait intervenir, et les événements décrits. Malgré son absence de la scène d'énonciation épique, il n'en reste pas moins soumis à l'exigence des convenances internes (« décences », dans le vocabulaire de Marmontel) entre *res* et *verba*, matière et style : « Quoique *simple narrateur*, il ne doit pas raconter des désastres d'un ton léger et d'un style badin »[20]. Mais il faut attendre une quinzaine d'années pour lire enfin, dans l'important *Essai sur le récit* de l'abbé Bérardier de Bataut[21], les premiers éléments d'une théorie de la narration, motivant alors fortement en ce sens l'emploi du terme, récurrent dans le traité.

Lorsqu'au tournant des années 1660, la nouvelle l'emporte progressivement sur les longs romans de l'âge baroque, la réflexion théorique prend acte de cette évolution. Avec la proscription des histoires intercalées, au profit d'un unique fil narratif, la question se pose avec plus d'acuité encore du statut de l'instance énonciatrice. C'est au sieur Du Plaisir que l'on doit les propositions les plus fortes en ce sens, et les plus cohérentes, malgré la disparate de leur mode d'exposition : de trois courts traités réunis sous un seul titre[22], juxtaposant de surcroît en leur sein des remarques présentées dans un désordre bien réel[23], il est possible en effet de dégager la logique souterraine. Celle-ci tient à un même souci de promouvoir une narration « désintéressée », dont le gain symétrique est pour le lecteur un attachement accru au récit[24]. De ce désengagement à l'effacement énonciatif, le pas à

[20] Paris, Lesclapart, 1763, t. II, p. 55. Nos italiques.

[21] Jean-François Bérardier de Bataut, *Essai sur le récit, ou Entretiens sur la manière de raconter*, Paris, Ch.-P. Breton, 1776. Un site est entièrement dédié à l'examen de ce texte encore mal exploité : http://berardier.org

[22] *Sentiments sur les lettres et sur l'histoire, avec des scrupules sur le style* (1683), éd. C. Esmein dans *Poétiques du roman, op. cit.*

[23] Mais qui n'est sans doute que la trace de l'héritage du genre récent institué par les « remarqueurs » (voir W. Ayres-Benett et M. Seijido, *Remarques et observations sur la langue française. Histoire et évolution d'un genre*, Paris, Classiques Garnier, 2011), auquel ces textes se rattachent à plus d'un titre.

[24] Voir M. Rosellini, « Curiosité et théorie du roman dans le dernier tiers du XVIIe

franchir n'est pas si audacieux[25]. Loin d'apparaître comme un doublet synonymique – par anticipation, si l'on ose dire – du terme de *narrateur* encore indisponible au sens moderne, l'*historien* constamment allégué dans ces traités renvoie à une approche spécifique de l'instance narrative, faisant l'économie du modèle conversationnel du contage.

Outre les nombreux éléments d'ordre structurel, caractéristiques du roman baroque et désormais bannis de la nouvelle poétique narrative (proscription des récits enchâssés, des monologues, des conversations générales et des « questions galantes », stigmatisées comme autant d'« espaces vides » inutiles à une « Histoire » où tout doit être « indispensablement nécessaire »[26]), l'ensemble du dispositif linguistique qui soutenait l'écriture des fictions antérieures est passé au crible des « scrupules » que Du Plaisir fait porter sur leur style. Renonçant à tout « parti pris », c'est-à-dire à tout investissement énonciatif dans la conduite de son récit d'une part, et dans la présentation de ses personnages d'autre part, l'« historien » doit donc se dépouiller d'une position de surplomb comme de connivence. La proscription des énoncés sentencieux, qui installaient le regard moraliste au cœur de la fiction, s'explique de cette manière. C'est encore ce qui motive la condamnation de nombreux faits de syntaxe relevant d'une prédication seconde (relatives explicatives et propositions incidentes), traces du commentaire narratorial, ou marquant l'investissement subjectif (consécutives d'intensité notamment). De même, « on ne récite plus dans le Roman. Il n'est plus de Confident qui fasse l'Histoire de son Maître ; l'Historien se charge de tout »[27] : cette prise en charge univoque de la fiction par un « historien » dont la voix s'est absentée ne plaide-t-elle pas idéalement pour un récit *montré*, et non plus *parlé* ? Dans ces conditions, faute de confident comme de narrateur empathique – autant dire, de *narrateur* tout court –, la représentation de l'intériorité des personnages ne saurait avoir d'autre accès que phénoménologique : seules ses paroles et ses actions,

siècle : entre éthique et esthétique », *Curiosité et* Libido sciendi *de la Renaissance aux Lumières*, N. Jacques-Chaquin et S. Houdard éd., Paris, ENS Éditions, 1998, t. I, p. 137-156.

[25] Je résume ici à très grands traits les conclusions de mon article : « De quelques *Scrupules sur le style* narratif : Du Plaisir théoricien du récit “désintéressé” (1683) », *Le Français moderne*, 2012/1, p. 45-54.

[26] Éd. citée, p. 778-779.

[27] *Ibid.*, p. 763.

désormais délestées de tout commentaire d'accompagnement, en livreraient au diligent lecteur quelques indices ténus, au déchiffrement incertain.

Un tel passage à la limite ne sera pas accompli avant longtemps. *La Princesse de Clèves*, dont Du Plaisir commente en creux les spécificités stylistiques, marque cependant un jalon déterminant vers cette nouvelle économie narrative. En confiant à l'héroïne éponyme le difficile et coûteux travail d'élucidation des signes de la passion qui l'entraîne sans l'« aveugler[28] », Mme de Lafayette fait de l'introspection la voie privilégiée de la représentation de la vie psychique. Les onze examens de conscience, également distribués entre les quatre parties du roman, sont autant de stases où s'estompe la voix « intéressée » du narrateur, jusque là notamment repérable aux nombreuses caractérisations superlatives des personnages. Le riche vocabulaire des verbes de pensée et de sentiment qui introduisent ces séquences de discours indirect ne vise alors qu'à désigner sous ses divers aspects le retour sur soi d'un être troublé, qui s'efforce de pénétrer les replis les plus obscurs du « fond du cœur ». Dans ces moments de pause réflexive, y a-t-il vraiment encore un narrateur dans le récit ?

[28] « J'avoue […] que les passions peuvent me conduire ; mais elles ne sauraient m'aveugler […]. », *La Princesse de Clèves*, Ph. Sellier éd., Paris, Le Livre de Poche, 1999, p. 229.

Critères narratologiques et cas du rêveur

Florence DUMORA

J'aborderai la théorie du récit de Käte Hamburger puis celle de Dorrit Cohn, pour ce qui est de la distinction entre récit fictionnel et récit factuel dans la restitution de la « vie psychique », en faisant état d'une certaine perplexité liée à deux aspects mineurs ou périphériques : l'une, théorique, sur le cas du rêveur mobilisé incidemment dans le débat, l'autre sur les conséquences éventuelles sur cette alternative de certains traits formels dans la représentation de la vie intérieure au XVIIe siècle.

Dans la *Logique des genres littéraires* (*Logik der Dichtung*) de Käte Hamburger, le récit de rêve intervient deux fois. Une première fois lors de la comparaison du *je* lyrique avec le rêveur. Une des caractéristiques originales de cette théorie est de considérer l'énoncé lyrique comme référentiel et en aucun cas fictionnel, quand bien même, insiste Käte Hamburger, le contenu des poèmes s'avèrerait parfaitement irréel. L'important est que le *je* qui les énonce, fût-il « un menteur ou un rêveur », existe :

> L'identité logique [entre Je et auteur] ne signifie pas, dans ce cas, que tous les énoncés d'un poème, ou même le poème dans son entier, doivent correspondre à une expérience réelle de l'auteur. [...] L'amour qui s'y exprime sous une forme littéraire, aussi stéréotypée soit-elle, est bien le champ d'expérience (*Erlebnisfeld*) du Je lyrique, que cet amour ait été pour lui une réalité ou un fantasme. *De même, le mensonge ou le rêve racontés à quelqu'un sont le champ d'expérience du sujet menteur ou rêveur,* à cette réserve près que quand il ne s'agit pas de littérature nous sommes en droit, puisque les énoncés en question sont présentés comme valant pour une réalité, d'en soumettre le contenu à vérification[1].

Plus loin, pour renforcer la thèse centrale selon laquelle c'est la forme

[1] Käte Hamburger, *Logique des genres littéraires* (*Logik der Dichtung*, 1957), Paris, Le Seuil, 1980, p. 242. On notera que si la vérification a un sens dans le cas du mensonge, elle est problématique dans celui du rêve.

énonciative qui détermine une frontière nette séparant tout récit à la première personne du domaine de la fiction, Käte Hamburger revient au poème lyrique et fait à nouveau intervenir le rêve :

> Le fait que le poème lyrique soit un énoncé de réalité *authentique* signifie que le concept de réalité y est pleinement satisfait ; satisfait aussi lorsque cette réalité n'est pas de type objectif, mais bien subjectif, lorsque – puisque toute réalité est nécessairement une réalité vécue – *l'expérience* de la réalité, plus que sa modalité objective, marque l'énonciation. Autrement dit encore, le concept de réalité est satisfait même là où la réalité énoncée est aussi « irréelle » que possible. Même dans ce cas, en effet, la non-réalité absolue, *onirique ou visionnaire*[2], qui se soustrait à toute empirie, est une expérience de réalité, l'expérience du Je lyrique (comme elle peut être également l'expérience d'un Je non lyrique, *rêvant ou fantasmant*[3]). Il ne peut subsister aucun doute sur l'authenticité de ce Je, et donc sur l'authenticité de l'énonciation (et de l'énoncé) lyrique – c'est bien de ce sceau qu'est marquée en général l'expérience lyrique.

De même pour le récit à la première personne :

> [...] Le contenu d'un récit à la première personne peut être aussi fantastique, irréel qu'on voudra, il peut ne pas coïncider du tout avec la réalité expérimentale, il n'atteindra pas plus à la fiction que tout énoncé produit par l'imagination. C'est donc la forme de l'énonciation à la première personne qui confère à un énoncé non réel à l'extrême son caractère d'énoncé de réalité[4].

On a ici lointainement, esquissé en miniature, une forme de cogito accéléré : comme chez Descartes, où le rêve, intervenant au titre des arguments reçus pour douter, permettait d'accéder au noyau dur du *je doute que je rêve donc je doute donc je pense*, Käte Hamburger s'aide du rêveur pour maintenir que, quoi qu'il pense d'irréel, il y a un *je* qui pense, il y a

---

[2] Je souligne.

[3] Je souligne.

[4] *Op. cit.*, p. 288-289. Le rêve est donc utilisé comme « énoncé de réalité », en porte-à-faux avec son statut d'exception à la règle d'attestation historique par la critique du témoignage, selon la formule « unus testis, nullus testis » ainsi déployée par Ricœur : « Les seuls moyens que nous ayons d'accréditer le discours historique sont le témoignage et la critique du témoignage : 'je ne vois pas qu'on puisse remonter au-delà de la triple déclaration du témoin : 1) j'y étais ; 2) croyez-moi ; 3) Si vous ne me croyez pas, demandez à quelqu'un d'autre' ». P. Ricœur, *La Mémoire, l'Histoire, l'oubli,* Paris, Seuil, 2003, p. 204-206. C'est ce qui est impossible dans le cas du rêve.

quelqu'un qui dit « je », et donc qui est. Ses énoncés, de ce fait, seront considérés comme « référentiels » ou « de réalité », au sens (assez singulier) où l'énonciateur est réel, quelle que soit la nature de son « expérience ».

Quand sur ce point précis Dorrit Cohn lui emboîte le pas, elle atténue notablement le paradoxe en passant du rêve au fantasme :

> [...] la nature référentielle de l'autobiographie ne peut être assurée en théorie qu'en déplaçant l'accent du contenu vers le locuteur. Car *si l'on définit le genre en fonction de la réalité de son sujet parlant, alors il n'est pas moins réel lorsque le sujet ment ou fantasme* sur son passé que lorsqu'il énonce des faits vérifiables[5].

Mais c'est pour expliciter immédiatement la fonction défensive de cette thèse contre le danger de « panfictionnalisme » ou « panfictionnisme » théorique, de façon analogue à celle dont Descartes élevait le cogito contre les déferlements du pyrrhonisme :

> Cette conception de l'autobiographie fournit une défense dont avaient grandement besoin ceux d'entre nous qui se sont opposés à l'idée – largement acceptée depuis que Northop Frye l'avança dans *Anatomie de la critique* – selon laquelle l'autobiographie est une (forme de) fiction. Elle permet de justifier cette résistance même si l'on partage – et qui ne le partage pas en ce moment ? – le point de vue sceptique des penseurs modernes concernant les notions d'identité stable, d'introspection vraie, de soi unifié, de mémoire authentique, de transposition de l'expérience dans le langage et de possibilité de narrativiser la vie[6].

Le rêve intervient donc à titre de comparaison pour cautionner le caractère d'énoncé de réalité (vrai ou faux) du récit en *je*, dans les cas de l'autobiographie ou du roman à la première personne, ainsi que l'ancrage référentiel du *je* lyrique. Cas limite de récit non seulement irréel mais invérifiable, le récit de rêve dans cette perspective reste étranger à l'ordre de la fiction.

---

[5] Dorrit Cohn, *Le Propre de la fiction*, trad. C. Hary-Schaeffer, Paris, Le Seuil, 2001, p. 54. Par là Dorrit Cohn semble tenir compte d'une distinction entre « rêve » et « fantasme » qui rejoint celle que Bachelard formulait entre rêve et rêverie : « Le rêveur de la nuit ne peut énoncer un cogito. Le rêve de la nuit est un rêve sans rêveur. Au contraire, le rêveur de la rêverie garde assez de conscience pour dire : c'est moi qui rêve la rêverie [...] » (G. Bachelard, *Poétique de la rêverie*, PUF, 1960).

[6] *Ibid.*

Alors même qu'il adopte une définition de la fiction bien différente de celle de Käte Hamburger, Jean-Marie Schaeffer refuse lui aussi d'y intégrer le rêve[7]. Malgré la proximité de l'expérience onirique avec ce qu'il nomme l'« immersion fictionnelle », malgré la parenté phénoménologique du lecteur ou du spectateur de théâtre avec le rêveur, malgré la considération possible du monde du rêve (*dreamworld, Traumwelt*) comme un univers de fiction, ou du moins comme un « monde possible » à chaque fois singulier qui s'oppose au monde partagé de la veille[8], Schaeffer exclut le rêve du champ de la fiction, non plus en tant que récit à la première personne – puisque, comme Dorrit Cohn[9], il admet comme fictionnel le roman à la première personne – mais au motif cette fois que le rêve, ou le rêveur, ne connaît pas de « pacte de feintise partagée ». Tandis que chez Hamburger le récit de rêve se tient hors de la fiction parce qu'il tient à une « expérience » énoncée à la première personne comme n'importe quel énoncé de réalité, le rêveur de Jean-Marie Schaeffer reste hors de la fiction parce que, pris par son rêve, il n'a pas la liberté de considérer ce « pacte » qu'en revanche, le lecteur de fiction garderait toujours dans un coin de sa tête. Si on reprend la formule « je sais bien mais quand même »[10], par laquelle naguère Octave Mannoni, dans un article classique, caractérisait de façon suggestive la posture paradoxale de croyance/non-croyance propre à l'« illusion comique » du spectateur de théâtre, aisément transposable à la fiction, Jean-Marie Schaeffer privilégie donc dans sa description de la fiction le « je sais bien » (où le *je* est maintenu) tout en minimisant la part du « mais quand même », qui désigne tout simplement cette force de l'imaginaire capable de rapprocher l'emprise de la fiction de l'état de rêve[11].

Jean-Marie Schaeffer aussi bien que Käte Hamburger et Dorrit Cohn, tout en récusant la thèse de Gérard Genette selon laquelle il n'y aurait pas de récit sans narrateur, s'en tiennent donc à l'évidence selon laquelle « il n'y a pas de rêve sans rêveur », évidence à laquelle Hamburger arrime la référentialité du

---

[7] Jean-Marie Schaeffer, *Pourquoi la fiction ?,* Paris, Le Seuil, 1999.

[8] Selon la définition frappante qui remonte au célèbre aphorisme d'Héraclite.

[9] Dorrit Cohn, *op. cit.,* p. 55 et note 34.

[10] Formule qu'il emprunte au fétichiste chez Freud. Octave Mannoni, *Clés pour l'imaginaire*, Paris, Seuil, 1969.

[11] Schaeffer ne cite pas Mannoni et préfère éviter tout concept freudien : d'où l'intervention de notions comme les « modules préattentionnels », dans un livre qui défend la fiction en la cantonnant dans les bornes d'une simple *mimesis* ressemblante.

récit en *je*. On remarquera en outre la différence des deux points d'attache de la comparaison : Jean-Marie Schaeffer s'intéresse au rêveur plongé en plein rêve dans sa ressemblance et sa distinction avec le lecteur de fiction, tandis que les deux théoriciennes comparent l'énonciateur du récit de rêve avec le narrateur de n'importe quel autre récit à la première personne.

Quand on s'intéresse au rêve autrement que comme un argument *ad hoc*, une telle caractérisation du rêveur semble pauvre. Pour les besoins de la cause, elle contraint à occulter ou à marginaliser la fonction paradigmatique ancienne du rêve pour la fiction et les mondes possibles, qui a ses défenseurs dans l'histoire, de Synésius de Cyrène à Leibniz ou, parmi les théoriciens du récit et de la fiction, à Ricœur[12] – sans compter ceux qui ont placé le rêve à la source des fictions et des mythes, en envisageant les séries de récits de rêves comme nappe collective de *scenarii*, et, à la façon des mythes, comme protorécits de l'humanité.

Sans invoquer des conceptions si éloignées, il serait peut-être raisonnable d'admettre que l'argument retenu soulève autant de difficultés qu'il n'en résout. Il suffit pour cela de sortir des débats internes à la narratologie, qui se défie de toute forme d'évaluation psychologique de l'expérience – à commencer par la conception d'un rêve nocturne *à mi chemin* entre un film ou une fiction et un souvenir d'expérience – et qui tend à minimiser les ressemblances et les porosités au profit des distinctions critériologiques souhaitées. Car si le récit de rêve restitue à sa façon une séquence d'événements placés dans le passé ayant affecté une (première) personne dans tel ou tel ordre, son assimilation à un énoncé de réalité et à un récit factuel est au moins compliquée par le fait que tout raconteur de rêve pose du même geste tel ou tel événement *et* le fait que l'événement n'a pas eu *lieu*. La notion de « champ d'expérience » (*Erlebnisfeld*), présentée par Käte Hamburger comme donnée commune à toute énonciation à la première personne, ne va justement pas de soi pour le rêveur : s'il dit bien « je », et même « j'ai rêvé que je », l'identité des deux « je », nécessaire à la démonstration de Hamburger, engage en contrebande mainte décision

[12] Soit par exemple le continuum : « les fictions elles-mêmes se déploient entre des termes aussi éloignés que les rêves, produits du sommeil, et les inventions dotées d'une existence purement littéraire, tels les drames et les romans ». Paul Ricœur, « L'imagination dans le discours et dans l'action », *Savoir, faire, espérer : les limites de la raison*, Bruxelles, Publications des Facultés universitaires Saint-Louis, tome 1, 1976, p. 209.

métaphysique invisible.

C'est pourquoi l'alternative exclusive entre le « narrateur » à la première personne appartenant au « même » univers (narrateur-personnage) et le narrateur qui « raconte » l'histoire d'un univers de fiction factice et clos reste dans son cas inopérante. Il est bien plus frappant qu'aucune langue ne fasse la distinction entre les deux temps logiques supposés du mot « rêve », le rêve rêvé et le rêve souvenu, et en impose en quelque sorte l'inséparabilité. Le narrateur du rêve n'est nommé « le rêveur » que par approximation globale, pour ne pas et sans qu'on puisse vraiment en *arrêter* l'instance entre celui qui fait, qui a, qui agit (dans) le rêve. Celui qui raconte est bien un « je » dans une certaine mesure extérieur à un « monde » (le monde-du-rêve) enfui, mais que pour autant il ne « feint » pas, d'autre part, le protagoniste de la séquence narrée n'est désigné comme « je » que parce qu'il n'y a guère d'autre possibilité énonciative de raconter le rêve que de l'articuler en fonction de coordonnées incluant un point de vue[13]. La pensée logique qui ne connaît que le oui et le non est prise ici en défaut : le « en rêve » semble bien un tiers positif entre l'histoire et la fiction. Par rapport au récit autobiographique, la distinction n'est pas seulement temporelle, comme dans n'importe quel récit au passé : le « je » de l'expérience (du rêve rêvé) n'est pas « devenu », au cours du temps, le « je » de la narration (du rêve souvenu). Il n'est pas non un « narrateur-réflecteur », puisqu'il n'est pas présent aux événements narrés. Par là s'explique le recours naturel, intéressant en lui-même, aux solutions énonciatives bâtardes comme « le rêve montre ceci », qui font spontanément le même paralogisme que « le récit raconte ceci ».

Pour se convaincre de la particularité de la grammaire de l'expérience du « je » dans le cas du rêve et empêcher les simplifications péremptoires, il suffit d'esquisser les paradoxes de l'énoncé « je rêve ». Bien qu'il semble possible de le comprendre en reformulant, à la troisième personne, que « je » éprouve une expérience (*Erlebnis*) qui consiste à « faire un rêve », il se trouve que l'énoncé « je rêve », quand il est prononcé en rêve, est faux parce qu'il n'est pas prononcé par la personne *qui rêve*, et que « je rêve » prononcé

[13] Ceci même est une simplification qui compte des exceptions, comme les rêves constitués d'une phrase, *unspeakable sentences* au sens littéral, ces « phrases issues du songe » sans narrateur ni énonciateur qui sont entrées en poésie, comme « La pénultième est morte » de Mallarmé. Lesquelles sont rares, mais ne sont pas absentes des recueils d'exemples de rêves anciens, au moins pour ce qui est des rêves anagrammatiques ou des rêves réduits à une image-rébus.

en pleine veille est évidemment contradictoire[14]. Le sujet du verbe « rêver » ne peut pas être un locuteur réel, mais seulement un locuteur « de rêve » : et personne d'autre ne peut entendre quelqu'un dire à bon escient « je rêve »[15].

Mieux, même l'énoncé à la troisième personne « il rêve », à rigoureusement parler, est problématique. Il l'est même davantage, pour ce qui est de la vie intérieure, que l'énoncé « il a mal », ou « il a peur ». Le jugement « il rêve » repose sur une interprétation différente de celle sur laquelle repose l'analyse de ces « verbes psychologiques »[16] à la 3e personne, cruciaux dans la réflexion sur la logique de la représentation de la vie psychique. Lorsqu'on voit quelqu'un d'endormi faire des mouvements ou prononcer des mots, si on en déduit qu'« il rêve », on ne fait pas cette déduction de la même façon qu'on « déduit » que quelqu'un a mal au pied parce qu'on l'a vu grimacer de douleur, soit parce qu'on a le souvenir des conséquences de s'être cogné de la même façon, soit, plus directement, parce que son visage exprime la douleur et qu'on sait reconnaître le langage des sensations ; ce n'est pas parce qu'on a pu éprouver ou voir qu'on fait soi-même ces mimiques et qu'on balbutie de cette façon quand on rêve (encore moins qu'on agite les pattes à la poursuite d'un lièvre ou qu'on aboie contre

[14] Ce que François Recanati nomme une « contradiction pragmatique », entre l'énoncé et son énonciation. Bien évidemment, « je rêve » acquiert par là même une série de sens figurés.

[15] Sans s'enfoncer davantage dans les méandres spéculatifs d'un tel énoncé et à titre d'échantillons, on évoquera trois analyses disparates du « je rêve », l'une détachée d'une réflexion de Wittgenstein contre l'argument sceptique : « Celui qui dit : 'Je rêve' en rêvant, même s'il parle alors de façon audible, est tout aussi peu dans le vrai que celui qui dit 'Il pleut' en rêvant, quand bien même il pleuvrait effectivement. Même si son rêve a en réalité un lien avec le bruit de la pluie qui tombe » (Wittgenstein, *De la certitude*, Paris, Gallimard, 1976, p. 83), la seconde de Gaston Bachelard : « Puis-je vraiment passer du rêve nocturne à l'existence du sujet rêvant, comme le philosophe lucide passe de la pensée – d'une pensée quelconque – à l'existence de son être pensant ? » (*Poétique de la rêverie*, *op. cit.*), la troisième, à titre d'occurrence ancienne, de Béroalde de Verville qui met en question la distribution à l'identique du « je » (ou plutôt du « nous ») à gauche et à droite du verbe, dans *nous songeons que nous*, et s'en prend à la permanence en trompe-l'œil du « sujet » dans les deux procès : « Mais à sçavoir si lorsque nous songeons aller si c'est nous qui allons, et si nous oyons parler si c'est nous qui parlons... » (*Le Palais des curieux*, Paris, Veuve Guillemot, 1612).

[16] Voir par exemple Vincent Descombes, *Le Complément de sujet*, Paris, Gallimard, 2004.

un voleur[17]...) : ce n'est ni par sympathie ni en vertu d'un langage de signes universel qu'on s'arroge le droit de dire « il rêve », c'est simplement par une théorie psychologique spontanée, naturelle mais purement hypothétique, et d'ailleurs peut-être erronée[18]. Dans le cas du verbe « rêver » comme dans celui des verbes dits « psychologiques »[19], il y a bien asymétrie entre la première et la troisième personne pour ce qui est du statut de la vérification, mais avec cette particularité qu'aucune des deux formes, ni « je rêve », ni « il rêve », ne s'avère parfaitement *propre* : « je rêve » est à la fois tout à fait compréhensible et dépourvu de sens, et « il rêve » n'est qu'une hypothèse sans fondement[20].

Si elle la développait, Käte Hamburger n'appuierait pas sa démonstration sur l'énoncé « je rêve », mais sur « j'ai rêvé que », comme forme de récit en *je* à la fois irréelle et non fictionnelle. Les remarques précédentes visent seulement à suggérer qu'il est paradoxal de recourir incidemment au rêve comme argument de distinction du factuel et du fictionnel, quand on sait le rôle joué, à travers l'histoire, par la recherche philosophique d'un critère consistant de distinction entre la veille et le sommeil[21]. Pour Russell encore, ce problème traditionnel n'a pas de résolution sur le plan métaphysique, mais seulement sur le plan d'une certitude « morale » (au sens cartésien), pour laquelle la solution réaliste est simplement plus « commode » que l'hypothèse solipsiste selon laquelle l'univers est l'émanation d'une conscience. Par ailleurs, même sur le plan pratique et empirique (et non seulement théoriquement ou dans des cas limites) la distinction entre un

[17] Sous la plume de Montaigne (*Essais*, II, 12).

[18] Il est significatif que la théorie neurologique du « sommeil paradoxal » ait longtemps interdit au contraire de rapporter ces phases d'agitation au rêve, assimilé à une phase caractérisée par l'atonie musculaire.

[19] Verbe que Wittgenstein ne reconnaît pas parmi les verbes psychologiques.

[20] Seul l'énoncé général « nous rêvons » (ou « l'homme rêve ») serait en revanche admissible, au sens de « nous sommes des êtres qui connaissons l'expérience du rêve » : chose étrange que cette activité solitaire, voire solipsiste, ne puisse à rigoureusement parler être dite, sans sophisme, qu'au pluriel !

[21] « Il n'y a pas d'impossibilité logique à supposer que la vie est un rêve au cours duquel nous créons nous-mêmes tout ce qui se présente à nous. Néanmoins, si cette hypothèse n'est pas logiquement impossible, il n'y a aucune raison de penser qu'il en est ainsi réellement ; de plus, c'est là une hypothèse moins simple, pour expliquer le fait de notre existence, que la supposition fondée sur le bon sens ». Russell, *Problèmes de philosophie* (1912) trad. S.M. Guillemin, Paris, Petite bibliothèque Payot, 1968.

événement réel et un événement rêvé peut rester indécidable[22]. Il semble donc dommageable d'esquiver la parenté entre le problème philosophique du critère de distinction entre récit de veille et récit de rêve et le problème narratologique du critère de distinction entre récit historique ou factuel et récit fictif en supposant le premier résolu pour traiter du second… : l'« argument du rêve » est rarement un raccourci simple et de bon sens. Alors même que le rêve constitue une des rares réalités qui n'existe que sous forme de récit, le statut aberrant du « narrateur » du récit de rêve, par son statut de tiers inclus, loin de cautionner une séparation étanche entre les récits en « je » et les autres, met en difficulté les partitions narratologiques. Son statut éminemment virtuel, entre l'histoire comme accès à un passé – mais qui n'a pas eu lieu – et la fiction comme irréalité – mais dépourvue de tout pacte – entre narration d'événements et expérience imaginaire, en fait un comparant extraordinaire de puissance, mais gagne à être laissé évasif plutôt que d'être versé au dossier des évidences.

On ne fera qu'esquisser ici non pas une deuxième interrogation, mais une simple remarque portant sur la distinction établie par Käte Hamburger, confrontée à un trait frappant de la représentation de la vie intérieure à l'âge classique : dans les genres où cette représentation a une place prépondérante, la place majeure n'est peut-être pas donnée aux énoncés à la première ou à la troisième personne du singulier ; on pourrait même défendre l'idée qu'y interviennent surtout, de façons différentes, la première et la troisième personne… du pluriel : des énoncés en « ils », du fait du rôle important que joue le modèle d'une représentation théâtrale ou intersubjective, d'une sorte de société de cour en soi-même, et des énoncés en « nous », qui traversent d'une autre manière la dichotomie du « je » et du « il ».

Le premier cas concerne ces instances trans-individuelles autant qu'infra-individuelles que sont les passions en lutte les unes contre les autres. Ce n'est pas seulement au théâtre que les passions agissent autant que des individus, mais c'est dans une fable, une maxime ou un sermon qu'est mise en œuvre cette forme d'allégorisme susceptible d'anatomiser les divers « mouvements » de l'âme. La relation de ce qui se passe « à l'intérieur de la tête » se fait par une série de figures qui ont pour conséquence d'estomper l'opposition entre intérieur en *je* et extérieur en *il.* Ces figures consistent notamment en allégories anthropomorphiques, de l'âme (qui veut ceci ou

[22] Roger Caillois, *L'Incertitude qui vient des rêves,* Paris, Gallimard, 1956.

cela), de la nature douée d'une intention (qui veut à travers l'homme), ou des passions, promues elles aussi agents de l'action, et de ce fait dotées à leur tour d'une sorte de « vie psychique » propre (ayant des intérêts, des buts, des émotions secondes). Ce dénivellement et cette intersubjectivité première chargée de raconter les « mouvements de l'âme » disqualifient la clôture indivise du sujet, et avec elle l'opposition entre l'intériorité phénoménologique de la fiction et l'objectivité « behavioriste » du récit historique.

Chose troublante, la lecture des moralistes persuade à la fois de la lisibilité d'une « vie psychique », de la possibilité de connaître le cœur humain par ses dehors, *et* de l'opacité à soi des passions humaines. Les scènes où le sujet affecté est vu ne pas se voir soi-même, ou se mentir à soi-même, comme si souvent chez Madame de Lafayette, sont romanesques dans la mesure où elles prouvent leur capacité « d'analyse », par un rapport cognitif entre un comportement et un état intérieur passionnel. Quoique le lecteur moderne tende à privilégier le versant soupçonneux de cette « psychologie des profondeurs », par affinité avec la pensée de l'opacité, de l'ambiguïté, de l'hypocrisie qui se développe précisément dans la littérature morale de la fin du siècle, les traités des passions, en reportant l'allégorie intersubjective à l'intérieur de l'homme, relativisent le caractère insondable de la société des masques et des amours-propres : l'extérieur servant à décrire l'intériorité, les passions qui définissent la vie psychique, tout autant que des motions secrètes, sont des voies de traverse[23].

C'est pourquoi, outre le rôle de cette hypostase des mouvements ou des parties de l'âme, on peut aussi s'interroger sur celui du « nous » particulier du savant ou de l'essayiste, qui signe l'alliance du discours objectif et de l'expérience propre : ce « nous » qui signale ce que nous avons en commun de plus propre, « notre » intériorité, échappe à la dichotomie du « je » et du « il ». Ni romanesque, ni fictionnel, ni historique, il permet lui aussi de déployer une vie psychique et désigne par un indice grammatical la vraisemblance d'un savoir en quelque sorte « intérieur » sur autrui.

L'opposition donnée comme intuitivement évidente entre un discours historique auquel l'intériorité resterait inaccessible et la vie intérieure

[23] Pour une réflexion plus développée sur ce point, je me permets de renvoyer à l'article « Topologie des émotions. Les *Caractères des passions* de Marin Cureau de la Chambre », *Littératures classiques*, 2009, p. 161-175.

pénétrée par la fiction fournit donc une trame dont on conçoit l'utilité défensive ou polémique, pour maintenir une définition du concept de fiction qui ne soit pas indéfiniment extensible : mais elle est peut-être trop rigide pour ne pas laisser échapper des représentations de la vie psychique qui, loin d'être marginales à l'âge classique, pourraient avoir eu des effets au delà de leur sphère.

« Fouiller dans les cœurs pour deviner les pensées » : la réception des Histoires de Davila et Varillas

Béatrice GUION

Les thèses narrativistes, qui postulent que l'histoire relève fondamentalement du récit et affirment, selon des degrés divers, une parenté entre histoire et fiction, n'ont pas manqué de susciter réactions et protestations de la part des historiens de métier : ainsi Arnaldo Momigliano, qui reproche à Hayden White et de négliger ce qui constitue la tâche première de l'historien, la recherche de la vérité, et de sous-estimer le travail sur les archives, déplore de voir ressurgir la tentation rhétorique, contre laquelle s'est construite l'historiographie moderne, c'est-à-dire savante[1]. Carlo Ginzburg, quant à lui, dénonce le relativisme sceptique de ces thèses, et souligne que la recherche de la preuve est au cœur du travail de l'historien[2].

Les thèses narrativistes se sont également heurtées à des objections venant de spécialistes de la théorie littéraire. C'est contre elles que Dorrit Cohn s'est employée à définir *Le propre de la fiction*, à partir de « structures formelles » spécifiques à chacun des deux types de récit : elle se donne précisément pour but d'« établir les frontières entre les domaines narratifs fictionnel et non fictionnel – notamment le champ historiographique »[3]. L'un des critères qu'elle retient touche aux modalités de la présentation de la vie

---

[1] « The Rhetoric of History and the History of Rhetoric : On Hayden White's Tropes » [1981], *Settimo Contributo alla storia degli studi classici e del mondo antico*, Roma, Edizioni di storia e letteratura, 1984, p. 49-59.

[2] *Rapports de force. Histoire, rhétorique, preuve*, traduit de l'italien par Jean-Pierre Bardos, Paris, Gallimard / Le Seuil, 2003 [2000] ; *À distance. Neuf essais sur le point de vue en histoire*, traduit de l'italien par Pierre-Antoine Fabre, Paris, Gallimard, 2001 [1998].

[3] Dorrit Cohn, *Le propre de la fiction*, traduit de l'anglais par Claude Hary-Schaeffer, Paris, Seuil, 2001 [1999], Préface, p. 7.

intérieure : elle considère qu'est réservé au romancier le privilège d'un accès direct à l'intériorité, tandis que le biographe et l'historien doivent se référer à des documents ou, en leur absence, s'en tenir à une syntaxe conjecturale et inférentielle (peut-être, il doit avoir...)[4].

C'est toutefois à partir d'un corpus moderne que travaille Dorrit Cohn. Or, l'âge classique n'a pas ignoré cette interrogation sur les frontières respectives de l'histoire et de la fiction, et précisément à propos de la représentation de l'intériorité. Nous voudrions étudier ici la réception, contrastée, de deux historiens du XVIIe siècle, qui ont l'un et l'autre prétendu écrire une histoire qui mettrait au jour les ressorts secrets des actes publics – politiques et militaires –, ressorts qu'ils rapportent aux passions des Grands. La part que Davila dans son *Histoire des guerres civiles de France* réserve aux motivations des principaux protagonistes des guerres de religion, reconnue d'emblée comme l'une de ses caractéristiques principales, a fait l'objet d'appréciations ambivalentes : tandis que les uns le louaient de dépasser le simple récit descriptif des événements pour rendre compte de leurs causes, d'autres soupçonnaient d'affabulation – sous-entendu romanesque – l'investigation de ces causes. L'accent que met Varillas sur le rôle des caractères et des passions dans la causalité historique lui a valu le même type de louanges, et de reproches : de fait, les deux auteurs ont été souvent rapprochés, au tournant du XVIIe et du XVIIIe siècle, pour les similitudes que présentent leurs peintures de l'intériorité des Grands.

« Pénétrer le fond des intentions »

La *Storia delle guerre civile di Francia* de Davila, publiée à Venise en 1630, est rapidement traduite en français par Jean Baudoin : la première édition, datée de 1644, connaît plusieurs rééditions dans les décennies qui suivent, ce qui atteste l'intérêt du public. L'œuvre de Varillas commence, elle aussi, par susciter un engouement certain – dont témoignent par exemple les premiers comptes rendus de Bayle dans les *Nouvelles de la République des Lettres* –, avant d'être discréditée comme romanesque.

Tous deux affirment donner à connaître les causes véritables des événements historiques : « Il ne m'a pas été difficile de pénétrer jusques à la

---

[4] *Ibid.*, p. 47.

première racine des causes les plus anciennes et les plus éloignées (*alla prima radice delle cagioni più antiche e più remote*) »[5], avance Davila à l'ouverture du livre I. Ces causes véritables sont cachées : il revendique l'expérience du témoin, qui lui a permis « de voir de [s]es propres yeux les plus remarquables, et les plus secrètes circonstances (*le più recondite circostanze*) de tant d'événements signalés »[6]. À plusieurs reprises dans le cours de son récit, il prétend révéler les vraies raisons, par exemple de la conduite du roi de Navarre et de Catherine de Médicis en 1562 :

> Ainsi par un changement soudain, et qu'on n'aurait jamais cru apparemment, le roi de Navarre passa du côté des catholiques, et la reine Catherine prit, ou fit semblant de prendre le parti huguenot ; chose à vrai dire, qui devait passer pour une merveille bien étrange, dans l'esprit de ceux qui n'en savaient pas le *vrai sujet*, ni la *cause secrète* (*le vere e più segrete cagioni*). Plusieurs l'attribuèrent à la légèreté de l'un, et pareillement à l'inconstance de l'autre, pour être commune à celle de son sexe. En effet, il s'est trouvé depuis ce temps-là plusieurs écrivains, qui sont demeurés dans cette même opinion, *pour n'avoir pu pénétrer dans le fondement de ce dessein, ni dans les ressorts qui donnaient le branle à cette machine* (*non penetrando l'occulto fondamento dal quale erano mosse le machine di questo consiglio*)[7].

Ces causes relèvent des passions et intérêts particuliers : on lit, à la première page de l'*Histoire des guerres civiles*, que celles-ci

> sont d'ailleurs si confuses, et si embarrassées dans leur propre révolution, qu'il y a plusieurs mouvements dont les causes ne paraissent point ; plusieurs délibérations dont les desseins ne se peuvent comprendre, et une

---

[5] *Histoire des guerres civiles de France. Contenant tout ce qui s'est passé de plus memorable soubs le Regne de quatre Rois, François II. Charles IX. Henry III. & Henry IV. Surnommé Le Grand. Jusques à la Paix de Vervins, inclusivement. Escrite en Italien par H. C. Davila, et mise en François, par I. Baudoin*, Paris, Pierre Rocolet, 1657 [1644], 2 vol., livre I, t. I, p. 2 (toutes nos références à la traduction française renvoient à cette édition). Nous citons l'original italien d'après l'édition critique procurée par Mario d'Addio et Luigi Gambino (*Storia delle guerre civili di Francia*, Roma, Istituto poligrafico e Zecca dello Stato, 1990, 3 vol.), ici t. I, p. 5. Sur Davila, voir Luigi Gambino, *Enrico Caterino Davila storico e politico*, Milano, Giuffrè, 1984, p. 120.

[6] *Histoire des guerres civiles de France*, livre I, t. I, p. 2 ; *Storia delle guerre civili di Francia*, t. I, p. 5.

[7] *Histoire des guerres civiles de France*, livre II, t. I, p. 81 ; *Storia delle guerre civili di Francia*, t. I, p. 98. Nos italiques.

> infinité de choses qu'on n'entend pas, à cause des intérêts particuliers (*privati interessi*) qui l'empêchent, pour être palliés de divers prétextes[8].

Varillas, de même, assigne comme objet à son *Histoire de Charles IX* les délibérations du « triumvirat secret » formé par Catherine de Médicis, Monluc et la duchesse de Montpensier : « c'était dans ce triumvirat secret, que se prenaient d'ordinaire les dernières résolutions, qui fournissent la plus ample matière de cet ouvrage »[9]. Plus largement, c'est par la représentation de la « vie intérieure » – l'expression est de lui – qu'il caractérise l'histoire secrète (ou anecdotes), par opposition à l'histoire générale, dans la préface-manifeste des *Anecdotes de Florence* (1685) :

> L'un croit s'acquitter de son devoir lorsqu'il les dépeint tels qu'ils étaient à l'armée ou dans le tumulte des villes, et l'autre essaie en toute manière de se faire ouvrir la porte de leur cabinet ; [...] l'un s'attache principalement à leurs actions, et l'autre *veut être témoin de leur vie intérieure* et assister aux plus particulières heures de leur loisir. En un mot l'un n'a que le commandement et l'autorité pour objet, et *l'autre fait son capital de ce qui se passe en secret et dans la solitude*[10].

Dans cette même préface, Varillas ne craint pas d'affirmer que l'écrivain d'anecdotes doit « pénétrer le fond des intentions »[11].

En prétendant dévoiler les ressorts secrets de l'histoire, Davila et Varillas répondent à une exigence fondamentale tant des lecteurs que des auteurs d'*artes historicæ* au XVIIe siècle : Chapelain en 1638 juge que « venir dans le détail des choses » et « toucher leurs motifs cachés », « sont les parties, à [s]on avis, essentielles qui constituent la forme du vrai historien »[12]. Le jésuite René Rapin dans ses *Instructions pour l'histoire* parues en 1677 estime que

---

[8] *Histoire des guerres civiles de France*, livre I, t. I, p. 2 ; *Storia delle guerre civili di Francia*, t. I, p. 5.

[9] *Histoire de Charles IX*, nouvelle édition, Cologne, Pierre Marteau, 1684 [1683], 2 vol., « Avertissement », t. I, f. *7 r°.

[10] *Les Anecdotes de Florence, ou l'Histoire secrète de la maison de Médicis*, La Haye, Arnout Leers, 1685, Préface, f. *4 v° (le texte a été réédité par Michel Bouvier aux Presses Universitaires de Rennes, en 2004). Nos italiques.

[11] *Ibid.*, f. *6 v°.

[12] Lettre à Balzac du 19 décembre 1638, *Lettres*, éd. Tamizey de Larroque, Paris, Imprimerie nationale, 1880-1883, 2 vol., t. I, p. 337.

> [...] rien ne plaît davantage dans une narration, que l'explication de ce qu'il y a de secret et d'important dans les intentions et dans les desseins de ceux dont elle raconte les actions [...]. Car rien ne touche davantage la curiosité des hommes, que quand on leur découvre ce qui est le plus caché dans le cœur humain, c'est-à-dire, les ressorts secrets qui le font agir dans les entreprises qui lui sont ordinaires[13].

On note combien est prégnant le lexique du secret. Rendre compte des motifs, c'est là, pour Rapin, ce qui différencie l'histoire de la gazette : « Ce n'est pas écrire l'histoire que de conter les actions des hommes, sans parler de leurs motifs ; c'est faire le gazetier, qui se contente de dire les événements des choses, sans remonter à leur source »[14].

« Une imagination, plutôt qu'une vérité » ?

Chapelain dans une lettre de 1639 à Balzac avoue le plaisir qu'il a pris à la lecture de l'*Histoire des guerres civiles* :

> L'Avila dont on vous a parlé me fut apporté, il y a quatre ans, de Rome par le comte de Fiesque qui m'en fit un extrême cas. Je me contentais d'en croire la moitié et croyais lui faire grâce, et, un jour, voulant vérifier le jugement de ce gentilhomme, je me mis à en lire les deux premières pages qui me menèrent insensiblement et par force jusqu'à la fin[15].

Il témoigne aussi de la curiosité que suscite ce texte : « Depuis quatre ans, je ne l'ai pas eu deux mois en mon pouvoir pour ce qu'étant rare, chacun le demande à emprunter [...] »[16]. Il se félicite, quelques semaines plus tard, que Balzac partage son avis : « Pour le Davila, je ne doutais point que nous ne convinssions ensemble en ce qui regarde son prix [...] »[17]. Mme de Sévigné en 1689 le déclare « admirable »[18], dans une lettre où elle recommande pour sa petite-fille la lecture de l'histoire, de préférence aux romans, et en opposition avec eux. À cette date toutefois, les jugements négatifs

---

[13] *Instructions pour l'histoire*, Paris, Sébastien Mabre-Cramoisy, 1677, § XV, p. 65.
[14] *Ibid.*, p. 63.
[15] Lettre à Balzac du 30 octobre 1639, *Lettres*, éd. cit., t. I, p. 518-519.
[16] *Ibid.*, p. 519.
[17] Lettre à Balzac du 20 novembre 1639, *ibid.*, t. I, p. 529.
[18] Lettre à Mme de Grignan du 14 décembre 1689, *Correspondance*, éd. R. Duchêne, Paris, Gallimard, « Bibliothèque de la Pléiade », 1972-1978, 3 vol., t. III, p. 778.

l'emportent. Sorel dans la *Bibliothèque française* énonce ce qui va devenir le grief majeur :

> Quelques raffinés sont assez hardis pour assurer, que tous les beaux discours et les importantes maximes de cet auteur, sont des *inventions d'esprit* qui n'ont aucun fondement dans la vérité, et qu'il a accommodé les choses avec ses sentiments, plutôt que de régler ses sentiments sur les choses ; que pour une plus grande ostentation de son savoir et de ses connaissances, il explique les moindres accidents avec *mystère* ; qu'il fait quelquefois descendre leurs effets de causes très hautes et très profondément *imaginées*, au lieu qu'ils n'ont eu qu'un sujet fort bas et fort léger [...][19].

Le reproche d'inventer les pensées et les sentiments prêtés aux protagonistes se retrouve en effet chez Maimbourg, chez Fénelon, chez le père Daniel comme chez Bayle, au point de constituer un lieu commun au début du XVIIIe siècle.

Rapin, dans le chapitre où il invite les historiens à sonder les « ressorts secrets » du cœur humain, met dans le même temps en garde contre le risque d'affabulation conjecturale :

> Mais de combien de faussetés les histoires se sont-elles remplies sur ce beau prétexte ? Et en combien d'erreurs sont tombés, et tombent encore tous les jours les historiens injustes, infidèles, intéressés, qui s'abandonnant à leurs conjectures, débitent au public leurs visions, pour expliquer les desseins de ceux dont ils parlent[20] ?

Ce terme de « conjectures » n'est ni gratuit, ni anodin : il revient constamment sous la plume des maîtres jésuites de Rapin, dans la longue liste des critiques qu'ils adressent à Tacite. Chez Rapin, cette critique atteint nommément Davila :

> Rien n'est plus dangereux que ces gens, qui se mêlent de fouiller dans les cœurs pour deviner les pensées ; qui disent tout ce qu'ils savent, et tout ce qui leur vient dans l'esprit, peur de manquer à dire la vérité. C'est un des grands défauts de Davila, dont les raisonnements sont d'ailleurs assez

---

[19] *La Guide de l'Histoire de France, ou l'Ordre, l'Examen, et le Choix des Histoires particulières suivant les trois Races de nos Rois, Et de nos Histoires générales*, [*in*] *La Bibliothèque françoise*, seconde édition, revue et augmentée, Paris, par la Compagnie des libraires du Palais, 1667 [1664], p. 341 (nos italiques).

[20] *Instructions pour l'histoire*, § XV, éd. cit., p. 65-66.

> justes, mais dont les conjectures dans les motifs des faits qu'il allègue se trouvent peu véritables, si l'on s'en rapporte aux sentiments des vieux courtisans, qui ont appris la vérité de leurs pères. Ce n'est pas, après tout, qu'une action bien développée jusques aux motifs, et qu'un secret bien pénétré ne donne une grande idée de l'habileté de l'historien ; ne fasse juger qu'il parle en homme bien informé ; et ne soit d'une grande beauté dans une histoire[21].

Notons la concession finale : Davila fait l'objet d'une appréciation plutôt équilibrée de la part de Rapin, qui le juge « attachant par l'art qu'il a de circonstancier ce qu'il dit »[22], et le tient pour un des meilleurs historiens du temps : « Parmi les modernes, je trouve Mariana, Davila, Fra Paolo, d'admirables génies pour l'histoire »[23].

Fénelon et Maimbourg, en revanche, se montrent plus sévères. Le premier souligne dans sa *Lettre à l'Académie* qu'il n'est pas vraisemblable que Davila ait reçu les confidences des acteurs des deux camps :

> D'Avila se fait lire avec plaisir ; mais il parle comme s'il était entré dans les conseils les plus secrets. Un seul homme ne peut jamais avoir eu la confiance de tous les partis opposés. De plus chaque homme avait quelque secret, qu'il n'avait garde de confier à celui qui a écrit l'histoire[24].

Que la confidence ressortisse au roman, et non à l'histoire, c'est ce que fait valoir Dorrit Cohn, en alléguant Alain : « Le confidentiel n'a point de place dans l'histoire [...]. Or ce qui est romanesque c'est la confidence, qu'aucun témoignage ne peut appuyer, qui ne se prouve point [...] »[25].

Le père Le Long, qui cite ces lignes de Fénelon dans sa *Bibliothèque historique* (1719), résume ce qui semble alors l'avis général : « On l'accuse d'avoir voulu pénétrer trop avant dans le cœur des princes »[26]. Le constat est

---

[21] *Ibid.*, § XV, p. 66-67.
[22] *Ibid.*, § XIV, p. 63.
[23] *Ibid.*, § XXVI, p. 124.
[24] *Lettre à l'Académie*, chap. VIII, *Œuvres*, éd. J. Le Brun, Paris, Gallimard, « Bibliothèque de la Pléiade », 1983-1997, 2 vol., t. II, p. 1184.
[25] Alain, *Système des beaux-arts*, Paris, Gallimard, « Tel », 1983 [1926], p. 320. Dorrit Cohn allègue ce passage dans *Le propre de la fiction*, *op. cit.*, p. 234.
[26] *Bibliothèque historique de la France ; contenant le catalogue de tous les ouvrages, tant imprimez que manuscrits, qui traitent de l'histoire de ce roïaume, ou qui y ont rapport : Avec des Notes critiques & historiques*, Paris, Gabriel Martin, 1719,

le même dans la *Nouvelle Histoire de France* de Louis Le Gendre, parue l'année précédente : « L'auteur entre dans le cœur des princes, il pénètre dans leurs plus secrètes pensées, et fouille quelquefois si avant, qu'on doute si ce qu'il en dit n'est point une imagination, plutôt qu'une vérité » – mais il reconnaît dans le même temps qu'« [i]l n'y a guère d'histoire qu'on lise avec plus de plaisir »[27]. Maimbourg dans son *Histoire de la Ligue* (1683) range Davila parmi les historiens « qui font penser et dire aux gens, sans leur aveu, tout ce qu'il leur plaît qu'ils aient dit et pensé »[28]. Bayle dans le compte rendu qu'il donne de l'*Histoire de la Ligue* reprend à son compte cette critique : si « c'est là le grand secret d'un historien » que de « prépare[r] l'esprit aux événements », toutefois

> il ne lui est pas permis pour cela, de prêter à ceux dont il parle, toutes les passions, et toutes les réflexions qu'il imagine dans son cabinet. On ne saurait assez blâmer la licence que les Italiens se sont donnée à cet égard. M. Maimbourg donne deux ou trois fois sur les doigts à Davila, qui fait dire et penser au monde, cent choses qui n'ont jamais été que dans sa tête[29].

À cette date (1684), Bayle, qui n'est pas encore revenu de Varillas, loue son « adresse particulière de bien attacher les événements aux différentes causes qui les ont produits », c'est-à-dire « d'expliquer les passions, et les intrigues secrètes qui ont fait agir les grandes machines »[30]. Il l'oppose à « la licence effrénée des historiens d'Italie » – dont Davila :

> Ainsi l'on n'est point blâmable d'être bien aise que M. Varillas découvre le faible de cette cour-là, et des autres cours de l'Europe. Il réussit admirablement à dénouer une intrigue de cabinet, et sans se précipiter dans la licence effrénée des historiens d'Italie, dont nous avons parlé ailleurs, il rend tout à fait vraisemblables les choses qu'il dit en indiquant les passions qui les ont produites. Cela sert beaucoup à faire connaître le

n° 8490, p. 436b.

27 *Nouvelle Histoire de France, depuis le commencement de la Monarchie, jusques à la mort de Louis XIII*, Paris, Claude Robustel, 1718, 3 vol., t. I, p. 52.

28 *Histoire de la Ligue*, Paris, Sébastien Mabre-Cramoisy, 1683, livre III, p. 239. Davila est nommé dans la marge.

29 *Nouvelles de la République des Lettres*, avril 1684, art. III, *Œuvres diverses*, La Haye, par la Compagnie des Libraires, 1737, 4 vol., t. I, p. 28.

30 *Ibid.*, août 1684, art. VIII, t. I, p. 114.

cœur de l'homme[31].

L'histoire des arcana imperii

C'est un lieu commun que d'imputer aux auteurs italiens une subtilité excessive dans l'analyse des causes : Henri de Campion, tout en avouant qu'ils « pénètrent à la vérité fort avant dans les sentiments les plus secrets et dans les motifs les plus cachés de ceux dont ils décrivent les actions », les qualifie de « raffineurs »[32]. Rapin associe, significativement, Davila à Machiavel ainsi qu'à « la plupart des Italiens et des Espagnols » pour leur reprocher des maximes trop fréquentes et trop affectées[33]. Inversement Chapelain s'accorde avec Balzac pour louer chez les historiens italiens une pénétration politique qu'ils estiment l'un et l'autre manquer aux français :

> Pour le Davila, je ne doutais point que nous ne convinssions ensemble en ce qui regarde son prix, et je souscris au reproche que vous faites à notre nation de se laisser surmonter par des étrangers dans la connaissance de ses propres affaires. Ce caractère est propre aux Italiens dont le génie est tout politique, et nos Français ont un tempérament presque tout contraire à cette profession[34].

C'est encore le mérite que leur reconnaît l'auteur anonyme de *La Science de l'histoire*, parue en 1665 : ainsi recommande-t-il la lecture des « Histoires de *Guichardin*, de *Paruta*, d'*Avila*, du *Cardinal de Bentivoglio* et de *Conestaggio* avec ce qu'ils ont de plus politique [...] pour fournir et pour former en un esprit bien fait le beau langage italien et le jugement tout

---

31 *Ibid.*, p. 114-115. Bayle renvoie à l'article III d'avril 1684.

32 *Trois Entretiens sur divers sujets d'histoire, de politique et de morale*, « Entretien III », [*in*] Henri de Campion, *Mémoires*, Paris, Mercure de France, « Le temps retrouvé », 1990, p. 312.

33 « Que si nous mêlons dans le discours quelques réflexions, qu'elles soient tirées naturellement du fonds du sujet ; qu'elles ne soient ni trop fines, ni trop étudiées ; qu'elles aient moins d'éclat, que de solidité ; qu'elles approchent plus du raisonnement d'un sage politique, que de l'affectation d'un déclamateur ; qu'elles ne soient ni trop fréquentes ni trop détachées, mais enchâssées en quelque façon dans le corps de l'ouvrage ; enfin, qu'elles n'aient jamais cet air guindé de réflexions, qui donne méchante opinion de celui qui les fait. C'est en quoi Tacite, Machiavel, Paul Jove, Davila, et la plupart des Italiens et des Espagnols sont excessifs » (*Instructions pour l'histoire*, § XXI, éd. cit., p. 95).

34 Lettre à Balzac du 20 novembre 1639, *Lettres*, éd. cit., t. I, p. 529-530.

ensemble »[35].

Chapelain rapproche, favorablement, Davila de Guichardin : « Je n'oserais le comparer aux anciens que nous adorons. Mais, pour les modernes, je l'égale au Guicciardin et, si j'en voulais croire les politiques de Rome, à qui j'en ai demandé des nouvelles, je le mettrais même au-dessus de lui »[36]. Perrault, qui ose comparer les modernes aux anciens, qu'il n'adore plus, réunit Davila et Guichardin dans une louange commune : « Je pourrais d'ailleurs opposer aux Anciens Strada, Guichardin, d'Avila, Fra Polo [...] »[37]. De fait, la critique moderne a souligné comment Davila s'inscrivait dans le sillage de Guichardin[38] – qui est également un sillage machiavélien, et tacitéen.

C'est en effet le dévoilement des *arcana imperii* que Chapelain prise en Davila : « Les considérations d'État y sont en foule et jamais histoire, non pas mêmes les anciennes, ne fut plus utile pour instruire des intrigues et du jeu du cabinet »[39]. Le modèle antique d'une histoire des *arcana imperii*, c'est bien sûr les *Annales* de Tacite – que goûte Chapelain, on ne s'en étonne pas, et qu'il préfère à Tite-Live[40]. Ce n'est pas un hasard si Baudoin traduit à la fois Davila, Tacite, et les *Discorsi sopra Cornelio Tacito* de Scipione Ammirato. Perrot d'Ablancourt dans la préface de sa propre traduction (1640) loue un historien habile à « démêler toutes les intrigues du cabinet, assigner les causes véritables des événements, et discerner le prétexte et l'apparence, d'avecque la vérité »[41].

On retrouve l'association entre Davila et Guichardin, mais en mauvaise part cette fois, sous la plume du jésuite Daniel – qui leur adjoint, significativement, Varillas, et fait de Tacite leur modèle commun :

> Cette politique outrée règne encore dans tous les ouvrages de Varillas ; et

---

[35] *La Science de l'Histoire avec le jugement des Principaux Historiens tant Anciens que Modernes*, Paris, Thomas Jolly, 1665, chap. XXIX, p. 197.

[36] Lettre à Balzac du 30 octobre 1639, *Lettres*, éd. cit., t. I, p. 519.

[37] *Parallèle des Anciens et des Modernes en ce qui regarde l'éloquence*, t. II, Paris, la veuve de Jean-Baptiste Coignard et Jean-Baptiste Coignard fils, 1690, p. 100.

[38] Voir L. Gambino, *Enrico Caterino Davila storico e politico*, *op. cit.*, p. 120.

[39] Lettre à Balzac du 30 octobre 1639, *Lettres*, éd. cit., t. I, p. 519.

[40] Lettre à Balzac du 19 décembre 1638, *ibid.*, t. I, p. 337.

[41] *Lettres et préfaces critiques*, éd. R. Zuber, Paris, librairie Marcel Didier, 1972, p. 119.

> d'Avila s'y abandonne aussi quelquefois. Ils ont pris pour modèle Corneille Tacite parmi les Anciens, et Guicciardin parmi les Modernes. Celui-ci doit être plus cru que les autres sur certains points, parce qu'il avait quelque part aux affaires de son temps en Italie : mais très souvent tous ces beaux détails, ces raffinements de politique, ces plans de négociations si bien dressés, sont sortis de la tête de l'historien, qui a raconté non pas ce qui a été dit, mais ce qui a pu être dit[42].

Daniel pose la question des sources, en demandant comment l'historien peut avoir eu connaissance « des raisonnements qu'[il] fait faire aux princes ou à leurs ministres dans des conseils secrets, ou aux généraux d'armées dans des conseils de guerre »[43]. S'il concède plus de crédibilité à Guichardin, pour avoir eu part aux affaires publiques, Varillas en revanche se voit accusé d'affabulation romanesque :

> Mais qu'on fasse un roman de la minorité de saint Louis, comme a fait Varillas, où il caractérise les personnages, comme s'il avait vécu le plus intimement avec eux, où il rend raison de toutes leurs démarches, comme s'il avait été de leur conseil, [...] ; où il avance ou suppose avec assurance à chaque ligne des choses qui n'ont tout au plus que de la vraisemblance, ainsi qu'il a coutume de faire dans tous ses ouvrages ; c'est ce qui n'est ni supportable ni pardonnable[44].

Le reproche d'avoir écrit une histoire romanesque, à cause de la place accordée à ce que Varillas appelle lui-même la « vie intérieure » des protagonistes, est un lieu commun à la fin du XVIIe siècle. On peut citer le résumé que donne Bayle de la critique que fit Burnet de l'*Histoire des révolutions arrivées en Europe en matière de religion* :

> [...] il désapprouve, entre autres choses, la peine que M. Varillas a prise de donner aux événements une cause régulière, et fondée sur de longues méditations conformes au caractère des personnages. Cela n'est bon que dans un roman, et dans une tragédie, où il faut que chacun agisse selon le caractère dont il a été revêtu[45].

---

[42] *Histoire de France, depuis l'établissement de la monarchie françoise dans les Gaules, dédiée au Roy*, Paris, Denys Mariette, Jean-Baptiste Delespine et Jean-Baptiste Coignard, 1722 [1696], 7 vol., Préface, t. I, p. xxiij.

[43] *Ibid.*, t. I, p. xxij-xxiij.

[44] *Ibid.*, t. I, p. xxv.

[45] *Nouvelles de la République des Lettres*, octobre 1686, art. IX, *Œuvres diverses*, éd.

Jean Le Clerc, de même, incrimine « l'esprit romanesque » des *Histoires* de Varillas[46]. C'est pour cette même raison que Fénelon juge impossible de s'appuyer sur l'*Histoire des révolutions* dans l'éducation des enfants de France : « Si Varillas était moins romancier, il serait notre homme : il a traité les événements qui regardent l'hérésie dans toutes les parties de l'Europe depuis le temps de Wiclef. Vous trouverez peut-être quelque autre auteur plus convenable »[47].

Daniel manifeste la même ambivalence, – que l'on pourrait être tenté de qualifier de jésuite –, que son confrère Rapin, duquel il est manifestement tributaire, quant au dévoilement des motifs. Il condamne l'appétence peccamineuse des lecteurs pour le secret des princes :

> Ce sont après tout les lecteurs eux-mêmes qui gâtent les historiens sur cet article. Ils veulent qu'on fouille dans les secrets les plus impénétrables des princes, sans quoi leur curiosité et souvent leur malignité n'est point satisfaite. On les sert selon leur goût, et on leur donne des chimères dont ils se repaissent volontiers[48].

Il n'en reconnaît pas moins, en des lignes proches de celles de Rapin, que « la recherche curieuse des causes de certains grands événements » est ce que l'histoire « a de plus beau », que c'est « ce qui en fait l'âme, ce qui la soutient, ce qui lui donne de la dignité », et ce qui la différencie de la gazette[49], pour conclure : « Je ne prétends exclure que les fictions et les divinations outrées de certains historiens modernes. Ils veulent raffiner sur tout, et rendre raison de tout »[50]. On ne peut qu'être frappé par la récurrence de ce terme, dans les reproches adressés et à Tacite (par Fénelon dans la *Lettre à l'Académie*[51], par exemple), et aux auteurs italiens modernes, et à

---

cit., t. I, p. 673.

[46] « De l'Histoire & de la différence des Historiens Modernes & des Anciens », *Parrhasiana ou Pensées diverses sur des matières de critique, d'histoire, de morale et de politique. Avec la Défense de divers Ouvrages de Mr. L. C.*, Amsterdam, chez les héritiers d'Antoine Schelte, 1699, p. 149.

[47] Lettre à Claude Fleury du 19 mars 1696, *Correspondance*, t. IV, texte établi par Jean Orcibal, Paris, Klincksieck, 1976, p. 76.

[48] *Histoire de France*, éd. cit., t. I, p. xxiij.

[49] *Ibid.*, t. I, p. xxiij-xxiv.

[50] *Ibid.*, t. I, p. xxiv.

[51] « Il a trop d'esprit : il raffine trop [...]. » (*Lettre à l'Académie*, chap. VIII, *Œuvres*, éd. cit, t. II, p. 1183).

Varillas.

Avec cette condamnation des « fictions », des « divinations », des « raffinements » outrés, Daniel s'inscrit dans une tradition jésuite, qui se méfie d'une histoire (tacitiste) des *arcana imperii*. Strada, dans ses *Prolusiones academicæ* parues en 1617, s'en prenait aux auteurs d'histoires conjecturales (« *conjecturales historias* »[52]), et au premier chef à Tacite, accusé de préférer le vraisemblable au vrai[53]. Inversement, les libertins s'accordent à louer dans les *Annales* une histoire qui « démêle et résout les difficultés de la politique »[54], comme l'écrit Naudé dans sa *Bibliographie politique*. La Mothe Le Vayer n'en juge pas moins favorablement :

> [...] une narration historique qui ne nous fait connaître que la surface des affaires, et la suite des événements, sans pénétrer jusques aux causes et aux avis qui ont précédé, n'a garde d'être utile ni plaisante comme celle qui nous en révèle tous les mystères, et qui ne nous tient rien caché du plus secret de ces mêmes affaires, dont on ne goûte la douceur qu'à proportion de ce qu'on les approfondit[55].

Par-delà la critique d'une histoire conjecturale qui inventerait les motifs (privés) qu'elle prête aux acteurs de l'histoire, c'est la conception et de l'homme, et de la politique que partagent Tacite, Guichardin, Davila et Varillas que récusent les jésuites. À ces historiens, qui ont en commun une vision pessimiste de la nature humaine, où les passions et les intérêts l'emportent sur la raison et aussi, chez les Grands, sur le sentiment de l'intérêt général, les jésuites font grief d'une peinture désacralisante des « têtes privilégiées » : tandis que Rapin exige de l'historien de ne dire « rien qui scandalise leur dignité, ni qui aille à détruire ce qu'on doit à leur grandeur »[56], Le Moyne lui défend « d'entrer dans les cabinets, de lever les voiles, de tirer les rideaux », car « les choses secrètes n'entrent point dans

---

[52] *Prolusiones academicæ*, Romæ, apud Iacobum Mascardum, 1617, I, 2, p. 45.

[53] « Et vero spectasse Tacitum potius verisimilitudinem, quam veritatem [...] » (*ibid.*, p. 62). Voir également la condamnation des « conjectures » de Tacite (II, 2, *ibid.*, p. 239).

[54] *La Bibliographie politique du Sr Naudé. Contenant les livres & la methode necessaires à estudier la Politique*, Paris, chez la veuve de Guillaume Pelé, 1642 [1633], p. 154.

[55] *Des anciens et principaus historiens grecs et latins, dont il nous reste quelques ouvrages*, Paris, chez la veuve Nicolas de Sercy, 1646, « Tacite », p. 284.

[56] *Instructions pour l'histoire*, § XXVII, éd. cit., p. 134.

l'étendue de son droit »[57] : c'est le geste même de dévoilement de secrets privés qui est contesté. Il est significatif que l'œuvre d'un Vertot, qui pourrait aisément éveiller un semblable soupçon de collusion avec le romanesque, ne suscite pas la même réprobation[58].

***

C'est à cause de la place qu'elles accordent à la représentation de l'intériorité que les histoires de Davila et de Varillas ont encouru le reproche d'affabulation romanesque. Dans les vives réticences auxquelles elles se heurtent, notamment de la part des jésuites, entre, aussi, une hostilité d'ordre idéologique à l'encontre d'auteurs jugés trop proches de Tacite, voire de Machiavel, dans le portrait qu'ils font de Grands mus presque uniquement par leurs passions et leurs intérêts, à l'exclusion de tout sentiment du bien commun.

Les œuvres de ces deux historiens qui s'assignent comme but la révélation des secrets d'État posent encore la question de l'information : l'un (Varillas) prétend s'appuyer sur des mémoires et manuscrits inédits, l'autre (Davila) revendique à la fois une position de témoin direct, et une information puisée auprès des principaux protagonistes. On ne peut manquer de relever le contraste entre la réception d'abord enthousiaste faite à l'*Histoire des guerres civiles de France*, dont témoigne Chapelain à la fin des années 1630, et qu'atteste également le nombre de rééditions de la traduction de Baudoin, de 1644 à 1666, et la méfiance croissante qu'elle rencontre au tournant des XVIIe et XVIIIe siècles.

À cette évolution fait écho un soupçon grandissant quant à la possibilité même d'écrire l'histoire contemporaine sous un régime absolutiste. Naudé en 1639 se félicite que les conditions éditoriales de son temps permettent de dévoiler les *arcana imperii* :

> […] l'on peut à peu près savoir et découvrir tous les plus grands secrets des monarchies, les intrigues des cours, les cabales des factieux, les prétextes et motifs particuliers, et en un mot, *ce que le roi a dit en secret à la reine, et les discours que Junon a tenus à Jupiter* (Plaute), par le moyen de tant de relations, mémoires, discours, instructions, libelles, manifestes,

---

57 *De l'histoire*, Paris, Thomas Jolly, 1670, III, 10, p. 163-164.

58 Comme l'observe justement Claudine Poulouin, « De l'usage de l'histoire selon Varillas », *Faire lire l'histoire*, *XVIIe siècle*, n°246, janvier 2010, p. 160.

> pasquins, et semblables pièces secrètes, qui sortent tous les jours en lumière [...][59].

Un siècle plus tard, Boulainvilliers se montre beaucoup moins optimiste. Il estime, au contraire, que l'impossibilité de connaître les secrets d'État sous un gouvernement monarchique fait obstacle au travail de l'historien qui, selon une exigence traditionnelle depuis l'Antiquité[60], doit dépasser le récit des seuls événements pour rendre compte de leurs causes :

> [...] l'ignorance, où l'on vit dans les monarchies de ce qui se passe de secret dans l'État, contribue plus que toute autre chose à affaiblir les narrations historiques, et à les rendre maigres et décharnées, en les réduisant presque toujours au simple récit des événements. En quoi il faut convenir de bonne foi que le métier d'historien est très difficile ; puisque s'il ne rapporte que des faits connus, on le taxe de sécheresse dans ses narrations, et que, s'il se mêle de vouloir rendre raison des événements, on l'accuse de donner ses conjectures pour des vérités historiques[61].

« Donner ses *conjectures* pour des vérités » : c'est bien ce qui a été reproché à Davila et à Varillas.

---

[59] *Considérations politiques sur les coups d'État*, éd. L. Marin, Paris, Les Éditions de Paris, 1989, chap. I, p. 83.

[60] Voir par exemple Polybe, *Histoires*, III, 31, 11-12 ; Cicéron, *De oratore*, II, 9, 63 ; Tacite, *Histoires*, I, 4, 1.

[61] *Histoire de l'ancien gouvernement de la France. Avec XIV Lettres Historiques sur les Parlemens ou Etats-Generaux*, « I. Lettre », La Haye et Amsterdam, Aux dépens de la Compagnie, 1727, 3 vol., t. I, p. 172-173.

Ciel ! sa vie psychique ! Une affaire de style, d'histoire et d'interprétation

Jean-Paul SERMAIN

Catherine Ramond et Marc Hersant ont lancé un programme qui croise quatre questions présentées sous forme d'oppositions et portant sur les frontières entre deux domaines : récit de fiction et récit de fait ; narrateur personnel ou narrateur (s'il y en a un dans ce cas) indifférencié ; vie objective ou vie psychique ; première modernité ou seconde modernité. On peut atténuer le découragement qui vous saisit face à ce complexe de problématiques en réduisant au moins provisoirement le champ de la réflexion. L'histoire de la seconde modernité se distingue car elle se soumet à des épreuves de vérification et elle prend le point de vue du général (comme la linguistique face à l'herméneutique)[1]. Dans le champ du roman, la révolution de *La Princesse de Clèves* opère une réduction de la matière dramatique à la vie intérieure grâce à des techniques inédites de narrativisation des situations psychiques, des pensées et des sentiments. L'action et l'intrigue de *La Princesse de Clèves* résident essentiellement dans les mouvements affectifs des personnages, dans leurs raisonnements, leurs passions, leurs délibérations et leur interprétation des conduites et des paroles de leurs partenaires. Cette focalisation repose sur deux logiques anthropologiques : d'une part, le sentiment de culpabilité (chacun est potentiellement coupable d'une faute ou d'une erreur et paie l'une et l'autre très cher) et du soupçon (il est impératif de s'observer, se dévider et de

---

[1] La position d'Aristote est exactement inverse : l'histoire est toujours particulière, la *mimesis* littéraire toujours générale : philosophique. La bascule de l'histoire d'une modernité à l'autre, de la première à la seconde, est sans doute dans l'attention à ces causes générales qu'on voit déjà si prégnante chez Montesquieu, et il n'est pas difficile d'en trouver le souci antérieur, comme lorsque Thucydide explique l'importance des guerres dont il va faire le récit.

déchiffrer les conduites et les propos que chacun crypte et dissimule). Espionnage généralisé si l'on veut et conscience douloureuse de soi, d'empreinte religieuse (et non névrotique).

Pour longtemps le roman s'engage dans cette voie. On voit bien qu'il serait impossible d'écrire un ouvrage historique avec les objets et le rythme de *La Vie de Marianne* ou d'*Adolphe*. Le développement du changement opéré par Mme de La Fayette l'oriente dans le sens de la subjectivation et du relativisme : c'est le point de vue d'un individu singulier que le roman présente. Sans doute faut-il atténuer cette opposition. Marivaux et Benjamin Constant prennent comme poste d'observation un individu original dans une situation rare, mais ils les comprennent en les rapportant à des conditions générales de la société, des relations entre les sexes et les classes. Ils écrivent aussi une histoire de leur temps, avec les outils de la fiction et l'expérience d'un personnage particulier ou de quelques uns. L'horizon de leurs romans est principalement culturel et social, mais ils n'ignorent pas la situation politique. Marivaux élabore un système de sémiotique sociale dont il montre le fonctionnement dans un régime monarchique et qui reste valable dans ce que nous appelons l'exécutif, c'est-à-dire l'action politique, obligé de trouver un équilibre entre la « prudence » et la publicité. Benjamin Constant décrit des disconvenances sociales assez voisines et imagine une position amoureuse analogue à celle du sujet dans une économie et sous un régime de libéralisme : il a le choix de la consommation et de la représentation parlementaire. La contradiction est déjà celle que Léo Strauss voyait dans la pensée de Rousseau : le citoyen intégré à la communauté veut aussi disposer de sa plus grande liberté pour jouir de l'existence. Le libéralisme a une potentialité asociale et le personnage vit dans le malheur cette contradiction : qu'est-ce qui peut répondre à ce qu'il souhaite et le rendre heureux ? Tout choix ne va-t-il pas l'aliéner ou obéir au caprice de l'instant ? Le destin de l'individu et celui de la nation sont analogues.

Si la subjectivité romanesque découvre des cadres historiques, inversement, l'histoire contemporaine plonge son regard dans la psyché des peuples. Le livre récent de Ian Kershaw[2], qui vient d'être traduit en français[3], s'interroge sur les raisons de la poursuite d'une guerre désormais perdue et au

---

[2] *The End, The Defiance and Destruction or Hitler's Germany, 1944-45*, The Penguin Press, 2011.
[3] *La Fin, L'Allemagne 1944-1945*, Paris, Éditions du Seuil, 2012.

prix d'une quasi destruction du pays. Il avance une sorte d'inertie des situations, mais aussi des motifs psychologiques qui distingueraient les élites militaires favorables à la reddition et une population toujours subjuguée par le national socialisme d'Hitler. Les hypothèses puisent dans la vie psychique des groupes : elles invoquent les « structures des règles et des mentalités ». Il en va de même dans le livre *Les Furies 1789 1917. Violence Vengeance Terreur* d'Arno J. Mayer[4], pour qui le développement à l'extrême d'un conflit finit par altérer l'expérience et les ressources morales et psychologiques au point de permettre une sorte de surenchère de la violence. Le livre du sociologue Richard Sennet *Respect* : *de la dignité de l'homme dans un âge d'inégalité*[5], porte sur une conduite engageant fortement les affects et l'image de soi : il analyse avec détail les motifs intimes des comportements dans des situations pensées sur un mode sociologique. La vie psychique est appréhendée à travers des cas, et même les expériences personnelles de l'auteur, et envisagée dans sa dimension publique et collective.

Le récit de fait autobiographique qui se développe à la fin du XVIIIe siècle s'attache lui explicitement à la vie intime (la notion de vie psychique, étrangère à cette époque, reste assez floue), et en particulier aux émotions sexuelles, chez Rousseau ou Casanova. Un peu après, Sade invente des fictions entièrement focalisées sur ce domaine avec des motivations et des situations aberrantes. On pourrait dire que notre époque s'inscrit dans ce développement, puisque Catherine Millet et Christine Angot nous peignent leur activité sexuelle libre ou contrainte de façon assez détaillée. Simplement les plaisirs et les déplaisirs du corps (et on peut imaginer que dans les deux cas ils se mêlent confusément) sont ce qu'il y a de plus personnel et de moins transmissible pour autrui : le lecteur n'y accède pas, pas plus qu'il n'accède au monde sadien. De telle sorte que ces œuvres (comme celles des écrivains de la fin du XVIIIe siècle, et Benjamin Constant est leur contemporain et leur lecteur), ne nous permettent d'entrevoir la vie psychique de leurs auteurs que de façon très indirecte. Ils nous présentent quelque chose d'irréductiblement étranger et la vie psychique du personnage représenté et de l'auteur (partiellement confondus dans l'autobiographie) doit être reconstituée, c'est-à-dire imaginée dans le rapport que le sujet entretient avec son texte et ce

---

[4] Paris, Fayard, 2002, éd. originale Princeton University Press, 2000.

[5] Paris, Albin Michel, 2003 – *Respect*, Norton, 2003.

qu'il dit : quels sont les investissements psychologiques, moraux et sociaux, qui commandent ces récits d'impudeur et de réminiscence ou d'invention des plaisirs et déplaisirs du corps ? C'est donc tout autant la vie psychique du lecteur qui est sollicitée ici : que va-t-il ressentir à cette exhibition, cette réminiscence, cette fantasmagorie ? Qu'est-ce qu'une telle position d'écriture et de lecture produit ? De quoi est-elle l'expression ? Que suscite-t-elle ? La vie psychique invoquée est tout aussi opaque qu'un récit qui n'en dirait rien : seul le lecteur doit substituer par sa propre conscience psychique ce qui lui échappe, muet ou intransitif.

Le fameux conte de Perrault « Le petit chaperon rouge » donne quelques indications psychologiques rudimentaires : l'affection de la mère et de la grand-mère se manifestent dans la confection du « petit chaperon rouge », le loup a faim (et la moralité établit un lien entre l'appétit de nourriture et celui de la chair féminine), l'enfant aime à jouer. Ce récit elliptique a produit d'innombrables descriptions de la vie psychique des personnages ou de celle qu'impliquent leur situation et celle de lecteur. La vie psychique a presque entièrement basculé du côté de la réception, dans le commentaire ou plus vaguement dans les réactions du public. Le texte produit la vie psychique infiniment plus qu'il ne la représente : c'est ce que nous souhaitons voir confirmé avec quatre ensembles de textes, Marivaux commentant Thucydide, Chapelain les romans médiévaux, puis Benjamin Hérodote, et enfin une série d'évocations du ciel dans des genres variés.

Court essai peu connu de Marivaux, ses « Réflexions sur Thucydide » sont parues en juin 1755 (elles font l'objet d'une conférence à l'Académie en 1744)[6]. Elles prennent appui sur une traduction ancienne par Perrot d'Ablancourt de *L'Histoire de la guerre du Péloponèse* et sur la première phrase de la version française. La traduction moderne de Jean Voilquin la restitue de la façon suivante : « Thucydide l'Athénien a raconté les différentes péripéties de la guerre des Péloponésiens et des Athéniens ». Marivaux de son côté écrit : « D'Ablancourt, en commençant sa traduction de Thucydide, au lieu de dire littéralement comme l'auteur grec : *Thucydide Athénien, écrit la guerre*, etc., le fait commencer ainsi : *J'entreprends d'écrire l'histoire*, et le reste. Et dans ses remarques sur sa traduction il dit, pour raison du changement qu'il fait, qu'une traduction plus littérale serait

---

[6] Marivaux, *Journaux et œuvres diverses*, éd. M. Gilot et F. Deloffre, Paris, Garnier, 1988, p. 459-464. Ponctuation et orthographe ont été heureusement modernisées.

plate, et ferait tort à Thucydide ». Marivaux ajoute un peu plus loin la remarque suivante sur ce même début et cette même correction : « Thucydide, Athénien, écrit la guerre, ne me paraît point plat ; je n'y vois que du simple et du naïf : à la vérité ce n'est ni le simple ni le naïf de notre temps, et il serait presque impossible que ce fût la même chose ». Cette phrase témoigne d'une manière de lire l'histoire nouvelle, dont on pourrait trouver l'amorce chez Montaigne, elle emprunte la voie de l'historicisme théorisé par Leo Strauss : en la suivant, les différentes civilisations et les œuvres littéraires et philosophiques ne sont pas à comprendre dans leur recherche de la vérité et de la bonté qui leur est propre, mais comme des moments relatifs qui ont leur pertinence interne et qui s'offrent à nous comme des étapes successives d'une histoire de l'humanité. Marivaux s'en tient à l'histoire de l'esprit humain[7] et tente de régler les problèmes que pose la transmission du passé et le rapport du présent au passé. Ce changement détermine son appréciation de Thucydide. Marivaux est assez proche de Leo Strauss en ce qu'il distingue sa démarche d'une interprétation concurrente : ne lisons pas Thucydide avec les attentes et les normes qui nous sont propres[8] ! Ce qui rend cette exigence cruciale est que Thucydide appartient à un monde radicalement différent du nôtre que son texte nous permet d'appréhender, et plus particulièrement sa manière d'écrire, ce qu'on pourrait appeler son style (mais Marivaux n'aime pas cette catégorie) : « Nous serions charmés de connaître l'auteur ancien avec le tour d'esprit qu'on avait de son temps ». Ne retranchons pas ses « platitudes » « ou de tout autre auteur d'une antiquité aussi reculée » : « Car il y a apparence qu'elles ne ressemblent point aux nôtres ».

Voici maintenant l'essentiel de l'argumentation : « S'il est vrai qu'il y ait un rapport entre les événements, les mœurs, les coutumes d'un certain temps, et la manière de penser, de sentir et de s'exprimer de ce temps-là ; ce rapport que je crois indubitable, se trouve assurément dans ce que Thucydide a pensé, a senti, a exprimé ». Marivaux ici se désintéresse du contenu historique de l'ouvrage, de ce que nous apprend l'auteur sur cette guerre. Comme

---

[7] Voir le livre fondamental de Jean Dagen, *Histoire de l'esprit humain dans la pensée française de Fontenelle à Condorcet*, Paris, Klincksieck, 1977.

[8] C'est ce qu'avait dit la seconde Querelle et principalement Terrasson des textes d'Homère, et c'est ce qu'avait fait dans un premier temps Marivaux avec La Motte : ce sont alors les Modernes qui perçoivent l'étrangeté barbare d'Homère et les Anciens qui l'intègrent heureusement à leur propre culture.

Rousseau si l'on veut, il écarte tous les faits et, dans le texte, il ne considère pas leur reconstitution mais la manifestation de la vie intérieure de l'auteur et de ses contemporains. Thucydide certes raconte une guerre dont il dit dès le premier paragraphe l'importance : l'histoire de la Grèce pouvait basculer dans un sens ou l'autre, c'est à l'échelle de ce pays une guerre totale et elle a conduit la Grèce entière à sa perte (il a la position de Walter Scott dans ses romans portant sur le passé proche de l'Écosse : il en dégage ce qui explique le présent et prépare l'avenir, il comprend les acteurs d'autrefois de l'intérieur). L'antiquité reculée de Thucydide, dans le cadre d'un historicisme explicite, amène à lire son texte de biais : dans ses « expressions », on doit découvrir ce qu'il pense et ce qu'il ressent, quelque chose de sa vie psychique, non pas telle qu'il l'expliciterait, mais en ce qu'elle détermine sa représentation, sa façon de désigner les acteurs, de les concevoir, de les faire parler, de retenir ce qui est une cause et un effet, les enchaînements, les réactions, les motifs : ils participent d'une *Weltanschauung*, et les manières de dire et de raconter (le style du récit comme celui de la phrase) nous la révèlent. Ce n'est pas même le propos de l'auteur, il n'en est pas conscient : sa singularité est une étrangeté pour nous et, pour en être si éloignés, nous devons tenter d'entrer, par notre finesse et notre sympathie, dans sa psyché en portant une attention toute particulière à son texte, c'est-à-dire à sa lettre. L'ouvrage de Thucydide nous fait accéder à une vérité subjective quand il est lu de la même manière qu'un roman, en considérant le mode de représentation et non ce qui est représenté, le style de pensée et de langage. La vie psychique n'est pas l'objet de la représentation mais elle en est comme la condition, la cause, elle réside dans l'espace entre le sujet et son texte, le lecteur seul pouvant dire comment l'auteur s'est impliqué, volontairement ou involontairement[9] !

Allons plus loin. Ce mode de lecture qui découvre la vie psychique du récit historique peut aussi s'appliquer à la fiction du passé. En 1646,

---

[9] Ce qui distingue la compréhension historiciste de Marivaux : dans la succession des moments historiques, il ne repère aucune rationalité comme le fera Hegel, il reste proche des classiques en ce qu'il montre à l'œuvre le hasard, les circonstances, les individus. S'il y a accroissement du savoir, chaque génération n'en profite pas nécessairement. D'autre part, il voit chacun de ces moments se consacrer à un aspect de la nature humaine, conformément à l'expérience qu'il ménage : chacun garde donc sa pertinence, même s'il perd de son actualité.

Chapelain tente un combat d'arrière-garde perdu d'avance[10] : contre Cervantès il veut réhabiliter les romans de chevalerie (encore vivaces au XVIe siècle avec les *Amadis*). Pour cela, il propose un mode de lecture voisin de celui que Marivaux fait de l'historien grec. Ces romans nous peignent un monde éloigné du nôtre dans un style qui n'est plus le nôtre. Faudrait-il donc les corriger pour le mettre à notre portée ? Pas du tout, dit Chapelain. Ce qu'ils racontent nous permet d'entrevoir ce qui échappe à l'historien, la vie intérieure des gens de cette époque : ils nous disent leurs valeurs, leur engagement dans la parole donnée, leur piété, le lien du vassal au suzerain. Pourtant ces romans se contentent de laisser agir et décider les personnages. Chapelain opère ainsi un double gauchissement : rien que la manière du récit et son contenu nous renseignent de façon unique sur la vie intérieure de l'époque alors que ce n'est pas leur objet ; ils fournissent sans le savoir une information historique précieuse (car nulle part ailleurs) alors même que ce sont des fictions. La vie psychique de l'histoire peut être perçue dans des ouvrages de type différents et qui ne s'y consacrent pas : tout dépend du mode de lecture, ici venu dans les bagages de l'historicisme.

Venons-en à l'essai de Benjamin sur « Le Conteur »[11], qui distingue des récits objectifs donnant « le sens de l'histoire » et laissant dans l'arrière scène ses raisons psychiques, que seule l'attention empathique du lecteur permet de faire passer au premier plan : à lui de les formuler dans son appropriation du conte. Benjamin emprunte ses exemples aussi bien à la fiction de Leskov qu'à l'historien antique Hérodote. Leurs récits purement factuels sont comme la face objective d'une vie psychique à reconnaître, et Benjamin fait de cette coopération entre l'auteur et le lecteur le propre d'un style d'écriture révolu (parce que les conditions de sa production ont disparu). Il nous propose donc une interprétation historiciste de la lecture historiciste appliquée par Chapelain et Marivaux aux romans de chevalerie et à Thucydide.

Voici l'exemple trouvé chez Hérodote[12] :

> Le premier conteur grec fut Hérodote. Au livre troisième, chapitre XIV, de ses *Histoires*, se trouve une histoire fort instructive. Il s'agit du roi

[10] Chapelain, « Dialogue de la lecture des vieux romans », dans *Opuscules critiques*, éd. A. C. Hunter, Paris, Droz, 1936, p. 205-241.

[11] Walter Benjamin, « Le conteur. Réflexions sur l'œuvre de Nicolas Leskov »(1936), dans *Œuvres* III, Paris, Gallimard, « Folio essais », 2000, p. 114-151.

[12] *Ibid.*, p. 124-125.

> d'Égypte, Psamménite. Lorsque celui-ci eut été vaincu et fait prisonnier par le roi des Perses Cambyse, ce dernier résolut d'humilier le captif. Il donna ordre de le placer sur le chemin que devait suivre le cortège triomphal des Perses. Et, de plus, il fit en sorte que le prisonnier pût voir passer sa fille, réduite à l'état de servante, allant à la fontaine avec une cruche. Alors que tous les Égyptiens, à ce spectacle, se plaignaient et se lamentaient, Psamménite seul ne disait mot et restait immobile, les yeux rivés au sol ; et voyant peu après son fils qu'on emmenait au supplice avec le cortège, il ne bougea pas davantage. Mais lorsqu'il reconnut ensuite, dans les rangs des prisonniers, un de ses serviteurs, un vieillard misérable, alors il se frappa la tête avec les poings et présenta tous les signes de la plus profonde désolation.

L'historien grec se contente des faits sans donner aucune explication psychologique, il revient au lecteur de l'imaginer, et Benjamin donne celle de Montaigne dans un ouvrage qui n'est ni fiction ni histoire mais qui s'inscrit néanmoins sur le registre de la vérité (l'enquête morale) : « C'est ainsi que Montaigne, revenant sur cette histoire du roi d'Égypte, s'est demandé : pourquoi ne se lamente-t-il qu'en voyant son serviteur ? Montaigne répond : « Ce fut qu'estant d'ailleurs plein et comblé de tristesse, la moindre surcharge brisa toutes les barrières de la patience ». (Livre I, chap. 2). Voilà un interprète de choix. Benjamin ajoute : « Mais on pourrait dire tout aussi bien : ' Le destin de personnages royaux n'émeut pas le roi, car c'est son propre destin ' Ou bien : ' Beaucoup de choses nous touchent au théâtre qui ne nous émeuvent pas dans la vie ; ce serviteur n'est aux yeux du roi qu'un comédien '. Ou encore : ' Une grande douleur se contient et n'échappe qu'au moment d'une détente '». La vie psychique est ce que produit la machine herméneutique du texte et elle est activée par le lecteur. Benjamin utilise la métaphore du germe : « Hérodote ne fournit aucune explication. Il rapporte les faits de la façon la plus sèche. C'est pourquoi ce récit venu de l'ancienne Égypte est encore capable, après des milliers d'années, de nous étonner et de nous donner à réfléchir. Il ressemble à ces graines enfermées hermétiquement pendant des millénaires dans les chambres des pyramides, et qui ont conservé jusqu'à aujourd'hui leur pouvoir germinatif »[13].

---

[13] Je renvoie à une analyse d'un auteur proche de Marivaux, Gamaches, dans ses *Agréments du langage réduits à leurs principes* de 1719 : « Nos actions ne sont pas moins propres que nos discours à caractériser nos dispositions secrètes : aussi lorsqu'elles sont marquées en récit sont elles regardées comme des traits » (p. 179 de mon édition de 1992, Paris, éd. des Cendres). Caractères, traits, marques : tout ce qui inscrit dans le langage et le style quelque chose de l'ordre de la singularité profonde et

Terminons par une petite série de textes qui ont en commun de présenter la vision du ciel et qui, sans jamais s'attacher à ce que ressent le spectateur, par le jeu des contextes, des registres, des traditions et des allusions intertextuelles, parviennent à suggérer diverses façons d'éprouver cette expérience complexe, à la fois sensation et tableau, sources d'émotions reliées à une réflexion sur l'univers et la place qu'y occupe l'homme, à des inquiétudes métaphysiques ou à des croyances religieuses (qui sont le domaine le plus riche de la vie psychique auquel beaucoup renoncent aujourd'hui). Ces exemples sont pris dans leur succession, ils font partie d'une mémoire littéraire commune et personnelle.

Commençons la revue par un épisode d'un roman antérieur à la révolution romanesque du XVIIe siècle français : *Don Quichotte*. Cervantès n'analyse pas ses personnages ou les situations : il raconte. Ainsi pour l'histoire de Marcela, qui apparaît comme un fait divers scandaleux au hasard d'une rencontre, un cas extraordinaire et incompréhensible (Livre I, chapitres 13 et 14). Le chapitre 13 raconte comment don Quichotte et Sancho Pança apprennent la mort du berger Crisostomo, qui est comme un cas judiciaire puisque la bergère Marcela serait responsable de cette mort par chagrin d'amour[14]. Ce malheur suscite des discussions car Marcela est réputée pour son honnêteté. Le chapitre 14 donne deux versions de cette histoire, donc les deux points de vue, sur des modalités littéraires différentes. Est lu un poème, une « chanson » de Crisostomo, posthume, qui décrit sa douleur et en accuse Marcela : le poème dans sa forme très « baroque » donne ainsi de la vie intérieure une représentation générale et comme universelle. Il substitue à la suggestion de la mort d'amour celle du suicide. Survient alors Marcela qui expose les motifs de sa conduite et écarte toute responsabilité. Elle n'a rien fait pour encourager l'amour de Crisostomo, au contraire, elle oppose à sa demande déréglée d'amour son goût exclusif de la liberté : « Ma nature est d'être libre, et je ne veux pas m'assujettir. Je n'aime ni ne hais personne. Je ne trompe pas celui-ci ni ne recherche celui-là. Je ne me moque pas de l'un ni ne me divertis avec l'autre. L'honnête compagnie des bergères de ce village

secrète, des affects qui se signifient ainsi indirectement, laissant le lecteur interpréter ce qui n'est pas dit. Gamaches associe les mots « réels » et « fictifs ». Retenons le terme de « dispositions secrètes » pour dire notre vie psychique.

[14] Si ce type de morts nous paraît peu crédibles, elles s'expliquent à la fois par la prégnance du modèle de la passion et par la fragilité d'un état physique non soutenu par l'hygiène et la médecine.

et le soin de mes chèvres m'occupent. Mes désirs sont bornés par ces montagnes et, s'ils vont au-delà, c'est pour contempler la beauté du ciel, parcours que suit l'âme en cheminant vers sa demeure première »[15]. Elle disparaît alors dans la nature : elle est comme absorbée par elle : « Et, sur ces mots, et sans vouloir entendre aucune réponse, elle leur tourna le dos et s'enfonça au plus épais d'un bois qui était tout proche, laissant tous ceux qui se trouvaient là émerveillés de son esprit autant que de sa beauté ». L'explication de son comportement, sa raison psychique, n'est pas donnée par le narrateur, elle est introduite par l'exposé (oratoire) que fait Marcela où elle justifie son action et explique au nom de quelles valeurs elle agit : discours très oratoire, très rhétorique si l'on veut, qui représente ses motifs psychiques sans les formuler – ce sont ces convictions morales ou existentielles, ce qu'on pourrait appeler une foi individuelle (c'est pourquoi elles coïncident avec les termes d'un débat moral général : la vie psychique est conforme à une nature et à ses apories).

L'éditeur de Cervantès[16] fait le rapprochement du discours de Marcella avec un poème de Fray Luis de Leon : « Oda a la noche serena » : « Morada de grandeza/ templo de claridad y hermosura, /mi alma que a tu alteza/ nacio, ¿qué desventura/ la tiene en esta cárcel, baja, escura ? » Le poème est un dialogue entre le poète et son âme sollicité par la grandeur du ciel et assimilant son état terrestre à une prison. Ce rapport religieux au ciel était médiatisé chez Pétrarque par l'inspiration poétique de l'amour pour Laure dans un sonnet que cite Saint Preux, au livre I de *La Nouvelle Héloïse*, pour raconter son expérience de la montagne du Valais et des hauts sommets. Voici le texte donné par le roman :

> Qui non palazzi, non teatro o loggia
> Ma'n lor vece un abete, un faggio, un pino
> Trà l'erba verde e'l bel monte vicino
> Levan di terra al Cielo nost'intelletto.

(traduction de Rousseau : « au lieu des pavillons, des palais, des théâtres, les chênes, les noirs sapins, les hêtres s'élancent de l'herbe au sommet des

[15] Le discours de Marcela croise le débat entre virginité et mariage ; Cervantès, *Don Quichotte*, éd. Jean Canavaggio, Paris, Gallimard, « Bibliothèque de la Pléiade », 2001, p. 496.

[16] Cervantes, *Don Quijote de la Mancha*, éd. Francisco Rico, Galaxia Gutenberg 2005, t. I, p. 170.

monts et semblent élever au ciel, avec leurs têtes, les yeux et l'esprit des mortels »). Enlevant le vers où Pétrarque associe le regard vers le ciel à la célébration amoureuse[17], Rousseau propose une explication physique du sentiment d'exaltation que procurent les sommets : l'air différent influe sur le corps qui s'allège et ainsi se libère de ce que Fray de Leon appelle la prison terrestre. Dans ses *Rêveries,* Rousseau rapporte directement l'expérience du firmament après l'accident de Ménilmontant : « La nuit s'avançait. J'aperçus le ciel, quelques étoiles et un peu de verdure. Cette première sensation fut un moment délicieux ».

Achevons avec trois expériences du ciel de notre modernité. Celle de Victor Hugo dans son poème allégorique du mendiant (*Les Contemplations*, 1856) qui fait de Dieu le Créateur et de l'homme celui qui a été créé à son image ; chacun porte donc l'empreinte de son auteur et tous les hommes ont la même dignité :

> Un pauvre homme passait dans le givre et le vent.
> Je cognai sur ma vitre ; il s'arrêta devant
> Ma porte, que j'ouvris d'une façon civile.
> Les ânes revenaient du marché de la ville,
> Portant les paysans accroupis sur leurs bâts.
> C'était le vieux qui vit dans une niche au bas
> De la montée, et rêve, attendant, solitaire,
> Un rayon du ciel triste, un liard de la terre,
> Tendant les mains pour l'homme et les joignant pour Dieu.
> Je lui criai : « Venez vous réchauffer un peu.
> Comment vous nommez-vous ? » Il me dit : « Je me nomme
> Le pauvre ». Je lui pris la main : « Entrez, brave homme »
> Et je lui fis donner une jatte de lait.
> Le vieillard grelottait de froid ; il me parlait,
> Et je lui répondais, pensif et sans l'entendre.
> « Vos habits sont mouillés », dis-je, « il faut les étendre,
> Devant la cheminée ». Il s'approcha du feu.

---

[17] Rousseau a enlevé un vers placé entre le 3e et le quatrième de sa citation : « Onde si scende poetando et poggia », Santagata, éditeur du volume chez Mondadori, « I Meridiani collezione », Milano, 1996, p. 50, donne en note cette paraphrase : « dal quale si scende e (sul quale) si sale recitando o componendo versi ». La suppression de Rousseau rend le texte plus conforme à la lettre (sur le Valais) qui oppose le théâtre de l'art au théâtre naturel ; par contre l'inclusion de l'activité du poète qui reste poète tout au long de ces promenades (chez Pétrarque) aurait jeté le soupçon sur Saint-Preux l'épistolier : de transformer la vie en littérature (ce qu'il faut au moins ne pas mettre en avant, même si c'est le cas).

Son manteau, tout mangé des vers, et jadis bleu,
Étalé largement sur la chaude fournaise,
Piqué de mille trous par la lueur de braise,
Couvrait l'âtre, et semblait un ciel noir étoilé.
Et, pendant qu'il séchait ce haillon désolé
D'où ruisselait la pluie et l'eau des fondrières,
Je songeais que cet homme était plein de prières,
Et je regardais, sourd à ce que nous disions,
Sa bure où je voyais des constellations.

Ici l'expérience ne passe pas par la médiation des saintes écritures, c'est celle doublement du poète : c'est lui qui voit et fait voir le mendiant et son manteau, et c'est lui qui par son analogie découvre dans ce manteau la constellation céleste. Il donne au manteau du mendiant une dimension cosmique et invite ainsi à regarder le mendiant comme un intercesseur d'une conscience de l'univers commun et donc de l'humanité. Le poète se porte en médiateur entre l'égalitarisme chrétien et l'esprit démocratique d'aujourd'hui.

Verlaine dans *Sagesse* lui aussi adapte la méditation de Fray de Leon : « Le ciel est par-dessus le toit,/ Si bleu, si calme !» Il substitue à la métaphore le contact d'un prisonnier prosaïque (tombé là pour passion homosexuelle) avec le ciel au dessus du toit, comme à portée de main par sa proximité au toit, et remplace ensuite le dialogue avec Dieu et la conscience que celui-ci s'adresse à l'homme et lui demande de rendre des comptes à son Créateur, par un dialogue intérieur à l'homme responsable de sa vie et obligé d'en tirer le meilleur parti : « Qu'as-tu fait, ô toi que voilà/ Pleurant sans cesse,/ Dis, qu'as-tu fait, toi que voilà,/ De ta jeunesse ? » Le poète est mis en demeure de réussite et d'exploitation pleine de ce qui est donné à chacun. Ce message de *Sagesse* annonce ainsi le désarroi de l'homme contemporain : jamais à la hauteur, jamais clair sur l'objet de son désir et de ce qui répond au mieux à sa personnalité, toujours menacé d'erreur et d'aliénation. Le ciel ne conduit pas au créateur mais ramène à soi en incarnant le cruel impératif de liberté, dont *Adolphe* nous montre précocement les tourments.

Un dernier vers d'Éluard (dans *Capitale de la douleur*) : « La terre est bleue comme une orange ». Apparemment bizarre, mais l'analogie décrit notre rapport à la terre comme un rapport à l'orange : le bleu est comme une écorce, et la couleur orange de l'orange est bien ce qui traverse l'espace entre notre regard et le fruit, elle crée comme un univers. Le bleu entoure la terre, la terre est vue bleue par les astronautes ; le poème d'Éluard est écrit au moment des débuts de l'aviation : la terre est contemplée pour la première fois d'en haut, et l'expansion de conquête du monde est sur sa lancée pour encore une cinquantaine d'années. La terre se manie comme une orange, l'homme domine la nature et s'en joue comme d'un fruit (Éluard anticipe ici, dans sa proximité au Futurisme, la perspective communiste et ses engagements douteux) ! Aujourd'hui le poème nous dirait quelque chose sur la finitude du monde global et sa destruction annoncée !

Aucun des textes ici regardés n'entre véritablement dans la représentation de la vie psychique, mais tous la sollicitent et la laissent affleurer de façon diverse, dans le style et l'histoire, dans l'interprétation : la vie psychique est ce que le texte fait produire au lecteur ! Les séparations entre récit de fait et de fiction, première et seconde modernité, les différents genres littéraires, y perdent leur pertinence.

Les modes de représentation de la vie psychique dans le roman. Un point de vue linguistique

Un compte-rendu de *Transparent Minds* par Ann Banfield (présentation et traduction par Sylvie Patron)

Le texte qu'on va lire est un compte rendu par Ann Banfield de l'ouvrage de Dorrit Cohn, *Transparent Minds. Narrative Modes for Presenting Consciousness in Fiction* (Princeton, Princeton University Press, 1978). Il a été publié dans *The Journal of Aesthetics and Art Criticism* (vol. 38, n°2, 1979, p. 208-210).

À la fin de l'année 1979, Ann Banfield a déjà publié quatre articles importants sur le style indirect libre, qu'elle préfère appeler, en adaptant une formule d'Otto Jespersen, les « paroles et pensées représentées » : « Narrative style and the grammar of direct and indirect speech » (*Foundations of Language*, vol. 10, n°1, 1973, p. 1-39), publié en français la même année dans un numéro spécial de la revue *Change* sur la « critique générative » ; « The formal coherence of represented speech and thought » (*PTL : A Journal for Descriptive Poetics and Theory of Literature*, n°3, 1978, p. 289-314) ; « Where epistemology, style, and grammar meet literary history : the development of represented speech and thought » (*New Literary History*, vol. 9, n°3, 1978, p. 415-454), publié en français dans *Langue française*, numéro sur « Grammaire de phrase et grammaire de discours », en 1979 ; « The nature of evidence in a falsifiable literary theory » (Berel Lang, éd., *The Concept of Style*, Philadelphie, University of Pennsylvania Press, 1979, p. 183-211). Ils font d'elle une spécialiste de l'analyse linguistique et littéraire (sous l'angle de l'histoire littéraire) de ce style. Ils seront repris sous une forme revue et élargie dans *Unspeakable Sentences. Narration and Representation in the Language of Fiction* (Londres et Boston, Routledge et Kegan Paul, 1982).

Dans son compte rendu, Banfield rend hommage à la richesse empirique et à la finesse analytique de l'ouvrage de Dorrit Cohn. Mais elle déplore que les ressources de la linguistique que l'auteure mobilise restent insuffisantes. Elle reproche également à la méthode adoptée par Cohn sa nature exclusivement taxinomique, dont l'objectif est en définitive limité, puisqu'il consiste à définir les modes de représentation de la conscience comme un mélange en proportions variables de « voix » (sans spécification du sens de ce terme). Ainsi, pour Banfield, le projet ne peut que tourner court, puisqu'il ne débouche sur aucune mise en relation avec d'autres formes de représentation linguistique et ne repose sur aucune réflexion théorique sur les fonctions et les possibilités du langage qui sont en jeu.

On retrouvera dans *Unspeakable Sentences* une référence à l'ouvrage de Cohn qui expose bien leurs divergences : « La conscience représentée n'est pas une 'reproduction réaliste' de l'activité mentale ; elle ne crée pas des esprits 'transparents'. L'esprit n'est jamais transparent, pas même aux 'narrateurs omniscients'. Son contenu fait l'objet de reconstructions et de représentations hypothétiques dans une langue susceptible de refléter différents modes de conscience. C'est l'*a priori* de la double voix qui conduit à avoir recours à la voix d'un narrateur pour rendre compte de l'écart entre le style de la représentation et celui que le personnage aurait employé s'il avait lui-même parlé »[1].

Notes sur la traduction

L'expression « modes de représentation de la conscience dans le récit de fiction » est la traduction littérale ou quasi-littérale du sous-titre de l'ouvrage de Cohn, traduit par « modes de représentation de la vie psychique dans le roman » dans la version française (Dorrit Cohn, *La Transparence intérieure. Modes de représentation de la vie psychique dans le roman*, trad. Alain Bony, Paris, Le Seuil, « Poétique », 1981). Le terme *representation of consciousness* est commun à Cohn et à Banfield, dans cet article et ailleurs.

Par *fiction*, « fiction », il faut entendre « fiction narrative » ou « récit de fiction », comme dans le sous-titre de l'ouvrage de Cohn et dans celui, alors en préparation, de Banfield. Le terme renvoie à tout le champ de la littérature

---

[1] *Phrases dans parole. Théorie du récit et du style indirect libre*, Paris, Le Seuil, 1995, p. 313 ; trad. Cyril Veken, légèrement modifiée.

narrative d'imagination.

Pour la traduction de *narrated monologue* et de *psycho-narration*, je reprends les traductions d'Alain Bony : « monologue narrativisé » et « psycho-récit ». Pour celle de *represented speech and thought*, je reprends l'une des deux traductions proposées par Cyril Veken : « représentation des paroles et de la pensée » et « paroles et pensées représentées ». Il faut bien voir que *narrated monologue* et *represented speech and thought* renvoient à la même réalité dans cet article.

Dans la traduction des citations de l'ouvrage de Cohn, j'ai souvent été amenée à modifier la traduction d'Alain Bony pour adapter le vocabulaire à celui du reste de l'article. Un exemple est particulièrement digne d'attention : « The point of view of this passage is clearly Maisie's, but the language is elaborately Jamesian [...] » (*Transparent Minds*, *op. cit.*, p. 47). Bony traduit : « Le point de vue dans ce passage est incontestablement celui de Maisie, mais le discours, très élaboré, est celui du narrateur jamesien [...] » (*La Transparence intérieure*, *op. cit.*, p. 64). Bony est parfaitement fondé à traduire « Jamesian language » par « langage du narrateur jamesien » dans le contexte de sa traduction de Cohn. En revanche, je n'ai pas pu conserver cette traduction, en raison du commentaire qui, chez Banfield, accompagne cette citation : « L'explication est simple — à condition, bien sûr, de considérer que le langage 'jamesien' est bien celui de l'auteur et non celui d'un narrateur invisible qu'il aurait créé ». On notera que la citation de Cohn est reprise dans *Unspeakable Sentences* (*op. cit.*, p. 187, trad. fr. p. 282).

S'agissant des termes empruntés à Käte Hamburger, j'ai conservé *Erzählen*, qui n'est pas traduit par Banfield. Le terme renvoie au récit en tant que procès, au processus narratif (distingué de *Erzählung*, le produit de ce processus). En revanche, j'ai ajouté *Aussagesubjekt*, correspondant à *statement-subject* chez Banfield, qui reprend la traduction préconisée par Hamburger. L'idée était d'éviter « sujet d'énonciation » (traduction proposée par Pierre Cadiot dans Käte Hamburger, *Logique des genres littéraires*, trad. Pierre Cadiot, Paris, Le Seuil, « Poétique », 1986), qui ne véhicule ni le même contenu conceptuel, ni les mêmes rapports avec d'autres concepts. Du reste, Banfield ne se réfère que rarement à la notion d'énonciation et toujours pour s'en démarquer.

Je corrige les références de l'article de Richard Ohmann, que Banfield remplace étourdiment par les références de son propre article de 1973

(« *Foundations of Language*, n°10, 1973, p. 1-39 »), et je fais figurer le titre, que Banfield ne mentionne pas. J'ajoute en note, à l'endroit qui me paraît le plus approprié, la référence à l'article de Banfield.

À l'exception de cette note, toutes les notes sont des notes de l'auteure, auxquelles j'ai parfois ajouté quelques compléments bibliographiques.

Sylvie PATRON

Dorrit Cohn a commencé à s'intéresser aux « modes de représentation de la conscience dans le récit de fiction » en écrivant sur ce qu'elle a appelé le « monologue narrativisé », également connu sous le nom de « style indirect libre », *erlebte Rede* et – appellation qui a ma préférence – « paroles et pensées représentées ». C'est en effet à travers l'étude de cette forme, à peu près ignorée dans la critique anglo-américaine jusqu'à l'article de Cohn de 1966, que la représentation de la conscience dans le récit de fiction est devenue un objet d'étude légitime en linguistique comme dans les études littéraires[2]. Il reviendra à l'histoire de la théorie littéraire de dire pourquoi le récit a joué un rôle aussi central dans la théorie littéraire de ces dernières décennies, rôle qu'on peut comparer à celui qu'a joué la poésie pour le *New Criticism*. Mais dans un contexte intellectuel où le sujet lui-même est considéré comme une construction linguistique, la façon dont le récit exploite des données de la langue qui ne sont pas pleinement actualisées dans le discours, dans le but d'exprimer la subjectivité, explique le statut particulier qui lui est conféré. De fait, le terme « fiction », tel qu'il est employé en critique littéraire, est presque toujours synonyme de représentation linguistique de la conscience. Ainsi l'intérêt qu'on a vu se développer récemment pour le « monologue narrativisé » peut-il être considéré comme une conséquence prévisible d'autres préoccupations critiques. Cela ne veut pas dire qu'une description satisfaisante de ce style découle automatiquement des nombreuses théories du récit qui se sont élaborées dans l'ignorance de son existence. Au contraire, c'est ce style qui fournit les preuves essentielles en faveur d'une théorie de la fiction et de la langue de la fiction. Parce que ce « mode de représentation de la conscience » est celui qui se distingue le plus de la langue du discours ordinaire, il est aussi celui qui révèle le mieux les fonctions du langage qui sont impliquées dans la création d'une fiction, mais

[2] En anglais, ce style avait déjà fait l'objet de discussions dans Otto Jespersen, *The Philosophy of Grammar* (Londres, George Allen and Unwin, 1924) et dans le chapitre de Stephen Ullmann, *Style in the French Novel*, consacré au « discours rapporté chez Flaubert » (New York, Cambridge University Press, 1957, 2nd éd. 1964, p. 94-120).

qui, dans le discours ordinaire, sont masquées par la fonction de communication.

L'importance des catégories linguistiques dans la théorie moderne du roman se reflète dans la distinction, généralement acceptée par les critiques, entre les récits à la première et à la troisième personne[3]. Cohn en fait le premier principe d'organisation des modes de représentation de la conscience. Il est également significatif qu'elle propose un parcours qui va du récit à la troisième personne au mode qui ressemble le plus au discours effectivement prononcé, le monologue dit « autonome », en passant par une discussion du monologue narrativisé à la troisième personne.

L'œuvre théorique qui a exercé le plus d'influence sur Cohn est l'œuvre de Käte Hamburger ; on le voit, par exemple, dans l'importance accordée au comportement des personnes et des temps grammaticaux. Mais l'ouvrage de Cohn convoque un large éventail de références, parmi lesquelles figurent des critiques allemands, français, anglais et américains, et fait dialoguer réflexion théorique et production de données littéraires probantes, particulièrement riches. On ne saurait apporter de réponse à une question empirique comme celle du rôle joué par les critères grammaticaux dans la caractérisation des différents modes de narration sans passer par une lecture attentive de récits littéraires les plus divers possibles. Il est impossible de mémoriser des faits linguistiques aussi ténus sans pratiquer plusieurs lectures, et Cohn a manifestement profité des treize ans qui se sont écoulés depuis la publication de son premier essai sur le monologue narrativisé pour rassembler les matériaux de cet ouvrage. Le nombre impressionnant d'exemples tirés de la littérature narrative européenne suffit à rendre cet ouvrage beaucoup plus intéressant que celui de Roy Pascal, *The Dual Voice* (1977), qui s'appuie sur quelques œuvres arbitrairement choisies.

Autre différence avec Pascal, Cohn essaie d'ordonner cette riche matière. Elle ne se laisse pas dicter l'organisation de son ouvrage par les différents

---

[3] Wayne Booth rejette la pertinence de la distinction de personne [dans « Distance and point of view : an essay in classification » (*Essays in Criticism*, n°11, 1961, p. 60) ; « Distance et point de vue. Essai de classification », trad. Martine Désormonts, in Gérard Genette et Tzvetan Todorov, éds., *Poétique du récit* (Paris, Le Seuil, « Points », 1977, p. 91)]. Cohn prend clairement position contre lui dans « Narrated monologue : definition of a fictional Style » (*Comparative Literature*, vol. 18, n°2, 1966, p. 101-102).

textes auxquels elle se réfère. Sa catégorisation des modes de représentation de la conscience est fondée sur des critères grammaticaux, ce qui lui permet de proposer une analyse comparative d'œuvres issues de différentes traditions – *Les Lauriers sont coupés* de Dujardin, *Ulysse* de Joyce, *Le Lieutenant Gustel* et *Mademoiselle Else* de Schnitzler, par exemple.

Cette tentative de classification est cependant aussi à l'origine de la faiblesse de *Transparent Minds*. Malgré la filiation revendiquée à l'égard de Hamburger, Cohn ne semble pas concevoir qu'il puisse y avoir d'autre modèle théorique que le modèle taxinomique. D'autre part, la thèse centrale de Hamburger, à savoir que le récit à la troisième personne relève de l'*Erzählen*, caractérisé par l'absence d'*Aussagesubjekt*, est implicitement rejetée lorsque Cohn exprime son accord avec Genette sur l'affirmation que « toute narration est, par définition, virtuellement faite à la première personne » (p. 273, n.35 [trad. fr., p. 29, n.1]). De même lorsqu'elle adopte ce que l'on peut appeler la théorie de la « double voix » dans le monologue narrativisé, qui considère ce style comme médiatisé par la voix d'un narrateur[4] :

> [Le monologue narrativisé] imite le langage dont se sert un personnage lorsqu'il se parle à lui-même, mais il soumet ce langage à la syntaxe dont se sert le narrateur pour parler de ce personnage ; il superpose ainsi l'une à l'autre les deux voix que les autres formes distinguent nettement. Et cette équivoque produit à son tour l'incertitude caractéristique du monologue narrativisé dans sa relation au langage même de la conscience : il est suspendu entre l'immédiateté de la citation et le caractère médiat du récit (p. 105-106 [trad. fr., p. 127, légèrement modifiée]).

La théorie de la double voix, dans l'une de ses versions les plus répandues, repose sur une confusion entre l'auteur et le narrateur. On retrouve cette confusion chez Cohn, dans le passage où, à la suite de plusieurs critiques, elle propose de considérer *Les Vagues* de Virginia Woolf

---

[4] La thèse de la double voix est défendue par Roy Pascal dans *The Dual Voice. Free Indirect Speech and its Functioning in the Nineteenth Century European Novel* (Manchester, Manchester University Press, 1977), Claude Perruchot dans « Le style indirect libre et la question du sujet dans *Madame Bovary* » (in *La Production du sens chez Flaubert*, Colloque de Cerisy, Paris, Union générale d'éditions, 1975, p. 253-285), George Dillon et Frederick Kirchhoff dans « On the form and function of free indirect style » (*PTL*, n°1, 1976, p. 431-440), et Brian McHale dans « Free indirect discourse : a survey of recent accounts » (*PTL*, n°3, 1978, p. 249-287).

comme « un unique monologue autonome, ayant son origine dans la mémoire créatrice de Bernard, et se déroulant suivant l'ordre chronologique » (p. 265 [trad. fr. p. 300]), au motif qu'« on ne saurait considérer *Les Vagues* comme la reproduction réaliste des paroles ou des pensées de chacun des personnages, mais plutôt comme un long poème, issu d'une seule et même conscience créatrice » (p. 265 [trad. fr. p. 299, modifiée]). Le problème réside dans cette conception d'une « reproduction réaliste » des paroles et des pensées – cette idée de « transparence » qui est au centre de *Transparent Minds*. La notion que je propose à la place est celle de « représentation » des paroles et des pensées. L'auteur peut très bien représenter les pensées d'un personnage dans un langage que le personnage lui-même aurait été incapable d'employer – c'est ce que montre Erich Auerbach à propos d'un passage de *Madame Bovary* (voir *Mimesis*, 1953, p. 482-491 [trad. fr., 1968, p. 478-487]). Cohn le reconnaît elle-même à propos du style de James dans *Ce que savait Maisie* : « Le point de vue [...] est clairement celui de Maisie, mais le langage, très élaboré, est le langage jamesien » (p. 47 [trad. fr. p. 64, modifiée]). L'explication est simple – à condition, bien sûr, de considérer que le langage « jamesien » est bien celui de l'auteur et non celui d'un narrateur invisible qu'il aurait créé. C'est là la position de Hamburger :

> [...] le terme *narrateur* [...] est un terme qui, incontestablement, a été source d'une certaine confusion, parce que, jusque là, on n'avait pas perçu la différence structurelle entre l'énoncé comme relation sujet-objet et la narration fictionnelle comme fonction. Certes, il est terminologiquement commode, lorsqu'on décrit un texte narratif, d'avoir recours à cette expression personnifiante. En effet, de tous les moyens d'expression artistique, la narration est celui qui crée ou qui peut créer le plus souvent l'impression d'une « personne » et d'une relation entre cette personne et non seulement les personnages qu'elle crée, mais également le lecteur. On pose parfois un « narrateur fictif », pour écarter toute identification avec l'auteur réel, biographique, mais cela ne change rien quant au fond, on est toujours dans la personnification du « narrateur ». Il n'y a pas de narrateur fictif [...]. *Il y a seulement l'auteur qui narre et son acte de narration.* C'est seulement dans le cas où l'auteur « crée » effectivement un narrateur, à savoir le narrateur à la première personne du récit à la première personne, qu'on peut parler de ce dernier comme d'un narrateur (fictif) (*The Logic of Literature*, 1973, p. 139-140 [voir trad. fr. 128, largement modifiée ici]).

La thèse de la double voix n'est pas développée de façon polémique dans *Transparents Minds*. Sur le principe, Cohn semble d'accord pour reconnaître l'importance de la linguistique dans l'étude de la langue fictionnelle, mais dans les faits, elle n'a jamais recours aux arguments des linguistes qui travaillent sur le récit. Elle cite favorablement la suggestion de Richard Ohmann ([dans « Generative grammar and the concept of literary style », *Word*, n°20, 1964, p. 423-439]), selon laquelle le monologue narrativisé pourrait être considéré comme une « transformation » d'un texte écrit à la première personne, montrant ainsi qu'elle ne connaît pas les arguments qui établissent l'impossibilité de dériver le style indirect libre du discours direct par transformation[5]. Son idée de « transformation » ne tient que si le terme est dépouillé du sens qu'il a dans la grammaire générative transformationnelle. Et quand elle affirme que « le modèle 'sans narrateur' que Banfield propose pour le monologue narrativisé ne perme[t] pas de rendre compte de la continuité de la voix qui fait référence au personnage à la troisième personne, aussi bien dans les passages où c'est le narrateur qui fait des commentaires que dans les passages de monologue narrativisé » (p. 294, n. 30 [trad. fr. 136, n. 3, légèrement modifiée]), elle manque un des enjeux importants de mon analyse du discours rapporté. Dans le modèle « sans narrateur », c'est le discours direct, dans lequel il peut y avoir un changement de référent pour le pronom de première personne, qui nécessite une explication particulière ; ce n'est pas le « changement de point de vue », ni le passage du récit pur au monologue narrativisé. Le concept benvenistien d'*histoire*, où « il n'y a même plus alors de narrateur », et les arguments de S.-Y. Kuroda contre la thèse de la double voix ne sont pas non plus pris en compte[6].

Les catégories taxinomiques du livre font obstacle à l'élaboration d'une théorie unifiée des modes de représentation de la conscience. Quelle est, par exemple, la nature de la relation entre le « psycho-récit » et le « monologue narrativisé » ? Si l'on se réfère à Hamburger, Kuroda ou à mes propres travaux, on peut établir une relation entre les deux sur la base du fait que ces

---

[5] Voir Ann Banfield, « Narrative style and the grammar of direct and indirect speech » (*Foundations of Language*, vol. 10, n°1, 1973, p. 1-39).

[6] Voir Émile Benveniste, « Les relations de temps dans le verbe français »,*Problèmes de linguistique générale* (Paris, Gallimard, 1966, p. 237-250) et S.-Y. Kuroda, « Reflections on the foundations of narrative theory : from a lingusitic point of view », in Teun A. van Djik, éd., *Pragmatics of Language and Literature* (Amsterdam et New York, North-Holland Publishing Company, 1976, p. 107-140), [« Réflexions sur les fondements de la théorie de la narration », trad. Tiên Fauconnier, in Julia Kristeva, Jean-Claude Milner et Nicolas Ruwet, éds., *Langue, discours, société. Pour Émile Benveniste*, Paris, Le Seuil, 1975, p. 260-293].

deux modes de représentation de la conscience sont dépourvus de narrateur. L'un (le monologue narrativisé) est apte à représenter la « conscience réflexive » ; l'autre (le psycho-récit), la « conscience non réflexive ». Cohn admet cette distinction, comme en témoigne sa discussion des « perceptions narrativisées » (p. 134 [trad. fr. p. 158]) et de la façon dont « le monologue narrativisé peut [...] se faire l'écho de lieux et d'événements » (p. 132 [trad. fr. p. 156]), ou son observation que « plus la technique est directe, plus l'activité de l'esprit est censée être de nature verbale, et plus l'esprit en question est censé être clairement conscient » (p. 139 [trad. fr. p. 163, modifiée ici]). Cependant, Cohn ne développe pas cette intuition sous forme de théorie. C'est là la limite qui lui est imposée par la méthode empirique, taxinomique, qu'elle emploie : elle ne peut établir de relation entre ses différentes catégories qu'en procédant à des sous-catégorisations ou en postulant un continuum de propriétés partagées. Ainsi le rôle du monologue narrativisé

> varie-t-il suivant qu'il se trouve dans le voisinage immédiat de l'une ou de l'autre des deux techniques : juxtaposé à un psycho-récit, sa nature de monologue se trouve accentuée, et il donne l'impression de rendre des pensées explicitement formulées dans l'esprit du personnage ; juxtaposé à une citation, qu'il s'agisse de discours intérieur ou de discours effectivement prononcé, le monologue narrativisé paraît dépendre plus étroitement du narrateur qui formule les sentiments inarticulés du personnage (p. 106 [trad. fr. p. 127-128, légèrement modifiée]).

Mais ces objections visent la position théorique adoptée par Cohn et la théorie de la double voix dans le monologue narrativisé de façon tout à fait générale ; elles ne concernent pas spécifiquement *Transparent Minds*, qui propose une des versions les plus sophistiquées de la thèse de la double voix, en particulier parce qu'elle ne se situe pas sous la dépendance d'une théorie communicationnelle du langage (voir p. 89, 189, 229, 257 [trad. fr. p. 110, 216, 259-260, 291]). L'éclectisme théorique du livre apparaît comme une tentative de réponse à la richesse empirique de la connaissance que Cohn a du récit.

Ann BANFIELD

Université de Californie, Berkeley

Traduit de l'anglais (États-Unis) par Sylvie Patron

II

L'ÉCRITURE FACTUELLE : UNE TENTATION DE LA FICTION ?

La transparence extérieure : les *Mémoires* de Mme de La Guette

Hélène MERLIN-KAJMAN

En me penchant sur les *Mémoires* de Mme de la Guette, parus à La Haye en 1681, je voudrais examiner un cas paradoxal qui, me semble-t-il, invite à compliquer la représentation que nous nous faisons de « la vie psychique ». Par cette expression, il me semble que nous entendons aujourd'hui une vie intérieure suffisamment riche et complexe pour constituer l'objet possible d'une réflexion subjective portant d'abord sur elle-même (et même peut-être *constituée* par cette auto-réflexion), et de là, d'une énonciation en première personne du singulier[1] ; enfin, par extension, l'objet d'une projection possible sur autrui qui nous permet d'attribuer à autrui des phénomènes intérieurs, mouvements, pensées, sentiments, émotions, analogues à ce que nous sentons et observons en nous-mêmes.

Je vais repartir de la question proposée à notre attention. Elle s'inscrit dans le cadre d'une analyse plus générale des rapports entre « les deux champs narratifs du 'factuel' et du 'fictionnel' » : il s'agit plus précisément de se demander, en dialogue avec le livre de Dorrit Cohn, *La Transparence intérieure, Modes de représentation de la vie psychique dans le roman*, s'il est vrai que « le récit de fiction est le seul genre littéraire et le seul type de récit dans lequel il est possible de décrire le secret des pensées, des sentiments, des perceptions d'une personne autre que le locuteur »[2]. Dorrit Cohn a-t-elle raison de réserver la représentation vraisemblable de la vie psychique au seul récit fictionnel ? « Les historiens, les mémorialistes, les autobiographes s'interdisent-ils tout accès à l'univers mental de leurs

[1] Il faudrait substantiellement corriger cette définition si l'on prenait en compte ici ce que la psychanalyse appelle « vie psychique », et qui comprend l'activité inconsciente.

[2] Dorrit Cohn, *La Transparence intérieure, Modes de représentation de la vie psychique dans le roman*, Paris, Seuil, 1981, p. 20.

personnages ? Et s'ils le font, est-ce au risque d'être pris en flagrant délit de 'fictionnalisation' ? » : telles sont les questions que nous sommes engagés à aborder[3].

Ma réflexion va emprunter un autre chemin, ou plutôt dégager une autre possibilité. Je voudrais montrer d'une part que c'est *parce que* Mme de la Guette n'est *pas* prise dans un rapport de transparence intérieure à elle-même qu'elle *peut* ou croit pouvoir, sans problème, avoir accès à « l'univers mental » d'autres personnes qu'elle-même ; d'autre part, que nous aurions en fait tort de considérer cet univers mental comme une *vie psychique intérieure.* Pour le dire en termes foucaldiens, on ne rencontre pas, chez Mme de la Guette, d'*herméneutique de soi*, lors même que ses Mémoires sont écrits à la première personne du singulier et que son récit porte très souvent sur des émotions. Et c'est précisément parce que, dans son récit, les émotions sont habituellement (c'est-à-dire régulièrement, selon une habituation par les mœurs) éprouvées comme d'un point de vue extérieur qu'elle peut décrire celles d'autrui selon le présupposé d'une transparence interindividuelle, transparence qui n'est pas une *transparence intérieure* mais une transparence sémiologique collective : une sorte de *transparence extérieure.*

Madame de la Guette a bien existé, ce dont on a pu douter. Elle est née en 1613 et son origine sociale la situe à la frontière de la toute petite noblesse provinciale. Ses *Mémoires* ne sont pas très connus et n'appartiennent pas au corpus des grands mémorialistes. Ils entrent dans le cas de ces Mémoires dont René Démoris dit qu'ils échappent « à la règle des grands noms »[4]. Même après l'identification d'une Mme de la Guette historiquement avérée, ils ont longtemps semblé d'une authenticité douteuse. On a pu expliquer cette marginalisation du texte et ces doutes sur son authenticité comme le résultat du tort fait aux écrits de femmes sur le long terme de l'histoire littéraire. Il est tout à fait certain que le sexe ou le genre, comme on voudra, de Mme de la Guette est central dans ce récit. L'évidence (l'*evidentia* : l'effet de réalité probante) sur laquelle repose le récit est une évidence rieuse, on va le voir : il peut à ce titre éveiller autant le doute ou le malaise (ce n'est pas exactement l'*ethos* attendu d'une femme, et la narratrice en joue) que la sympathie. Ce parti pris du rire semble entrer en écho avec les usages du burlesque au XVIIe

---

[3] Cf. l'introduction de cet ouvrage.

[4] René Démoris, *Le roman à la première personne. Du classicisme aux Lumières*, Genève, Droz, 2002, p. 7.

siècle, usages dans lesquels la critique actuelle lit volontiers un signe d'insubordination à l'égard des hiérarchies et des canons classiques : il semble plaider en faveur d'une décision scripturaire assumée de la part de l'auteure, d'une volonté parodique, ou d'un irrespect subversif, bref d'un engagement socio-esthétique attesté par sa singularité. Le texte semble provocateur, transgressif ; et, parce qu'il fait librement allusion au désir sexuel de la narratrice pour son époux, l'on a notamment pu y lire une satire implicite de la préciosité ou de la galanterie mondaine.

Cependant, je ne crois pas que le sexisme de l'institution littéraire et de l'historiographie suffise à expliquer l'espèce de perplexité qui peut saisir légitimement le lecteur à la lecture de l'œuvre. Si la singularité de ces *Mémoires* est peu douteuse, il n'est pas sûr qu'ils représentent une « vie psychique » singulière. Ma réflexion montrera plutôt au contraire qu'ils nous fournissent une entrée irremplaçable, quoique paradoxale, pour analyser un style socio-émotionnel commun au XVIIe siècle, *normal sinon normé* plutôt que *subversif*.

Madame de la Guette a, nous dit l'« Avis du libraire au lecteur », « une humeur entièrement opposée à celle de son sexe » :

> je l'appelle femme, bien qu'elle ait une humeur entièrement opposée à celle de son sexe, puisque je lui ai ouï dire plusieurs fois que qui pourrait voir son cœur à nu le trouverait tout viril et y remarquerait une générosité qui n'est pas ordinaire aux femmes […][5]

---

[5] Mme de La Guette, *Mémoires*, éd. Micheline Cuénin, Paris, Mercure de France, 1982, p. 39. Voici la citation complète : « Ce n'est pas sans raison qu'on peut assurer le lecteur qu'il trouvera dans ce livre de quoi contenter sa curiosité dans la diversité des rencontres et des événements qui y sont contenus avec toutes leurs circonstances. Comme Mme de La Guette est connue en ce pays-ci aussi bien qu'en France, je ne doute pas qu'on ne prenne plaisir à lire ses Mémoires, qu'on trouvera non seulement très véritables, mais encore assez bien tournés, et bien écrits pour une femme qui ne s'est jamais mêlée de composer des histoires ; je l'appelle femme, bien qu'elle ait une humeur entièrement opposée à celle de son sexe, puisque je lui ai ouï dire plusieurs fois que qui pourrait voir son cœur à nu le trouverait tout viril et y remarquerait une générosité qui n'est pas ordinaire aux femmes. Elle a infiniment d'esprit, et elle est capable de plusieurs choses ; ceux qui la connaissent à fond ne contrediront pas ce que j'avance, car ils savent ce qu'elle vaut. Pour moi, je me contenterai de l'admirer, et de donner lieu au public de l'admirer aussi comme je fais, en mettant ses Mémoires en lumière ».

C'est cette anomalie que les *Mémoires* de Madame de la Guette veulent mettre en lumière, *publier* :

> Ce n'est pas une chose fort extraordinaire de voir les histoires des hommes qui, par leurs beaux faits ou par leurs vertus éminentes, se sont rendus recommandables à la postérité, ou qui ont été élevés ou abaissés selon les caprices de la fortune ; mais il se trouve peu de femmes qui s'avisent de mettre au jour ce qui leur est arrivé dans leur vie. Je serai de ce petit nombre [...].(p. 41)

Madame de la Guette motive son passage à l'écriture mémorialiste par l'exception de sa personne. À « cœur viril » dans un corps de femme, doit correspondre une écriture elle-même virile, c'est-à-dire publique. Ce seront des mémoires, certes consacrés globalement à l'espace domestique[6], mais dignes de voir le jour en raison même de ce prodige : la vertu virile de leur narratrice et les multiples anomalies de « genre » que cette vertu implique. Rien d'héroïque ici : Mme de La Guette n'a pas eu à combattre les préjugés du temps. Son père lui accorde avec plaisir un maître d'armes pour lui apprendre à faire de l'escrime et à manier le pistolet ; son mari la laisse monter à cheval comme un homme, « jambe de ça jambe de là » (p. 117) et lui interdit même de « faire la femme », c'est-à-dire de pleurer aux moments de ses départs à la guerre, nous allons y revenir. Sa seule rébellion aura été de se laisser enlever par M. de La Guette afin de pouvoir l'épouser contre la volonté de son père. L'impression de « faux » trouve là sa source : Madame de la Guette se donne à voir en personnage en fait *invraisemblable* que son entourage *admire* constamment pour tel. L'écriture diffuse ce prodige pour ainsi dire *romanesque* au-delà du cercle des familiers ; la publication, comme le dit encore l'avis du libraire, vise à « donner lieu au public de l'admirer comme je fais » (p. 41). Ses Mémoires correspondent en ce sens à ceux que René Démoris qualifie de « mémoires ambigus »[7] :

---

[6] Toutefois, en raison des événements de la Fronde qui occupent une partie du récit, les mémoires de cette femme rejoignent le public par ce sujet historique, d'autant qu'outre les batailles et occupations de gens de guerre auxquelles elle doit faire face comme dame de son petit domaine, elle joue même un rôle de médiatrice du parti du roi lors de la dernière Fronde, la Fronde bordelaise que son mari a rejointe à la suite de son protecteur, le comte de Marsin.

[7] René Démoris, *Le roman à la première personne. Du classicisme aux lumières*, Genève, Droz, 2002, p. 98.

> On pourrait définir ces textes comme des œuvres autobiographiques qui, pour diverses raisons ont été élaborées dans le projet, plus ou moins conscient, de *se mesurer* aux œuvres romanesques ; plus encore que le souci esthétique, les caractérise la présence, à l'esprit des auteurs, du modèle romanesque[8].

La première personne du singulier provient bien sûr des mémorialistes, ou encore de Montaigne, peut-être aussi du genre épistolaire[9]. Sans ces pratiques d'écriture en « je », notre auteure n'aurait sans doute pas disposé d'un cadre symbolique pour prendre la parole et effectuer son récit. Mais l'étonnant est qu'elle ne le mobilise qu'*a minima* : l'énonciation n'ouvre sur aucune introspection, sur aucun rapport à l'intime, *peut-être même sur aucun « moi »*. Le moi, ce monstre imaginaire dont, au XVIIe siècle, l'extravagance *nouvelle* indigne les dévots du père Garasse à Pascal, se développe à la faveur de discordances entre le plan des normes socio-politiques (ce que Foucault appelle « subjectivation par le code »[10]) et d'un vouloir particulier qui, en bifurquant ou en déviant, creuse un territoire, emprunte un chemin autonome et l'autorise *en le représentant*. Ces discordances, par exemple celle qui se joue entre le devoir de Chimène et son amour pour Rodrigue, ou bien celle qui, en dépit de sa volonté de faire carrière dans les armes, condamne Retz à entrer dans les ordres, créent un interstice intérieur qui ne se résout pas dans le sacrifice de soi mais au contraire s'exacerbe dans la prise de conscience d'un espace propre que l'écriture élargit : voici ce que l'énonciation, dédoublée entre « moi » et « je » depuis le XVIe siècle[11], explore, déploie, donne à éprouver.

Mais dans le cas de Mme de La Guette, la discordance entre son sexe et son « cœur » découpe une exception différente de celle d'une intériorité revendiquant le droit à l'existence : elle découpe une exception de genre, une déviance, au sens littéral du terme, mais une déviance parfaitement tolérée et même licite. Si bien que, paradoxalement, les *Mémoires* de Mme de La Guette nous livrent, assez naïvement, non ce qu'il en est d'être une femme au XVIIe siècle, mais plutôt ce qu'il en est d'être un homme – et laissons à ce

---

[8] *Id.*

[9] Mme de La Guette mentionne dans son récit Mme de Sévigné, qu'elle connaissait.

[10] Cf. Michel Foucault, *Histoire de la sexualité II. L'Usage des plaisirs*, Paris, Gallimard, 1984.

[11] Cf. Terence Cave, *Pré-histoires. Textes troublés au seuil de la modernité*, Genève, Droz, 2000.

terme son double sens. D'où la perplexité du lecteur : l'invraisemblance apparente de ce récit tient au fait que la disponibilité d'une écriture de soi (moderne, pourrait-on dire) aura permis à une femme de représenter une vie psychique extérieure sans doute très commune au XVIIe siècle (car c'est le nouveau personnage du *moi* qui est encore rare et extravagant, même celui de Descartes malgré son arrimage au *cogito*).

Le monde du XVIIe siècle auquel ces *Mémoires* nous donnent accès ne correspond à rien de ce que nous attendons et croyons savoir de lui tant il semble frustre. Frustre mais rieur, ce qui explique que le lecteur contemporain soit sans cesse tenté de faire l'hypothèse qu'il se trouve face à une parodie. Nous allons voir que l'attitude rieuse est plutôt un style social partagé. Mais, parce que le rire traite le « je » en « il » (en rôle, en masque bouffon), *il constitue rarement le ton majeur d'un récit de soi introspectif*, les histoires comiques en témoignent assez : les *Mémoires* de Madame de La Guette font exception.

Ils nous introduisent de fait à un paysage émotionnel très surprenant, d'une grande violence, presque aberrant. Les comportements, peu élaborés, peu contrôlés, y semblent gouvernés par des sentiments surgissant comme à l'état brut. L'épisode où le futur époux voit sa demande de mariage repoussée par le père de la future Mme de La Guette est à cet égard exemplaire :

> [...] Comme le sieur de La Guette était l'homme du monde le plus violent, il reçut ce refus d'une étrange manière. Il se mit à jurer et à tempêter horriblement, disant qu'il saurait bien dégager mon père de sa parole. Mon père, qui n'était pas d'humeur à souffrir de tels emportements, lui repartit qu'il n'en serait point autre chose. Tout ce tintamarre-là dura plus d'une heure dans son cabinet : l'un à déclarer ses sentiments, l'autre à les combattre. Ma mère et moi nous étions dans une salle en attendant le retour du cavalier ; il y entra avec la plus grande furie du monde, disait que mon père l'avait refusé, mais qu'il se saurait bien satisfaire et qu'il était résolu de tuer jusqu'à la septième génération, et qu'il commencerait par moi ; Ces fleurettes-là n'auraient pas été fort agréables à une personne qui aurait eu de la timidité ; mais cela ne me servait qu'à le considérer davantage, puisque je jugeai par là qu'il m'aimait d'une façon extraordinaire, et que l'excès de son amour lui faisait dire toutes ces choses. Bien que ma mère fût saisie d'un grand tremblement, elle fit néanmoins tout ce qu'elle put pour l'adoucir, lui faisant espérer qu'elle parlerait à mon père en sa faveur. (p. 47-48)

On remarquera dans ce passage quelques éléments signalant une réflexion intérieure (« je jugeai par là qu'il m'aimait d'une façon extraordinaire ») ;

mais ils traduisent de façon quasi impersonnelle une lecture, au demeurant juste, fondée sur l'attirance érotique amoureuse irrépressible de cette jeune fille à l'humeur « virile » (dénuée de « timidité ») pour la violence brutale de Monsieur de la Guette. Il s'agit d'un attrait réciproque violent qui passe par des signes passionnels non moins violents, qui ne semblent pas exactement relever de que nous appelons « vie psychique ».

La passion de cette jeune fille, puis jeune femme, pour cet homme violent est constituée en preuve centrale du caractère exceptionnel de Madame de la Guette, qui raconte souvent ses retrouvailles avec son mari :

> Il arriva enfin, et ce ne furent que caresses de part et d'autre. Je ne biaise point ici, car une femme ne saurait trop aimer son mari. Que l'on dise ce que l'on voudra, je ne fais pas beaucoup de cas de celles qui font les sucrées parce qu'elles sont très sujettes à caution. (p. 60)

Que nous livre ce texte ? Des « caresses », de l'érotisme livré sans détour ; mais sans retour sur soi-même ; car c'est la sentence (« une femme ne saurait trop aimer son mari ») qui soutient la mention du sentiment, faisant ainsi l'ellipse de son expression en première personne.

Plusieurs morts sont rapportées dans le récit. Elles donnent lieu à des gestes extraordinaires et spectaculaires dont l'apparence semble déconnectée d'une représentation intérieure, d'un *res-senti.* Le récit qui suit la mort de la mère débute ainsi par une exclamation chargée de communiquer un sentiment, mais sous forme assez stéréotypée (« Ah ! que ce coup me fut sensible ! J'en étais inconsolable »), alors que le comportement qui va fournir la preuve de ce chagrin ne l'est guère :

> et même, dans le transport de ma douleur, je lui soufflai un demi-quart d'heure dans la bouche, croyant que je lui redonnerais la vie. Je versai tant de larmes sur son visage et le lui touchai tant de fois, qu'il devint uni comme une glace, quoiqu'elle fût dans un âge avancé. Il me prit envie de séparer sa tête de son corps, pour la mettre dans mon cabinet et la voir à mon aise et à loisir ; je n'en trouvai point l'occasion, parce que les gens d'église qui la veillaient me dirent qu'ils n'y consentiraient jamais, et que j'offensais Dieu d'avoir ces pensées-là [...]. (p. 66-67)

La mort du mari donne lieu à une scène analogue : cette fois-ci, la narratrice raconte comment elle a cherché à emporter le corps « avec dessein de le cacher dans [s]on lit ». Mais à nouveau, une intervention de « bons ecclésiastiques » empêche ce geste presque aussi incroyable et sacrilège que le précédent (p. 159).

Il est difficile d'interpréter ces passages : on pourrait les dire, de façon anachronique, pittoresques. Ils semblent de fait destinés à frapper l'imagination du lecteur plutôt qu'à l'émouvoir, plutôt qu'à lui communiquer une émotion qui toucherait sa propre intériorité et à laquelle il pourrait s'identifier. Quoique menée à la première personne, la narration, en effet, procède par succession de tableaux, d'hypotyposes souvent outrées ou extravagantes voire comiques qui démontrent une capacité toute théâtrale de la narratrice à se regarder de l'extérieur, comme dans cet épisode d'affrontement violent entre son père et son mari, alors qu'« on s'allait mettre à table » :

> [...] je fus toute surprise de voir voler les plats contre la tapisserie, non pas par enchantement, mais à force de bras. [...] Je n'eus pas peu d'affaires, car je voyais mon père et mon mari à deux doigts de la mort. Je connus là que la nature l'emportait, quoique bien des gens disent le contraire ; car je me mis au-devant de mon père pour lui servir de bouclier et découvris ma poitrine ; puis je dis à mon mari, qui avait l'épée nue : « Donne-là dedans ; il faut que tu me tues, avant que tu fasses la moindre chose à mon père » ; et tout d'un coup je lui sautai au collet et lui arrachai son épée qu'il n'eut pas de peine à me lâcher, lui étant impossible de me résister en quoi que ce fût, car il m'aimait trop pour cela. (p. 69)

L'enchaînement émotionnel frappera à coup sûr l'imagination du lecteur, le laissera peut-être incrédule, peut-être hésitant sur la valeur de vérité du tableau. Mais la scène ne suscitera sans doute guère d'autre réponse émotionnelle que le rire, malgré une nouvelle intervention auctoriale sentencieuse qui introduit le moment le plus pathétique et le plus pictural, quasi *romain* : « Je connus là que la nature l'emportait ».

Jamais la narration ne procède par le mouvement auto-affecté d'une reprise rétrospective du passé ou par la conduite raisonnée d'une réflexion présente. On est très loin du modèle montaignien, au contraire explicite dans les *Mémoires* d'Henri de Campion[12], né la même année que Madame de la Guette (1613). Un passage raconte ainsi comment la narratrice s'est un jour démis le bras en glissant sur un « petit morceau de glace », ce qui, écrit-elle, lui « fit ressentir des douleurs effroyables pendant sept semaines de temps ».

---

[12] Henri de Campion, *Mémoires*, éd. Marc Fumaroli, Paris, Mercure de France, « Le Temps retrouvé », 1990, p. 42-43.

On la croit volontiers : l'épisode de sa guérison, qui constitue le cœur du récit, confine à la torture puisque c'est en tirant « à outrance » sur son bras qu'un chirurgien et sa fille, aidés de deux hommes pour le soulever, d'un cinquième acolyte « à cheval sur ce pauvre bras raccourci » et de trois autres encore pour la maintenir immobile, parviennent, au bout d'une heure, à le replacer :

> Je ne saurais penser aux douleurs que je ressentis sans frémir depuis la tête jusqu'aux pieds, car elles étaient si insupportables que je ne saurais les exprimer [...].

« Il faut y avoir passé pour en pouvoir parler », écrit encore Mme de La Guette. Mais on ne peut pas dire qu'elle « parle » de cette douleur : « On se prépara à me tirer à outrance : le bailleul se mit à cheval sur ce pauvre bras raccourci. Il me semblait qu'il l'avait allongé d'une pique. Quelle douleur épouvantable ! ». L'exclamation, plus constative qu'émotive, est aussi conventionnelle que celle qui représentait au lecteur la douleur de la mort de la mère : « Ah ! que ce coup me fut sensible ! J'en étais inconsolable ». Si toutefois elle peut sans doute mobiliser notre capacité d'identification, ce n'est pas parce que nous entrons dans l'intimité de la narratrice, c'est parce que le texte nous amène à imaginer notre propre bras « collé dans [notre] estomac et raccourci de moitié », puis soumis à une violence efficace mais horrible avant qu'il ne retrouve sa place :

> Le chirurgien et sa fille me le tiraient de toutes leurs forces, et deux autres hommes me le soulevaient en haut avec une serviette : mon mari me tenait par le milieu du corps ; la bonne Mme Tronson voulut me tenir l'autre bras, et une autre personne me tenait les deux jambes, en sorte que je n'avais que la tête de libre pour la tourner à droite et à gauche. (p. 156)

Comme les récits des affrontements violents entre le père et le mari, de la mort de la mère et de celle du mari, la scène, vue complètement de l'extérieur, porte plus à rire qu'à pleurer et se termine du reste sur une pointe burlesque :

> Quand les bandages furent faits, je demandai du vin pour boire à la santé de mes tyrans. Je pouvais bien les nommer ainsi, car ils m'avaient bien tirée et s'y étaient employés de bonne façon.

Le style régulièrement comique adopté par la narratrice inhibe l'empathie sans qu'on sache bien s'il est choisi dans un but littéraire pour égayer le lecteur ou s'il procède involontairement d'une absence d'empathie initiale et habituelle de la part de la narratrice « historique », comme nous invite à le penser cette courte description d'une scène de guerre civile :

> Cependant le pauvre M. de Chavagnac était poursuivi à outrance ; car on voulait ou sa vie ou sa personne. Comme il se sauvait dans les greniers tout nu en chemise, Mme sa femme le voulut suivre toute nue aussi : et étant encore sur la montée, on lui tira quatre ou cinq coups de mousqueton qui la tuèrent sur la place et la firent tomber de haut en bas. (p. 120)

« C'était un très grand dommage, car elle était belle, sage et honnête », telle sera la seule conclusion et oraison funèbre de la narratrice spectatrice[13].

Or, cette gaieté, diffuse dans la narration, fait l'objet de fréquents commentaires de la part de la narratrice, commentaires qui ouvrent une perspective importante sur le rire (ou plutôt, sur une certaine sorte de rire) au XVIIe siècle. Ainsi, lors de sa première séparation d'avec son mari, la jeune femme, raconte-t-elle, pleure[14] : elle « fai[t] la femme », oubliant momentanément son cœur viril. Mais la seconde séparation coupe court à ce devenir-femme, cette capacité à l'abandon émotionnel que la passion amoureuse aurait pu inaugurer :

> Je ne fis point la femme en cette occasion, car il me dit que s'il me voyait verser des larmes il ne reviendrait jamais, et que cela fût dit une fois pour toutes. C'était un rude arrêt prononcé pour moi ; mais il y fallut acquiescer et faire la gaie malgré que j'en eusse. (p. 60)

Nous voici devant une équation étonnante : celle qui oppose le « faire la femme » et « verser des larmes » d'un côté, à « faire la gaie » et « faire l'homme », de l'autre. La violence extrême des affects « mâles »

---

[13] L'est-elle du reste vraiment ? On ne le sait pas : car il n'y a nulle différence entre le récit dont elle serait témoin et celui qu'elle rapporterait d'un tiers : il s'agit d'un même regard « objectif » sur le monde ; « objectif », c'est-à-dire, désinvesti.

[14] « Notre séparation fut rude : car je puis dire qu'il m'aimait d'une façon tout extraordinaire et que j'en étais idolâtre. J'eus le temps pour cette première fois de verser des larmes à mon aise, et de faire la femme au préjudice de ces nobles inclinations, et de cette fermeté d'âme qui m'était si naturelle et qui me fait même avoir de l'aversion pour celles de mon sexe qui ont trop de mollesse. En effet, j'ai toujours été d'humeur plus portée à la guerre qu'aux exercices tranquilles de mettre les poules à couver et de filer la quenouille, quoique l'on dise qu'une femme ne doit savoir que cela » (p. 58).

(essentiellement la colère brutale), le courage guerrier et même le plaisir pris au feu se trouvent ainsi associés à la *gaieté* : cette économie affective s'accompagne d'une sorte de blanc émotionnel général qui explique l'absence d'introspection caractéristique de ce récit. Ce qui lui est substitué est un code, un corps de maximes doxiques rendant lisibles et prévisibles les signes émotionnels, comme si l'affectivité relevait entièrement de ce que Mauss a appelé « l'expression obligatoire des sentiments »[15]. C'est ainsi que la narratrice nous fait part de son bonheur lorsqu'elle apprend qu'elle est enceinte, non à partir de son ressenti mais, une nouvelle fois, en passant par le détour d'une sentence :

> Quelque temps après son départ, je commençai à me trouver mal, mais de ce mal agréable, c'est-à-dire que je devins grosse. Les jeunes femmes sont ravies quand cela arrive. J'avais bien raison d'en avoir de la joie, car Dieu me fit la grâce de me donner un enfant qui a été depuis un excellent homme [...](p. 61)

La joie qu'elle ressent (mais la *ressent*-elle ?) ne nous est pas communiquée par la médiation de son intériorité mais par l'autorité d'une loi générale.

La « douleur inconcevable » causée par la mort de ce fils aîné, tôt parti à la guerre, comme du reste les inquiétudes suscitées par son service, donnent accès à un récit plus personnellement investi. Cependant, les marques extérieures du deuil restent essentielles : « J'appris la triste et fatale nouvelle de la mort de mon cher fils trois ou quatre jours après. Ah ! quels cris et quelles lamentations nous faisions, ma belle-fille et moi ! Tout d'un coup notre maison fut remplie d'un grand nombre de dames qui avaient compassion de nous et qui plaignaient notre perte ».

Il arrive pourtant que les sentences mesurent une discordance entre l'action, mue par la passion, et ce qui aurait dû se passer. C'est ainsi que la narratrice présente l'enlèvement à laquelle elle a consenti pour passer outre le refus de son père de la donner en mariage au sieur de La Guette : « La forte inclination que j'avais pour le sieur de La Guette me porta à la désobéissance », écrit-elle, ajoutant aussitôt ce blâme sentencieux : « ce que les filles bien nées ne doivent jamais faire ». Condamnée par le code moral,

---

[15] Marcel Mauss, « L'expression obligatoire des sentiments », dans *Essais de sociologie*, Paris, « Points/Essais », 1969.

l'action n'est pas pour autant objet d'un dilemme intérieur : nous sommes loin des stances de Rodrigue ou des confidences de Chimène à Elvire, de celles de l'Infante à sa confidente ! La causalité passionnelle est ici présentée presque dans l'optique d'un déterminisme mécaniste.

Or, cette grille interprétative permet aussi à la narratrice de décrypter, sans hésitation, les attitudes et comportements des personnes autour d'elle. Voici un passage où Mme de La Guette s'entremet pour trouver une épouse au comte de Marsin, conformément au souhait de ce dernier de se marier et de confier le choix à la narratrice. Cette dernière organise, avec l'accord de la mère, une rencontre avec la jeune fille pressentie sans avertir cette dernière de la présence du comte. Dès qu'elle entend le nom de l'homme qui la recherche et comprend qu'elle est en sa présence, la jeune fille se trouble : c'est encore une sentence qui permet à la narratrice d'en tirer une conclusion simple et univoque : « À ce mot de Marsin, Mlle de Clermont prit un rouge le plus beau et le plus naturel qui se soit jamais vu. Je dis en moi-même : 'L'affaire va bien ; car quand on a de l'indifférence pour les gens, on n'a jamais d'émotion' » (p. 90). On peut comparer la transparence, toute extérieure, postulée ici par Mme de La Guette avec la complexité implicite postulée par M. de Clèves lorsqu'il se plaint à Mademoiselle de Chartres de son absence de sentiments à son égard. La jeune fille, comme le roman le souligne, n'est pas encore très savante en matière de méandres du cœur (et le principal critique du roman, Valincour, la comparera ironiquement à l'Agnès de Molière) : « Vous ne sauriez douter, reprit-elle, que je n'aie de la joie de vous voir, et je rougis si souvent en vous voyant que vous ne sauriez douter aussi que votre vue ne me donne du trouble ». Mais de ce signe, l'amant n'est pas dupe : « Je ne me trompe pas à votre rougeur, répondit-il ; c'est un sentiment de modestie, et non pas un mouvement de votre cœur [...] »[16].

L'exemple le plus curieux de pauvreté du sentiment intérieur se présente dans le récit d'un épisode de jalousie : « Dans le séjour que mon mari fit auprès de moi, je remarquai qu'il rendait des visites fréquentes à une dame de qualité. Cela me mit martel en tête ; je veux dire que j'en devins jalouse au dernier point » (p. 72). Dès l'aveu de cette « passion » effectué, le texte, loin de s'appesantir sur son expérience, s'appuie sur une sentence (« C'est le plus grand mal que l'on puisse ressentir, principalement quand on aime comme

---

[16] Madame de La Fayette, *La Princesse de Clèves*, dans *Romans et nouvelles*, Paris, Garnier, 1958, p. 258-259.

j'ai toujours fait ») pour amorcer la description quasi physiologique du comportement de la jeune femme : « Je n'avais plus de repos, je ne pouvais demeurer en place, tout m'était insupportable, jusqu'à mon lit même ». Le dénouement de l'épisode sera aussi simple que la lecture sentimentale habituellement opérée par Mme de La Guette, non sans une parenthèse rieuse où se profile un calembour entre « martel en tête » et « mal de tête », et non sans que surgisse, dans toute son autre sorte de simplicité, la menace de la violence la plus radicale : et seul le lecteur moderne peut-être, ressortira de cette lecture très dubitatif quant à sa simplicité (mais à quel titre sera-t-il fondé à douter ?) :

> Une nuit, étant auprès de mon mari, je faisais mille tours et retours, et il me dit : « Qu'avez-vous ? Vous ne faites que remuer ; dormons, je vous prie. » – « Je ne puis dormir, lui répondis-je, j'ai un trop grand mal de tête (j'avais raison de le dire, car c'était là où était ma folie), et vous seul le pouvez guérir. » Il me dit : « Expliquez-vous mieux ; je ne vous entends pas. » – « Eh bien, expliquons-nous donc ; car il est nécessaire pour mon repos. C'est que j'ai à vous dire que si vous voyez davantage une telle dame, je suis résolue de vous perdre tous deux ; prenez vos mesures là-dessus. » – « Êtes-vous folle, me dit-il, d'offenser une personne d'honneur comme elle est ? Je pardonne à votre extravagance, mais gardez-vous bien que personne ne la connaisse. » – « Je ne vous le promets, lui repartis-je, à moins que vous ne me donniez votre parole que vous ne la verrez jamais. » Après un petit dialogue fait sur ce sujet, au lieu de sa parole, il m'en donna sa foi et me dit : « Êtes-vous satisfaite ? » – « Je la suis au dernier point ; brisons là-dessus. » Il me tint sa promesse, car il ne l'a jamais vue depuis, quoique ce fut une très sage et honnête dame, que j'ai fort considérée dans la suite. Je souhaiterais que toutes les femmes qui ont le mal que j'ai eu fussent aussi mal fondée que je l'étais. Il ne se passerait rien de mal à propos. (p. 73)

Cette discordance permanente entre la singularité de la vie de l'auteure et l'univers des sentences auquel elle la (se) rattache est caractéristique de l'écriture de Madame de la Guette qui, à maints égards, se traite elle-même comme un personnage totalement romanesque, donc très extérieur à sa propre personne. Quoique écrits à la première personne du singulier, les *Mémoires* reposent ainsi sur une énonciation en quelque sorte clivée : sujet de l'énoncé et sujet de l'énonciation semblent souvent n'avoir aucun lien, en tout cas, aucun lien *intime*.

Pour conclure, il me semble qu'on peut porter sur ce texte le jugement que René Démoris porte sur le roman picaresque :

> Paradoxalement, là où l'on attendrait de la première personne une meilleure motivation des actions par la référence à un être intérieur resté inconnu à l'observateur, le roman picaresque en constate la vertigineuse absence – cette innovation négative caractérisant sa différence avec le récit fictif traditionnel.
>
> Du fait de l'absence d'introspection, l'attention à la personne supposée par l'écriture en *Je* aboutit à tout autre chose qu'à la connaissance d'une *personnalité*. On a souvent déploré la pauvreté psychologique des picaresques. A cet égard, comme à propos de la composition du récit, si l'on tient compte du développement du genre narratif à cette époque, on pourrait même parler de régression. En fait, c'est bien ce *défaut d'être* qui permet à un héroïsme ambigu de devenir fascinant[17].

Ce que révèlent les *Mémoires* de Mme de La Guette, c'est l'importance historique de ce « défaut d'être », bien au-delà du cas du roman picaresque, et la « transparence extérieure » qu'il révèle : transparence à laquelle est sacrifiée l'hypothèse même de l'intériorité. Le style socio-émotionnel basé sur le rire burlesque, celui qui exige non seulement de faire bonne figure, mais même de « faire la gaie » (ou « le gai ») dans toutes les circonstances *privées* qui pourraient être un peu pathétiques (ce dont le nom de l'époux constitue le programme !), a pour corollaire d'inhiber la vie psychique intériorisée, la curiosité à l'égard du « cœur », *donc finalement l'empathie*.

Ici, bien sûr, la comparaison de ces *Mémoires* et des *Lettres* de Mme de Sévigné serait éclairante, d'autant plus éclairante que l'épistolière présente les deux styles à la fois, selon les personnes et les situations qu'elle évoque[18]. Le XVIIe siècle voit se développer une autre façon de *s'*appréhender, et, par voie de conséquence, d'appréhender autrui. Et l'on n'en comprend que mieux l'importance quasi militante que le XVIIIe siècle attachera *a contrario* aux larmes[19].

---

[17] René Démoris, *op. cit.*, p. 17.

[18] Cf. mon article : « Le partage du sensible dans les lettres de Madame de Sévigné », dans *Connivences épistolaires ? autour de Madame de Sévigné (lettres de l'année 1671)*, journée d'agrégation décembre 2012, Université Lyon 3, publication en ligne : http://facdeslettres.univ-lyon3.fr/recherche/gadges/publications/le-partage-du-sensible-dans-les-lettres-de-l-annee-1671-de-la-correspondance-de-mme-de-sevigne-625308.kjsp?RH=1206110864985 (2013)

[19] Cf. mon article : « Les larmes au XVIIe siècle entre féminin et masculin », *Littératures classiques*, n°62, été 2007, p. 205-221.

La représentation de la vie psychique dans les *Historiettes* de Tallemant des Réaux

Francine WILD

Tallemant a rassemblé dans les *Historiettes* l'ensemble de ce qu'il avait déniché dans des documents écrits, de ce qu'il avait réussi à faire dire à divers bons informateurs, et de ce qu'il avait entendu et retenu au jour le jour. Son manuscrit, rédigé pour l'essentiel entre 1657 et 1659, repose donc sur des sources variées. Il est clair que, dans l'esprit de l'auteur, il ne s'agit pas d'une œuvre littéraire, mais d'un mémoire, destiné à une consultation privée : « Ce ne sont pas choses à mettre en lumière », écrit-il prudemment en tête du manuscrit ; mais il y écrit aussi « je donne cela à mes amis, qui m'en pressent il y a longtemps ». Les *Historiettes* ne sont pas l'œuvre d'un écrivain visant la publication, mais d'un homme privé écrivant pour lui-même et pour ses amis « tout ce qu'[il a] appris [...] d'agréable et de digne d'être remarqué ». Cet ouvrage anecdotique et qui se revendique tel nous apporte-t-il d'intéressants témoignages sur la vie « psychique » des personnages qu'il met en scène ?

J'avais été amenée à aborder cette question de la vie psychique, dans une précédente recherche, chez quelques mémorialistes[1], et la cueillette était assez heureuse. Je retrouvais chez eux le mimétisme de l'histoire ou celui du roman, et une intéressante diversité des formes d'expression. La vie psychique peut-elle offrir des représentations aussi élaborées chez Tallemant, dans un texte aussi discontinu et résolument anecdotique ? La recherche est à l'évidence plus risquée. À partir des définitions de Dorrit Cohn[2], j'ai relevé

[1] F. Wild, « La Rochefoucauld, Retz, Mme de Motteville, Mme de la Fayette et la représentation de la vie psychique : enquête chez les mémorialistes », *Représenter la vie psychique*, F. Wild (dir), *Elseneur* n°25, 2010, p. 71-84.

[2] D. Cohn, *Transparent minds*, Princeton, Princeton University Press, 1978. La traduction française est intitulée *La Transparence intérieure. Modes de représentation de la vie psychique dans le roman*, Paris, Seuil, 1991.

en nombre aussi grand que possible des passages où l'intériorité était clairement mise en avant. Le résultat de l'enquête est limité. On trouve cependant dans l'écriture des *Historiettes* des passages introduisant les pensées, les réflexions, les projets, du narrateur ou de ses personnages. Après un premier classement des occurrences, je me suis demandé de quel modèle ce texte hors normes se rapprochait le plus, de ce point de vue : c'était l'occasion de reprendre sur des bases un peu différentes la réflexion sur le genre dont pourraient relever les *Historiettes*. Je me suis aussi interrogée sur les raisons pour lesquelles les *Historiettes* ne nous présentent le plus souvent la vie psychique que sous une forme extrêmement schématique : la rareté ou l'absence d'un phénomène sont tout aussi susceptibles d'interprétation que sa fréquence, même si c'est une situation moins gratifiante pour le chercheur.

C'est, très clairement, dans les passages autobiographiques de ses *Historiettes* que Tallemant introduit le plus d'éléments de la vie psychique, qu'il s'agisse d'expliquer une motivation, d'analyser les passions d'un personnage – lui ou un autre –, ou de rapporter en détail les réflexions qui l'ont mené à une décision. On trouve chez lui quelques attitudes très habituelles dans l'auto-représentation, et en particulier l'ironie du narrateur presque quadragénaire à l'égard du tout jeune Gédéon dont il rapporte les idées romanesques, les coups de passion, les essais amoureux maladroits, les premières désillusions. Le procédé stylistique le plus courant consiste à recourir au style romanesque :

> Au bout de trois mois, convaincu que la demoiselle était un peu férue de l'autre, je fis un effort pour me délivrer. Je passai une nuit entière sans dormir ; mais le lendemain, il n'y avait pas un chaînon entier à mes chaînes[3].

L'image des chaînes, à elle seule, récapitule la naïveté du tout jeune homme et l'ironie avec laquelle elle est rapportée.

La structure discontinue qui caractérise le texte des *Historiettes* se retrouve dans la vie psychique des personnages, et en premier lieu dans celle de l'auteur. Les éléments autobiographiques dans les *Historiettes* sont répartis entre plusieurs historiettes, ce qui nous amène à lire les réflexions de

---

[3] G. Tallemant des Réaux, *Historiettes*, éd. A. Adam, Paris, Gallimard, « Bibliothèque de la Pléiade », 2 vol., 1960-1961, II, p. 815. Toutes mes références sont données sur cette édition.

leur héros de façon morcelée ; en particulier, la période des amours du jeune Gédéon avant son mariage est traitée de deux points de vue différents : l'historiette « Les amours de l'auteur » raconte ses amourettes d'adolescent et sa liaison avec une jeune veuve de sa parenté, tandis que dans l'historiette « L'abbé Tallemant, son père, etc. », Tallemant raconte comment il a projeté son mariage et a réussi à le mener à bien, parallèlement à celui de sa sœur avec Ruvigny. Les deux récits concernent le même homme et la même période mais sont menés séparément ; plus de deux cents pages séparent les deux historiettes dans l'édition Adam[4]. À elle seule, cette dissociation est déjà significative : elle montre à quel point la stratégie amoureuse et la stratégie matrimoniale, bien qu'entremêlées, relèvent de domaines différents, obligeant l'individu à mener des stratégies complexes.

Dans les deux cas, Tallemant s'explique avec la plus grande clarté sur ses intentions. Son choix matrimonial est soigneusement justifié selon les règles de la prudence :

> Moi, de mon côté, j'étais fort las des divisions de la famille [...]. Je me résolus donc, voyant que mon père n'était pas homme à me donner du bien qu'en me mariant ou me faisant conseiller, et je haïssais ce métier-là, outre que je n'étais pas assez riche pour jeter quarante mille écus dans l'eau ; je me résolus donc à me marier, mais à y prendre le plus de précautions que je pourrais. Ma mère était sœur de M. Rambouillet ; il avait une petite fille fort jolie, pour laquelle je me sentais de l'inclination ; c'était ma cousine germaine : on m'estimait dans la famille, la mère m'aimait tendrement, les fils étaient en quelque sorte mes disciples ; on ne me pouvait pas tromper pour le bien, nos pères avaient fait mêmes affaires, et comme ils avaient eu de grands procès et qu'il y avait encore tous les jours quelque chose à démêler, je croyais les rendre amis pour jamais. Si on peut dire qu'on ne fait pas une sottise en se mariant, il me semble que je pouvais dire que je n'en faisais pas une. (II, p. 572)

Le narrateur rapporte les réflexions qu'il faisait alors, et auxquelles il dit adhérer encore. La seule prise de distance est d'ordre très général, elle tient dans la réflexion « si on peut dire qu'on ne fait pas une sottise en se mariant », sorte de clin d'œil où intervient un point de vue satirique traditionnel. Dans le même temps, il poursuit sa liaison avec « la veuve », non sans difficulté en raison des inégalités d'humeur de celle-ci :

---

[4] « Les amours de l'auteur », *Historiettes*, II, p. 811-827 ; « L'abbé Tallemant, son père, etc », II, p. 568-581.

> Je ne savais plus où j'en étais ; je ne voulais pas pourtant jeter le manche après la cognée, parce que j'avais dessein de faire durer cela jusqu'à ce que je puisse me déclarer pour la petite que j'ai épousée. (II, p. 824)

Les deux passages se complètent à distance et nous peignent ses choix.

Tallemant analyse aussi ses partenaires, la « veuve » qui est sa maîtresse, d'un côté, son frère, l'abbé, de l'autre ; il semble les comprendre tous deux mieux qu'ils ne se comprennent eux-mêmes. On trouve dans les deux cas un même procédé d'écriture : tous deux, sous l'effet de la jalousie, supputent en effet dans un bref monologue au style direct les raisons du comportement d'autrui :

> [...] la fille d'une de mes amies, ayant eu la petite vérole au retour d'un petit voyage où j'avais été avec elle, la veuve raisonna ainsi : « Il n'y a rien qui donne tant la petite vérole que l'émotion. Cette fille lui a tout accordé, cela l'a émue ». (II, p. 824)

> Voilà l'abbé en cervelle. « Des Réaux, disait-il, sera le maître de tout, il taillera et rognera comme il lui plaira ». Il fait une cabale avec un cadet [...]. (II, p. 573)

Dans le même temps où il met en scène les « visions[5] » des autres, Tallemant se représente lui-même comme le véritable maître de la réalité, celui qui a compris et au besoin manipule ses proches, et à qui les événements donnent raison. Ainsi, à propos du projet de mariage de sa sœur avec Rambouillet, qu'il fait échouer : « J'avais raison ; ils n'étaient point le fait l'un de l'autre, comme vous verrez par la suite »[6]. Il détaille ensuite la stratégie qu'il a suivie, ses calculs pour manipuler parents, frères, cousins, dans leur propre intérêt qu'il discerne mieux qu'eux-mêmes.

Ce n'est pas seulement dans ses propres aventures que Tallemant se présente comme maître des cœurs et des esprits. Il montre la même assurance, et adopte l'ethos du témoin perspicace, lorsqu'il raconte avoir prédit l'évolution de la femme de son cousin, le maître des requêtes[7], vers la

---

[5] L'expression est employée à propos des soupçons de la veuve : *Historiettes*, II, p. 824.

[6] *Historiettes*, II, p. 573.

[7] Le prénom de Gédéon apparaît à plusieurs reprises dans la famille Tallemant : Gédéon I, né en 1579, trésorier de Navarre, est l'oncle de l'auteur, frère de son père Pierre. Gédéon II, né en 1613, maître des requêtes, est le fils de Gédéon I. Gédéon III,

coquetterie :

> Sa femme insensiblement goûta la cajolerie : je voyais qu'elle avait toujours quelque chose à dire à quelqu'un au Cours, et qu'elle criaillait d'une allée à l'autre. « Oh ! ce dis-je, notre homme en tient ; sa femme est déjà *piailleuse* ; elle sera bientôt coquette ». Elle ne manqua pas de me faire dire vrai, et le mari ne manqua pas de se décrier pour jaloux : il la suivait partout. (II, p. 547)

C'est lui cette fois qui exprime au style direct ses impressions. Le procédé, sans être très fréquent dans les *Historiettes*, est notable pour nous ici, car il fait apparaître les réflexions secrètes, suppositions, prédictions, tout ce qui constitue le for intérieur.

Quelques personnages des *Historiettes* expriment, comme lui, leurs émotions, ou observent et interprètent les comportements d'autrui ; ce sont presque toujours des amis de Tallemant, dont on peut être sûr qu'ils lui ont fait des confidences sur eux-mêmes. Bien que cela ne soit pas très clairement indiqué – on est loin du système de « récit-cadre » et « récit encadré » –, ils sont des narrateurs secondaires dont le narrateur principal rapporte et reformule en partie le récit. Ainsi Patru lui a raconté ses amours avec la belle Mme Lévêque. Lorsqu'elle est devenue veuve, Patru qui était son amant ne pouvait songer ni à l'épouser ni à entretenir une liaison publique qui aurait ruiné définitivement la réputation de la jeune femme. La séparation était inéluctable, il le lui a dit :

> Elle crut que, si elle se laissait cajoler à d'autres, elle le ferait revenir. Elle allait à l'église avec une foule de petits galants. Il m'a avoué que cela lui brûlait les yeux, et qu'il n'a en sa vie si mal passé son temps que de voir qu'une des plus belles personnes du monde, et dont il était aussi amoureux qu'on pouvait être, le souhaitait si ardemment, et de ne pouvoir jouir d'un si grand bonheur. Il en eut la fièvre : sa raison fut pourtant la maîtresse, et il ne vit jamais depuis Mme Lévêque chez elle. (II, p. 131-132)

Le ton romanesque et passionné, très présent dans cette historiette, a certainement son origine dans les confidences du héros, comme le suggère l'indication « il m'a avoué ».

---

né en 1619, est l'auteur des *Historiettes*. La femme de Gédéon II est la fille du financier Montauron. L'historiette dont est extraite la citation qui suit, intitulée « Tallemant, le maître des requêtes », suit celles qui concernent la famille Pujet, dont Montauron fait partie.

Le récit transmis peut porter sur les remarques et déductions d'un autre. C'est certainement Ruvigny, beau-frère de Tallemant, qui lui a raconté comment Cinq-Mars, avec qui il logeait, a été le premier à soupçonner sa liaison avec Mlle de Rohan :

> Il remarqua que Ruvigny s'échappait souvent, et que, quoiqu'il ne fût revenu qu'à une heure après minuit, il sortait pourtant à sept heures du matin, et était toujours ajusté. « Si c'était pour la mère, disait-il en lui-même, car il savait bien où il allait, souffrirait-il que Jerzé fût son galant tout publiquement ? » Il conclut donc que c'était pour la fille [...]. (I, p. 630)

Nous retrouvons ici encore le style direct pour évoquer les réflexions qu'on suppose que Cinq-Mars a faites. Ce processus d'observation et d'interprétation est entièrement fictionnel, il l'est même à deux degrés puisque c'est Ruvigny qui a construit mentalement le cheminement logique de son ami, et l'a raconté à Tallemant qui l'a transcrit à l'intérieur de l'historiette qu'il consacre à « Mesdames de Rohan ».

Dans le temps même de l'écriture, le conteur prend quelquefois la parole de façon personnelle et met ainsi en scène ses réactions, ses commentaires ; par exemple, pour qualifier la relation entre Angélique Dupin, une bâtarde de Gédéon I[8] qui vit auprès de son demi-frère le maître des requêtes et sa femme, et « un petit abbé de Marans » :

> Cependant, pour dire ce que j'en pense, je crois qu'il y a plus d'imprudence que d'autre chose ; d'ailleurs on est fort médisant dans la province. J'ai vu depuis ce petit abbé de Marans ici avec elles en un petit voyage qu'elles y firent seules ; ou je ne m'y connais pas, ou il n'y a rien que de la badinerie[9]. (II, p. 550-551)

On a là un avis personnel appuyé sur l'observation, sur l'intuition et sur l'expérience. La force des verbes à la première personne marque l'assurance et l'expertise. Le conteur se présente comme celui qui « s'y connaît » et assène sa certitude.

Il lui arrive – rarement – d'exprimer et de développer avec sérieux un

---

[8] Sur Gédéon I, voir la note précédente.

[9] *Badinerie* a le sens de « sottise ». Ce paragraphe correspond à un ajout en marge du manuscrit.

véritable jugement, par exemple à propos du remariage du vieux maréchal de La Force :

> [...] il raisonnait assez pour faire une seconde sottise, et nos ministres qui sont de fort pauvres gens, disaient qu'il valait mieux le laisser marier que de le laisser brûler. Ma foi, je pense que c'étaient de grandes ardeurs que les siennes ! Ces vieux fous-là sont ravis du passage de saint Paul, et de pouvoir dire : *Dieu n'y est point offensé*, comme si le scandale n'offensait point Dieu. Eh ! n'est-ce pas une chose ridicule qu'un homme ne se puisse contenir à cet âge-là ? Pour moi, cela me scandalise, et cela est de mauvais exemple. (I, p. 103-104)

Le conteur s'exprime ici comme Tallemant a pu le faire parmi des coreligionnaires, à propos d'un événement qui agitait sans doute fortement la communauté réformée à laquelle il appartenait. C'est aussi dans l'esprit de la conversation qu'il lance, très fréquemment, des commentaires moqueurs, comme ceux-ci :

> [Mme d'Anguittard] voulut être enterrée dans son jardin (elle était huguenote) et ordonna qu'on fît une volière sur son tombeau. Elle voulait, je pense, entendre les oiseaux après sa mort. (II, p. 583)

> Sévigné, qui [...] avait épousé cette jolie Mlle de Chantal, aujourd'hui Mme de Sévigné, dont nous avons parlé dans l'historiette de Ménage ; ce Sévigné devint amoureux de Mme de Gondran : pour moi, j'eusse mieux aimé sa femme. (II, p. 428)

Ce ne sont que des réflexions spirituelles qui accompagnent le récit et y entretiennent l'ambiance de gaîté voulue par Tallemant. La vie psychique la plus habituelle et la plus repérable dans les *Historiettes* est donc celle dont témoigne le discours du conteur, dans un dialogue constant avec le lecteur imaginé et déjà suggéré par le texte. Tallemant lui-même, ou du moins le conteur qu'il fait parler en son nom, observe, suppute, réfléchit, compare, s'amuse, très fréquemment. Il est la référence à laquelle tout est rapporté dans les *Historiettes*.

Dès que la source d'information est moins proche, qu'il s'agisse d'ouï-dire ou de mémoires qu'il a pu consulter, la vie psychique mise en scène devient extrêmement sommaire. Comme presque tous les conteurs, Tallemant introduit des éléments de motivation, évidente ou supposée, pour étoffer le récit. Par exemple, Mme de Sablé a eu d'Armentières une fille, du vivant de son mari, qu'elle a cachée. « Cette pauvre enfant, lasse d'être dans un grenier, s'est mise en religion » (I, p. 515). Mme de Coislin, qu'on « presse » d'épouser Boisdauphin, « éprise du chevalier, ne put résister davantage » (II, p. 340). Rien de bien fouillé dans ces brèves indications. Ainsi la conversion, processus intérieur s'il en est, qui suscite de nombreux témoignages et récits au XVIIe siècle, n'est évoquée dans les *Historiettes* qu'au moyen de l'expression « un coup de pied de crucifix »[10], plaisanterie très libertine. On n'en sait jamais plus. Tallemant note parfois quelques traits de passion : Mme de Laval (anciennement Mme de Coislin), devenue veuve, « prend plaisir, quand elle est en confidence avec quelqu'un, à parler de la passion qu'elle a eue, à dire ce qu'elle a senti et ce qu'elle sent encore » (II, p. 349). Ces notations sont rares.

Notons au passage que les émotions des personnages sont toujours présentées objectivement : la joie, la tristesse, la jalousie, la méfiance, apparaissent réelles. Le jugement du conteur, lorsqu'il y en a un, porte sur la façon dont la personne se contrôle : ainsi, l'auteur lui-même dans « Les amours de l'auteur » et Patru dans l'historiette de Mme Lévêque sont implicitement loués pour avoir eu le courage de renoncer à un amour impossible[11].

Les motivations ne sont pas toujours aisées à repérer. Dans les cas les plus intéressants, Tallemant maintient une hésitation entre deux hypothèses sur les véritables motifs, apporte des éléments sans faire la synthèse. Par exemple, Voiture n'a pas écrit de vers pour la Guirlande de Julie :

> Le seul Voiture, qui n'aimait pas la foule, ou qui peut-être ne voulait point être comparé, ne fit pas un pauvre madrigal ; il est vrai que les chiens de M. de Montauzier et les siens n'ont jamais trop chassé ensemble ; mais cela ne vient pas de cela seulement, car à la mort du marquis de Pisani, son grand ami, il ne fit rien non plus, quoique tant de gens eussent fait des vers. (I, p. 462)

Quant à la conversion au catholicisme de Montauzier lui-même, « il dit qu'on se peut sauver dans l'une et dans l'autre [religion] ; mais il le fit d'une façon qui sentait bien l'intérêt » (I, p. 462). Benserade, entretenu par Mme de la Rocheguyon, jouit d'une aisance qu'il n'avait jamais connue : « Cependant

---

[10] *Historiettes*, II, p. 468, à propos du romancier Gomberville ; II, p. 820, à propos de Habert de Cerisy, entre autres.

[11] Je renvoie aux citations faites plus haut.

il était plus chagrin qu'il n'avait été de sa vie ; je pense qu'il s'ennuyait de baiser la vieille » (II, p. 493). L'analyse des raisons pour lesquelles Julie accepte le mariage avec Montauzier est appuyée sur quelques indices, et surtout sur les motivations supposées par le rédacteur. Au total, le processus de décision garde son mystère :

> Elle l'estimait, mais elle avait aversion pour le mariage. [...] On lui en fit dire un mot par la reine ; le cardinal même vint en parler à Mlle de Rambouillet. [...] Mme de Rambouillet se plaignait alors de la dureté de sa fille ; ce fut ce qui fit l'affaire, car, de peur de fâcher sa mère, elle s'y résolut, et changea du soir au matin. La veille, elle était aussi éloignée du mariage que jamais. « Je l'aurais fait, disait-elle, pour l'amour de lui, sans tous ses gouvernements, si j'avais eu à le faire ». Je pense pourtant qu'elle considéra aussi que d'une vieille fille elle devenait une nouvelle mariée, et telle jeune femme qui ne lui eût pas cédé et ne l'eût pas crue, la regarda aussitôt comme une personne de qui elle pouvait apprendre à bien vivre ; et puis, comme j'ai déjà remarqué, cela la remettait tout de nouveau dans le monde, et elle aime fort les divertissements. Dès qu'elle eut pris sa résolution, elle fit les choses de fort bonne grâce. (I, p. 463)

Les *Historiettes* nous présentent donc deux attitudes différentes du conteur : tantôt il assène une explication fruste, tantôt il laisse la réflexion ouverte. Dans un cas, le principal but semble être d'amuser un lectorat d'amis libertins triés sur le volet, par un récit alerte, gai et gaillard ; dans l'autre – mais les deux postures sont simultanées –, Tallemant profite des historiettes qu'il construit et transcrit pour mener une enquête sur les hommes, si massive et universelle qu'elle devient une enquête sur l'Homme.

Une conséquence de cette attitude d'enquêteur est que le personnage présenté est vu de l'extérieur, et que ses motivations ne peuvent être établies qu'à partir de ses propres déclarations, ou à partir de ses actes lorsque ceux-ci parlent clairement.

Tallemant des Réaux appuie volontiers sur les ridicules de son personnage, jusqu'à rejoindre parfois le ton des fabliaux traditionnels, mais ce n'est pas un jugement sans appel. Son immense manuscrit est toujours prêt à accueillir un témoignage complémentaire, ou allant en sens inverse. Les stéréotypes, très présents, ne règlent pas une fois pour toutes ce que nous avons à comprendre de telle ou telle personne, et systématiquement Tallemant mentionne le témoignage, le geste, le mot, qui supposent une complexité de la personne dont on n'avait d'abord pas l'idée. Le lecteur enrichit sa perception du personnage à sa suite. Ainsi les trois « dames de

Noyon », trois femmes de magistrats qui sont parties en excursion à Noyon avec leurs galants, scandalisant tout Paris, au-delà de cet épisode gaillard, apparaissent bien différentes les unes des autres. Mme de Champré est dépeinte comme galante d'un bout à l'autre, et la farce se poursuit pour elle : son mari, averti de sa galanterie avec Poinville, s'est entendu avec le frère de sa femme pour que celui-ci la réprimande, tandis que lui-même doit lui montrer de la colère :

> Le frère […] y fut, et la fit pleurer. Le mari, qu'elle appelait *Petit-Cœur*, survint, la belle étant encore en larmes. À ce spectacle, le cœur grossit à *Petit-Cœur*, et pleurant à son tour, il lui dit qu'il la priait de lui pardonner sa cruauté […]. (II, p. 278)

C'est une histoire de cocufiage très classique, et le surnom de *Petit-Cœur* ne peut dans ces conditions qu'ajouter au ridicule du personnage, dont les émotions répondent de façon totalement mécanique aux manipulations de sa femme.

Sur Mme de Turgis, Tallemant tient son information de Rambouillet, son beau-frère, qui la fréquente. Définie comme « une des plus fines coquettes de Paris », elle n'est connue que par des faits objectifs, et par la description de ses rapports avec son mari :

> Turgis était et est encore la plus grosse bête de toute la Chambre. Sa femme le traitait fort de haut en bas, et ne voulait point coucher avec lui. Tous les vingt mois la famille s'assemblait pour l'y obliger, et c'était un enfant fait, sans y manquer. Le soir elle l'envoyait souper, et soupait seule sous prétexte de quelque indisposition, car elle était fort délicate. Il laissait les gens avec elle, et revenait après souper. Il s'endormait fort souvent. Durant ce temps-là, elle faisait quelque petite coquetterie, mais elle ne concluait pas. […] Le chagrin du voyage de Noyon l'a tuée ; elle n'eut plus de santé depuis. (II, p. 275-276)

Le portrait est plus nuancé, vu de l'extérieur en totalité. La seule remarque qui concerne l'intériorité de Mme de Turgis est la supposition que c'est le scandale du voyage de Noyon qui l'a fait mourir jeune.

Quant à Mme d'Esquevilly, elle est l'objet d'un ou deux contes gaillards, il est question de son amant, un dénommé Le Prêtre qui est son cousin, et subitement le discours sur elle change : « c'est une grande ménagère », et elle a affronté le péril de mort avec constance lors d'une maladie :

> Elle eut, il y a six ans, une grande maladie ; elle disait à la cadette Ogier, sa confidente : « Je n'ai nul regret à quitter le monde, moi qui semblais tant l'aimer. – Et à vos enfants ? – M. d'Esquevilly les aime ; il en aura soin ». On n'a jamais rien vu de si constant. (II, p. 281)

Le témoin est nommé, une des demoiselles Ogier, personnes d'esprit et de bonne réputation. Le danger de mort authentifie, en quelque sorte, la déclaration. Mme d'Esquevilly dévoile ainsi des côtés peu attendus de sa personnalité. Mais cette diversité des personnes ne cache pas la pauvreté de la représentation de leur vie psychique. L'attitude d'enquêteur qui est celle de Tallemant enrichit la vision qu'on a des personnes, mais elle ne nous permet pas de les contempler dans le processus des émotions, des hésitations, des décisions importantes, des bilans personnels.

L'utilisation par l'auteur des paroles, volontiers rapportées au style direct, comme révélatrices du cœur, permet de combler en partie ces manques, et on peut la justifier par le fait que nous sommes dans une société si théâtralisée que tout ce qui échappe, parole ou geste, devient signe, direct ou indirect, de ce que vivent en secret l'esprit et le cœur. La parole peut être une confidence rapportée. Mme Guillon, maîtresse du Président Le Cogneux, est « au désespoir » lorsqu'il la quitte, et met plusieurs années à renoncer à cette passion.

> Enfin le temps la guérit, et elle se mit dans la dévotion [...]. Elle disait à Mme Pilou : « Ma chère, quand je revins de ma folie, j'étais aux champs ; ah ! disais-je, je pense que voilà de l'herbe ; ce sont là des moutons : avant cela je ne voyais pas ce que je voyais ». (II, p. 8-9)

Belle description et auto-analyse de la « folie » passionnelle.

Le seul fait de parler peut être significatif. C'est par ses questions répétées à Mme de Sablé que Mme de Coislin prouve que le beau chevalier de Boisdauphin lui a « donn[é] dans les yeux » : « Toutes les fois qu'elle allait là-dedans, elle demandait toujours où était M. le chevalier de Boisdauphin » ; « elle en parla tant que la marquise crut qu'elle en tenait » (II, p. 339). Ou bien c'est le caractère spirituel ou marquant d'une parole qui devient révélateur, s'il ne s'agit pas d'un simple bon mot. Un mot d'esprit de Mme de Sévigné en dit long sur sa vie conjugale : « M. de Sévigné m'estime et ne m'aime point ; moi, je l'aime et ne l'estime point » (II, p. 429). Lorsqu'il s'agit de personnages des générations précédentes, sur lesquels Tallemant ne dispose que de mémoires et témoignages écrits, les mots présentés et rapportés, les gestes exemplaires, fournissent de véritables apophtegmes. C'est particulièrement éclatant pour Henri IV et pour quelques personnages de sa génération, illustrant les vertus d'autrefois[12].

La vie psychique est, dans les meilleurs cas, dessinée par tout un faisceau de procédés et de points de vue. Je reviens à la marquise de Sablé : toute une série de détails dans son historiette nous prouvent les frayeurs qui l'agitent constamment. Dans l'historiette de Mme de Montauzier, la marquise vexée de n'avoir pas été invitée au mariage à Rueil de Julie d'Angennes et de Montauzier, s'entend dire par Julie qu'on ne pouvait faire aller si loin une personne comme elle, « qui était quasi toujours sur son lit et qui n'était pas autrement *portative* » :

> [...] ce fut ce terme qui la choqua le plus. La Marquise irritée, quoiqu'on l'eût reconviée après, n'en voulut point ouïr parler, et pour montrer qu'elle était aussi *portative* qu'une autre, elle monte en carrosse, en dessein d'aller voltiger et se faire voir autour de Rueil. Pour cela une demoiselle à elle, appelée La Morinière, à qui elle avait fait apprendre à connaître les vents, regarde bien la girouette, et après l'avoir bien assurée qu'il n'y avait point d'orage à craindre, on part ; mais elle ne fut pas plus tôt au-delà du pont de Neuilly que voilà le ciel tout brillant d'éclairs. La frayeur la prend ; elle fait toucher à Paris, et le tonnerre étant assez fort, quoiqu'elle eût une grosse bourse de reliques, elle se cache dans les carrières de Chaillot, avec protestation de ne plus songer à se venger. (I, p. 464)

Dans ce passage et dans bien d'autres rédigés de même manière, les passions qui interagissent ou luttent les unes contre les autres sont tantôt indiquées brièvement, tantôt prouvées par un détail, tantôt directement liées aux actes qu'elles entraînent. Le résultat est à la fois très alerte et très parlant.

Cette façon de procéder ne nous permet pourtant d'entrer dans l'intériorité des personnages des historiettes que marginalement ou passagèrement. Tallemant dans la plupart des cas vise un portrait, nourri par les témoignages et les anecdotes. C'est ce qui explique l'importance des mots rapportés, des petites scènes. Même la brève notice sur la généalogie et sur l'éducation qui ouvre beaucoup d'historiettes participe de la construction d'un portrait. L'auteur procède par enquête et accumulation de documents, de façon prudente et objective, sans préjugé, et, dès que la personne qu'il

---

[12] Par exemple M. de Turin, M. Portail, M. Hilerin (*Historiettes*, I, p. 183-185).

évoque montre quelque complexité, il évite de trancher et se contente de nous livrer les pièces du dossier. Il a tendance à confondre les temps, ne respecte pas la chronologie, preuve que ce n'est pas essentiel pour lui : cette confusion des temps très fréquente[13] ne l'empêche pas d'entériner les changements de situation ou de caractère qui témoignent de la discontinuité de la personne. Il les présente plutôt comme des états successifs de ses personnages que comme des évolutions lentes, instaurant un rapport au temps très particulier : alors même que nous embrassons souvent la longueur d'une vie, voire plusieurs générations d'une même famille, dans la même historiette, on a toujours l'impression d'être dans l'instant. C'est de toute évidence le regard de l'auteur qui se place ainsi hors du temps conçu comme durée. Dans ces conditions, la vie psychique ne peut apparaître qu'en brefs éclairs, dans de petites notations. Jamais elle ne devient une voie de connaissance ; jamais on n'a à sympathiser avec un personnage assez longtemps pour le suivre. C'est le discours du conteur qui s'offre le plus continuellement, mais comme celui d'un brillant causeur, qui nous amuse et nous intéresse de façon à renouveler sans cesse l'intérêt avec lequel nous le suivons, sans nous livrer réellement son intériorité.

L'analyse amène donc à voir dans les *Historiettes*, pour l'essentiel (car il est impossible de donner une définition qui englobe totalement un tel ouvrage), un recueil de portraits appuyés sur les anecdotes, nourri à la fois de Plutarque et de Montaigne dont il se démarque évidemment. C'est aussi un texte nourri de la vie mondaine, et de la conversation qui y est pratiquée comme un art au moment où Tallemant écrit.

---

[13] Voir l'historiette du maréchal de Biron (I, p. 15-16), ou celle de Richelieu (I, p. 233-290), également désordonnées quant à la chronologie. Et bien d'autres : les historiettes de M. et Mme de Rambouillet par exemple (I, p. 437-441 et 442-455).

La représentation de l'intériorité dans l'*Histoire des guerres civiles de France* de Davila

Béatrice GUION

Davila dans son *Histoire des guerres civiles de France*, parue à Venise en 1630, prétend « pénétrer jusques à la première racine des causes les plus anciennes et les plus éloignées »[1] des événements dont il fait le récit. À cette fin, il accorde une grande attention au caractère et aux passions des principaux protagonistes, conformément à la conception de l'histoire qui prévaut à l'âge classique, et en accord avec les modèles que constituent les histoires antiques. Sa vision pessimiste et de la nature humaine, et de la politique, qu'il considère régie par la dissimulation, l'inscrivent, plus précisément, dans le sillage de Guichardin, et plus lointainement de Tacite.

Il importe toutefois de remarquer que son *Histoire* fait aussi une place importante aux événements militaires : les récits de bataille sont particulièrement circonstanciés chez un auteur qui, après avoir participé aux guerres françaises dans l'armée d'Henri IV, a continué d'exercer son métier de soldat pour le compte de la république de Venise – en quoi il s'écarte du modèle tacitéen. Ce qu'il minore indiscutablement, en revanche, c'est l'aspect juridique et institutionnel, très peu présent[2].

---

[1] *Histoire des guerres civiles de France. Contenant tout ce qui s'est passé de plus memorable soubs le Regne de quatre Rois, François II. Charles IX. Henry III. & Henry IV. Surnommé Le Grand. Jusques à la Paix de Vervins, inclusivement. Escrite en Italien par H. C. Davila, et mise en François, par I. Baudoin*, Paris, Pierre Rocolet, 1657 [1644], 2 vol., livre I, t. I, p. 2 (toutes nos références à la traduction française renvoient à cette édition). Nous citons l'original italien d'après l'édition critique procurée par Mario d'Addio et Luigi Gambino (*Storia delle guerre civili di Francia*, Roma, Istituto poligrafico e Zecca dello Stato, 1990, 3 vol.), ici t. I, p. 5.

[2] Comme le souligne à juste titre Luigi Gambino, *Enrico Caterino Davila storico e politico*, Milano, Giuffrè, 1984, p. 199.

Les passions et les intérêts

C'est une conception sombre de la nature humaine qui se dégage de l'*Histoire des guerres civiles*. Davila met en avant l'empire des passions, l'aveuglement dont elles sont responsables[3] et, corrélativement, la faiblesse de la raison : « les esprits des hommes sont bien plus prompts à suivre les mauvais exemples, qu'à se tenir dans les bornes de la raison »[4]. Il met en évidence le rôle prépondérant qu'ont joué les passions privées dans le déclenchement puis la continuation des guerres civiles. Il observe qu'à la mort de Henri II, « les partialités entre les plus Grands » (« *l'emulazioni e le nemicizie tra'grandi* ») étaient « disposées de telle sorte, qu'il ne fallait plus que la moindre occasion, pour les faire aboutir à de manifestes dissensions »[5]. L'historien fait dire à Catherine de Médicis qu'« il paraissait visiblement, que la perfidie des hommes, et les intérêts des Grands, donnaient un merveilleux branle à cette guerre »[6].

Il soutient encore que Coligny aurait délibérément utilisé l'enjeu confessionnel afin de masquer ce qui n'était qu'une lutte pour le pouvoir : « cela ferait croire à tout le monde, que la guerre civile aurait été allumée et suscitée, non pour les intérêts des princes, ni pour les prétentions du gouvernement, mais pour les discordes, et les controverses de la religion »[7]. Les catholiques ne sont pas mieux traités :

> Et quoiqu'il fût véritable encore, que les catholiques avaient pris les armes pour une cause si favorable et si nécessaire, comme était la conservation et la défense de la vraie religion ; cela n'empêchait pas toutefois, que la malice des hommes n'y eût fait glisser le venin de l'intérêt particulier (*il veleno de' particolari interessi*) ; ni que sous un prétexte si honorable, l'ambition des Grands n'eût, au préjudice du roi, cherché à s'établir dans la puissance, et à s'élever à une fortune insupportable[8].

Aux yeux de Davila en effet la religion ne constitue qu'un prétexte, des deux côtés :

---

[3] « *accecato dall'affetto* » (*Storia...*, livre XIII, t. II, p. 983 ; *Histoire des guerres civiles de France*, livre XIII, t. II, p. 985).

[4] *Histoire des guerres civiles de France,* livre V, t. I, p. 240 ; *Storia...*, t. I, p. 284.

[5] *Histoire des guerres civiles de France*, livre I, t. I, p. 17 ; *Storia...*, t. I, p. 23.

[6] *Histoire des guerres civiles de France*, livre V, t. I, p. 253 ; *Storia...*, t. I, p. 300.

[7] *Histoire des guerres civiles de France*, livre I, t. I, p. 29 ; *Storia...*, t. I, p. 37.

[8] *Histoire des guerres civiles de France*, livre VI, t. I, p. 313 ; *Storia...*, t. I, p. 367.

> il [le roi de Navarre] commençait à connaître, que les passions et les intérêts (*le passioni e gl'interessi*) prenaient pour voile à se couvrir (*si coprivano sotto il velame di carità cristiana*), la religion, ou la charité chrétienne [...][9].

> La mort de ce prince [le cardinal de Bourbon] fit connaître à tout le monde, que sa personne n'avait servi que de voile à couvrir les passions et les intérêts des plus puissants (*servito di velame per ricoprire le passioni e gli interessi dei più potenti*), n'ayant produit aucun changement dans le parti de la Ligue[10].

La défense d'une des deux religions elle-même est présentée comme une passion – passion qui de surcroît n'est pas indépendante de l'intérêt – : « Les passions différentes qu'avaient les hommes pour le sujet de la religion (*gli affetti della religione*), se confondaient dans leurs intérêts particuliers (*i particolari interessi*), et s'entremêlaient aux animosités de deux factions, qui étaient déjà vieilles, et profondément enracinées »[11]. Il est à cet égard significatif que Davila ait choisi pour titre l'expression « *guerre civili* », et non pas « *guerre di religione* »[12].

Le rôle des animosités privées est constamment mis en avant : l'ardente inimitié (« *l'odio e la nemicizia ardentissima* ») entre les Lorraine et Coligny « était la source et la cause de toutes les divisions, et de toutes les calamités présentes »[13]. Il en va de même entre Lesdiguières et le duc d'Épernon : « Cette contrariété d'humeur produisait entr'eux une haine particulière (*una nemicizia privata*), extrêmement dommageable aux affaires publiques (*agli affari publici*) qu'ils avaient entre les mains »[14]. Par-delà les Grands, c'est une loi générale : « Chacun confondant ses intérêts, et les vengeances particulières dans les révoltes publiques »[15].

Davila peint les Grands mus par leurs passions privées, au premier rang desquelles l'ambition, dont il souligne le poids prédominant : « l'ambition, et

---

[9] *Histoire des guerres civiles de France,* livre II, t. I, p. 78 ; *Storia*..., t. I, p. 94.
[10] *Histoire des guerres civiles de France,* livre XI, t. II, p. 800 ; *Storia*..., t. II, p. 806.
[11] *Histoire des guerres civiles de France,* livre XII, t. II, p. 838 ; *Storia*..., t. II, p. 841.
[12] Comme le fait observer L. Gambino, *Enrico Caterino Davila storico e politico*, *op. cit.*, p. 232.
[13] *Histoire des guerres civiles de France,* livre V, t. I, p. 265 ; *Storia*..., t. I, p. 316.
[14] *Histoire des guerres civiles de France,* livre XIV, t. II, p. 1148 ; *Storia*..., t. II, p. 1147.
[15] *Histoire des guerres civiles de France,* livre X, t. II, p. 663 ; *Storia*..., t. II, p. 667.

[...] l'ardeur de commander (*l'ambizione e la sete di dominare*), [...] ont ordinairement un étrange empire sur les hommes, quelque gens de bien qu'ils soient [...] »[16]. C'est le cas du duc de Guise, caractérisé par l'« ardente passion qu'il avait de commander en maître »[17], comme de Condé : « Son ambition et ses intérêts [...] l'emportèrent sur toute sorte de considérations »[18] – ici l'italien est plus précis : « *prevalendo nondimeno la cupidità dell'imperio e l'interesse del dominare* »[19]. Les exemples sont nombreux : Davila, parlant du colonel de Saint-Pol, relève que « la présomption et l'orgueil de cet ambitieux (*la superbia e l'ambizione di costui*), s'augmentèrent encore plus fort, par la décadence des affaires de la Ligue [...] »[20]. Il estime que c'est encore l'ambition qui meut les robins ligueurs, « lesquels sous ombre de religion, cachaient dans leur âme des pensées inquiètes, ou des désirs ambitieux et avares, de s'avancer, et de s'agrandir eux-mêmes »[21]. L'ambition peut aussi être mêlée à d'autres passions, ainsi lorsque le duc de Guise décide d'épouser Catherine de Clèves, renonçant par là à prétendre à la sœur du roi :

> Mais l'ambition de commander (*l'ambizione di dominare*), le désir de venger la mort de son père, les persuasions de son oncle, et surtout l'appréhension qu'il avait d'aigrir contre lui l'esprit du roi, gagnèrent plus de pouvoir sur son esprit, que n'en eurent les autres considérations, de quelque nature qu'elles fussent[22].

Comme le montre ce passage, les motivations affectives prévalent. Davila, rapportant que lors du siège de Corbeil en 1562, Condé « perdit là plusieurs jours, pour essayer de la prendre », commente : « À quoi il s'opiniâtra plutôt par je ne sais quel dépit, que pour aucun dessein qu'il en

---

[16] *Histoire des guerres civiles de France*, livre II, t. I, p. 79 ; *Storia...*, t. I, p. 96 (« étrange » est un ajout du traducteur).

[17] *Histoire des guerres civiles de France*, livre IX, t. I, p. 515 ; *Storia...*, t. I, p. 620. Voir également livre IX, t. I, p. 542 : « l'ambition et la vanité avaient tant d'empire sur le tempérament de son âme » (*Storia...*, t. I, p. 653).

[18] *Histoire des guerres civiles de France*, livre III, t. I, p. 101-102.

[19] *Storia...*, t. I, p. 120.

[20] *Histoire des guerres civiles de France*, livre XIV, t. II, p. 1132 ; *Storia...*, t. II, p. 1133.

[21] *Histoire des guerres civiles de France*, livre VII, t. I, p. 376 ; *Storia...*, t. I, p. 444.

[22] *Histoire des guerres civiles*, livre V, t. I, p. 258 ; *Storia...*, t. I, p. 307.

eût formé »[23]. Il considère que les passions l'emportent et sur la raison, et sur le sentiment du devoir. Elles éteignent, par exemple, le sentiment de reconnaissance :

> [...] la passion présente (*la passione presente*), comme c'est l'ordinaire, pouvant plus sur lui, que la mémoire des bienfaits reçus par le passé, il résolut à par (*sic*) soi de se jeter tout à fait dans le parti de la Ligue, pour satisfaire à la haine qu'il portait à son rival, et donner bataille promptement au roi de Navarre [...].[24]

À maintes reprises, Davila observe que les protagonistes sont guidés par leurs « intérêts propres » (« *interessi propri* »), et non par « les considérations de la religion et du bien public » (« *al rispetto della religione ed alla utilità universale* »)[25]. À propos du connétable Anne de Montmorency, il avance que

> [c]eux qui parlaient sans passion (*senza passione*) de ses qualités, lui en donnaient trois ordinairement ; de bon capitaine, d'affectionné serviteur, et de mauvais ami ; pource disaient-ils, qu'il ne réglait ses actions que par ses intérêts propres (*il proprio interesse*)[26].

Davila souligne en particulier l'importance des intérêts matériels :

> Que si l'incroyable nécessité d'argent ensemble le naturel du roi même qui n'aimait pas la dépense, et l'austère retenue du seigneur de Rosny, qui gouvernait alors les finances, eussent permis que cet expédient ou ce remède eût pris pied plus avant, il fut advenu, selon le sentiment des plus expérimentés du royaume, qu'un si doux poison eût en peu de temps éteint cette faction, qu'une guerre désespérée, et où tant de sang s'était répandu, n'avait pu affaiblir en plusieurs années[27].

Même Henri IV – l'un des rares protagonistes à être peint positivement,

---

[23] *Histoire des guerres civiles*, livre III, t. I, p. 118 (« *più per lo sdegno che per fondato consiglio* », *Storia...*, t. I, p. 139).

[24] *Histoire des guerres civiles de France*, livre VIII, t. I, p. 457 ; *Storia...*, t. I, p. 549. Il s'agit ici du duc de Joyeuse.

[25] *Histoire des guerres civiles de France*, livre X, t. II, p. 720 ; *Storia...*, t. II, p. 726.

[26] *Histoire des guerres civiles de France*, livre IV, t. I, p. 178-179 ; *Storia...*, t. I, p. 208.

[27] *Histoire des guerres civiles de France*, livre XIV, t. II, p. 1154 ; *Storia...*, t. II, p. 1154.

avec Catherine de Médicis – peut, à l'occasion, laisser le ressentiment privé influencer un acte politique, y compris dans une décision d'aussi grande conséquence que la déclaration de guerre à l'Espagne :

> Que si les passions ne trouvent que trop de lieu dans le cœur des Grands, et si les intérêts d'État qui sont parmi eux en si grand nombre les peuvent émouvoir quelquefois, il se peut faire que la persécution qu'il souffrait il y avait si longtemps du roi catholique, irrité encore plus fort par le danger où il s'était vu naguère de perdre la vie, à la suggestion de ceux qu'il croyait dépendre de cette couronne-là, n'eut pas une petite part à cette résolution[28].

On relève toutefois la modalité hypothétique (« il se peut faire que... », pour traduire la locution « *per avventura* »), qui fonctionne comme une atténuation. On peut également noter que le traducteur introduit un jugement de valeur absent du texte original, lorsqu'il écrit que « les passions ne trouvent que trop de lieu dans le cœur des Grands » : l'italien constate simplement qu'à côté des intérêts de l'État, les âmes des Grands sont « aussi parfois émues et poussées par les passions » (« *E se gli animi de' grandi fra tanti interessi di Stato sono anco tal volta commossi e sospinti dalle passioni* »[29]).

Très peu de protagonistes échappent à ce règne des passions et des intérêts. La plus notable exception, c'est Catherine de Médicis, dont Davila soutient qu'elle « se rendit toujours victorieuse de ces passions (*affetti*), qui ont accoutumé de faire forligner du droit sentier de la vie, les plus vives lumières de la prudence humaine »[30]. Il observe encore que l'évêque de Senlis, « durant tous les troubles », avait agi « sans être poussé ni par ambition, ni par intérêt (*non per ambizione o per interesse alcuno*), comme plusieurs voulaient faire à croire, mais seulement par sa conscience (*conscienza*) » ; et que « son exemple en émut plusieurs de ceux qui suivaient le parti de la Ligue, non pour leur propre intérêt (*per alcun proprio interesse*), mais pour le seul respect de la religion »[31].

---

[28] *Histoire des guerres civiles de France*, livre XIV, t. II, p. 1156 ; *Storia*, t. II, p. 1156.
[29] *Storia...*, t. II, p. 1156.
[30] *Histoire des guerres civiles de France*, livre IX, t. I, p. 544 ; *Storia...*, t. I, p. 656.
[31] *Histoire des guerres civiles de France*, livre XIII, t. II, p. 1052 ; *Storia...*, t. II, p. 1050.

Davila relève encore l'imbrication des motivations, qui entremêlent considérations politiques et passions privées. Il y insiste en ce qui concerne Henri III– au point que l'on peut se demander s'il ne s'agit pas là d'une mise en accusation de l'action du roi – : « À quoi ne l'obligeaient pas seulement les intérêts du public (*il rispetto publico*), […] mais encore ses animosités et ses passions particulières (*i particolari affetti e le sue private passioni*) »[32] ; « Ainsi les causes publiques (*le cause publiche*) se rencontrant avec les inimitiés particulières (*le nemicizie private*), le firent résoudre plus facilement de se porter à la ruine de l'une et de l'autre faction »[33]. Il en va de même pour les membres du Conseil du roi : « Ces derniers ne s'accordaient pas bien ; les intérêts propres, et les passions particulières (*gl'interessi e le passioni particolari*) n'ayant pas moins de pouvoir sur eux, que les choses qui regardaient le public et le bien universel (*il rispetto publico ed il bene universale*) »[34] ; et pour le duc de Guise : « Or soit que le duc de Guise fût véritablement poussé par un zèle envers la religion, soit que l'intérêt de sa propre grandeur l'y portât, ou même qu'il fût persuadé par l'une et par l'autre de ces considérations, étroitement unies, et jointes ensemble, […] »[35] (il s'agit de faire prêcher la Ligue à Paris). On note, dans ce dernier exemple, le recours à la modalité hypothétique.

Les secrets desseins

Si ce sont les passions et les intérêts qui constituent, le plus souvent, le ressort des actions politiques, ces motivations demeurent cachées, appelant ainsi un geste de dévoilement de la part de l'historien. Davila voit dans la dissimulation une constante de la nature humaine :

> Mais l'effet montra combien peu d'assurance il y a en la foi des hommes, qui gravent en marbre les injures reçues, au lieu que ceux qui les ont faites les écrivent sur le sable ; et qui dans l'intérieur de leur âme (*nell'intrinseco loro*) cachent des desseins intéressés, et tout à fait éloignés de l'apparence extérieure[36].

---

[32] *Histoire des guerres civiles de France*, livre VI, t. I, p. 315 ; *Storia*..., t. I, p. 369.
[33] *Histoire des guerres civiles de France*, livre VI, t. I, p. 315 ; *Storia*..., t. I, p. 369.
[34] *Histoire des guerres civiles de France*, livre IX, t. I, p. 503 ; *Storia*..., t. I, p. 606.
[35] *Histoire des guerres civiles de France*, livre VII, t. I, p. 373 ; *Storia*..., t. I, p. 441.
[36] *Histoire des guerres civiles de France*, livre V, t. I, p. 279 ; *Storia*..., t. I, p. 333.

Il y voit, aussi, une tactique avérée, et habituelle, de gouvernement. Catherine et les Guise, par exemple, se servent « de la dissimulation, comme d'un voile pour déguiser et couvrir les secrets desseins du gouvernement (*Sedate e ricoperte che fossero sotto il velo di così perfetta simulazione le segrete intenzioni del governo*) »[37]. Quant à Henri III, Davila observe fréquemment que ses intentions étaient « obscures, et ingénieusement dissimulées (*sue recondite ed ottimamente dissimulate intenzioni*) »[38]. C'est à cette volonté de tenir secrètes ses résolutions que l'historien impute l'éloignement de ses anciens conseillers : il « blâmait cette profonde connaissance qu'ils avaient des choses de la Cour, par le moyen de laquelle ils pénétraient jusques dans le fonds de ses pensées (*sino alle midolle de' suoi pensieri*) »[39].

Le lexique du secret est récurrent, tout comme le thème de l'écart entre les pensées et la conduite, pour caractériser à la fois la psychologie des protagonistes, et le mode ordinaire du comportement politique. On remarque, dans le passage suivant, l'accumulation d'épithètes qui font du secret la règle du gouvernement, en jouant sur toutes les connotations, abstraites et concrètes, de l'obscurité – épithètes d'ailleurs plus nombreuses dans l'original italien que dans la traduction de Baudoin – :

> Mais d'assurer s'ils s'entendaient ensemble, et si le roi faisait savoir son dessein par l'entremise de l'abbé, ou si le duc même agissait en cela de son propre mouvement, c'était chose assez difficile, et qui fut si cachée (*nascosto*) à toute la cour, que les plus affidés conseillers du roi ne le surent pas. Je puis assurer pourtant, que le duc après son retour de Normandie, ne fut plus admis au conseil du cabinet (*alle segrete consulte*) dans la même confidence qu'auparavant, et que le soir qui précéda son partement, l'abbé d'Elbène fut longtemps en conférence avec le roi dans les plus secrètes heures de la nuit (*nelle più tacite ore della notte in segreta conferenza*) ; de quoi n'eurent connaissance que ceux qui couchaient en l'antichambre[40].

À de multiples occasions l'historien souligne la dissimulation de tel ou tel

---

[37] *Histoire des guerres civiles de France*, livre II, t. I, p. 43 ; *Storia*..., t. I, p. 52.

[38] *Histoire des guerres civiles de France*, livre IX, t. I, p. 512 ; *Storia*…, t. I, p. 617.

[39] *Histoire des guerres civiles de France*, livre IX, t. I, p. 519 ; *Storia*…, t. I, p. 625-626.

[40] *Histoire des guerres civiles de France*, livre IX, t. I, p. 511-512 ; *Storia*…, t. I, p. 616-617.

personnage ; ainsi du duc de Lorraine : « Mais comme ces pensées étaient secrètes (*questi pensieri occulti*), elles demeuraient cachées (*internamente si nascondevano*), et n'aboutissaient point à une dissension manifeste »[41] ; et du duc de Nemours : « il s'en alla incontinent, sans être en son âme bien satisfait de son frère, quoiqu'il ne le donnât pas visiblement à connaître »[42]. L'expression « en son âme » est un ajout du traducteur, quand l'italien dit simplement « sans être bien satisfait de son frère » (« *al quale passò senza dilazione né ben sodisfatto del fratello, né apertamente digustato di lui* »[43]).

Ce type d'ajout ne constitue pas, loin s'en faut, un cas isolé : à plusieurs reprises le traducteur enchérit sur l'original, introduisant à la fois la mention de l'âme, et l'idée d'une profondeur dont il suggère qu'elle se déroberait à la connaissance. Lorsqu'on lit, à propos du duc de Mayenne en 1590 : « Il était touché d'un côté de l'honorable proposition qu'on lui avait faite de la part du roi ; et de l'autre, d'un secret déplaisir que l'impertinence et l'humeur volage des Parisiens lui causaient dans le profond de son âme »[44], l'épithète « secret » comme le complément « dans le profond de son âme » sont le fait du traducteur ; Davila se contentait de dire qu'il était mû, aussi, par « le dédain qu'il avait conçu » contre les Parisiens (« *movevalo anco le sdegno conceputo contra l'instabilità e contra l'impertinenzà de' Parigini* »[45]). De même, les « desseins intimes » de Henri III (« *suoi intimi consigli* ») deviennent sous la plume de Baudoin des « desseins, qu'il tenait profondément cachés dans l'âme »[46].

Il importe de relever que Davila recourt fréquemment à la modalité hypothétique lorsqu'il traite de l'intériorité. Les tournures hypothétiques peuvent être redoublées, comme ici – où le traducteur introduit une atténuation supplémentaire en ajoutant l'adverbe « peut-être » – :

> [le maréchal de Cossé] soit pour la pesanteur de son naturel, soit pour

---

41 *Histoire des guerres civiles de France*, livre XII, t. II, p. 849 ; *Storia…*, t. II, p. 850 (il s'agit ici de ses relations avec le duc de Mayenne).
42 *Histoire des guerres civiles de France*, livre XII, t. II, p. 850.
43 *Storia…*, libro XII, t. II, p. 851.
44 *Histoire des guerres civiles de France*, livre XI, t. II, p. 756-757.
45 *Storia...*, libro XI, t. II, p. 765.
46 *Histoire des guerres civiles de France*, livre IX, t. I, p. 514 ; *Storia…*, t. I, p. 620. Voir également le passage cité à la note 36, où c'est encore le traducteur qui ajoute la mention de l'âme.

> quelque secret dessein (*o per lentezza di natura, o per segretezza di consiglio*), laissant gaigner aux ennemis l'avantage des lieux, alla toujours prolongeant l'issue des choses. Ce qu'il faisait possible (*per avventura*), pource qu'il se persuadait que le temps favorable aux ennemis, et hors de danger, les obligerait à changer d'avis, ou peut-être pour le désir qu'il avait (*o desiderando*) que la nécessité contraignit le roi de leur donner la paix[47].

On trouve régulièrement, pour rendre compte des motivations intimes d'un acte public, l'alternative « soit que… soit que » (*o…o*), comme chez les autres historiens et mémorialistes de l'âge classique. C'est sous forme d'hypothèse qu'est évoqué l'état d'esprit de Poltrot de Méré après l'assassinat du duc de Guise :

> Après cet acte tragique celui qui l'avait commis étant comme hors de soi-même, soit pour le remords de sa conscience, soit pour l'alarme continuelle qu'il se donnait, s'imaginant d'être déjà pris, ne cessa de courir toute la nuit à travers les bois, et les chemins d'alentour […][48].

Lorsqu'en juillet 1569 l'amiral décide d'assiéger Poitiers contre l'avis de ses capitaines, Davila présente deux raisons possibles, « soit qu'il désirât ardemment d'opprimer les deux jeunes princes de Guise ses particuliers ennemis […], soit qu'il méprisât l'avis des capitaines »[49]. Il propose pareillement plusieurs explications à l'hostilité du duc d'Épernon envers les Guise :

> […] le duc d'Épernon, ou pour son inclination propre, ou sur l'espérance de s'élever encore plus haut par la ruine des Grands, ou pour les familiarités qu'il avait eues en ses premières années avec le roi de Navarre, ne leur voulait point de bien […][50].

Il ne tranche pas non plus entre différentes hypothèses lorsqu'il rapporte la conduite du duc de Guise après la journée des barricades, et son refus de se saisir de la personne du roi :

---

[47] *Histoire des guerres civiles de France*, livre V, t. I, p. 252-253 ; *Storia*..., t. I, p. 3.

[48] *Histoire des guerres civiles de France*, livre III, t. I, p. 133 ; *Storia*..., t. I, p. 155 (l'épithète « tragique » est un ajout du traducteur).

[49] *Histoire des guerres civiles de France*, livre V, t. I, p. 229 ; *Storia*..., t. I, p. 270 (« *o desiderando […], o sprezzando […]* »).

[50] *Histoire des guerres civiles*, livre VII, t. I, p. 369 ; *Storia*..., t. I, p. 436.

> Toutefois ce que le duc de Guise n'y procéda pas ainsi ; fut apparemment[51], ou pour y être poussé par l'honneur, dont il embrassait la protection, ou pour se vouloir toujours prévaloir d'un prétexte de foi et de piété, pour en être mieux à couvert ; ou pour n'avoir en effet jamais porté ses pensés qu'à sa sûreté propre, et à la réformation du gouvernement (*o vinto... o volendo... o non avendo mai pensato*)[52].

La tournure alternative peut permettre de préserver la possibilité d'une motivation qui ne serait pas entièrement condamnable :

> chose qui fâchait extrêmement le duc de Joyeuse, soit que cela procédât d'envie, ou d'émulation, soit qu'il en fallût imputer la cause à l'ardente amour qu'il avait pour elle[53].

> Pour tout cela néanmoins, le légat, ou pour juger véritablement que les intérêts de la religion étaient si bien joints avec ceux des Espagnols, qu'ils ne se pouvaient séparer, ou pour ses intérêts particuliers, qui lui persuadaient entièrement de s'acquérir la faveur du roi catholique, ou pour être ennemi du roi, à cause des déclarations que ses Parlements avaient faites contre lui, ou pour ne pas bien entendre les commissions du pape, pource qu'elles étaient obscures, ne relâcha point de sa première façon de traiter [...][54].

Elle peut aussi avoir pour fonction d'introduire le soupçon sur les motivations – s'apparentant alors à une épanorthose, comme ici : « ému d'un côté par un ardent désir de servir son prince, et de l'autre piqué d'amour, ou de l'espérance qu'il avait de se marier richement (*stimolato dall'amore o dalla speranza di così ricca dote*), il commença de penser aux moyens qu'il pourrait tenir pour se rendre maître d'Amiens »[55].

En tous les cas le procédé, récurrent, présente l'avantage d'avancer des explications, ce qui concourt à l'intelligibilité et répond à l'exigence, traditionnelle dans l'*ars historica*, de rendre compte des motifs des événements, sans toutefois exposer l'historien au reproche de se livrer à une reconstitution arbitraire. De fait, la syntaxe conjecturale constitue l'une des

---

[51] Le terme est un ajout du traducteur.

[52] *Histoire des guerres civiles*, livre IX, t. I, p. 501 ; *Storia...*, t. I, p. 603.

[53] *Histoire des guerres civiles de France*, livre VIII, t. I, p. 457 ; *Storia...*, t. I, p. 549.

[54] *Histoire des guerres civiles*, livre XIII, t. II, p. 1016 ; *Storia...*, t. II, p. 1014.

[55] *Histoire des guerres civiles de France*, livre XV, t. II, p. 1249 ; *Storia...*, t. II, p. 1246

techniques qui, aux yeux de Dorrit Cohn, distingue le biographe du romancier dans la représentation de la vie intérieure[56].

Le général et le particulier

Davila combine parfois le recours à la modalité hypothétique et à une observation de portée générale lorsqu'il envisage les divers motifs possibles d'un comportement :

> Or soit que le duc de Guise eût éteint en partie l'ardeur de sa passion ; comme il arrive souvent, que ceux qui aiment facilement sont peu constants à continuer (*come di molti uomini facili ad amare e poco costanti a continuare suole molte volte avvenire*), soit que (*o che... o che*) se gouvernant par le conseil de son oncle, il mit toute autre chose au-dessous de la considération de sa propre grandeur, et de la ruine de l'amiral ; tant y a que se rangeant maintenant à la volonté du roi, il consentait en son âme que Madame Marguerite se mariât au prince de Navarre [...][57].

La remarque générale vient alors appuyer l'une des hypothèses :

> [...] ce qui fit que Disemieux, soit pour se tourner du côté de la fortune, comme c'est l'ordinaire de la plupart des hommes (*come suole la maggior parte degli uomini*), soit (*o...o...*) pour ne se trouver pas assez fort, demeura d'accord secrètement de livrer au connétable la ville de Vienne [...][58].

Si l'insertion de sentences dans le récit historique est une pratique extrêmement courante au tournant du XVIe et du XVIIe siècle, Davila y recourt de façon privilégiée pour étayer les explications qu'il donne des motivations. C'est à ce qu'il présente comme une loi psychologique générale qu'il rapporte le revirement de Henri III qui, bien qu'amoureux de longue date de la nièce du duc de Lorraine, décide soudainement d'épouser la sœur du roi de Suède :

---

[56] Dorrit Cohn, *Le propre de la fiction*, traduit de l'anglais par Claude Hary-Schaeffer, Paris, Seuil, 2001 [1999], p. 47-48.
[57] *Histoire des guerres civiles de France*, livre V, t. I, p. 257 ; *Storia...*, t. I, p. 306.
[58] *Histoire des guerres civiles de France*, livre XV, t. II, p. 1205 ; *Storia...*, t. II, p. 1204.

> [...] il changea d'avis tout à coup, et persuadé par la violence de son amour, qui dans l'esprit des hommes, et particulièrement en celui des Grands, l'emporte ordinairement par-desssus toute autre considération, il épousa Louise de Vaudémont [...][59].

Ici le traducteur introduit un modalisateur (« ordinairement »), absent du texte original (« – *il quale in ogni animo, ma più in quello de' grandi, prevale ad ogn'altro rispetto*– »[60]). On constate plus d'une fois des ajouts de ce type, quand Davila est plus tranché :

> Mais comme il arrive d'ordinaire que les volontés des hommes ne sont pas toujours bien assurées (*come sono instabili l'opinioni degli huomini*), et qu'il ne faut que les moindres accidents pour faire changer de face aux délibérations les plus importantes, le duc de Mayenne fit paraître en celle-ci le peu de fermeté de son âme[61].

> [...] il arrive pour l'ordinaire, que l'intérêt présent a beaucoup plus de pouvoir sur l'esprit des hommes, que n'en peut avoir la mémoire de tous les bienfaits qu'ils ont reçus dans le passé (*potendo più nell'animo degli uomini i gravi interessi presenti, che la memoria delle ubbligazioni passate*)[62].

Inversement, le traducteur isole parfois dans une incise une remarque qui dans l'italien n'avait pas d'autonomie syntaxique, la mettant par là en évidence – et la transformant en sentence :

> [...] incités par la colère, et par le dépit (passions qui bien souvent ouvrent l'esprit, et le portent au ressentiment) ils [les Guise] commencèrent d'entrer en grand soupçon des desseins et des intentions du roi (*eccitati dallo sdegno e dall'ira che spesse volte soglione aprire i sentimenti, cominciarono ad entrare in grandissimo sospetto della mente e de' consigli del Re*)[63].

Davila sollicite fréquemment de telles vérités générales, qu'il présente comme des vérités d'expérience :

---

[59] *Histoire des guerres civiles*, livre VI, t. I, p. 318 ; *Storia...*, t. I, p. 372-373.

[60] *Storia...*, libro VI, t. I, p. 373.

[61] *Histoire des guerres civiles*, livre XII, t. II, p. 857 ; *Storia...*, t. II, p. 858.

[62] *Histoire des guerres civiles de France*, livre XI, t. II, p. 801 ; *Storia...*, t. II, p. 806.

[63] *Histoire des guerres civiles*, livre VI, t. I, p. 331 ; *Storia...*, t. I, p. 389.

> Toutes ces prospérités changèrent ses mœurs, comme c'est l'ordinaire (*come è solito*), et le rendirent si altier […][64].

> Ce qui fut cause qu'advenant ici le même qu'en la plupart des choses du monde (*avvenendo quello che ordinariamente suole*), où la crainte demeure ordinairement victorieuse de toutes les autres passions, et chasse loin tous obstacles […][65].

> Car comme tous les bannis sont naturellement enclins à l'espérance, le comte Louis […][66].

La sentence dans tous ces exemples fonctionne comme appel au sens commun, et donc comme élément de preuve. Un tel emploi est parfaitement conforme à la tradition rhétorique, qui reconnaît à la sentence, à côté d'une valeur ornementale, une valeur argumentative : ainsi Aristote range-t-il la *gnômê* parmi les preuves communes[67].

Le vraisemblable intervient explicitement comme critère dans le texte de Davila, lorsqu'il a à se prononcer entre plusieurs explications d'un même fait – pour autant que ces explications ressortissent à la psychologie individuelle –. C'est ainsi qu'il rapporte les diverses conjectures des contemporains sur les intentions du duc de Guise au moment de la journée des barricades, tout en indiquant celle qui lui semble la plus probable :

> Il s'en trouva quelques-uns qui eurent cette opinion ; que le but du duc de Guise était de confiner le roi dans un monastère, sous prétexte de son mauvais gouvernement, et de prendre lui-même possession de la couronne. Mais c'était le sentiment universel, que comme il prétendait d'en exclure les princes de la maison de Bourbon, et de se la transférer, après que le roi serait mort, aussi n'avait-il jamais pensé à l'en priver durant qu'il vivrait ; et partant, qu'il estimait lui devoir suffire, que tenant le gouvernail du royaume, et toute l'autorité par-devers lui, il pût en frustrer ses ennemis, et mettre son dessein en état d'avoir moyen de l'exécuter, quand il en serait temps ; opinion que je trouve moins sévère, et plus vraisemblable[68].

---

64 *Histoire des guerres civiles de France*, livre XIV, t. II, p. 1132 ; *Storia…*, t. II, p. 1133. Il s'agit du colonel de Saint-Pol.
65 *Histoire des guerres civiles*, livre XI, t. II, p. 759 ; *Storia…*, t. II, p. 768.
66 *Histoire des guerres civiles*, livre V, t. I, p. 259 ; *Storia…*, t. I, p. 308.
67 *Rhétorique*, II, 20, 1393a 23-26.
68 *Histoire des guerres civiles de France*, livre IX, t. I, p. 501.

La première personne est, ici, un ajout du traducteur quand l'original italien porte simplement : « *e questa, come più mite, fu anco più probabile opinione* »[69]. Ce n'est pas le seul cas où Davila donne son jugement sur les diverses versions d'un événement :

> Mais après tout, l'on tenait pour certain (et c'était le sentiment le plus vraisemblable) que (*l'opinione più sensata nondimeno tenne per fermo*) cela venait du pur mouvement du duc de Savoie, qui pour être prompt naturellement, et d'humeur altière, n'avait point voulu laisser échapper une occasion si commode, et si favorable à ses désirs[70].

En l'absence de certitude – et de preuve – sur les motivations intérieures, le recours au vraisemblable, comme la modalité hypothétique, permet à l'historien d'avancer des éléments d'explication, sans qu'il paraisse toutefois revendiquer une attitude omnisciente.

Parce que Davila accorde une place prépondérante aux passions privées dans la causalité historique, les modalités de représentation de la vie intérieure constituent une dimension importante de l'*Histoire des guerres civiles* – qui concentre aussi, très rapidement, la critique : c'est un lieu commun, au tournant du XVIIe et du XVIIIe siècles, que de lui reprocher une reconstruction conjecturale des desseins des protagonistes. Si Davila se propose bien de révéler les causes cachées et les conseils secrets, il ne prétend pas pour autant à une connaissance assurée des cœurs, comme on lui en a fait grief : il est fréquent qu'il présente les motifs d'une action comme seulement conjecturaux, ou vraisemblables. Ainsi recourt-il volontiers et à la modalité hypothétique, et à la sentence générale, qui se voit chargée de confirmer le caractère plausible d'une motivation : dans les deux cas sa pratique n'a rien d'original, et rejoint celle des historiens et mémorialistes contemporains. Il importe toutefois de souligner les distorsions qu'introduit Baudoin dans la traduction française – largement diffusée –. Il marque notamment une prédilection manifeste pour le tour « en son âme », ainsi que pour l'épithète « profond » et ses dérivés (« dans le profond de son âme », « profondément ») : de tels ajouts introduisent l'idée, absente du texte original, d'une obscurité insondable du cœur.

---

69 *Storia...*, libro IX, t. I, p. 603.

70 *Histoire des guerres civiles de France*, livre IX, t. I, p. 530 ; *Storia...*, t. I, p. 639.

Littérarité, écriture factuelle et figurations du réel : la vie psychique dans les *Mémoires* de Saint-Simon

Francesco PIGOZZO

Cet article a deux objectifs distincts. Le premier est d'apporter une contribution à l'étude de la « représentation de la vie psychique » dans un texte majeur de l'écriture factuelle du XVIIIe siècle : les *Mémoires* de Saint-Simon – un texte sur lequel je travaille depuis mes recherches doctorales. Le cadre du colloque organisé par Catherine Ramond et Marc Hersant à Lyon en 2012 m'invitait pourtant à ajouter une deuxième tâche à la première, car le programme portant sur « récit et vérité à l'âge classique » se réclame aussi bien des spécificités d'une époque trop souvent méconnue dans le débat théorique sur la littérature que de l'exigence de renouveler le paradigme scientifique des études littéraires, afin de dépasser un certain nombre d'apories nourries par les approches pan-fictionnelles et dogmatiquement relativistes qui ont dominé le « discours » post-structuraliste – un discours qu'à son tour il serait temps de relativiser, d'ailleurs.

Ces deux objectifs ne sont contradictoires qu'en apparence. Si par le second je vais m'exposer aux critiques historiques et érudites, cela ne diminue en rien à mon avis la légitimité d'une approche théorique « universalisante » des phénomènes littéraires – inversement, ma perspective théorique ne vise pas à nier les singularités historiques. En un sens, il en va de la science du général et de celle du particulier comme de la violence et de la vérité selon Pascal : elles « ne peuvent rien l'une sur l'autre »[1]. Je vais donc d'abord réfléchir d'une façon très générale et systématique sur quelques mots-clés qui caractérisent l'hypothèse théorique qui nourrit mon travail, pour en venir dans un second temps aux *Mémoires* de Saint-Simon en particulier et à ce que j'ai trouvé en réfléchissant à la représentation de la vie

[1] B. Pascal, *Les Provinciales*, XII (dernier paragraphe).

psychique chez lui. J'essaierai enfin de montrer quels sont les enjeux théoriques spécifiques qu'à partir de là on peut déceler dans les *Mémoires*.

Dans l'espace de cet article je ne peux qu'enchaîner d'une façon très synthétique les définitions qui suivent : malgré mon effort de clarté, je crains que leur caractère inédit et l'absence d'exemples ne dépaysent le lecteur. Je ne peux que le prier de suspendre momentanément son attitude sceptique pour la réactiver aussitôt après avoir suivi la logique de mon discours. Il me faut d'abord définir la **littérarité** d'un texte (ensemble de mots communiqués par n'importe quel moyen), qui est pour moi la présence d'un réseau figural mesurable par degrés de complexité – dans cette perspective, la littérarité n'est donc pas discernable par des critères existentiels ou qualitatifs, telles les oppositions ontologiques « être/non-être », « oui/non ». Elle ne saurait non plus se confondre avec un jugement esthétique. Je ne me demande pas par conséquent si un texte relève de la littérature mais dans quelle mesure il en relève, c'est-à-dire dans quelle mesure il est hanté par un réseau figural. On ne se demandera pas ici quelles sont les extrémités empiriquement praticables de l'échelle quantitative qui en dérive : il suffit d'observer que les extrémités idéales ne paraissent que des limites inatteignables par tout discours humain – ni l'absence de réseau (zéro) ni son omniprésence (infini – réseau inextricable car tout y figure tout) ne sont réellement possibles. Cela dit, il faut souligner avec force que si par une telle définition il n'y a pas de texte sans littérarité, cela n'implique pas la réduction de tout texte à la « littérature ».

Un ensemble de mots, oraux ou écrits, peut toujours devenir légitimement l'objet d'une étude littéraire dans le sens de cette définition– l'étude du réseau figural –, pourtant cette étude ne sera jamais la seule possible et, dans bien de cas, elle ne sera même pas la plus pertinente ou significative. Il en suit en tout cas qu'elle ne sera proprement « littéraire » qu'en faisant centre sur le texte en lui-même, car le réseau figural est exactement ce qui en fait l'individualité par rapport à son auteur, à ses lecteurs/auditeurs, au code linguistique et culturel où il s'inscrit, au contexte référentiel et historique dont il nous parle. Je ne peux me passer d'ajouter que cette perspective permettrait de revitaliser une question scientifique très passionnante – et absolument centrale pour le sort de notre discipline dans les académies et la société contemporaines –, à savoir quel peut être l'apport spécifique des études littéraires au développement des connaissances et des habiletés humaines.

Mais que faut-il entendre précisément avec l'expression de **réseau** figural ? Il s'agit ici de la constance (dans la variation, bien sûr !), cohérence et multiplicité de correspondances figurales repérables à tous les niveaux et même entre les niveaux d'un discours : le choix des mots et la manière de les utiliser, leur ordre et l'ordre de leurs ensembles (phrases, paragraphes, chapitres etc.), les univers de sens qu'ils convoquent et la perspective dans laquelle ils nous les font concevoir. Tandis qu'au niveau des mots (*elocutio)* et de l'ordre (*dispositio*), l'analyse littéraire peut se fonder en partie sur un répertoire d'outils éprouvés, grâce surtout aux traditions rhétoriques et narratologiques, le niveau du sens (*inventio*) reste largement un terrain à explorer[2]. Cela n'est pas étonnant, puisque c'est exactement à ce niveau-là que se joue l'acceptation authentique de l'autonomie du texte, et des études littéraires avec lui : des rêves d'autoréférentialité aux réductionnismes référentiels, le rôle du réseau figural au niveau de l'*inventio* est le véritable objet de contestation dans tout débat sur la légitimité (c'est-à-dire, à notre époque, sur l'utilité) d'études littéraires autonomes.

Le concept de réseau figural nous ouvre la possibilité de mesurer la littérarité. Bien entendu, il ne s'agit pas de compter combien de figures il y a dans un texte, mais d'établir une échelle de complexité des correspondances figurales, c'est-à-dire d'analyser jusqu'à quel point elles moulent, déterminent, envahissent la structuration même du discours *à tous ses niveaux et à travers les niveaux*. En revenant aux extrémités idéales de cette échelle, on peut noter donc qu'en principe on aurait, d'un côté, un texte à interpréter infiniment ou absolument opaque (même un rêve verbalisé n'y arriverait pas vraisemblablement, car la verbalisation entraîne par elle-même des choix limitatifs) et, de l'autre côté, un texte dont le sens pourrait être entièrement connu en suivant son ordre syntagmatique, un texte absolument clair (même une démonstration mathématique n'y arrive pas vraisemblablement, car elle se sert toujours de signes qui reposent par leur nature même sur un certain degré de figuration, c'est-à-dire de renvoi paradigmatique. Aussi, les vérités mathématiques admettent *plusieurs manières* de les démontrer). C'est en suivant ce genre de questions que Francesco Orlando (1934-2010), véritable pionnier de l'approche dont j'essaie de faire ici un résumé systématique, a pu observer par exemple que la

---

[2] Les travaux de Joëlle Gardes-Tamine vont en ce sens, même s'ils adoptent une perspective différente de la mienne.

proscription de la métaphore (*elocutio*) chez les écrivains des Lumières n'implique pas une abstention absolue de procédés condamnables du point de vue soi-disant « rationnel » ou strictement logique – le point de vue qu'ils défendent notamment contre l'Ancien Testament –, car ils ne font que les cantonner à d'autres niveaux du discours. Je ne peux que faire allusion ici aux thèses d'un livre qui malheureusement n'a pas été traduit en français[3].

La notion de réseau figural ainsi conçue ne se prête pas, à mon avis, aux confusions terminologiques qui naissent avec la révolution esthétique du XIXe siècle. Elle n'interfère non plus avec la distinction entre écriture « factuelle » et « fictive », qui demeure lourde de conséquences tout en perdant son importance par rapport à la délimitation du champ littéraire. Si l'on vient pour un instant à l'objet de notre colloque, on pourrait dire que ce qui ressort de l'analyse de nos récits historiques et fictionnels est après tout qu'il n'y a que des modes de figuration multiples de la vie psychique – comme l'affirme M. Sermain dans sa communication – mais que cela *équivaut* à dire qu'il y a des modes de représentation multiples de la vie psychique, la figuration étant le seul moyen de *représenter* verbalement la réalité. Cela dit, cette équivalence ne nous dit rien sur le caractère « factuel » ou « fictif » d'une telle représentation, ni sur son « contenu empirique ». Avant de revenir sur ce concept, il me faut mieux définir ce que j'entends dans ce cadre par **figure**. La définition est cette fois technique : chaque figure est une formation de compromis linguistique, c'est-à-dire l'expression simultanée, par un ensemble défini de mots, de significations qui s'opposent dynamiquement entre elles – je ne m'étendrai pas ici sur les questions du nombre de ces significations (deux ou plusieurs ?) et de la nature de cette opposition[4]. La définition ne vise qu'à délimiter un phénomène purement

---

[3] F. Orlando, *Illuminismo, barocco e retorica freudiana*, Turin, Einaudi, 1997. Il s'agit du dernier volume de la triade théorique commencée en 1971 avec la *Lecture freudienne de 'Phèdre'*, Danièle et Thomas Aron éd., Paris, Les Belles Lettres, 1986 (voir la nouvelle édition italienne *Due letture freudiane : Fedra e il Misantropo*, Turin, Einaudi, 1990) et poursuivie deux ans plus tard dans *Per una teoria freudiana della letteratura*, Turin, Einaudi, 1992. Orlando n'arriva jamais à publier une nouvelle monographie théorique, comme il l'aurait souhaité après vingt-ans de développements scientifiques. On peut toutefois lire en français :« Codes littéraires et référents chez Auerbach », dans *Erich Auerbach : la littérature en perspective*, Paolo Tortonese éd., Paris, Presses Sorbonne Nouvelle, 2009, p.211–62 et *Les Objets désuets dans l'imagination littéraire*, Paris, Classiques Garnier, 2010.

[4] Deux questions théoriques tout à fait ouvertes, qui recoupent à mon avis une

textuel, mais je ne peux pas m'empêcher de remarquer en passant qu'elle est conforme à une caractéristique fondamentale du psychisme humain : la tension continuelle entre un effort de discernement et la tendance à l'assimilation.

Indépendamment des significations en jeu, une figure exprime en elle-même – d'un point de vue logique – la tension entre un processus de distinction et un autre d'identification. L'observation est ancienne et a entraîné la création de nombreuses manières de nommer les pôles de cette tension. Il est sans doute intéressant dans la perspective littéraire de rappeler celle, particulièrement lucide et à la croisée entre psychanalyse et mathématique, de Ignacio Matte Blanco[5] : il voit dans ces pôles deux modes de fonctionnement logique, émotionnel et ontologique de notre psychisme et il saisit leur différence ultime dans la capacité d'utiliser des relations logiques « asymétriques ». Selon Matte Blanco, le mode d'opérer « symétrique » de notre vie intérieure se caractérise précisément par un « faire comme si » les relations qui devraient être asymétriques d'un point de vue logique ne l'étaient pas : il se manifeste dans tous produits psychiques qui semblent présupposer que la partie est au tout ce que le tout est à la partie, ou le fils au père, ou l'avant à l'après etc. Matte Blanco par conséquent parle de la nature « bi-logique » de notre psychisme, car le principe de symétrie y agit en antagoniste et en acteur complémentaire de la logique proprement dite (qui est intrinsèquement asymétrique). La logique symétrique établit donc des identités – pas seulement des similitudes –, elle voit comme interchangeables des éléments qui ne le seraient pas d'un point de vue strictement logique. On pourrait montrer que chaque figure traditionnelle est en ce sens en elle-même une formation de compromis linguistique. Mais c'est bien au-delà des figures traditionnelles qu'il faudrait regarder pour comprendre la portée de ces idées.

---

frontière de la recherche dans le champ logique : voir *The Square of Opposition. A General Framework for Cognition*, J.-Y. Béziau et G. Payette éd, Berne, Peter Lang, 2012.

[5] La découverte des travaux de I. Matte Blanco était à l'origine de nombreux développements théoriques de Orlando - elle expliquait aussi son désir de réécrire sa théorie. I. Matte Blanco, *The Unconscious as Infinite Sets*, Londres, Duckworth, 1975; et aussi *Thinking, Feeling, Being*, Londres et New York, Routledge, 1988. On trouvera en français une excellente introduction à la pensée de Matte Blanco dans R. Carvalho, A. Ginzburg et al., *Matte Blanco, une autre pensée psychanalytique. L'inconscient (a)logique*, Paris, L'Harmattan, 2009.

Je peux revenir enfin à cette **cohérence des correspondances figurales** qui m'a fait parler de réseau : elle n'est que la structuration des constantes figurales d'un texte selon le modèle de la formation de compromis – il s'agit donc de la relation *entre* les figures qui se manifestent à tous les niveaux textuels. De ce point de vue-là, on peut préciser la distinction entre l'écriture « factuelle » et celle « fictive » en notant qu'elle ne recoupe pas l'opposition « vrai »/« faux » ; c'est plutôt la relation avec cette opposition qui sert de critère de définition aux deux types d'écriture : la factuelle accepte l'opposition « vrai »/ « faux » (c'est là le contrat de lecture des textes factuels, ce qu'il ne faut pas oublier à côté des définitions de Dorrit Cohn et Käte Hamburger), tandis que l'écriture dite « fictionnelle » neutralise cette opposition *en la traduisant dans une formation de compromis*. À proprement parler, l'écriture fictionnelle est donc en elle-même déjà figurale par son statut car elle se fonde sur la valeur *simultanément* vraie et fausse du texte : elle vit avant tout de cette ambiguïté. Les genres narratifs et lyriques, les œuvres de théâtre aussi, partagent ce statut. On peut donc comprendre qu'on est souvent tenté de confondre ce genre d'écriture avec la littérature elle-même… Il faut toutefois noter qu'un tel critère de définition du champ littéraire débouche encore une fois sur une approche qualitative, « oui »/« non », sur une question de nature et non pas de degré. C'est la notion qui s'imposa au XIXe siècle et qui, à maints égards, domine encore le panorama culturel d'aujourd'hui. Les attaques contre la légitimité scientifique du récit historique proviennent évidemment d'elle.

Mais, comme on peut l'observer, dans la perspective que je propose ici, la « représentation de la réalité » (donc aussi de la vie psychique) n'est ni réservée aux écritures « factuelles » ni impossible – comme le voudraient au contraire les tenants de l'autoréférentialité absolue du langage et de tout discours (frères aînés des pan-fictionnalistes, ils réduiraient volontiers l'opposition « oui »/« non », qui est déjà fallacieuse en elle-même, au seul terme positif). Ce qui distingue cette représentation dans les écritures « fictionnelles » (ou, d'une façon plus générale et compte tenu des enchevêtrements infiniment possibles, dans la partie qui se veut « fictionnelle » d'un texte donné) est au fond une liberté majeure de conformer le discours aux (bi)logiques intrinsèques du réseau figural qui le caractérise : exemple *a contrario*, l'esclavage de la chronologie chez les mémorialistes – le lecteur d'un roman dont l'auteur aura choisi de suivre l'ordre chronologique des événements qu'il raconte sera tout naturellement porté à s'interroger sur le sens figural de ce choix. En revanche, l'écriture

« factuelle » est *plus* libre (mais jamais complètement délivrée!) des contraintes figurales (codifiées ou idiosyncrasiques, dans un mélange variable selon les époques et les auteurs) qui prédétermineraient arbitrairement cette représentation : exemple *a contrario*, l'esclavage du cliché et une certaine myopie narcissique chez les littérateurs. Il faut ajouter aussi qu'en dépit de la distinction théorique, on voit bien qu'il y a une contamination continuelle entre les deux genres d'écriture, car justement il n'y a pas de monopole de la représentation. On pourrait à la limite se demander si les deux genres d'écriture ne se complètent pas plutôt que de s'opposer dans le travail de représentation verbale du réel : c'est une véritable division du travail qui s'accomplit entre eux. En sortant pour un moment de notre système de référence axé sur le texte, on pourrait dire que, par rapport à l'individualité de son auteur, l'écriture « factuelle » est « centrifuge » à un plus haut niveau et qu'inversement l'écriture « fictionnelle » est « centripète » à un plus haut niveau – toujours est-il que ce centre imaginaire d'où l'on peut fuir et où l'on peut se réfugier fait lui-même partie de la réalité et il est interdépendant avec le reste d'elle. En poursuivant dans la même logique, par rapport aux référents réels la représentation factuelle est plutôt « analytique », tandis que la représentation fictionnelle est plutôt « synthétique ».

Venons maintenant au cas particulier de Saint-Simon : l'introduction aura paru bien lourde au spécialiste, mais elle me permettra maintenant de résumer en peu de phrases ce que j'ai observé en étudiant les *Mémoires*. Les *Mémoires* du duc de Saint-Simon sont bizarrement et admirablement un texte où l'écriture factuelle en tant que telle devient la clé d'un réseau figural très compliqué et cohérent. En d'autres termes, tout en étant factuelle (car elle n'est évidemment ni indifférente ni ambiguë par rapport à la distinction entre vérité et fausseté), l'écriture de Saint-Simon rejoint un très haut degré de littérarité, elle foisonne de correspondances figurales, elle est intensément structurée à tous ses niveaux par la logique des formations de compromis.

Mais quelles seraient ces significations qui, en suivant mes définitions, devraient s'opposer entre elles tout en trouvant une expression simultanée dans l'œuvre du duc et pair ? Quels sont les éléments de cette formation de compromis infiniment variée mais constamment repérable dans son texte ? Il s'agit évidemment de leur donner un nom : je me soustrairai en partie à l'arbitraire de cette opération gênante mais irremplaçable en proposant une pluralité de couples presque synonymiques plutôt que d'en choisir un seul.

Les voici : attendu/inattendu, norme/écart, contrôlé/incontrôlé, normal/singulier, congru/incongru. Ces couples ne se recoupent évidemment d'une manière parfaite entre eux, mais c'est ce qu'ils partagent qu'il nous faut retenir dans notre contexte : c'est très général encore, mais c'est déjà bien plus concret que la formule abstraite de « formation de compromis ». On doit chercher ici, à mon avis, la raison de cette espèce d'oxymore étonnant qui fait des *Mémoires* un « chef-d'œuvre ».

Personne ne conteste la valeur esthétique du texte et le plaisir de le lire – même si c'est très souvent de façon anthologique, ce qui d'ailleurs n'est pas sans rapport avec les contraintes « factuelles » que Saint-Simon s'impose pour structurer sa chronique. En tout cas, il n'est pas besoin de réflexions théoriques pour reconnaître cette valeur et ressentir ce plaisir. Cependant, le phénomène doit paraître paradoxal pour une œuvre d'art qui non seulement n'en est pas une, mais qui est explicitement animée par un esprit qui se veut tout contraire à l'art et attentif exclusivement à la factualité – comme Marc Hersant l'a suffisamment démontré[6] – c'est-à-dire hanté par la variété, les différences individuelles, les irréductibles singularités du monde. Ce paradoxe fait naturellement des *Mémoires* une sorte de laboratoire, un champ d'expériences de lecture très fécond pour toute interrogation du rapport entre la langue et le monde, entre la littérature et la réalité. Or le fait est que les *Mémoires* arrivent à allier à un degré vraiment très rare le penchant intimement « centrifuge » de toute écriture factuelle avec la force centripète qu'on reconnaît normalement dans les textes qui ne se soucient guère ou à la limite qui nous font jouir du brouillage entre « vrai » et « faux ». Si les *Mémoires* en arrivent là, c'est que leur réseau figural s'organise d'une manière très cohérente autour des apories qui caractérisent leur tentative même de saisir le réel dans son individualité, son irréductibilité, sa singularité. En synthétisant de façon brutale les milliers de passages textuels qui nourrissent mes affirmations, je dirais que la formation de compromis constante qui s'exprime à travers eux met toujours en lumière la contradiction entre ce qui est normal, attendu, contrôlable, congru, réglé (ou qui *devrait* l'être, dans la perspective dominante mais pas du tout exclusive du plaidoyer pour la société d'ordres) et ce qui se montre en revanche singulier, inattendu, incontrôlable, incongru, dérangé.

[6] Je fais naturellement référence à l'étude capitale de M. Hersant sur *Le Discours de vérité dans les mémoires du duc de Saint-Simon*, Paris, Champion, 2009.

Mais si cette formation de compromis nous explique très bien d'une façon générale les « ressorts » des *Mémoires*, elle est évidemment loin de nous en spécifier la démarche dans le détail. Cette constatation est d'ailleurs très intéressante pour mon discours théorique, car elle nous fait remarquer qu'à un tel niveau d'abstraction on peut légitimement comparer la littérarité d'œuvres très éloignées entre elles (par leurs époques, par leurs genres, par leur « nationalité » etc. : par leur milieu culturel). La littérarité ainsi conçue nous explique aussi pourquoi n'importe quel lecteur dans n'importe quel milieu culturel peut jouir énormément et de façon intime de textes qui en apparence lui seraient entièrement étrangers dans leur détail.

Mais laissons finalement de côté les considérations théoriques et allons nous plonger dans ce détail sans lequel on n'aurait aucun intérêt à l'interprétation des *Mémoires* et aucune joie pendant leur lecture. Nous allons naturellement le découvrir par le biais de la représentation de la vie intérieure ou psychique des individus dont fourmille la chronique et parmi lesquels il faut compter aussi ce « Saint-Simon comme un autre » qui n'est pas renié par le « Je » du mémorialiste, bien sûr, mais qui ne peut pas échapper à une forme de distanciation – ne fût-ce que chronologique – et donc de représentation. Marc Hersant a déjà eu lieu d'observer, dans les débats qui ont animé les sessions du colloque lyonnais, que le regard du mémorialiste est plutôt celui d'un éthologue que celui d'un psychologue : Saint-Simon déduit la vie psychique des autres et décrit la sienne préférablement par les manifestations factuelles du comportement ou par leur symptomatologie corporelle. Toujours est-il pourtant, que d'un côté il y a quelques exceptions à noter et que, de l'autre côté, cette avidité de signes extérieurs à déchiffrer ou tout simplement à saisir témoigne d'un intérêt pour la vie intérieure – pour les intentions qu'elle modèle mais aussi, nous le verrons, pour ses obscurités. Les *Mémoires* ont par conséquent leur façon de figurer cette vie intérieure.

D'abord les exceptions. Saint-Simon nous parle de ce qu'il croit certain – c'est pourquoi il ne se soucie guère de se servir de procédés qu'on croirait romanesques lorsqu'il connaît « de source » ce qu'il raconte. J'en donne deux exemples célèbres et représentatifs : le premier, un récit à la troisième personne, la catastrophe de la princesse des Ursins, dont Saint-Simon avait écouté le récit par la protagoniste elle-même :

> Il n'est pas aisé de se représenter l'état de Mme des Ursins dans ce carrosse. L'excès de l'étonnement et de l'étourdissement prévalut d'abord, et suspendit tout autre sentiment : mais bientôt la douleur, le dépit, la rage

> et le désespoir se firent place. Succédèrent à leur tour les tristes et profondes réflexions sur une démarche aussi violente et aussi inouïe, d'ailleurs si peu fondée en cause, en raisons, en prétextes même les plus légers, enfin en autorité, et sur l'impression qu'elle allait faire à Guadalaxara; et de là les espérances en la surprise du roi d'Espagne, en sa colère, en son amitié et sa confiance pour elle, en ce groupe de serviteurs si attachés à elle dont elle l'avait environné, qui se trouveraient si intéressés à exciter le roi en sa faveur. La longue nuit d'hiver se passa ainsi tout entière, avec un froid terrible, rien pour s'en garantir, et tel que le cocher en perdit une main[7].

Le second exemple est un récit à la première personne qui concerne Philippe d'Orléans, le futur Régent, et qui provient de pages célèbres sur la « mort de Monseigneur » :

> Je le suivis dans son arrière-cabinet en bas sur la galerie, lui près de se trouver mal, et moi les jambes tremblantes de tout ce qui se passait sous mes yeux et au-dedans de moi. Nous nous assîmes par hasard vis-à-vis l'un de l'autre; mais quel fut mon étonnement lorsque, incontinent après, je vis les larmes lui tomber des yeux. « Monsieur ! » m'écriai-je en me levant dans l'excès de ma surprise. Il me comprit aussitôt et me répondit d'une voix coupée, et pleurant véritablement : « Vous avez raison d'être surpris, et je le suis moi-même ; mais le spectacle touche. C'est un bon homme avec qui j'ai passé ma vie ; il m'a bien traité et avec amitié tant qu'on l'a laissé faire et qu'il a agi de lui-même. Je sens bien que l'affliction ne peut pas être longue; mais ce sera dans quelques jours que je trouverai tous les motifs de me consoler dans l'état où on m'avait mis avec lui ; mais présentement le sang, la proximité, l'humanité, tout touche, et les entrailles s'émeuvent ». Je louai ce sentiment; mais j'en avouai mon extrême surprise [...] (IV, 68-69)

Il faut le remarquer, ces exceptions portent sur deux amis de Saint-Simon – mais cela ne suffit pas à expliquer ces plongées narratives dans la vie intérieure qui ne sont pourtant pas la règle dans les *Mémoires*. On doit plutôt se focaliser sur la stupeur, la surprise, l'étonnement qui reviennent dans les deux passages : voici le sentiment le plus représenté chez Saint-Simon, celui, surtout, qui justifie une mise en récit ou une mise en scène de la vie psychique, afin de relever la surprise d'autrui ou, tout aussi bien, afin d'expliquer les raisons de cette surprise. Il n'est pas besoin de souligner la

---

[7] Saint-Simon, *Mémoires*, Y. Coirault éd., Paris, Gallimard, 1983-1988 : V, p. 161. Je me réfèrerai systématiquement à cette édition en indiquant entre parenthèses le volume et les pages citées.

relevance de ce sentiment par rapport à la formation de compromis général dont je parlais tout à l'heure – la surprise fait l'autre côté de l'indignation dans le monde du mémorialiste, toujours fluctuant entre le devoir sacré, mais quelque peu figé de la norme, et le plaisir dangereux mais intensément troublant de l'écart.

Prenons deux autres exemples qui concernent des personnages moins proches du mémorialiste. D'un côté, l'image paradoxale mais péniblement familière de Fénelon qui perd soudainement tout lorsqu'il croit finalement s'emparer de tout – il meurt en fait neuf mois avant Louis XIV en acceptant son sort d'une manière si admirable que Saint-Simon s'y arrête pour essayer une explication par hypothèses :

> Il mourut à Cambrai le 7 janvier de cette année [1715], au milieu des regrets intérieurs, et à la porte du comble de ses désirs. Il savait l'état tombant du roi, il savait ce qui le regardait après lui. Il était déjà consulté du dedans et recourtisé du dehors, parce que le goût du soleil levant avait déjà percé. [...] Que de puissants motifs de regretter la vie; et que la mort est amère dans des circonstances si parfaites et si à souhait de tous côtés ! Toutefois il n'y parut pas. Soit amour de la réputation, qui fut toujours un objet auquel il donna toute préférence, soit grandeur d'âme qui méprise enfin ce qu'elle ne peut atteindre, soit dégoût du monde si continuellement trompeur pour lui, et de sa figure qui passe et qui allait lui échapper, soit piété ranimée par un long usage, et ranimée peut-être par ces tristes mais puissantes considérations, il parut insensible à tout ce qu'il quittait, et uniquement occupé de ce qu'il allait trouver, avec une tranquillité, une paix, qui n'excluait que le trouble, et qui embrassait la pénitence, le détachement, le soin unique des choses spirituelles et de son diocèse, enfin avec une confiance qui ne faisait que surnager à l'humilité et à la crainte. (V, 143-151)

L'autre exemple concerne un personnage qui sut étonner Saint-Simon en négatif et dont la vie intime lui inspire une description par renchérissements successifs. C'est le premier portrait du duc de Noailles :

> En même temps, avec tout son esprit, ses talents, ses connaissances, l'homme le plus radicalement incapable de travail et d'affaires. L'excès de son imagination, la foule de vues, l'obliquité de tous les desseins qu'il bâtit en nombre tous à la fois, les croisières qu'ils se font les uns les autres, l'impatience de les suivre et de les démêler, mettent une confusion dans sa tête, de laquelle il ne peut sortir. [...] En affaires, il saisit un projet ; il le suit huit jours, quelquefois jusqu'à quinze ou vingt ; tout y cède, tout y est employé, toute autre chose languit dans l'abandon ; il ne respire que pour ce projet. Un autre naît et se grossit dans sa tête, fait

> disparaître le premier, en prend la place avec la même ardeur, est éteint par un troisième, et toujours ainsi. C'est un homme de grippe, de fantaisies, d'impétuosité successive, qui n'a aucune suite dans l'esprit que pour les trames, les brigues, les pièges, les mines qu'il creuse et qu'il fait jouer sous les pieds. (IV, 364-365)

Dans les pages très célèbres sur la mort de Monseigneur et sur le lit de justice de 1718, l'introspection s'allie au spectacle de la vie psychique des autres, l'intelligibilité étant garantie des deux côtés par une lutte vertigineuse et infiniment agréable entre le contrôlé (« ne pas se faire surprendre » et « dominer les autres » par le regard) et l'incontrôlé (« se laisser surprendre » et « être dominé » par le regard d'autrui). Je cite ici deux passages respectifs :

> Mon premier mouvement fut de m'informer plus d'une fois, de ne croire qu'à peine au spectacle et aux paroles, ensuite de craindre trop peu de cause pour tant d'alarmes, enfin de retour sur moi-même par la considération de la misère commune à tous les hommes, et que moi-même je me trouverais un jour aux portes de la mort. La joie, néanmoins, perçait à travers les réflexions momentanées de religion et d'humanité par lesquelles j'essayais de me rappeler ; ma délivrance particulière me semblait si grande et si inespérée, qu'il me semblait, avec une évidence encore plus parfaite que la vérité, que l'État gagnait tout en une telle perte. Parmi ces pensées, je sentais malgré moi un reste de crainte que le malade en réchappât, et j'en avais une extrême honte. (IV, 66-76)

> Une seule chose me contraignit : ce fut de n'oser me fixer à mon gré sur certains objets particuliers ; je craignais le feu et le brillant significatif de mes regards si goûtés, et plus je m'apercevais que je rencontrais ceux de presque tout le monde sous les miens, plus j'étais averti de sevrer leur curiosité par ma retenue. […] Quelque occupé que je fusse à contenir le mien, je n'en perdis pourtant aucune chose. […] Moi cependant je me mourais de joie ; j'en étais à craindre la défaillance ; mon cœur, dilaté à l'excès, ne trouvait plus d'espace à s'étendre. La violence que je me faisais pour ne rien laisser échapper était infinie, et néanmoins ce tourment était délicieux. [...] Pendant l'enregistrement je promenais mes yeux doucement de toutes parts, et, si je les contraignis avec constance, je ne pus résister à la tentation de m'en dédommager sur le Premier président. […] Je promenais [la prunelle] sur tout le Parlement ; j'y vis un étonnement, un silence, une consternation auxquels je ne me serais pas attendu, qui me fut de bon augure. Le Premier président insolemment abattu, les présidents déconcertés, attentifs à tout considérer, me fournissaient le spectacle le plus agréable. Les simples curieux, parmi lesquels je range tout ce qui n'opine point, ne paraissaient pas moins surpris, mais sans l'égarement des autres, et d'une surprise calme. En un mot, tout sentait une grande attente, et cherchait à l'avancer en devinant ceux qui sortaient du Conseil […] (VII, 257-270)

Louis XIV est bien évidemment au cœur de ce monde. Le Roi hait la surprise – car la surprise dévoile la vie intérieure, mais la conduite qu'il impose est profondément ambiguë, car elle rend en même temps opaque et claire sa vie intérieure. Tout voudrait devenir posture, l'expression directe de sa volonté. Relisons l'épisode du vol des franges :

> Vers l'entremets, j'aperçus je ne sais quoi de fort gros, et comme noir, en l'air sur la table, que je n'eus le temps de discerner ni de montrer par la rapidité dont ce gros tomba sur le bout de la table [...] Le bruit que cela fit en tombant, et la pesanteur de la chose, pensa l'enfoncer et fit bondir les plats, mais sans en renverser aucun ; et de hasard cela tomba sur la nappe, et point dans des plats. Le Roi, au coup que cela fit, tourna la tête à demi, et, sans s'émouvoir en aucune sorte : « Je pense, dit-il, que ce sont mes franges » [... Cela est vrai et il y a aussi un billet] Il y avait dedans, d'une écriture contrefaite et longue comme de femme, ces propres mots : « Reprends tes franges, Bontemps, la peine en passe le plaisir, mes baisemains au roi ». Il était roulé et point fermé ; le Roi le voulut encore prendre des mains de Daquin qui se recula, le sentit, le frotta, tourna et retourna, puis le montra au roi sans le lui laisser toucher. Le Roi lui dit de le lire tout haut quoique lui-même le lût en même temps. « Voilà, dit le Roi, qui est bien insolent », mais d'un ton tout uni et comme historique. (I, 618-619)

Or, on pourrait penser que cette avidité de signes, cette importance accordée à la surprise observée ou ressentie, son statut incertain d'un point de vue émotif (elle est en même temps effrayante et agréable, dangereuse et nécessaire) s'expliquent entièrement par et se résolvent entièrement dans l'intérêt courtisan et hiérarchique du duc et pair qui lutte pour un ordre social. Saint-Simon ne représenterait donc d'autre fonction de la vie psychique que sa surface « volitive ». Il veut distinguer « les intérêts » et non pas les passions sur les visages des courtisans surpris par la mort du Dauphin. Mais la capacité des *Mémoires* à se saisir des réalités en les représentant ne s'arrête pas là : on doit constater que la surprise domine le texte de Saint-Simon par elle-même, en tant que sentiment qui se rattache à l'observation des écarts, de l'inattendu, de l'incongru, de l'étrange. La surprise est justement l'expression d'une formation de compromis infiniment répétée et variée qui donne aux *Mémoires* un très haut niveau de cohérence figurale. Je vois là la clé de cette capacité de représenter un pan de réalité (de vie psychique aussi) beaucoup plus complexe que ce que les idées de leur auteur lui auraient permis – cette fascination pour le surprenant donne ainsi au regard de Saint-Simon un nuance d'« éthologue » et parfois de médecin psychosomatique. Pour conclure, je n'en donnerai que trois exemples. Le premier appartient à la série d'actes manqués, de lapsus et de tics que Saint-Simon note systématiquement et avec curiosité dans sa chronique[8] : ils ne l'intéressent pas seulement par leur nuance grotesque (qui est d'ailleurs cohérente en elle-même avec la surprise et la formation de compromis dont je parlais). Il nous décrit ainsi, avec un regard qu'on dirait quasi-scientifique, le conseiller d'État espagnol don Michel Guerra :

> Il avait dans une forte santé une incommodité étrange : sa tête se tournait convulsivement du côté gauche. Dans l'ordinaire cela était léger, mais presque continuel, par petites saccades. Il était déjà dans cet état quand il passa à Paris, retournant de Milan en Espagne. Depuis, cela avait augmenté, et la violence en était quelquefois si grande que son menton dépassait son épaule, pour quelques instants, plusieurs fois de suite. Je l'ai vu chez lui, le coude sur la table, tenant sa tête avec la main pour la contenir, d'autres fois au lit pour la contenir davantage. Il m'en parlait librement, et cela n'empêchait point la conversation. (VIII, 235)

Sur un mode comique, un lapsus qui rejoint la série d'autres remarqués ici ou là par le mémorialiste :

> [Le Cardinal] lui en voulut donner un, où il pria beaucoup de gens distingués de la cour. Il me pria aussi, et j'y trouvai de plus ce qu'il avait lors de sa plus proche famille, pour lui aider à faire les honneurs au prince de Parme ; *mais il arriva que nous fîmes le festin sans lui*. Le Cardinal, qui, allant et venant, avait prié plusieurs jours les gens qu'il voulut à mesure qu'il les avait rencontrés, n'avait oublié que le prince de Parme. Le matin du repas, le souvenir lui en vint : il demanda quel de ses gens l'avait été inviter de sa part ; il se trouva qu'il n'en avait chargé aucun. Il y envoya vitement ; mais il arriva que le prince de Parme était engagé, et pour plusieurs jours. On plaisanta beaucoup le Cardinal, pendant le repas, de cette rare distraction. Il en avait souvent de pareilles. (I, 467)

Le dernier exemple doit frapper par sa nuance expérimentale, qui nous ferait penser à une étude de psychologie comportementale. Il s'agit du récit de la punition que Saint-Simon infligea au duc de Charost, dévot de Fénelon, qui le provoquait sur son admiration pour l'abbé de la Trappe :

> Malgré ces avis très souvent réitérés, il se mit sur ce chapitre à Marly dans la chambre de Mme de Saint-Simon, où nous avions dîné et où il n'était

[8] On lira sur le sujet l'article de J.-M. Tetart, « Tics, bigles et borgnes », dans *Cahiers Saint-Simon*, 11 (1983), p. 35-42.

> resté que Mmes du Châtelet et de Nogaret avec nous. Je parai d'abord ; je le fis souvenir après de ce que je lui avais tant de fois répété : il poussa toujours sa pointe, et, de propos en propos, de plaisanterie fort aigre et où il ne se retenait plus, il me lâcha, avec un air de mépris pour Monsieur de la Trappe, que c'était mon patriarche devant qui tout autre n'était rien. Ce mot enfin combla la mesure. « Il est vrai, répondis-je d'un air animé, que ce l'est ; mais vous et moi avons chacun le nôtre, et la différence qu'il y a entre les deux, c'est que le mien n'a jamais été repris de justice ». Il y avait déjà longtemps que Monsieur de Cambrai avait été condamné à Rome. À ce mot, voilà Chârost qui chancelle (nous étions debout), qui veut répondre et qui balbutie : la gorge s'enfle, les yeux lui sortent de la tête et la langue de la bouche ; Mme de Nogaret s'écrie, Mme du Châtelet saute à sa cravate qu'elle lui défait et le col de sa chemise, Mme de Saint-Simon court à un pot d'eau, lui en jette, et tâche de l'asseoir et de lui en faire avaler. Moi, immobile, je considérais le changement si subit qu'opère un excès de colère et un comble d'infatuation, sans toutefois pouvoir être mécontent de ma réponse. (I, 495-496)

Saint-Simon n'arrive pas à interpréter en termes de vie psychique ces « symptômes », mais il en est authentiquement fasciné par le biais du *contraste* qu'ils génèrent dans le comportement et dans la capacité de se contenir qui fait la norme de son milieu. L'inconscient, le jeu de la liberté et du hasard dans la vie psychique, semblent ainsi devenir un objet de représentation sans besoin d'intentionnalité ni encore moins de conscience théorique de la part de l'auteur – pouvoir d'un réseau figural tellement cohérent et serré qu'il élargit bien au-delà de la lettre du texte le contenu empirique de sa représentation – avant même que la pensée scientifique puisse le concevoir. C'est en ce sens qu'on peut parler d'un prophétisme de la littérature.

Saint-Simon omniscient de lui-même : la « Note Saint-Simon » des *Notes sur tous les duchés-pairies*

Marc HERSANT

L'immense chantier d'écriture du duc de Saint-Simon dans les années 1730 est encore mal connu, et ce pour plusieurs raisons : d'abord, le prestige de ses *Mémoires*, écrits pour l'essentiel dans la décennie suivante, et qui sont déjà si longs que les rares lecteurs qui tentent l'aventure de leur lecture intégrale n'ont peut-être plus beaucoup d'appétit pour aller voir ailleurs ; ensuite, le caractère parfois aride des enquêtes érudites du duc et pair, dont la monotonie n'est qu'occasionnellement rompue par des portraits ou des anecdotes qui n'ont absolument rien à envier aux *Mémoires*, mais qui demandent plus d'efforts pour les découvrir et s'en émerveiller ; enfin, le caractère presque systématiquement inachevé d'œuvres qui n'en sont pas vraiment, même si elles sont encore moins le brouillon des *Mémoires* futurs, et apparaissent comme l'éternel prétexte au soulagement de la graphomanie de leur auteur, et aussi comme le remède à sa poignante mélancolie, décrite dans le célèbre Préambule aux *Maisons d'Albret, d'Armagnac et de Châtillon* de 1737[1]. Philippe Hourcade, dans sa chronologie des œuvres de Saint-Simon[2], a listé, pour ces années 1730, une bonne vingtaine de projets plus ou moins autonomes, dont plusieurs visent à décrire de manière systématique, par rangs et par titres, les élites d'Ancien Régime (cardinaux ou maréchaux de France par exemple). Les textes les plus importants écrits pendant cette période (et les moins méconnus) sont les *Additions* au Journal de Dangeau et les *Notes sur tous les duchés-pairies*, mais ni l'un ni l'autre de ces deux océans textuels n'a beaucoup attiré l'attention de la critique, à l'exception de

[1] On trouvera une édition séparée de ce texte magistral dans les *Traités politiques et autres écrits*, éd. Yves Coirault, Gallimard, « Bibliothèque de la Pléiade », 1996, p. 837-839.

[2] Dans le n°32 des *Cahiers Saint-Simon*, 2004.

la thèse complémentaire d'Yves Coirault sur le rapport des *Mémoires* aux *Additions*[3] et de quelques rarissimes articles[4]. Les *Notes* en particulier constituent un ensemble tout à fait exceptionnel, et aux dimensions impressionnantes : sur les plus de 2000 pages de l'édition Faugère[5], Saint-Simon passe en revue les principales maisons, consacrant certes d'immenses et redoutables développements à des questions généalogiques, mais s'attardant aussi, et de plus en plus fréquemment, sur les figures les plus remarquables qui les ont illustrées, qui fournissent autant d'occasions de portraits et de pages narratives plus vivantes. Les *Notes* proposent ainsi au lecteur d'aujourd'hui un étrange mélange, à part sensiblement égale, de pages devenues presque illisibles, sauf pour d'éventuels archi-spécialistes es généalogies, et de créations verbales étourdissantes, qui figurent parmi les plus libres sur le plan de la langue et du style de tout le XVIIIe siècle. Encore plus que pour les *Mémoires*, certaines parties de l'œuvre semblent donc totalement étrangères à ce que nous appelons « littérature », alors que d'autres flattent beaucoup plus nettement un horizon d'attente littéraire. Quant à la suprême perle de cet ensemble, il s'agit d'une vaste note, l'avant-dernière, et la plus longue de toutes, consacrée à la maison de Saint-Simon : elle contient une importante étude généalogique (d'autant plus précieuse qu'elle n'a pas d'équivalent dans les *Mémoires*), puis un développement considérable sur le duc Claude et un autre, aux proportions immenses, sur le second duc de Saint-Simon, notre futur mémorialiste *en personne* : cette partie de la *Note* constitue le seul récit continu de la vie de Saint-Simon par lui-même que nous ayons conservé, passionnant à la fois parce qu'il ne mélange pas, comme les futurs *Mémoires*, des fragments d'autobiographie à une vaste chronique historique et parce qu'il raconte, dans ses dernières pages, des parties de la vie de l'auteur postérieures à 1723, sur lesquelles les *Mémoires* ne reviendront que de manière allusive et par d'occasionnelles prolepses. En outre, et c'est l'aspect qui va ici le plus nous retenir, ce récit de la vie de Saint-Simon n'est pas mené à la première personne, mais traité sur le même modèle énonciatif que toutes les autres Notes de la série, un

---

[3] *Les « Additions » de Saint-Simon au « Journal » de Dangeau. Perspectives sur la genèse des « Mémoires »*, Paris, Armand Colin, 1965.

[4] Notamment dans le n°32 des *Cahiers Saint-Simon*, déjà cité, entièrement consacré à l'œuvre de Saint-Simon en dehors des *Mémoires*.

[5] *Écrits inédits de Saint-Simon*, publiés par P. Faugère, Paris, Hachette, 1880-1893, 8 vol. Les *Notes* remplissent les quatre derniers.

énonciateur anonyme et jamais clairement identifié parlant du second duc de Saint-Simon à la troisième personne. Nous avons donc, d'un côté, sur le plan de l'énonciation, un « historien » sans nom qui n'est pas censé être Saint-Simon, de l'autre, sur le plan de la représentation, un « personnage » Saint-Simon. Et la supercherie s'étend sur plus de cent pages : 123 précisément dans l'édition séparée donnée par Yves Coirault de cette note[6]. Je dis « supercherie » faute de mieux, mais pour qu'il y ait supercherie, il faut bien qu'elle ait une victime, or, dans ce cas particulier on ne voit pas qui Saint-Simon veut tromper, puisque les *Notes sur les duchés-pairies* ont été encore moins socialisées du vivant de l'auteur que les *Mémoires*, si c'est possible.

Pour tenter de résoudre cette énigme, il faut faire intervenir plusieurs paramètres. D'abord, la tradition assez bien représentée de mémorialistes écrivant leur vie à la troisième personne, parmi lesquels La Rochefoucauld qui a hésité entre les deux formules[7]. Ensuite et surtout la tentation de parler de soi à la troisième personne qui a caractérisé plusieurs textes de Saint-Simon jusqu'à son choix ultime du « Je » (et avec lui d'une signature explicite) pour la version définitive des *Mémoires*. Dans la lettre célèbre qu'il a écrite à Rancé en 1699, Saint-Simon, qui lui envoyait alors des extraits d'une première version de ses *Mémoires* pour lui demander une caution chrétienne de son projet, choisit, comme il l'explique à son destinataire, de modifier un texte initial à la première personne pour se nommer « comme les autres, pour la pouvoir garder[8] et [s']en servir sans qu[’il] en paraisse manifestement l'auteur »[9]. Il a donc envoyé à Rancé un texte où le duc de Saint-Simon est évoqué à la troisième personne, et c'est bien le cas dans le récit du procès Luxembourg que nous avons retrouvé, qui lui avait été donné en échantillon, et sur lequel je reviendrai un peu plus tard. Dans les années

[6] *Les Siècles et les jours, Lettres (1693-1754) et Note « Saint-Simon » des Duchés-pairies, etc.*, textes établis, réunis et commentés par Yves Coirault, Paris, Honoré Champion, 2000, p. 767-899.

[7] Voir sur ce sujet l'article crucial de Simone Bertière, « Le recul de quelques mémorialistes devant l'usage de la première personne : réalité de la rédaction et artifices de l'expression », *Les Valeurs chez les mémorialistes français du XVIIe siècle avant la Fronde*, Paris, Klincksieck, 1979, p. 65-77. Chez La Rochefoucauld, on trouve aussi, mais à un degré moins frappant que chez Saint-Simon, des investigations de la vie psychique du personnage principal dans les parties où il est pourtant évoqué à la troisième personne.

[8] La copie.

[9] *Les Siècles et les jours*, éd. citée, p. 25.

1730, la tentation de la troisième personne refait surface au moment où Saint-Simon parle beaucoup de lui-même dans des textes de natures diverses : dans les *Additions* à Dangeau, Saint-Simon semble avoir renoncé de plus en plus à ce subterfuge, et on trouve donc des textes en « il » et des textes en « je », avec la même incertitude globale que chez La Rochefoucauld. Dans la *Note sur la maison de Saint-Simon*, en revanche, la troisième personne est constante. Ne pas paraître « manifestement l'auteur » reste sans doute la motivation principale, mais encore une fois pour quel public ?

Parler de soi-même comme d'un autre crée en tout cas une étrange situation d'énonciation où le « je », énonciateur officiel, possède beaucoup plus d'informations qu'il ne devrait sur un « il » dont l'altérité est purement fictive. Dans les *Notes*, le fait que l'historien anonyme ait tant de choses à dire sur le second duc de Saint-Simon, tellement plus en tout cas que sur tous les autres ducs, est si évidemment suspect que l'énonciateur éprouve le besoin de justifier l'étrange longueur de sa biographie : l'intéressé, explique-t-il, a été « si couvertement et publiquement mêlé dans tant de grandes ou de curieuses affaires, et de si bonne heure et si longtemps, que cet article en sera peut-être trop allongé »[10]. On pourrait lui rétorquer que plusieurs des grands personnages dont il a déjà parlé ont eu en réalité une vie politique ou militaire plus riche que celle du deuxième duc de Saint-Simon, et que son argument-paravent ne vaut rien. Mais l'étrange tête-à-tête de Saint-Simon avec lui-même dans ces pages défie la communication, et ses arguments peuvent bien ne pas tenir debout, s'il les adresse en réalité à lui-même. Plus profondément, la question qui se pose est celle de la vraisemblance du texte écrit dans une telle feinte énonciative : jusqu'où l'auteur peut-il dissimuler qu'il se confond avec le personnage ? Il faudrait pour cela beaucoup de précautions, sembler n'avancer à son sujet que des informations dont les sources seraient claires, veiller à ne rien dire que de crédible par une tierce personne, etc. Voltaire excellera dans cet exercice dans son *Commentaire historique sur les œuvres de l'auteur de la Henriade* de 1776, où il se risque au même pari énonciatif[11]. Or, de manière absolument déroutante, Saint-Simon dépasse constamment les bornes, exhibe de manière grossière ce qu'il prétend vouloir cacher, et donne accès, dans un élan qu'on devine jubilatoire et subtilement transgressif, à des

---

[10] *Ibid.*, p. 767.

[11] Voir sur ce sujet mon article « Le Commentaire historique sur les œuvres de l'auteur de la *Henriade* : Voltaire historien de lui-même », *Cahiers Voltaire* n°7, 2007, p. 73-89.

informations que la situation d'énonciation prétendue ne peut en aucun cas justifier. Et le point crucial de cette tension est l'accès de l'historien postiche à l'intériorité de son personnage, qu'il dévoile avec tout l'aplomb de ce qu'on appelle encore parfois à propos des récits de fiction, malgré le fait que cette notion théorique ait été singulièrement – et à juste titre – malmenée et discutée, un « narrateur omniscient ».

Avant d'observer la *Note* de plus près, un exercice de réécriture beaucoup plus ancien où Saint-Simon parlait déjà de lui à la troisième personne mérite un regard un peu plus rapide : cette *Relation du procès intenté pour la préséance par M. le maréchal-duc de Luxembourg, pair de France, contre seize ducs et pairs de France ses Anciens, faite par l'un de ses Anciens* à laquelle je me suis déjà référé plus haut : le titre même de cette version envoyée à Rancé ne précise pas qui est l'« Ancien » en question et le plus souvent, cet énonciateur sans nom se fond dans la collectivité des ducs attaqués qu'il représente, marquée par un « nous » récurrent : il n'agit jamais individuellement, ce qui est en soi assez suspect, n'a évidemment jamais rien à dire dans les conversations qu'il rapporte et dont il n'est toujours que le témoin, et demeure pour le reste une espèce de « béquille » énonciative, dans des formules du type « j'en parlerai par la suite », « j'ai nommé »[12] ou « Je me contenterai de dire »[13]. Enfin, ses sentiments, quand il en a, sont ceux des ducs en bloc, nullement des sentiments personnels. La liste des ducs n'étant certes pas infinie, il n'est en outre pas bien difficile de constater par recoupement que l'identité de cet « énonciateur » est assez mystérieuse s'il ne correspond à aucun des personnages mentionnés par ailleurs à la troisième personne. Saint-Simon s'est-il posé la question ?

Quant au personnage de Saint-Simon, qui devrait être un duc parmi d'autres dans cette histoire officiellement racontée par un tiers, il est l'objet de développements particulièrement complaisants, comme dans une première apparition remarquable au moment où l'énonciateur passe en revue les ducs qui se défendent contre Luxembourg :

> M. de Saint-Simon accourut au secours de ses confrères dès le premier mot qu'ils lui en dirent. Il était fort jeune et n'avait que vingt ans faits. Il n'y avait pas longtemps qu'il avait perdu monsieur son père, et n'avait

[12] *Mémoires*, éd. Yves Coirault, Paris, Gallimard, « Bibliothèque de la Pléiade », 1983-1988, 8 vol., I, p. 893.
[13] *Ibid.*, p. 900.

> encore fait qu'un acte de reprise au procès en sa place ; il venait de faire la campagne de Flandres capitaine de cavalerie au régiment royal de Roussillon dans l'armée de M. de Luxembourg, duquel il avait reçu beaucoup de civilités. Cela joint à l'inégalité de l'âge et de ses emplois avec ceux de M. de Luxembourg *lui firent penser qu'avant toutes choses, il devait lui en aller faire des honnêtetés*, si bien que, dès que M. de la Trémoille eût parlé de ce procès à ce jeune confrère, il alla chez M. de Luxembourg sans le trouver[14] [...]

J'ai mis en italiques le seul passage où nous soit apportée une information sur la pensée de Saint-Simon. En dehors de cet élément, que les faits rendent vraisemblables, et qui ne nécessite pas l'intervention d'une omniscience quelconque, les efforts pour rendre crédible son altérité sont patents, avec des informations d'État civil et de carrière données dans un style d'une sobriété étudiée, ou sa désignation très distanciée comme « jeune confrère » (qui est donc entre autres, et implicitement, le confrère plus jeune de celui qui parle, puisque celui-ci est « un des Anciens » de Luxembourg). Malgré tout, ce développement sur l'entrée en scène de Saint-Simon est nettement plus long que ceux qui portent précisément sur ses « confrères » et certaines informations paraissent à moitié inutiles : le fait qu'il doive user de diplomatie avec Luxembourg, en particulier, paraît de peu d'importance pour le récit du procès, et c'est pourtant à propos de ce détail presque superflu que nous entrons fugitivement dans son intériorité. La tentation d'en dire un peu trop, la difficulté à cacher qu'on en sait un peu plus que sur les autres, pointent donc dans cette évocation, mais de manière assez fugitive pour que la fiction énonciative du texte ne soit pas rendue trop grossièrement suspecte. Dans l'épisode des lettres d'État, raconté avec tant de flamme dans la version définitive des *Mémoires*, et qui remet le jeune et fougueux duc au premier plan du récit, les plongées dans l'intériorité du personnage sont tout aussi rares, mais certains développements sont tout de même bien douteux : on y trouve notamment le détail abracadabrant d'un long tête-à-tête de Saint-Simon avec sa mère à qui il veut arracher les lettres, jusqu'à la manière dont la pauvre femme harcelée donne son consentement « entre ses dents »[15]. Le texte évolue ainsi presque jusqu'au bout sur une drôle de « crête », entre les efforts pour rendre crédible l'usage de la troisième personne pour désigner Saint-Simon et les saillies occasionnelles qui trahissent ce qu'il en est

[14] *Ibid.*, p. 893.
[15] *Ibid.*, p. 896.

vraiment. Mais vers la fin, les masques tombent de plus en plus, les efforts du mémorialiste pour cacher l'identité de l'énonciateur perdent toute crédibilité, et la peinture de la réaction de Saint-Simon à l'ultime déconfiture des ducs, lorsque le président de Maisons annonce un arrêt « contre toute justice » est de ce point de vue particulièrement significative :

> La colère suffoqua ce *petit Pair*, et il pensa lui sauter aux yeux[16] ; puis s'enfonçant de fureur dans la presse, il s'écria : « A l'horreur ! A l'injustice ! » et proposa, *en hurlant*, une assemblée à nos Pairs. Mais eux tout aussi furieux, mais plus déconcertés que lui, regagnèrent leurs carrosses ; et lui s'en alla chez lui outré de rage et de douleur. Comme il se mettait à table, il pensa qu'il fallait un prompt remède à un mal si pressant ; et quittant *le triste repas* qu'il allait faire, vola chez le duc de La Rochefoucauld pour lui proposer d'en parler au Roi. Mais lui furieux, comme un sanglier blessé à mort, le brusqua et ne voulut rien dire ; et M. de Saint-Simon retourna chez lui avec la même fureur qu'il était allé, mais qui avait changé d'objet. Il ne pensait plus à nos juges, à nos parties, *il songeait à nous-mêmes et à notre stupidité*. Cependant, il perdit courage et résolut de demeurer dans un silence morne et profond[17].

Pour pleinement savourer les ruses du jeune mémorialiste, il faut se souvenir qu'il n'a que vingt-quatre ans lorsqu'il envoie ce texte à Rancé, et s'est lancé depuis plusieurs années déjà dans l'étrange entreprise de raconter le passé, alors qu'il a à peine vécu. Les indices du fait que l'écrivain *n'est pas* Saint-Simon ne sont donc pas absents : parler de soi-même comme d'un « petit Pair », c'est imaginer, non sans humour, comment un pair plus âgé – et moins agité – pourrait désigner celui qu'on appellera d'ailleurs souvent dans la postérité « le petit duc ». Se décrire « hurlant », c'est affecter une distance qui pourrait paraître un peu moqueuse, même si sur ce point il faut se méfier car Saint-Simon veut surtout mettre en valeur une expressivité audacieuse voire héroïque de sa personne qui contraste avec l'apathie des autres ducs. Parler de « M. de Saint-Simon », c'est s'objectiver socialement. Mais, rentrant en contraste d'une manière involontairement comique avec ces éléments protecteurs, la transparence intérieure se déploie ici de manière à la fois construite et systématique, mettant en scène tous les sentiments successifs de l'intéressé : si Saint-Simon n'a fait que « penser » sauter aux yeux de son interlocuteur et ne l'a pas fait, comment l'énonciateur peut-il le

[16] De Mayrat qui vient de lui faire comprendre la catastrophe.

[17] J'ai souligné tous les éléments en italiques. *Mémoires*, éd. citée, I, p. 924.

savoir ? Comment peut-il savoir que Saint-Simon a vécu intérieurement ce jour dans une colère sans fin, mais dont l'objet s'est modifié en cours de route ? Comment peut-il épouser la méditation du « petit Pair » dans ses moindres replis jusqu'à nous expliquer les motivations intérieures de son silence final, « morne et profond » ? Ajoutons qu'il n'y a aucune raison après tout de s'intéresser à la réaction de ce duc plutôt qu'à celle d'un autre, de manière aussi longue et précise, d'une manière aussi qui le distingue si nettement des autres ducs par une espèce d'éclat héroïque qui est amusant pour le lecteur, mais que l'auteur, lui, prend très certainement au sérieux. Autre détail remarquable, le « triste » repas intègre à l'énonciation principale le point de vue intérieur du personnage avec lequel son biographe semble communier. Et le maximum de tension est atteint dans l'hilarant énoncé « il songeait à nous-mêmes et à notre stupidité » où la diffraction grammaticale entre « il » et « nous » est spectaculairement contredite par la convergence de fond entre le « il » renvoyant à Saint-Simon et un « je » sous-jacent tout aussi ardent, qui pensent la même chose et se rejoignent dans la formulation énergique de leur désapprobation. La troisième personne pose décidément bien des problèmes à Saint-Simon, qui tente de forcer ses potentialités pour la rendre susceptible de dire ce que seule la première personne pourrait logiquement exprimer. En outre, comme il part d'un original à la première personne, il peine à transformer son texte de manière totalement crédible, et a du mal à renoncer à des informations dont la légitimité était probablement, dans l'autre système énonciatif – mais nous n'avons pas retrouvé ce texte – infiniment plus claire.

La *Note Saint-Simon* des années 1730 renoue donc avec une habitude déjà ancienne de l'écrivain d'éviter la première personne pour parler de soi, qui tient évidemment en partie aux préjugés aristocratiques de Saint-Simon et de son milieu quant au statut d'*auteur*, à la vision négative que peut avoir de la parole sur soi l'Ancien Régime, aux inquiétudes enfin que Saint-Simon pouvait ressentir quant à la réception de ces textes sur le plan personnel et politique : la représentation que Saint-Simon se fait d'un lecteur possible a donc joué un rôle même s'il n'y eut pour ainsi dire du vivant de l'écrivain aucun lecteur réel. Mais en presque quarante ans, on pourrait imaginer que Saint-Simon aurait fait des « progrès » dans l'art de cacher à ce lecteur, réel ou fantasmé, l'identité du scripteur, dans l'art de diffracter sa personne en « énonciateur » anonyme et en « personnage » représenté, et de limiter au maximum les signes trahissant l'identité du premier et la nature de son rapport avec le second. Or, et ce alors que la *Note* n'est pas à notre connaissance, et contrairement à la *Relation*, la réécriture d'un texte initialement écrit en « je », opération qui devait poser beaucoup de problèmes techniques de transposition, les moments de dérapage sont bien plus nombreux et plus spectaculaires dans le récit des années 1730 que dans le texte envoyé en 1699, les représentations de l'intériorité du duc de Saint-Simon plus fréquentes, plus construites, plus approfondies, et par conséquent encore plus suspectes, très peu différentes dans leur forme de pages de romans où un narrateur omniscient – ou, selon les théories, un auteur omnipotent[18] – donnerait librement accès à la vie psychique des personnages de son récit. Sur ce point, il y a toutefois des déceptions, la plus importante, et de loin, étant l'absence de récit de l'épisode du Lit de Justice dans la *Note*, Saint-Simon annonçant son apparition dans un autre cadre : « Ce qu'il fit à l'égard de l'abaissement des bâtards et de l'expulsion de M. du Maine se verra nécessairement au titre d'EU »[19] : dans les *Mémoires*, cet épisode contiendra la description la plus justement célèbre de la vie psychique de l'écrivain, proche à bien des égards de la peinture de ses états les plus extrêmes par sainte Thérèse d'Avila, et qui atteignent les mêmes sommets de raffinement, d'intensité et de complexité dans la représentation de la vie intérieure. Faute de version même esquissée de ce point culminant de la vie psychique de Saint-Simon, le premier exemple que j'utiliserai est fourni par le récit, qui sera repris avec beaucoup plus de développements dans les *Mémoires*, de la rencontre entre Chevreuse et Saint-Simon où les deux hommes découvrent qu'ils ont exactement les mêmes idées politiques. L'entretien a lieu dans l'« entresol » de Saint-Simon à Versailles et l'auteur marque bien que les deux hommes étaient *seuls* au moment des faits. Alors que Chevreuse développe longuement des conceptions qui sont exactement celles de Saint-Simon, celui-ci vit un moment de stupéfaction intense, dont les différentes étapes, de l'hébétude complète au retour à la maîtrise de soi, ponctuent le texte :

> M. de Saint-Simon *écoutait avec une telle surprise qu'il en était absorbé* et ne répondait pas un mot. À la fin, M. de Chevreuse, à qui ce silence était nouveau, lui demanda plus brusquement que sa nature s'il disait des sottises, et qu'il le priait de lui parler naturellement. L'autre *ouvrait les yeux sans regarder rien,* et se contentait d'approuver sans entrer en raisonnement. M. de Chevreuse le pressa davantage. À la fin, M. de Saint-

[18] Cette optique « hamburgerienne » me semble beaucoup plus convaincante…

[19] *Les Siècles et les jours*, éd.citée, p. 891.

> Simon, *reprenant ses esprits* : « Vous voilà donc, lui dit-il, Monsieur, bien étonné de mon silence[20] [...] ».

On pourrait à la limite considérer que la « surprise » de Saint-Simon pouvait être perceptible par des signes extérieurs, dont Chevreuse aurait été le témoin, élément de cette rencontre dont il aurait ensuite fait part autour de lui, devenant l'origine du « savoir » de notre biographe anonyme et obscur, mais cette fiction de source est tout de même, pour utiliser une expression qu'affectionne le mémorialiste, « tirée aux cheveux ». Et d'autres éléments (être « absorbé », ouvrir les yeux « sans regarder rien », reprendre ses esprits...) sont irrécupérables par cette voie pourtant en soi très peu crédible, et Saint-Simon ne semble pas s'être posé la question de la légitimité de leur intervention dans son texte, brodant complaisamment sur les sentiments du duc de Saint-Simon dans cette scène comme si sa fiction absurde d'énonciateur pouvait y avoir eu accès comme par magie. Dans les *Mémoires*, le dévoilement de l'intériorité devenant vraisemblable, puisque cette fois-ci c'est officiellement Saint-Simon lui-même qui relate des éléments de sa vie psychique, le mémorialiste devrait être beaucoup plus généreux en remarques sur ses réactions intérieures à l'extraordinaire révélation de parenté politique que lui offre sans le savoir son inoubliable ami. Or, quoique beaucoup plus développée[21], la scène n'est pas plus généreuse sur ce point. Un passage évoque la « surprise » de Saint-Simon et son attention fascinée : « *Ma surprise fut donc grande* lorsque M. de Chevreuse, s'ouvrant de plus en plus avec moi, se mit à déployer les mêmes idées que j'avais eues[22] [...] Je l'écoutais donc *avec toute l'attention de voir en lui mes pensées*, *mon dessein, mon projet* [...] ». Un autre, un peu plus loin, sa stupéfaction et son quasi-mutisme : « À la fin, il s'aperçut de mon extrême surprise ; il voulut me faire parler à mon tour sur ce qu'il proposait, et je ne répondais que monosyllabes, *absorbé que j'étais dans la singularité que j'éprouvais* »[23]. La suite est intéressante par comparaison avec la *Note*, car alors que celle-ci met la reprise du dialogue sur le compte d'une maîtrise de soi retrouvée, les *Mémoires* la présentent comme une explosion d'émotion : le Saint-Simon personnage n'y pouvant « plus tenir » se précipite

---

[20] *Ibid.*, p. 788.
[21] *Mémoires*, éd. citée, III, p. 380-383 pour toutes ces citations.
[22] *Ibid.*, p. 382.
[23] Je souligne toutes les expressions de « vie intérieure ».

sur des cahiers remplis de ses idées politiques qu'il jette presque à la tête de son interlocuteur en suscitant sa réciproque consternation. La « vie intérieure » du Saint-Simon de la *Note* et celle du Saint-Simon des *Mémoires* ne sont donc pas *exactement* les mêmes, l'auteur brodant de manière assez libre sur des sentiments qu'il fabrique à moitié dans le détail, l'essentiel, une « surprise » d'ailleurs bien justifiée, représentant la base probablement véridique sur laquelle il élabore ses improvisations de vraisemblance. Sur ce point, les variantes parfois consternantes entre deux versions d'une même anecdote sur un schéma grossièrement semblable, on trouve de toute façon chez Saint-Simon des contradictions bien plus spectaculaires ailleurs[24].

Tout le monde garde à l'esprit, dans la chronique de 1711 des *Mémoires*, le somptueux tableau que Saint-Simon fait de la confusion de la cour la nuit de la mort du dauphin. Le mémorialiste y décrit longuement ses propres sentiments, et s'attarde notamment sur la drôle de guerre que se font en lui ses sentiments de chrétien et sa très peu chrétienne réjouissance de l'agonie et de la mort d'un homme qu'il craignait et méprisait. Dans un passage d'une profondeur quasi dostoïevskienne, le mémorialiste décrit par ailleurs l'étrange attitude du duc d'Orléans, que Monseigneur avait persécuté de son vivant, qui devait donc envisager son règne comme un épouvantail, et qui aurait dû avoir, dans une logique politique simpliste, bien du mal à dissimuler sa joie. Or, rattrapé par ses liens de pure « nature » avec son cousin, le futur Régent, au contraire, offre le spectacle incongru d'une douleur réelle et de larmes incontrôlables, que son ami consterné essaie de réprimer de peur qu'elles ne paraissent aux observateurs le comble de l'hypocrisie, alors même qu'elles sont sincères. Ici encore, c'est le motif de l'étonnement de Saint-Simon qui gouverne le passage, et c'était déjà le cas dans le récit beaucoup plus bref de la *Note*, dont je ne cite que l'extrait le plus intéressant pour notre sujet, qui développe les sentiments de Saint-Simon face à cette attitude déroutante. Il est d'abord remarquable par sa première phrase, véritable épure de transparence intérieure, faisant d'une admiration dont l'objet est évidemment l'*humanité* du prince ce qui vient démentir une surprise initiale qui n'était que perception d'une contradiction apparente et superficielle. Il l'est plus encore par la « contemplation » toute intérieure qui suit, qui est *vision*, chez ce prince si complexe et si retors, chez celui que son oncle

---

[24] Voir Marc Hersant, *Le Discours de vérité dans les 'Mémoires' du duc de Saint-Simon*, Paris, Honoré Champion, 2009, p. 507-530.

Louis XIV appelait un « fanfaron de crimes »[25], d'une pureté insoupçonnée du vulgaire. Ce moment magnifique de transparence intérieure est donc aussi et surtout un lieu de concentration magistrale des valeurs de Saint-Simon et une sorte de mise en scène de leur compatibilité avec un prince plus connu par ses débauches, ses roués et ses faiblesses que par la « vertu si pure » qui est ici encensée :

> L'admiration succéda à la surprise chez Saint-Simon. Il se tut, baissa les yeux, et demeura abîmé dans la contemplation d'une vertu si pure, si simple, si étrangement rare, et si inconnue de tous les hommes dans ce prince, par les cruelles enveloppes que le tissu de la vie y avait su mettre, quoique faussement[26].

La comparaison entre la version de la *Note* et celle des *Mémoires* du célèbre épisode du « bec à bec » avec le Père Tellier, que j'ai déjà esquissée dans un autre cadre[27], fournit un autre objet de réflexion particulièrement remarquable autour du même motif de la surprise dont Francesco Pigozzo a montré à quel point il est central chez Saint-Simon[28]. Dans les *Mémoires*, l'épisode prend des proportions grandioses qui en ont fait pour l'éternité un des grands morceaux de bravoure de l'œuvre : la fascination et l'horreur du mémorialiste, culminant dans ce que l'auteur appelle (au masculin) un « extase » épouvanté, sont longuement et magnifiquement dépeintes, transformant la scène en une vision de cauchemar où le P. Tellier acquiert une dimension quasi-démoniaque. Le texte de la *Note*, handicapé par le système énonciatif qu'il a choisi, ne peut rivaliser avec cette noire magnificence, et pourtant, quoique singulièrement contraint, succombe à la tentation d'en dire, quoique beaucoup moins que les *Mémoires*, encore beaucoup trop pour la vraisemblance sur les sentiments éprouvés ce jour-là par un duc de Saint-Simon décidément fort bien connu de son anonyme historien. Mais la mécanique psychique se trouve tout de même réduite à ses grandes lignes logiques, l'essentiel étant d'expliquer comment l'extraordinaire étonnement du duc et pair a occasionné ce qu'il appellera

---

25 *Mémoires,* éd. citée, IV, p. 904.

26 *Les Siècles et les jours*, éd. citée, p. 858.

27 « Anonymat, signature et vérité dans les écrits du duc de Saint-Simon », *Écriture, identité, anonymat au XVIIIe siècle*, Nicole-Jacques Lefèvre et Marie Leca-Tsiomis éd., *Littérales* n°37, 2007, p. 129-148.

28 *Saint-Simon l'autentico*, thèse encore inédite de Francesco Pigozzo, soutenue en juillet 2010 à l'Université de Pise, sous la direction du regretté Francesco Orlando.

plus tard un « sproposito », l'extravagante question au Père Tellier sur son âge qui trahit une inquiétude mal dissimulée du duc et pair pour le destin de l'âme de son sinistre interlocuteur. Saint-Simon a conscience de l'énormité de sa gaffe et la décrit comme la conséquence d'un cheminement intérieur expliquant sa perte de contrôle :

> Mais, pour achever ce qui regarde Saint-Simon et Tellier, un jour que ce dernier avait demandé une longue audience à l'autre à Versailles dans son arrière-cabinet, il lui dit des choses si étranges que Saint-Simon, qui l'avait vis-à-vis de lui entre deux bougies et une table entre deux, *fut tellement frappé d'un homme qui, pour soi ni pour ses parents, qui n'existaient pas, n'avait rien à gagner que vengeance et diminution, sans en faire meilleure chère, ni un seul pas vers aucune autre fortune, enfin tellement hors de soi par rapport aux jugements de Dieu dont son visage le montrait si proche, que tout à coup* il l'interrompit, et tout crûment lui demanda quel âge il avait. L'extrême surprise du confesseur *fit revenir Saint-Simon à soi et le jeta dans la même surprise*. Tellier lui demanda pourquoi il lui faisait cette question, qu'il avait soixante-dix-sept ans. L'autre en sortit lestement par lui dire que, le voyant vis-à-vis de lui avec si bon visage, la curiosité l'en avait pris, et tout de suite rentra en matière[29].

J'ai déjà commenté ailleurs[30] l'amusante manière qu'a Saint-Simon de se désigner comme « l'autre » dans ce passage : autre de Tellier, bien sûr, mais aussi, implicitement, de l'énonciateur lui-même. Comme dans l'épisode avec Chevreuse, alors que l'anonyme auteur de la *Note* insiste par ailleurs sur le cadre privé de l'entretien, dans son fameux « arrière-cabinet » maigrement éclairé, dont le clair-obscur poétique illuminera la version des *Mémoires,* il ne donne pas l'ombre d'une explication sur l'origine de son savoir. D'autre part, alors que les *Mémoires* rapportent très longuement les propos du P. Tellier sur la Constitution et sa prétendue nécessité, la version de la *Note* reste extrêmement allusive sur ce point (il est question seulement de choses « si étranges »), ce qui rend encore plus bizarre la centration du récit, non sur le contenu de son discours, mais sur leur « réponse » intérieure chez son interlocuteur et le développement « réactif » de sa pensée. Tout le passage qui commence par « un homme qui », etc., est particulièrement intéressant,

---

[29] *Les Siècles et les jours,* éd. citée, p. 837. Je souligne les éléments de « transparence intérieure ».

[30] Dans l'article « Anonymat, signature et vérité dans les écrits du duc de Saint-Simon », déjà cité.

parce qu'il met en scène Tellier tel que Saint-Simon se le représentait au moment des « faits », bien sûr, mais aussi comme il se le représente encore au moment de l'écriture, l'énonciateur ne prenant aucune distance par rapport à son « moi » secrètement et comiquement extériorisé d'antan. Enfin, cette pensée représentée l'est de manière évolutive, une première étape (« fut tellement frappé ») précédant nettement un second temps (« enfin tellement hors de soi »), puis une conclusion (« que tout à coup ») : le fait perceptible par autrui (le « sproposito ») apparaît comme le résultat d'une évolution intérieure que seul l'intéressé, en toute vraisemblance, semble pouvoir connaître. La différence formelle entre cette page et un récit de fiction à la troisième personne où l'auteur omnipotent inventerait librement l'intériorité de ses personnages, sur le modèle des nouvelles historiques du siècle précédent comme *Dom Carlos*, peut donc paraître très ténue, alors que considérer cette *Note* en général, ou ce passage en particulier, comme relevant de la fiction narrative, peut paraître sur le plan théorique bien hasardeux et même gratuit : par quelle définition de la catégorie de la « fiction » ce classement se justifierait-il ?

Un tel texte, dans sa bizarrerie même, est donc un objet textuel digne d'intéresser le théoricien du récit et en particulier d'ébranler un peu les certitudes de ceux qui, comme Hamburger ou Cohn, pensent que la représentation de la vie psychique des personnages dans un récit à la troisième personne est un marqueur *infaillible* de fictionnalité. Le célèbre passage des *Mémoires* dépeignant les états d'âme de la princesse des Ursins la nuit de sa catastrophe, que j'ai longuement étudié moi-même[31], et sur lequel Francesco Pigozzo revient à juste titre dans ce volume, en est une autre preuve éclatante, puisque Saint-Simon explique beaucoup plus loin qu'il tient ces informations sur ses sentiments de l'intéressée elle-même, le récit à la troisième personne étant la trace d'un original invisible à la première personne, fonctionnant comme source occulte. Tout cela suggère que l'énoncé seul, pris indépendamment de ses conditions d'énonciation et de l'intention qui l'anime, ne fournit peut-être jamais d'éléments suffisants et décisifs pour qu'on le mette à coup sûr d'un côté ou de l'autre de la frontière entre histoire et fiction à l'époque classique[32]. Les théories de ce rapport qui

[31] *Le Discours de vérité dans les 'Mémoires' du duc de Saint-Simon*, éd. citée, p. 620-626.

[32] On trouvera des conclusions allant dans le même sens dans le remarquable collectif *Le Narrateur en question(s) dans les fictions d'ancien régime : récits parlés, récits*

se cantonnent à des marques formelles, textuelles, sont donc toujours incomplètes.

montrés, Cl. Badiou-Monferran et D. Denis éd., *Le français moderne*, 2012/1.

La vie psychique dans le témoignage religieux des Lumières

Michèle BOKOBZA KAHAN

Les témoignages écrits des miracles qui ont lieu entre 1728 et 1732 à Paris, dans le cimetière de Saint-Médard, sur la tombe du diacre janséniste François de Pâris constituent un corpus testimonial de nature à la fois religieuse et judiciaire. Mais ce corpus qui représente une réaction défensive dans un contexte politico-religieux complexe, constitue également un tournant dans l'histoire du témoignage. Le phénomène des convulsionnaires de Saint-Médard et des guérisons miraculeuses est en effet considéré comme la conséquence la plus spectaculaire de la mobilisation de l'opinion publique opérée par les jansénistes contre la bulle Unigenitus promulguée par Clément XI en Septembre 1713. Il convient toutefois de souligner l'émergence d'un type nouveau de témoignage dont les composantes constitutives se transforment de manière significative (dans le double sens qualificatif et épistémologique). Alors que les témoignages religieux antérieurs ont pour objectif central voire exclusif d'attester de la toute-puissance divine par l'intermédiaire du miracle ou du récit de martyr, les témoignages de ce premier quart de siècle des Lumières s'éloignent du message d'ordre didactique et moral pour mettre l'accent sur des enjeux d'ordre communicationnel reliés au politique et au privé. On assiste à un quasi renversement des rôles : dans les témoignages de Saint-Médard, la prise de parole devient l'enjeu premier du discours testimonial, alors que le miracle, jusque-là considéré comme l'objet majeur du témoignage religieux, sert pourrions-nous dire de prétexte pour justifier ladite parole[1]. Cet aspect inédit se renforce un peu plus lorsque l'on s'interroge sur l'expression des

---

[1] Ce phénomène apparaît clairement dans le recueil de témoignages rédigé par Carré de Montgeron, Louis-Basile (1737), *La Vérité des miracles opérés à l'intervention de M. de Pâris et autres appelants, démontrée contre M. l'Archevêque de Sens,* 2 vol., A Utrecht, *Chez* les Libraires de la Compagnie.

émotions du témoin et de son expérience psychique. Les témoignages des guérisons miraculeuses de Saint-Médard par l'intercession du diacre François de Pâris se modèlent en fonction d'un double formatage dans la mesure où l'encadrement formel qui dicte la situation d'énonciation du témoin, ainsi que les structures narratives dans lesquelles s'incorporent les données individuelles propres à chaque sujet-parlant-témoignant relèvent des deux genres judiciaire et religieux qui sont contraignants et restrictifs. Or, en dépit du pré-conditionnement discursif et thématique puissant dont ils sont l'objet, les témoignages de Saint-Médard s'écartent du modèle générique traditionnel du témoignage religieux.

On admet aisément que le témoignage religieux, souvent encadré de l'appareil formel du témoignage judiciaire, ne constitue pas le genre de discours exemplaire pour l'articulation des émotions et le déploiement descriptif et narratif des égarements du cœur et de l'esprit. D'un côté, le témoignage judiciaire accueille difficilement l'introspection, l'analyse et l'expression des émotions et des ressorts psychologiques du témoin, lequel est sommé de relater le plus fidèlement possible les faits et de reconstruire une réalité événementielle qu'il a vécue comme acteur ou spectateur, de la manière la plus objective possible. Quel que soit le contexte énonciatif, le témoignage judiciaire se méfie de toute forme d'expressivité intime, ou de tout autre élément en rapport avec les tourments psychologiques ou affectifs de celui ou de celle qui parle. D'un autre côté, le témoignage religieux traditionnel ignore la vie psychique du sujet témoin martyr ou miraculé. Instrumentalisation de la cause divine, le témoin, lorsqu'il fournit quelques détails intimes, ne vise qu'à étayer le parcours des douleurs endurées pour mieux valoriser le moment du miracle. Seul importe l'itinéraire qui aboutit après maintes épreuves à l'expérience mystique du recueillement, de l'oubli de soi et de la grâce divine. De plus, la clôture hermétique du récit testimonial rejette une fois le miracle advenu toute expression de douleur subjective intérieure et nie toute réminiscence post-traumatique après le moment du miracle. Privilégier le factuel au détriment de l'émotionnel, d'une part, et instrumentaliser le sujet parlant au service de la cause divine, d'autre part, constituent les deux caractéristiques principales du témoignage judiciaire et du témoignage religieux. Pour le témoignage judiciaire, mieux vaut se borner aux faits plutôt que d'affabuler des histoires et/ou exprimer des sentiments et des émotions, pour le témoignage religieux, mieux vaut fusionner dans le moule prédestiné aux élus de Dieu plutôt que de revendiquer une individualité.

Un changement assez considérable apparaît dans les témoignages de Saint-Médard où la mise en discours du sujet « passionnel » et de ses « brouillards » intérieurs prend une ampleur inédite. Si l'objectif majeur demeure la propagation de la foi janséniste, les témoignages de Saint-Médard autorisent toutefois ce qui était quasi interdit auparavant, dans la mesure où ils accueillent voire privilégient l'expression des émotions intimes du sujet-témoin confronté psychiquement aux épreuves de la maladie. Quelle place dès lors est-il possible de donner à la vie psychique dans un discours qui se construit a priori dans le rejet de l'imaginaire et de l'émotionnel ? Et par quels procédés est-il possible d'introduire un élément inattendu dans l'espace testimonial ?

Définitions

Les questions posées invitent à un rappel définitionnel. Le lexique relié à la « vie psychique » prête souvent à confusion. Il demeure délicat d'évoquer une « expérience psychique » lorsque nous nous référons à une époque où le terme n'existait pas encore. Par ailleurs, les affects de natures différentes reliés aux dimensions cognitive et psychologique de l'appareil humain se trouvaient réunis voire souvent confondus sous l'appellation commune de « passions » et/ou d' « émotions ». Dans son *Dictionnaire Universel*, paru en 1690, Furetière définit le mot « émotion » en ces termes : « Mouvement extraordinaire qui agite le corps ou l'esprit, et qui en trouble le tempérament ou l'assiette ». La définition montre la combinaison dynamique du physique et du mental, idée qui se nourrit à la source immédiate de la pensée cartésienne soucieuse d'établir une distinction entre raison et passion afin de soutenir l'hypothèse de l'existence d'un système de contrôle et de gestion des passions grâce à l'entendement humain, tout en admettant l'idée d'une dynamique entre le cœur, le corps et l'esprit dans la machine humaine, compromission que l'on trouve dans le dernier ouvrage de Descartes, *Le Traité des passions*. Aujourd'hui encore, sous l'appellation commune de passions se trouvent réunis sinon confondus des affects de nature différente reliés aux dimensions cognitive et psychologique de l'appareil humain, et mises en rapport avec des approches anthropologiques et culturelles diverses[2]. L'usage de termes comme « passions », « émotions »,

[2] Reddy William M., *The Navigation of Feeling, a Framework for the History of*

« sentiments », « états d'âme » pour parler de mouvements psychiques dont la catégorisation sous des étiquettes fixes n'est jamais pleinement satisfaisante contribue à cet état des choses. Cette confusion lexicale apparaissait comme on l'a dit dans la définition de Descartes qui écrit :

> La définition des passions de l'âme [...] on peut les nommer des perceptions [...] On les peut aussi nommer des sentiments [...] mais on peut encore mieux les nommer des émotions de l'âme [...][3].

Si elles ne se recoupent pas toujours, les diverses notions anciennes et contemporaines véhiculent souvent des signifiés ressemblants, et cela en dépit des acquis de la psychanalyse, des avancées en neurologie, et des débats en psychologie cognitive et en anthropologie. La linguiste Gerda Haßler affirme que « beaucoup de noms d'émotions doivent leurs significations actuelles, en partie au moins, aux débats épistémologiques menés pendant la deuxième moitié du XVIIIe siècle. Des mots comme sensation, passion, besoin, plaisir, douleur, souffrance, jouissance, étonnement, contentement et mécontentement étaient définis dans le paradigme sensualiste qui établit des relations notionnelles entre eux »[4]. Si au XVIIIe siècle la psychanalyse n'avait pas encore conceptualisé les profondeurs de l'âme, ses replis conscients et inconscients, sa dépendance voire son assujettissement à un *id* et un *surmoi*, ses modèles archétypaux, etc., il n'en reste pas moins que l'intérêt et l'attention accordés aux conduites souvent contradictoires et pour le moins complexes de l'être humain, et aux motivations les plus secrètes voire les plus inavouées qui les déterminent, étonnent. L'acuité du regard et la perspicacité de l'analyse caractérisent un nombre impressionnant de romans dont l'objectif central vise à appréhender et à comprendre les ressorts les plus intimes de la conduite humaine dans ses rapports avec l'autre au sein d'une société fortement caractérisée. Le sujet fictionnel, narrateur à la première personne, parle souvent de soi, de son monde intérieur, de ses souffrances narcissiques, sentimentales et/ou de ses angoisses existentielles, de sa peur de soi, de sa méfiance à l'égard de l'autre, des rapports parent-

---

Emotions, Cambridge, Cambridge University Press, 2001, p. 3-62.

[3] Descartes, *Les Passions de l'âme,* introduction et note par Geneviève Rodis-Lewis, Paris, Vrin, 1999, I, chap. 28, p. 86-87.

[4] Gerda Haßler, « L'Apport sémantique du paradigme épistémologique du sensualisme au lexique des émotions », in Iva Novakova et Agnès Tutin (éds.), *Le Lexique des émotions,* Grenoble, Ellug, 2009, p. 25.

enfant, de ses ressentiments et de ses désirs les plus obscurs. L'espace psychologique devient l'espace privilégié du roman, phénomène littéraire qui n'a pas peu contribué à l'usage de mots comme « passion » et « émotion » pour se référer à ce qu'on appellerait aujourd'hui « vie psychique » de l'individu. Aussi, notre décision d'utiliser les termes « expérience psychique », « émotion » et « sentiment » sans s'arrêter chaque fois aux différences sémantiques qui les caractérisent est-elle reliée à l'absence d'une base conceptuelle communément partagée, d'une part, et l'ouverture d'un champ d'investigation particulièrement fécond sur les émotions au XVIIIe siècle.

L'inscription des émotions dans les témoignages de Saint-Médard

Les *Recueils de Miracles opérés au tombeau de M. de Paris*[5], dont la lecture révèle une ouverture à l'expression du moi intime du témoin et le

[5] *Recueil des Miracles opérés au Tombeau de M. de Paris Diacre,* tome troisième, A Utrecht, Aux dépens de la Compagnie, 1736, p. 42. Ce recueil en deux volumes reliés contient dans le second volume de 346 pages consécutives du septième au dixième recueil des Miracles. Toutes les citations tirées de ce volume seront suivies des initiales *SeRM.* (BNF: 8-LD4-2077(B,3).
Second Recueil des Miracles opérés par l'intercession de M. de Paris, contenant les 13 relations présentées à Monseigneur l'Archevêque, par Messieurs les Curés de Paris. Avec leur Requête du 4 Octobre 1731. Dans laquelle ils demandent à sa Grandeur de faire informer juridiquement sur ces faits offrant d'en administrer toutes les preuves et d'en indiquer les témoins nécessaires, 1732; suivi dans le même volume du *Recueil des Miracles opérés au Tombeau de M. de Paris Diacre, Contenant les Informations faites par l'Ordre de feu M. le Cardinal de Noailles, au sujet des Miracles opérés sur Pierre Lero, Jeanne Orget, Elisabeth La Loë, & Marie-Magdelaine Mossaron, Avec la Requête présentée à M. de Vintimille Archevêque de Paris, par MM. Les Curés de cette Ville du 13 Août 1731*, 1732 (BNF: 8 Z le Senne 9416 (1,2). Toutes les citations tirées de ce volume seront suivies des initiales SRM. Les deux recueils se trouvent également séparément sous la côte BNF: 8-LD4-2077 (A,1) et 8-LD4-2077 (A,2).
Recueil des Miracles opérés au Tombeau de M. de Paris Diacre avec les Requêtes présentées à Monsieur de Vintimile Archevêque de Paris, par Messieurs les Curés de cette ville, et un Discours préliminaire sur les Miracles, tome second, A Utrecht, Aux dépens de la compagnie, 1734, suivi dans le même volume de *Suite du Troisième Recueil Contenant plusieurs Relations de Miracles opérés au Tombeau de Monsieur François de Paris, par son Intercession et par l'Application de ses Reliques*. Toutes les citations tirées de ce volume seront suivies des initiales TRM. (BNF: 8-LD4-2077 (B,2).

déploiement d'un espace d'émotivité pluridimensionnelle complexe tranchent comme on l'a dit avec les témoignages religieux antérieurs les plus connus. Ce processus significatif s'effectue inévitablement de biais à travers des procédés reconnus dont il convient de reconnaître l'extension à un degré qui transforme la nature même du témoignage. On verra ainsi comment l'omniprésence du corps malade prend une ampleur telle qu'elle dépasse largement la dimension figuriste religieuse pour laisser la place à l'irruption du je psychique dans l'espace discursif. Dans un second temps, l'on s'attardera sur les procédés romanesques propres à l'écriture fictionnelle mobilisés ici pour mieux mettre en valeur la dimension émotionnelle du témoignage.

Corporalité et « émotionalité »

Le corps représente les stigmates du vécu douloureux et la cartographie de ses souffrances. La mise en récit de la maladie et du miracle demeure une forme d'ordre et un impératif auxquels nul chrétien croyant ne peut se soustraire. Dans l'appel à la mémorisation des souvenirs douloureux spécifiquement reliés à l'imagerie extérieure, il y a une incitation à revivre les souffrances et à les présenter comme des épreuves paradoxalement bénéfiques puisqu'elles ont mené au miracle. L'instrumentalisation semble s'effectuer a priori au détriment des traces traumatiques et des séquelles psychiques de la maladie ou de l'accident mortifère. Pis, il semblerait que l'exhibition souvent obscène déployée dans le témoignage occulte un peu plus encore les brisures traumatiques liées au psychisme, épaissit un peu plus l'opacité d'un discours testimonial « lisse ». Pourtant, ce « lissage » discursif destiné à délivrer un document qui répond à des attentes bien précises se fissure à cause justement de l'omniprésence démesurée du corps qui caractérise les témoignages de Saint-Médard.

La justification stratégique de la présence du corps malade fournit la seule option acceptable au niveau générique pour dire, en creux dans le récit des souffrances et des épreuves endurées, le moi intime, et, à des degrés divers d'acuité, l'expérience psychique subjective de chacun et chacune des sujets-parlant-témoignant. Le corps dans son exhibition exceptionnelle occupe une fonction d'interface entre le monde interne occulté et le monde externe moins déterminant. Il représente obliquement le monde des sentiments et des affects du témoin miraculeusement guéri au bout d'un parcours de souffrances. Car la volonté obsessionnelle de tout montrer, la vulnérabilité, la décrépitude et la destructibilité du corps malade dépasse de loin les caractéristiques du récit de miracle traditionnel. Et la seule nécessité d'authentification des témoignages à l'aide de certificats et d'attestations médicaux n'explique pas le phénomène d'exhibition dont il est question. Les changements culturels reliés à l'émergence de discours littéraires et médicaux qui traitent abondamment du « physiologique » et de la « sexualité » n'expliquent pas tout non plus. Le succès de Nicolas Venette avec son *Tableau de l'amour considéré dans l'Estat du mariage*, publié en 1687 et réédité des dizaines de fois tout au long du XVIIIe siècle est connu. Les anonymes pornographiques comme *L'École des filles* et *Vénus dans le cloître*, puis ensuite la veine romanesque libertine que l'on connaît, révèlent les tensions que suscitent les découvertes scientifiques et les nouveaux modes de pensée dans un monde qui se libère graduellement de Dieu[6].

Le mouvement très prononcé vers le corporel, s'il s'inscrit dans un contexte particulier qui l'explique partiellement, remet toutefois en cause la fonction première du témoignage religieux qui visait à valoriser l'expérience mystique. Paradoxalement, l'exhibition du corps malade, de ses souffrances, de sa détérioration, et la description minutieusement détaillée des épreuves vécues entraînent un glissement de l'évènementiel divin vers le quotidien individuel. On retiendra donc l'idée d'un rapport direct et naturel entre l'expérience physique et l'expérience psychique. En d'autres termes, le besoin nouveau de se dire dans un témoignage qui prend les allures d'un récit de vie emprunte l'expérience physique pour accéder à l'expérience psychique.

On remarque comment la mise en récit des souffrances physiques, qui s'étale sur plusieurs pages, s'enrichit de détails d'apparence anodine non seulement sur la maladie mais également sur les efforts de guérison, les contacts familiaux et amicaux, les peines et les espoirs inavoués, souvent déçus. Le déploiement narratif élargit la marge de manœuvre d'un témoin qui se permet désormais d'exprimer des sentiments complexes, signes de tensions et de conflits intérieurs jusque-là inavoués parce qu'inavouables. Il devient possible d'exprimer le découragement, le sentiment de solitude, la frustration de l'aliénation. L'incompréhension de l'entourage aussi

[6] Michèle Bokobza Kahan, « Mise en fiction des témoignages des convulsionnaires de Saint-Médard (1727-1732), vers une poétique de l'horreur », *Revue Romane,* 44 :2, 2009, p. 313-331.

attentionné soit-il, mais incapable de mesurer l'ampleur des souffrances peut devenir une source d'amertume :

> Tous les différents sentiments de ces Messieurs au sujet de mon mal, me prouvaient qu'ils n'y connaissaient rien, et que je n'avais aucun secours à en attendre, ni de tous les remèdes humains qui jusqu'alors ne m'avaient causé que du mal, bien des chagrins, et bien des inquiétudes, et fait courir bien des risques (*TRM*, p. 187, relation de Geneviève Colin, fille de feu Jean Collin en son temps Marchand Libraire, et de défunte Marguerite Dubreuil).

À travers les détails de la symptomatologie s'infiltrent les émotions du témoin. Dans le passage suivant, le sujet-témoin expose sans complexité aucune les multiples sentiments conflictuels qui l'agitent :

> Malgré la vivacité de mes désirs j'eus beaucoup de combats intérieurs à soutenir, et d'obstacles extérieurs à lever. D'un côté j'entreprenais un voyage qui pouvait me séparer pour longtemps d'une mère âgée que j'aime et dont je suis aimée; de mes chers pauvres qui pouvaient avoir besoin de ma présence quelquefois ; (je le dis à ma confusion) j'étais combattue par la crainte des railleries auxquelles je m'exposais, si je revenais sans être guérie, c'était une de mes grandes faiblesses. D'un autre côté plusieurs personnes de qui je dépends faisaient naître des difficultés et des obstacles presque insurmontables, surtout ma mère à qui je craignais d'ailleurs de causer beaucoup de dépenses. Cependant, je persévérais dans mon dessein, et je disais souvent à Dieu : vous êtes tout puissant [...]. (*TRM*, p. 104, relation de Marguerite Hutin)

Lorsqu'elle réfléchit sur le choix à faire, la prénommée Marguerite Hutin parle du chagrin de quitter sa mère âgée, introduisant les sentiments familiaux d'attachement et de devoir. Elle s'ouvre un peu plus lorsqu'elle avoue des sentiments plus intimes qui induisent de la vanité et de la coquetterie, traits de caractères plus répréhensibles, comme la peur du ridicule et la crainte de s'exposer aux railleries de certains. L'expression de sentiments comme la frustration et l'abandon, le chagrin et l'inquiétude filiale, la peur du ridicule et la honte des railleries, change la tonalité du témoignage religieux, comme dans l'exemple qui suit où le découragement et l'attente de la mort éloignent le témoin de l'expérience mystique jusqu'au point extrême du doute agnostique :

> Comme mes incommodités étaient les mêmes, je persévérais à employer les mêmes remèdes et saignées, et cependant toujours sans succès. Je commençai à perdre tout espoir de guérison, lorsque je vis mes jambes qui

> s'enflaient de temps en temps. M. Geli dont Dieu veuille mettre l'âme en sa sainte paix, m'a prouvé par ses attentions combien il m'aimait et la part qu'il prenait à la durée de mes souffrances. S'il savait bien qu'il ne me guérirait pas, du moins fit-il son possible pour me soulager, car il m'ordonna de prendre tous les jours pendant un mois entier une dose des poudres d'un Abbé qui demeurait cloitre Saint-Jacques de l'hôpital ; j'en usai et je n'y trouvai nulle ressource; c'est de la sorte que je passais mes jours menant une vie languissante. Je vieillissais et la mort que je désirais n'arrivait point. (*SeRM*, p. 135 relation de Laurence Magnan)

La dimension interrelationnelle des émotions qui se dégage montre que l'expérience psychique, loin de concerner un événement personnel relié à des causes uniquement en rapport avec l'expérience physique, est une expérience qui se construit et se développe dans un contexte social et culturel particulier où la présence de l'autre engendre, provoque et alimente des émotions. Le relationnel fortement mis en valeur dans ces témoignages corrobore l'idée que l'émotion est le résultat complexe d'une réalité multidimensionnelle. Les « amis » de Jean-Baptiste le Doulx, autre miraculé de Saint-Médard, s'inquiètent, s'efforcent de secourir le malade, l'encouragent à se faire saigner et à suivre les ordonnances médicales : « Plusieurs de mes amis de dedans et de dehors la maison me conseillaient depuis quelques jours de me faire saigner » (*SRM*, relation de Jean-Baptiste le Doulx, p. 43), et, plus loin : « Le 18 au soir deux Messieurs de mes amis, ayant appris que je faisais une neuvaine à M. de Paris, et que je devais m'y porter le lendemain vinrent me voir pour m'en détourner. Quelque bien intentionnés qu'ils soient d'ailleurs, ils me dirent que quoique touchés de ma louable entreprise, il leur semblait bien difficile de l'exécuter » (*SRM*, p. 46). Les amis du témoin présentent les multiples difficultés qui menacent le malade et risquent d'entraîner des souffrances atroces. Ces exemples soulignent l'importance de la collectivité protectrice, garante du statut social et affectif du malade qui n'est jamais seul, mais qui néanmoins doit agir en dépit des conseils donnés et affronter une forme d'incrédulité de la part de ses amis proches. L'élément familial et/ou amical dans le témoignage contribue à la construction d'une réalité domestique. Sont mis ainsi en scène des désaccords, des divergences d'opinions et des regards différents posés sur la maladie et les traitements à suivre.

Ces cercles extérieurs chargés de connotation émotive entraînent parfois des réactions négatives à la fois du côté du témoin et de celui de ses interlocuteurs qui sont reliés à l'espace public lui aussi chargé d'émotions[7]. L'hostilité et la méfiance des uns provoquant la défensive et la colère de l'autre :

> Le bruit du miracle opéré sur moi attira beaucoup de monde qui vint me voir. Ceux qui m'avaient connu, infirme et ceux qui avaient seulement entendu dire que je l'étais, venaient de toutes parts. Mon état présent parlait, et à l'égard de celui qui était passé, mon récit soutenu du témoignage de mes voisins et de plusieurs gens de bien qui me connaissaient et qui m'avaient vus à Saint Médard en instruisait ceux qui l'ignoraient. Je vis néanmoins avec surprise des personnes contester un miracle si évident; et cette surprise augmenta bien davantage quand je vis l'incrédulité affectée de gens même qui m'avaient connu dans mon infirmité. Je ne comprenais pas d'abord par quelle raison ils niaient une si grande merveille qui faisait l'étonnement de tout le monde; mais leurs discours me firent bientôt connaître l'esprit qui les animait. Ils se répandirent en injures contre la mémoire du bienheureux de Pâris; ils dirent qu'il fallait que je m'entendisse avec des gens qu'ils appellent *Jansénistes* : quelques-uns même osèrent y ajouter que l'on m'avait donné de l'argent pour me faire attribuer ma guérison à M. de Pâris. Et enfin pour me punir de la grâce que Dieu m'a faite par l'intercession de son Serviteur, il y en a qui m'ont privé de leur pratique : je ne les nomme point, Dieu les connaît, et il les jugera. (*TRM*, p. 182, relation de Nicolas Renaudier, maître menuisier à Paris)

Aux amis et aux proches généralement source de soutien se rajoutent les cercles plus larges de la collectivité qui peuvent fonctionner comme le porte-parole d'un autre scénario. Gilles Siouffi a montré le rapport entre le pouvoir de certains mots et les émotions publiques qu'ils drainent en insistant sur les querelles du « jansénisme » et la violence verbale que ces épisodes ont entraîné depuis le dix-septième siècle dans l'espace public[8]. L'étiquette au départ calomnieuse et partisane de « jansénisme » ou « janséniste » réapparaît ici dans son sens premier comme les italiques le signalent. La confrontation décrite présente une situation conflictuelle lors de laquelle le miraculé se trouve devant des personnes refusant de reconnaître l'authenticité de son vécu. L'élément polémique est rarement évoqué aussi explicitement dans les témoignages à la première personne des miracles de Saint-Médard. L'extrait

[7] Merlin-Kajman Hélène éd., *Les Émotions publiques et leur langage à l'âge classique, Littératures classiques*, n°68, Paris, Champion, 2009.

[8] Siouffi Gilles, « Pouvoir des mots et émotions publiques au XVIIe siècle : réflexions à partir de Pascal », dans Merlin-Kajman Hélène, *op. cit.,* p. 117-130.

cité ici demeure néanmoins significatif dans la mesure où il révèle une charge émotive forte qui sous-tend sans aucun doute le souci d'exhaustivité nominale, caractéristique capitale de notre corpus.

Procédés de mise en fiction dans le récit testimonial :

Le témoignage décrit en détails les événements les plus quotidiens relatifs à la maladie, sa genèse, son développement, et sa disparition miraculeuse. L'inscription du corps malade dans le discours engendre des effets émotionnels et affectifs corrélatifs tant au plan des acteurs principaux et secondaires de l'histoire racontée qu'au plan des destinataires directs et indirects du témoignage. La « corporalité » n'apparaît pas uniquement dans les représentations descriptives diverses qui parsèment le texte. Elle se manifeste aussi à travers des procédés narratifs et discursifs que l'on identifie conventionnellement à l'écriture romanesque de fiction. Cela ne signifie pas qu'une mise en doute sur la véracité de l'événement raconté s'effectue ; au contraire, l'intérêt stratégique vise à rapprocher émotionnellement le lecteur du témoin narrateur tout en garantissant par les moyens d'accréditation convenus de l'authenticité du témoignage. Ainsi, les procédés romanesques les plus éculés comme la montée du suspens, l'héroïsation du personnage principal, le crescendo des événements, les retournements de situation, le moment cathartique, etc., permettent-ils une articulation du psychique sur le physique tout en élaborant ce que l'on se propose d'appeler une « poétisation du témoignage religieux »[9].

Le témoin élargit l'histoire de la maladie pour la placer dans l'ensemble d'une vie. Cette incorporation dans un tout autobiographique constitue un geste inédit qui en nouant le passé, le présent et le futur élargit la signification du témoignage et enrichit ses enjeux. Plutôt qu'un récit fragmentaire focalisé sur le moment événementiel susceptible de réduire l'identité du témoignant au seul moment de la maladie et du miracle, nous voici devant un récit qui raconte le développement des infortunes et des malheurs comme en témoignent les exemples suivants :

> Je fus attaquée de la maladie qui m'a éprouvée pendant l'espace de neuf

[9] Bokobza Kahan, Michèle, *op. cit.* ; Carole Dornier, « Toutes les histoires sont-elles des fictions ? », dans Carole Dornier et Renaud Dulong éd., . *Esthétique du témoignage,* Paris, Éditions de la Maison des sciences de l'homme, 2005, p. 91-106.

> années : au commencement de ma douzième, c'était en l'année 1722 vers la fin. (*TRM* p. 25, relation de Jeanne-Marguerite Dutilleux)
>
> Il y a environ quatorze ans que je fus attaquée d'un grand mal de tête accompagné de battements de cerveau, qui me fit souffrir de si grandes douleurs que je fus obligée d'appeler Monsieur Blondeau Chirurgien demeurant en la rue de Saint Victor. (*TRM* p. 39, relation de Magdeleine Geoffroy)
>
> Dès mon enfance, j'ai été d'un tempérament très délicat. Ma mère se souvient que dès ce temps j'ai craché le sang (*SRM* p. 1, relation de Marie Geneviève Salle).

Les procédés d'énumération et de répétition permettent de créer une atmosphère d'angoisse et de frayeur qui contribue au suspens d'une histoire échelonnée d'accidents les plus malheureux :

> Au mois de Mai de 1728, étant montée pour détendre la toile cirée qui sert de couverture à l'échoppe où elle étale, attenant la grille de l'Abbaye, le pied lui glisse, elle tombe sur l'appui de sa boutique, le coup porte encore entre la poitrine et l'estomac, et lui répend entre les deux épaules, ce qui la fait évanouir. Revenue à elle-même, loin de perdre courage, elle remonte pour continuer à défaire la toile de sa boutique; mais étant encore toute éblouie et toute hors d'elle-même par la chute qu'elle venait de faire, elle retombe une seconde fois encore plus rudement, se blesse au même endroit, mais si cruellement qu'elle rend aussitôt le sang par la bouche avec une affreuse abondance. [...] Ce n'est pas tout, une dernière chute achève encore de la briser. A peine quinze jours s'étaient-ils écoulés depuis les deux chutes précédentes, qu'étant montée sur l'appui extérieur de sa boutique, elle se laisse tomber sur la barre de fer qui soutient la grille de l'Abbaye, et de là sa tête se précipite la première sur le pavé avec une telle violence qu'elle la crut entièrement fracassée. [...] un vomissement de sang très abondant fait comprendre qu'il s'était rompu quelques veines dans la poitrine ou l'estomac [...] les vomissements de sang ne peuvent être arrêtés, ils deviennent habituels : le pus des vaisseaux déchirés, dont les cicatrices tombent en suppuration, se mêlant avec le sang, augmente infiniment la force de la fièvre continue dont elle était déjà tourmentée[10].

---

[10] Montgeron (Carré de). *La Vérité des Miracles opérés par l'intercession de M. de Paris et autres Appelants, démontrée contre M. l'Archevêque de Sens, dédié au Roy et présenté à sa Majesté le 29 Juillet 1737, Épître dédicatoire au Roy, Miracle de conversion opéré sur l'Auteur, Essai de dissertation sur la foi due au témoignage, Conséquences qui résultent de ces Miracles et réponse aux principales objections*

L'énumération scande l'inexorabilité de ce mouvement fatal. Elle intensifie le sensationnel producteur de pathos, et s'ouvre à l'insertion d'émotivité dans le témoignage. De plus, l'effet de réel que produisent les descriptions détaillées des symptômes pathologiques, du corps malade, et des événements les plus anodins le long du parcours de douleurs et de souffrances, favorise l'immersion du lecteur dans l'histoire racontée. Si les dates et les circonstanciels temporels ancrent le discours dans l'événement référentiel et garantissent la véracité des faits, l'énonciation à la première personne qui implique directement le témoin oculaire dans les événements tragiques d'une vie, frappe l'imagination du destinataire propulsé dans un monde de souffrances terribles qui lui est raconté à la première personne :

> La violence des douleurs continua donc ; et elle ne peut s'exprimer : il me semblait qu'on m'arrachait les épaules et les mains, les picotements et les tiraillements que je ressentais me faisaient pousser des cris dont tout le voisinage était effrayé : j'avais peu de relâche; et ce qui rendait ma situation encore plus fâcheuse, c'est que je ne pouvais rester ni couché ni assis, dans la crainte de m'endormir, parce que toutes les fois que je me réveillais, les douleurs étaient cuisantes, et je tombais dans une espèce de désespoir. Il n'y avait que la vue d'un crucifix qui était au pied de mon lit qui pût me tirer de cet état de fureur; j'y exposais mes souffrances au Seigneur et le priais de les apaiser ou du moins de me donner la force de les soutenir ; je n'avais plus d'autre remède pour éviter le sommeil que de marcher dans ma chambre ; et j'avais besoin que ma femme ne me laissa pas seul dans cette triste conjoncture. (*TRM*, p. 180, relation de Nicolas Renaudier, maître menuisier à Paris)

Les renversements de situation et le suspens bâtissant un décor réaliste propice à l'identification du lecteur et à l'émergence d'un double sentiment d'empathie et de catharsis, le témoignage dans ses procédés de fictionnalisation s'inscrit dans le registre de l'extrême et de la peur qui favorise l'expression de la vie psychique du malade. La présence du sujet-témoin dans le discours religieux pose non seulement une empreinte thématique, mais également une empreinte énonciative. Il est dès lors permis d'exprimer ses émotions. Celles-ci varient de témoin en témoin, et cette richesse corrobore l'idée d'un glissement du modèle institutionnel du témoignage religieux vers un modèle où le sujet occupe une place dominante.

Au cœur du témoignage du miracle se déploie la réalité triviale mais

---

qu'on y oppose, 1737, édition d'Utrecht, IV relation de Marguerite Duchesne.

vitale de l'être qui retrouve sa santé. Le récepteur du témoignage se trouve confronté à une histoire humaine, celle de tout un chacun face aux imprévus de la vie, une vie tout à la fois banale et héroïque. Dans cette perspective, l'enjeu religieux dont le témoignage prétend être le ressort, faiblit au profit de l'évocation d'épreuves personnelles constitutives d'un parcours biographique qui s'épaissit et gagne en profondeur grâce à la richesse descriptive des témoignages. Émanant d'un sujet parlant dont la subjectivité s'impose, le témoignage dans sa mise en récit devient le vecteur et le déclencheur de sentiments et d'émotions.

L'inscription de la subjectivité intime dans le témoignage religieux sans doute motivée par les transformations culturelles de l'époque représente l'un des exemples illustrant l'évolution du sujet dans les discours des savoirs. Même si l'expression des ressorts psychologiques et psychiques qui agitent voire bouleversent le sujet-parlant-témoignant à la fois dans le récit raconté et dans la situation d'énonciation du témoignage (et ce n'est pas la même chose) constituent des stratégies rhétoriques et argumentatives propices à l'accréditation du témoignage et à la mobilisation de l'opinion publique, ce changement profond dans le témoignage religieux illustre le passage d'un discours fortement conditionné par les institutions vers une forme d'émancipation dont les enjeux invitent à réévaluer le rôle des émotions dans les récits de miracles.

« J'entendais parfaitement le langage de son âme » : les mirages de l'intériorité dans l'*Histoire de ma vie* de Casanova

Cyril FRANCÈS

Stephan Zweig, dans l'introduction de son essai *Trois poètes de leur vie, Casanova, Stendhal, Tolstoï,* justifie la réunion *a priori* surprenante de ces trois auteurs en expliquant qu'ils figurent chacun « trois degrés ascendants de la même fonction créatrice : la représentation de soi ». Et il ajoute à propos du Vénitien :

> Bien entendu, Casanova ne symbolise que le premier échelon, le stade inférieur, primitif, l'autobiographie « naïve », en somme, où un homme confond encore la vie avec l'aventure extérieure, sensuelle et matérielle, et relate ingénument le cours et les événements de cette vie sans les apprécier, sans s'examiner lui-même[1].

La phrase propose une double réflexion critique dont l'articulation va orienter pour longtemps la réception de l'*Histoire de ma vie* : d'une part, le constat de l'occultation de la vie psychique dans l'*Histoire de ma vie*, d'autre part la compréhension de cette occultation comme symptôme d'un retard dans la conquête de la subjectivité que serait l'histoire du genre autobiographique. Cette interprétation fonde l'espace critique où s'opposent les deux lectures traditionnelles du texte : l'une qui creuse le vide et l'inconséquence supposés du mémorialiste, que ce soit pour y louer un effort de libération des contraintes de l'introspection[2] ou pour y fustiger la vanité de l'auteur et la vacuité de son œuvre[3] ; l'autre qui s'efforce de reconstituer ou

---

[1] Stephan Zweig, *Trois poètes de leur vie : Casanova, Stendhal, Tolstoï,* Paris, Stock, 1937, p. VI.
[2] Voir Robert Abirached, *Casanova ou la dissipation*, Paris, Grasset, 1961 et Chantal Thomas, *Casanova, un voyage libertin*, Paris, Gallimard, « Folio », 1998.
[3] On pense notamment à Fellini, qui, plus sévère que Zweig, tenait Casanova non pour

de retrouver une « psyché » casanovienne en mettant en avant les quelques passages « d'auto-récit » (selon la terminologie de Dorrit Cohn), quitte à estomper les non-dits et surtout les contradictions qu'ils contiennent en parlant de « mauvaise foi sartrienne »[4] ou de « stratégie de méconnaissance »[5]. Dans tous les cas, il s'agit de combler le manque laissé par l'absence de profondeur introspective et de densité affective dans le texte et de justifier les incohérences apparentes du discours autobiographique. De fait, n'importe quel lecteur de Casanova a été au moins sceptique devant certaines explications du mémorialiste, à propos de sa conduite ou de celle des autres personnages, qui paraissent en évidente opposition avec ce que le récit factuel suggère : la réflexivité très relative de l'écriture renvoie quelquefois l'image d'un mémorialiste qui semble n'avoir pas conscience de ce qu'il écrit.

Ce phénomène a au moins une explication évidente : Casanova écrit dans une telle fusion avec le passé qu'elle interdit toute tentative de retour à soi. Témoin de ce syncrétisme temporel, la surreprésentation du présent comme temps du récit ou encore l'abondance du discours direct. Corrélativement, Casanova évite les portraits globalisants, dessine rarement le « caractère » de ses personnages, et le « psycho-récit » lui est absolument étranger. La vie psychique des personnages n'est donc accessible que par des signes physiques codifiés (la rougeur, les larmes...) ou par ce que leur parole en laisse deviner : ils n'ont pas plus d'intériorité que des personnages de théâtre. Piètre autobiographe, le mémorialiste ne paraît pas meilleur moraliste : il ne sonde ni les reins ni les cœurs, qui lui demeurent aussi impénétrables qu'à l'époque des faits. Ce n'est donc qu'un apparent paradoxe de s'interroger moins sur la « représentation de la vie psychique » chez Casanova que sur les modalités et les enjeux de sa non-représentation. Car ni la naïveté ni l'inconséquence éventuelles de l'auteur ne rendent compte de ce trait majeur de l'écriture casanovienne : le rejet systématique de l'intériorité dans le hors-champ du texte, et cela au prix de montages énonciatifs et narratifs d'une

« naïf » mais pour « stupide ». Sur cette détestation de Fellini pour son personnage, on peut se reporter à l'entretien avec Aldo Tassone dans la revue *Positif* (n°181/182, mai/juin 1976).

[4] Gérard Lahouati, *L'idéal des Lumières dans l'*Histoire de ma vie *de Jacques Casanova*, thèse de doctorat, ANR, Lille, 1988.

[5] François Roustang, *Le bal masqué de Giacomo Casanova*, Paris, Minuit, 1984, p. 124.

complexité telle qu'elle interdit d'expliquer ce rejet par une forme d'incompétence du mémorialiste. Au contraire, une si soigneuse mise à distance des secrets de l'âme suppose une double réflexion d'écrivain et de moraliste. Tout se passe comme si Casanova pensait l'intériorité comme un leurre, un théâtre d'illusions qui aveugle les individus et opacifie leur identité bien plus qu'il n'en donne la clé : aussi ne peut-elle être représentée qu'en reconduisant le dispositif leurrant, non en tentant de le lever. Plus encore, le texte établit une sorte d'éthique de l'opacité intérieure, éthique qui est bien évidemment une affaire d'énonciation, et qui suppose que le mémorialiste en perde la maîtrise pour rendre aux êtres du passé, lui compris, leur indétermination. Ainsi dissimulés sous le voile de l'écriture, les personnages conservent vivantes toutes leurs virtualités.

J'essaierai d'établir ma démonstration en prenant appui sur un épisode en particulier, celui de l'intrigue avec la religieuse M.M. Résumons-le rapidement : Casanova est l'amant de la jeune C.C, qu'il envisage d'épouser mais que sa famille a mise au couvent, lorsqu'il reçoit une lettre d'une religieuse qui veut le connaître. Craignant l'attrape, il répond avec méfiance puis, après quelques malentendus, engage une liaison avec M.M qu'il rencontre dans le *casin* de son mystérieux protecteur. Il finit par apprendre que celui-ci est le cardinal Bernis, qui les a observés quelquefois depuis un cabinet secret. Un soir de carnaval, alors qu'il est déguisé, il se rend au *casin*, où il découvre non M.M mais C.C. Il se croit joué par la religieuse, rompt, puis se rend aux arguments de celle-ci : après avoir découvert que Casanova était aussi l'amant de la jeune C.C qu'elle a prise sous son aile au couvent, elle a voulu que tous n'aient plus aucun secret les uns pour les autres. Casanova accepte alors des rencontres à quatre, avec C.C et Bernis. La première est chaste, puis l'ambassadeur ne vient pas à la seconde, et Casanova comprend que la prochaine fois, il devra s'effacer à son tour pour laisser Bernis avec les deux femmes : il s'est fait « croquer » C.C.

Au-delà de l'intrigue libertine, finalement assez mince, l'enjeu de l'épisode est, pour Casanova et M.M de « s'entreconnaître parfaitement » (I, 730)[6] et de parvenir à une forme de transparence des cœurs. Les péripéties et les énigmes s'articulent autour de deux questions, l'une explicitement posée : qui est M.M ? L'autre qui sourd implicitement : qui suis-je moi vis-à-

[6] L'ensemble des références renvoie à l'édition de Francis Lacassin, Paris, Robert Laffont, « Bouquins », 1993.

vis d'elle ? La réponse à ces deux questions détermine la perspective morale que le lecteur peut assigner à l'épisode, réponse que le texte ne livre jamais clairement, usant d'abord des ressources du récit épistolaire pour exhiber une intériorité feinte, déployant d'autre part les ressources de la théâtralité pour prolonger les illusions de la conscience du temps de l'énoncé jusque dans celui de l'énonciation, rendant, enfin, structurellement impossible la position réflexive du mémorialiste et celle, surplombante, du moraliste.

L'intrigue entre M.M et C.C est en partie un récit épistolaire, noué autour de quatre échanges de lettres ayant lieu à des moments critiques de la relation : lors de la première prise de contact, au moment où Casanova se croit dupe après l'échec de la première rencontre, lors de la révélation par M.M que Bernis a assisté à leurs ébats, enfin après la substitution de C.C à M.M. Dans un récit historique, la lettre engage théoriquement un double processus d'authenticité et de transparence : vestige de réel fiché dans le texte, elle s'offre comme un document qui atteste la véracité de l'histoire racontée et comme un témoignage de la personnalité des protagonistes dont la subjectivité s'exprime directement, par-delà la médiation du récit. Casanova ne manque d'ailleurs pas d'insister sur cette valeur référentielle superlative, dès la première transcription : « Le ton de cette lettre, que je copie mot pour mot, me surprit encore plus que la chose » (I, 715).

Cependant, davantage encore que la protestation d'authenticité, l'essentiel tient ici à la subordination opérée par Casanova de la « chose » (l'intrigue qui débute) au « ton » (qui est une modulation du style et qui renvoie donc à la locutrice et à son « caractère ») ; l'enjeu du récit tient moins à son contenu événementiel qu'au personnage qui en est le protagoniste principal : l'aventure romanesque avec la nonne est seulement l'écrin de la mise en scène des énigmes de l'altérité. En ce sens, la question de la véracité des lettres, et par là des événements eux-mêmes, est à la fois importante et mal posée. Tout porte en effet à croire, notamment les manuscrits, qu'elles sont de l'invention et de la main de Casanova. Cela ne saurait suffire à transformer la narration entière en fiction, puisque le récit cadre est bel et bien un récit factuel, mais en revanche cela contribue à faire glisser une partie de la narration aux confins du fictionnel et du factuel, du côté de la « feintise », au sens de Kate Hamburger, à la nuance près que ce n'est pas l'énoncé fictif qui imite l'énoncé de réalité, mais l'inverse. L'intérêt de ce détour n'est pas seulement de donner au récit autobiographique l'aura et la densité du romanesque, mais surtout d'introduire au sein de la narration une part d'artifice qui appelle à s'intéresser à ses modalités davantage qu'à son contenu. Là encore, le « ton » prime sur la « chose », ce qui a sur l'énonciation un double effet. Celle du mémorialiste se scinde car il devient deux fois sujet de discours, une fois dans le passé du récit, une autre dans le présent de l'écriture ; celle du personnage s'autonomise et, ce faisant, le transforme en véritable sujet : dans les deux cas un accès complet à l'intériorité des deux instances semble promis, alors même que le récit se donne les moyens de déjouer les pièges, les dérobades et les non-dits du discours personnel.

Commençons par M.M, figure centrale de l'épisode et dont pourtant le portrait qui en est fait à Casanova par Mme de Coroni repose sur un élément irréductible au discours : « Mais ce qui est une vraie énigme m'ajouta-t-elle, c'est le caprice qu'elle eut de prendre le voile étant belle, riche, remplie d'esprit et très cultivée et, à ce que je sais, esprit fort. Elle se fit religieuse sans aucune raison ni physique ni morale » (I, 722). La phrase décrit une étrange ellipse, dans laquelle M.M a aboli son individualité par un acte qui est la négation même de ce qui la constituait jusqu'alors, comme si cet esprit hyperbolique, pris du « démon de la perversité », était allé jusqu'à se nier. Le « caprice » oppose son irrationalité irréversible au jugement, soustrait M.M à l'ensemble des grilles interprétatives relevant de l'anthropologie classique des passions ou de l'amour propre et fait reposer la « vie psychique » de la religieuse sur une insoluble contradiction. Le modèle épistolaire ne se propose pas de combler cette lacune et de résoudre l'énigme, mais plutôt d'en maintenir les termes : la lettre est une forme-sens qui permet de reproduire et de conserver telles quelles les tensions qui ordonnent le rapport des individus à eux-mêmes et aux autres. Cette ellipse laissée par le retrait de M.M donne au personnage une liberté et une plasticité extraordinaire, que le registre épistolaire exploite d'autant mieux qu'il permet aussi de prendre le mémorialiste à ses mirages : face à la ductilité du caractère qu'exhibe la religieuse dans chacune de ses lettres, c'est la subjectivité de Casanova qui semble être assujettie à une scénographie qu'on lui impose.

Ainsi, la fin de la première lettre que M.M écrit à Casanova pose clairement les termes du contrat de la relation à venir et en manifeste la contradiction : « Songez que si je ne vous eusse supposé l'esprit bon et honnête, je ne me serais jamais déterminée à une démarche qui pourrait vous faire porter sur ma personne un jugement sinistre » (I, 715). M.M noue une intrigue libertine en usant des termes de l'honnêteté, selon un usage qui ici n'est pas strictement ironique mais conserve une visée pragmatique : il s'agit de tenir à l'écart la figure de la rouée et d'établir une communication où le langage de l'honnêteté ne masque pas celui du libertinage mais où il vient le légitimer. D'autre part, M.M offre à Casanova un rôle, celui de l'honnête homme, tout autant qu'une fonction : elle fait de lui le seul garant de la nature de leur relation. En effet, pour que la conduite de M.M ne soit pas « sinistre », il faut que Casanova soit « bon et honnête ». Celui-ci devient le dépositaire de l'identité de la religieuse qui, dès lors, n'existe plus dans le « réel », mais uniquement sous forme de représentation dans le jugement de Casanova : elle devient un être de papier et le regard du lecteur, qui n'est, lui, nullement obligé d'être « bon et honnête », se retrouve soudain désolidarisé de celui du mémorialiste.

Le commerce épistolaire dessine par la suite une fabuleuse construction identitaire en miroir, chacun se livrant à l'autre pour qu'il lui rende son reflet transfiguré. Ce don a pour revers une aliénation, visible dès le premier malentendu entre les amants, lorsque la religieuse écrit :

> Convenez que pour prendre le parti que vous avez pris, et pour m'écrire l'affreuse lettre que vous m'avez envoyée, vous avez eu besoin de vous figurer en moi un monstre qu'il est impossible de trouver entre les femmes qui ont comme moi une naissance et une éducation [...]. Sachez que je suis meilleure physionomiste que vous, et que ce que j'ai fait, je ne l'ai pas fait par étourderie. Je ne vous ai jamais cru capable d'une noirceur, même étant sûr que je vous aurais joué en effrontée ; mais vous n'avez vu sur ma figure que l'âme d'une impudente. Vous serez peut-être la cause de ma mort, ou pour le moins vous me rendrez malheureuse pour le reste de mes jours [...] Songez que, quand même ma vie ne vous intéresserait pas, votre honneur exige que vous veniez me parler. (I, 728)

Creusant le sillon de l'honnêteté, M.M déploie également une virtualité nouvelle, celle de la rhétorique sentimentale. Déniant à Casanova toute capacité d'interprétation, elle passe du champ des valeurs à celui de la sensibilité, unissant les deux perspectives dans l'ultime appel à ce qui reste à l'honnête homme quand il a tout perdu : « l'honneur ». Il y a là une évidente manipulation rhétorique : sur le plan de l'*ethos*, la religieuse se place à la fois en victime et en position de maîtrise, impose définitivement à Casanova un rôle qu'il ne pourra plus quitter ; sur le plan du *logos*, les langages de l'honnêteté et du sentiment servent de leurre, comme s'ils pouvaient faire oublier la situation d'énonciation libertine. M.M réunit en une seule figure deux topiques contradictoires et incarne simultanément la *Vénus dans le cloitre* et la *Religieuse portugaise*.

Que l'on séduise son amour-propre et que l'on capte son imaginaire, Casanova, dans un premier temps, le reconnaît aisément. Il perçoit ainsi le miroir flatteur que lui tend la première lettre : « Il y avait quelque chose d'élevé dans la façon de procéder. On me faisait représenter un personnage auquel on faisait une grâce. Je voyais tout cela » (I, 717) ; il sait également la part d'imaginaire qui lui rend la première pseudo-rupture si douloureuse : « Je voyais clairement, me moquant de moi-même, que si la beauté et l'apparat de cette nonne ne m'eussent ébloui et rendu amoureux, et que si le préjugé ne s'en fût aussi un peu mêlé, tout cela serait peu de chose » (I, 723). Le « préjugé », c'est l'illusion du moi assailli par la vanité et le romanesque mais qui sait encore ce qui le sépare de son masque. Le vacillement qui suit la seconde lettre de M.M n'en est que plus notable ; la double mention de « l'honneur » et du « sentiment » opère ce que la galanterie et l'honnêteté n'avaient pu réaliser : la prise de possession de la conscience de l'autre. La réponse de Casanova montre suffisamment un moi dont l'intégrité devient problématique, la logique ostentatoire du discours révélant un sujet qui ne se saisit que dans les représentations que son interlocutrice a créées pour lui : « Vous me pardonnerez, madame, ou je vous vengerai. Oui, je serai moi-même votre vengeur [...] Je vais me jeter sur mon lit pour y passer trois ou quatre heures. Mes larmes inonderont mon oreiller » (I, 729).

À partir de là, la religieuse fait jouer un double mouvement discursif, conjuguant un excès de présence rhétorique et un effacement énonciatif. Ce faisant, elle façonne une scène discursive où la transparence des cœurs se veut le complément de l'intimité des corps, mais où la première apparaît comme un leurre et la seconde un spectacle. Pour ce faire, la rhétorique de M.M construit d'abord une chimère, celle d'un « libertinage sentimental ». Ainsi récuse-t-elle le partage du cœur et de l'esprit pour s'offrir toute entière et lever l'hypothèque de la duplicité :

> Cette distinction de cœur et d'esprit fait une division sophistique, et si elle ne te semble telle, tu dois convenir que tu ne m'aimes pas toute entière, car il est impossible que j'existe sans esprit, et que tu puisses chérir mon cœur s'il n'est pas d'accord avec lui. Si ton amour peut se contenter du contraire, il n'excède pas en délicatesse. (I, 752)

Cet exorde prépare cependant un aveu, celui de la présence cachée de Bernis lors de leurs ébats : « C'est toute la confession de ma trahison qu'en sage amoureux tu dois me pardonner d'autant plus qu'elle ne t'a fait aucun tort » (I, 753). Le propos réalise l'inverse de ce qu'il énonce : la casuistique amoureuse galante met en scène une transparence mais légitime un double coup de force, d'une part, l'intégration de Bernis dans le champ de la relation amoureuse, d'autre part, la transformation de celle-ci en représentation.

Plus M.M feint d'habiter pleinement sa parole et d'en être authentiquement le sujet, plus elle s'efface paradoxalement de la scène libertine et plus elle se retire dans les replis du dispositif énonciatif. Ainsi, après la substitution malheureuse, c'est C.C qui écrit à Casanova pour rapporter directement les justifications de la religieuse :

> Ma satisfaction était inconcevable, lorsque je songeais que nous allions devenir tous les trois cent fois plus heureux, lorsqu'il n'y aurait plus entre nous aucun secret. Dans cette idée j'ai tout arrangé pour vous jouer à tous les deux un tour, qui devait augmenter jusqu'au suprême degré la tendresse que vous avez pour moi. (I, 780)

Le retrait s'articule à l'omniscience et la religieuse peut contempler les autres personnages de l'extérieur mais parler depuis leur intériorité même, promettre une vertueuse transparence mais l'articuler à un narcissisme manipulateur et proprement libertin. Au sein de cette scénographie, M.M prend progressivement possession de ses interlocuteurs en pervertissant leur langage et en dévoyant la représentation qu'ils ont d'eux-mêmes. Le moi casanovien se découvre ainsi tributaire du rôle que lui offre son amante, soit pour en faire le support de son hypostasie : « L'homme peut-il rougir de sa propre gloire ? Je ne peux, ma chère amie, ni rougir d'avoir fait ta conquête, ni de me laisser voir dans des moments où je me flatte de pouvoir ne pas en paraître indigne » (I, 755) ; soit au contraire pour faire l'expérience de son insuffisance : « Je suis le seul être faible et imparfait qui ne peut vous imiter » (I, 783). Or, nous y reviendrons, mais il faut le noter tout de suite, cette illusion paraît continuer dans le présent de l'énonciation : jamais le mémorialiste ne met à distance le discours de son moi ancien.

M.M figure exemplairement le fonctionnement du personnage casanovien, qui en un même mouvement se livre en toute transparence et se réfugie dans une troublante opacité. En retour, il offre au « je-narré » une image de soi qui s'apparente à un mirage. Dans les deux cas, l'accès à l'intériorité semble irréversiblement barré. M.M, pour sa part, n'existe qu'en anamorphose, assemblage de figures contradictoires que le regard ne saisit que sous forme de fragments, miroir aux illusions par lequel il se fait happer : le « monstre » des premiers malentendus, l'amante éperdue des réconciliations, la réprouvée éplorée des ruptures sont des trompe-l'œil rhétoriques qui ne s'incarnent aucunement dans le « réel » des rencontres. Lorsque les deux amants se retrouvent au *casin*, Casanova écrit notamment : « Sa figure timide et modestement riante, paraissait me dire : *Voilà la personne que tu aimes* » (I, 757). La « vraie » M.M est une pure apparition retournant à l'autre son propre regard. Elle demeure un personnage absolument inconnaissable qui, en tant que sujet de discours, efface ses traits à mesure qu'elle promet de les faire apparaître et, en tant qu'objet de discours, suscite un effet de présence indéchiffrable car sans contenu. Elle est tout au plus une image et une voix : image fantasmatique qui noue toutes les représentations littéraires attachées à la figure de la religieuse, voix qui hante la parole du mémorialiste et prolonge la feintise au cœur même de l'énonciation autobiographique.

Le mécanisme épistolaire donne en partie à cet épisode de l'*Histoire de ma vie* des allures de fiction puisque, à l'image de ce qui se passe dans les correspondances fictives, la lettre superpose des interactions divergentes et des plans d'énonciation contradictoires, qui « ne renvoient pas en dernière instance à un sujet unifié qui intégrerait toutes les voix dans la sienne propre pour influencer son destinataire dans un sens bien précis »[7]. En conséquence, le lecteur qui se laisse émouvoir ou séduire par la correspondance entre les deux protagonistes se prend au même leurre ou au même préjugé que le « je-narré » et va être enferré dans le même cas de conscience. Un lecteur plus soupçonneux, qui décrypte les manipulations discursives à l'œuvre chez les épistoliers reste, lui, orphelin d'un « je-narrant » surplombant qui, de sa situation énonciative dominante, éclairerait les motivations de chacun et révélerait, ou au moins indiquerait, le sens de l'histoire : dans tous les cas, il faut au lecteur combler le manque, envisager la « mauvaise foi », s'en remettre à la « méconnaissance » ou accuser de « stupidité ».

Casanova n'est pourtant pas absolument aveuglé par la captation dont il est victime, et perçoit que la « sublime intrigue » cache une machination. Lorsqu'il comprend qu'il a été manipulé pour que Bernis puisse profiter de C.C, il écrit : « Ils s'étaient concertés de façon qu'amenant le propos je

[7] Ruth Amossy, « La *lettre* d'amour du réel au fictionnel », *La Lettre entre réel et fiction*, Jürgen Siess éd., Paris, SEDES, 1999, p. 93.

devais moi-même par politesse, par sentiment, et par esprit de bon et honnête procédé, approuver la chose. L'ambassadeur, dont le métier devait être celui de savoir bien mener une intrigue, y avait réussi, et j'avais donné dans le panneau » (I, 791). À nouveau, le langage de l'honnêteté est employé pour qualifier l'intrigue libertine, mais cette fois-ci selon une logique enfin discordante où l'un et l'autre ne se recouvrent plus. C'est encore la même chose qu'au début de l'intrigue qui est demandé à Casanova, c'est-à-dire un « esprit de bon et honnête procédé », mais là où il s'agissait initialement d'une heureuse et magnifiante communion dans le mensonge, les mots renvoient désormais à une aliénation et une dépossession. La vacuité de l'aventure galante s'inscrit dans le revers du récit épistolaire, et M.M n'est alors plus que l'agent secret de Bernis, ce qui justifie après-coup le trouble brouillage identitaire dont témoignaient les lettres :

> J'étais sûr qu'il avait un projet formé, dont M.M, malgré toute sa loyauté devait être la directrice, mais si adroitement, et avec tant de délicatesse que l'évidence devait m'échapper. Malgré que je ne me sentisse pas d'humeur à pousser la complaisance trop loin, je prévoyais cependant que je finirais par en être la dupe et qu'on me croquerait C.C. (I, 793)

Le moi glorieux qu'affichait Casanova, celui du préjugé, s'évapore au contact de la vérité dévoilée, vérité que le mémorialiste ne parvient pas à assumer totalement, comme le suggère l'incise « malgré toute sa loyauté », et qui surgit uniquement par bribes plus ou moins dramatiques : « Pauvre C.C ! Je la voyais débauchée, et c'était mon ouvrage » (I, 797) ; « J'étais son mari : j'étais celui qui l'avait séduite. Ces réflexions me déchiraient l'âme » (I, 771).

Le langage du sentiment et de l'honnêteté continue donc de travailler la conscience du personnage, sans que sa voix se distingue nettement de celle du mémorialiste, et fait perdurer l'illusion du libertinage vertueux :

> L'âme délicate que je connaissais à M.M venait me rassurer. Après avoir vu comment j'avais passé dix heures avec cette fille, et s'être rendue certaine que j'avais l'intention de l'épouser, je ne pouvais la supposer capable d'une si noire trahison. Toutes ces réflexions qui dans le fond étaient d'un jaloux faible et honteux ne concluaient rien. Je devais me laisser aller et voir. (I, 794)

Le texte articule le sentiment de l'époque, celui de la « noire trahison », avec la réflexion distanciée du mémorialiste, qui semble quant à lui reprendre à son compte le point de vue des roués sans pouvoir cependant l'assumer complètement. Le discours introspectif témoigne d'une résistance et d'un déni : Casanova ne peut se penser absolument dupe et semble rester sur le seuil de ce qui lui est révélé.

Il faut donc un nouveau détour par les masques pour que la narration exhibe ce que le discours laisse dans le clair-obscur. Il s'agit d'une miniature en forme de comédie bouffonne qui condense et exacerbe les enjeux de l'intrigue et en livre la vérité sous les traits d'une grimace ironique : détour narratif, elle est en fait la clé de voûte du dispositif textuel. Un soir de carnaval, Casanova se rend au bal donné au parloir du couvent, déguisé en Pierrot et donc méconnaissable même pour ses deux maîtresses. À son arrivée, il se sait observé par les deux jeunes femmes et entame une pantomime bouffonne avec une Arlequine – des danses – puis avec un Arlequin jaloux – une lutte grotesque. Pierrot finit par saisir Arlequine et faire mine de s'enfuir avec elle en la prenant sur ses épaules :

> Mais un impertinent Polichinelle déconcerta tout ce combat comique. Il vint par-derrière me faire un si rude croc-en-jambe que j'ai dû tomber. Tout le monde le hua. Je me suis vite levé, et fort piqué j'ai entamé avec cet insolent une lutte dans toutes les règles. Il était aussi grand que moi. Étant maladroit, et ne sachant que se servir de sa force, je lui ai fait mordre le terrain, et je l'ai si bien manié que son habit se déboutonnant il perdit sa bosse de derrière et son ventre postiche. (I, 770)

Cette comédie est à la fois le triomphe du moi-factice élaboré dans la correspondance et la dramatisation de sa chute. Casanova focalise les regards de M.M et C.C qui ignorent qu'il s'agit de lui, et lui-même les regarde en jouissant de son *incognito* : pour une fois il est au centre et à la marge du dispositif de représentation, il en oriente et en encadre la perspective. Mais le spectacle véhicule une double ironie : racontant le rapt d'Arlequine à Arlequin, il fait écho à la tentation de Casanova d'enlever M.M à Bernis et à ce qui va arriver ensuite : l'enlèvement de C.C à Casanova par le même Bernis. D'autre part, au croc-en-jambe de la comédie répond le croc-en-jambe du récit qui intervient ensuite : c'est en effet immédiatement après ce bal, alors qu'il est encore en Pierrot, que Casanova découvre au *casin* C.C au lieu de M.M.

Le vertige de l'illusion s'articule avec la révélation de l'imposture : sur ce plan, la dégradation farcesque exhibe cruellement les mirages dont se nourrissent le cœur et l'esprit et affiche ce secret de polichinelle que

Casanova fut le seul à ne pas voir : il ne possède ni M.M, ni C.C, et il n'est pas celui qu'il a cru être. L'habileté de Casanova à la lutte se lit alors comme une compensation aussi symbolique que dérisoire, car la chute a déjà eu lieu et tout est déjà joué : la mise à nu de Polichinelle et la découverte du secret interviennent alors que celui-ci a déjà fait son effet. Enfin l'intervention de Polichinelle, par la rupture de ton qu'elle provoque met dans le récit fin au spectacle, et, dans la narration, à la possibilité d'être soi-même comme un autre : elle renvoie à la vacuité d'une identité uniquement définie par des masques. Ou bien, plus précisément, elle renvoie à une identité définie par un *autre* masque, négatif celui-ci, ainsi que le suggère une citation ambiguë de Molière lorsque tout est consommé et que Bernis s'est approprié C.C : « J'étais amer et je devais me trouver doux : '*Tu l'as voulu Georges* [sic] *Dandin*' » (I, 799). De Pierrot à George Dandin, tout le registre comique est parcouru afin de situer la position véritable de Casanova dans le jeu de rôles échafaudé par la narration : celle de la dupe et du cocu, mais aussi celle d'un personnage qui a surestimé ses ambitions et a cru pouvoir jouer sur un pied d'égalité avec un grand seigneur et de grands libertins.

Notons pour finir que l'on peut voir dans l'étrange pantomime le symptôme d'un travail plus obscur de la vie psychique, au sens où la scène manifeste non seulement ce que le discours laisse informulé, mais exhibe également une sorte d'impensé, pour ne pas dire d'inconscient du texte. Les métaphores sexuelles abondent dans ce passage où Pierrot et Arlequin se frappent avec leur batte, où Arlequine craint « de montrer ses cuisses ou sa culotte » (I, 770), et où la bosse de Polichinelle se résorbe une fois son habit déboutonné. À ce niveau de signification également, la mise à nu ne fait rien voir d'autre que ce qui fait défaut et le trop s'inverse en manque : Pierrot perd Arlequine, Casanova s'apprête à perdre M.M et C.C, tandis que Polichinelle-Bernis, s'il récupère les femmes, perd les attributs de sa puissance virile. Nous sommes là dans la strate « fellinienne » du texte, celle qui dévoile la vie psychique des êtres en la réduisant à un réseau de masques et en l'ordonnant à un système de métaphores, celle que le cinéaste italien a mise en scène en faisant des lieux et des êtres de l'*Histoire de ma vie* de pures *cose mentale* du mémorialiste[8]. Ainsi transformés en fantoches vides, il

---

[8] « Toute la partie figurative du film n'est pas vue comme représentation historiquement fidèle d'un siècle, mais comme expression du monde psychologique du protagoniste » écrit Fellini dans ses notes de tournage, cité dans « À propos d'un tournage – Federico Fellini face au 'stronzo' », Gérald Morin, *Cinéma Québec*, n°46,

ne demeure des personnages que des figures grotesques, aliénées à leurs ambitions, leurs appétits et leurs pulsions : dans ce contre-champ du texte se déploie un théâtre psychique, abstrait et irréel, où les êtres sont des masques dérisoires traversés par un désir vorace, mortifère et sans objet.

Entre son exhibition fallacieuse dans la scénographie libertine et son évidement dans la métaphore théâtrale, la vie psychique oscillerait donc entre l'inauthenticité du pur paraître et le vide de la stricte pulsion. L'un et l'autre pôle entretiendraient un rapport dynamique et dialectique (puisque le second serait la vérité du premier) qui compenserait la faillite d'un discours autobiographique incapable de mettre à distance les leurres que le récit fabrique. En rester là reviendrait pourtant à passer outre l'existence de ce discours, présent sous forme fragmentaire et négative : c'est cette présence qu'il nous reste à brièvement interroger. Il surgit de manière spectaculaire en conclusion de l'épisode, mais pour être récusé aussitôt que suggéré. Ainsi, après la citation de Georges Dandin, le mémorialiste écrit : « Je n'ai jamais pu décider si ma honte était de la bonne espèce ou de la mauvaise ; et je serais trop long, si je voulais actuellement agiter ce problème » (I, 799). Le « je-narrant » prend la parole aussi nettement pour la première fois et cet approfondissement de la perspective discursive, soudain réordonnée autour du moment de l'énonciation, cerne en un mot ce qui est l'enjeu essentiel du passage, du moins en ce qui regarde le champ autobiographique, à savoir : est-ce que l'amertume dont faisait part le « je-narré » témoignait d'une atteinte à la sensibilité naturelle, d'un sentiment moral bafoué, ou au contraire d'un « préjugé » culturel, de l'une de ces illusions du cœur que le libertinage combat ? En creux, le moi se retrouve enfin face à la question identitaire qui régit le passage : suis-je un être moral ou un libertin ?

Ce que le récit disjoint en deux strates narratives distinctes, la correspondance épistolaire et son sous-texte théâtral, le discours tente de les articuler, sans résorber les contradictions, mais au contraire en ne cessant de les afficher et en tentant à tout prix de les maintenir. Comprendre ces discordances autrement que comme des inconséquences du mémorialiste suppose d'accepter que l'écriture mette en œuvre concurremment et simultanément une double optique, l'une libertine, l'autre moraliste ; l'une qui livre au plaisir et multiplie ses possibles, quitte à suspendre les lois du cœur et du sentiment, l'autre qui guette les errances de l'amour-propre et

---

(vol. 5, n.6), 1977.

cherche à percer les ténèbres de l'âme humaine. De là provient la prodigieuse ambigüité d'une œuvre qui ne distingue jamais les apparences de leur hypothétique revers. Et c'est paradoxalement cette irrésolution axiologique qui fonde l'éthique de l'écriture casanovienne : en déployant l'ensemble des virtualités dont sont chargés ses personnages, quitte à les priver de leur épaisseur psychologique, le mémorialiste protège le mystère de leur singularité et désamorce la violence de « l'anatomie [des] replis du cœur »[9]. M.M peut bien être « la plus noble de toutes les femmes » à l'âme d'une pureté « angélique » et l'entremetteuse rouée au service de Bernis, tout comme Casanova peut être à la fois – même si pour le lecteur cela est sans doute plus difficile à accepter – un amant éploré puis dupé et un libertin glorieux. La sombre logique de l'intérêt ou de l'amour-propre que le mémorialiste distingue dans les conduites humaines ne l'empêche jamais de préserver au plus intime des êtres la possibilité d'accéder « au chemin vrai du beau sentiment »[10] : acte profondément moral puisqu'*in fine* il revient bien au lecteur de choisir d'emprunter, ou non, ce chemin.

[9] La Rochefoucauld, lettre au P. Thomas Esprit, cité par Louis Van Delft dans *Les Spectateurs de la vie. Généalogie du regard moraliste*, Québec, PUL, 2005, p. 27.
[10] Georges Benrekassa, *Fables de la personne*, Paris, PUF, 1985, p. 37.

Du *génie du sentiment* à *l'énigme de nous-mêmes* : le voyage intérieur de G. de Staël dans *De l'Allemagne*.

Stéphanie GENAND

> Le besoin de se plonger dans des mystères plus profonds doit s'emparer invinciblement du génie.
>
> *De l'Allemagne.*

Placée dès 1788 sous l'égide de Rousseau, dont Germaine de Staël souligne la spectaculaire dévotion à la vie intérieure – « Il rêvait plutôt qu'il n'existait, et les événements de sa vie se passaient dans sa tête, plutôt qu'au dehors de lui »[1] –, l'œuvre staëlienne emprunte à son modèle la profondeur d'une âme érigée en clé de voûte de la littérature moderne. Si la connaissance du cœur humain relève traditionnellement des prérogatives du roman-mémoires[2], où l'anamnèse accompagne une progressive archéologie du sujet, l'hypothèse de sa transparence vole en éclats lorsque la Révolution et la Terreur libèrent la violence inédite de ce que *De l'influence des passions* appelle des « jours de sang »[3]. La génération des témoins et des survivants – parmi lesquels Staël, Constant et Chateaubriand, qui partagent une vision « philosophique » de l'écrit, au service de la reconstruction du système politique et du lien social – hérite d'une identité dont la part d'ombre constitue le défi anthropologique du moment 1800 :

---

[1] Germaine de Staël, *Lettres sur les écrits et le caractère de J.-J. Rousseau* (1788), rééd. Florence Lotterie, *Œuvres complètes de Madame de Staël*, I1, Paris, Champion, 2008, p. 91.

[2] Voir sur cette question l'ouvrage de René Démoris, *Le Roman à la première personne du classicisme aux Lumières*, 1975, rééd. Genève, Droz, 2002 : « A-t-on une histoire ? Question menaçante, à laquelle le roman-mémoires répond en somme : oui, si on est capable de se l'inventer et de l'écrire », p. 8-9.

[3] Germaine de Staël, *De l'influence des passions sur le bonheur des individus et des nations* (1796), rééd. Florence Lotterie, *Œuvres complètes de Madame de Staël*, I1, p. 134.

> Nous, que le hasard de la vie a jetés dans l'époque d'une révolution, nous devons aux générations futures la connaissance intime des secrets de l'âme, de ces consolations inattendues, dont la nature conservatrice s'est servie pour nous aider à traverser l'existence[4].

Lancé sur le seuil de *De la littérature*, à qui sa date de publication confère la délicate mission de conjuguer l'héritage des Lumières et la projection du siècle à venir, un tel programme transforme la vie intérieure en espace où refonder, une fois élucidé le mystère du mal, un socle moral et une pensée du sujet. Déclinée en « connaissance de l'âme » ou en « science de l'homme » sous la plume des Idéologues comme Condillac ou de Gérando, la vie psychique s'impose, au lendemain de la Révolution, comme un enjeu à la fois philosophique, politique et esthétique. À la question de sa nature – l'âme obéit-elle aux lois mécaniques ou est-elle une substance immatérielle ? – et de ses attributions – existe-t-il une conscience qui nous rende libre de nos actes ?– s'ajoute la redéfinition des modèles littéraires invalidés par la Terreur :

> Vingt ans de Révolution ont donné à l'imagination d'autres besoins que ceux qu'elle éprouvait quand les romans de Crébillon peignaient l'amour et la société du temps[5].

Cette triple interrogation, loin de saisir spécifiquement les différents domaines du savoir tels que l'Institut les réorganise au tournant du siècle[6], sollicite avec une même intensité et la morale, et la métaphysique et les productions de l'esprit, récemment réunies sous le concept extensif de « littérature ». Désignant « la poésie, l'éloquence, l'histoire et la philosophie, ou l'étude de l'homme moral »[7], le mot consacré par Staël en 1800 mobilise tous les champs de la connaissance pour explorer les mystères d'une âme

---

[4] Germaine de Staël, *De la littérature considérée dans ses rapports avec les institutions sociales* (1800), rééd. Axel Blaeschke, Paris, Garnier, 1998, p. 39.

[5] Germaine de Staël, *De l'Allemagne* (1813), rééd. Simone Balayé, Paris, Garnier-Flammarion, 1968, t. I, p. 258.

[6] Cette question du partage des disciplines est notamment étudiée par Jean-Luc Chappey dans *La Société des Observateurs de l'Homme (1799-1804). Des anthropologues au temps de Bonaparte*, Paris, Société des études robespierristes, 2002 et par Stéphane Zékian dans plusieurs articles dont « Siècle des lettres contre siècle des sciences : décisions mémorielles et choix épistémologiques au début du XIXe siècle », LHT, n°8, 2011.

[7] *De la littérature*, p. 45.

irréductible aux lois de la mécanique :

> […] on pourrait assez se contenter de cette définition mécanique de l'âme humaine. Il est naturel d'être séduit par la solution facile du plus grand des problèmes ; mais cette apparente simplicité n'existe que dans la méthode ; l'objet auquel on prétend l'appliquer n'en reste pas moins d'une immensité inconnue, et l'énigme de nous-mêmes dévore comme le sphinx les milliers de systèmes qui prétendent à la gloire d'en avoir deviné le mot[8].

À ceux qui chercheraient dans ces voiles de l'identité le souvenir d'un Dieu caché[9], l'œuvre staëlienne oppose le caractère résolument moderne d'une complexité née du cauchemar la Terreur. L'analyse des œuvres de l'antiquité grecque et romaine qui ouvre *De la littérature* souligne avec force les lacunes d'une civilisation protégée par sa religion merveilleuse et sa fatalité du tragique intérieur :

> Les Anciens n'ont point approfondi les passions humaines, comme l'ont fait quelques moralistes modernes […] La vertu consistait, chez les Anciens, dans la force sur soi-même et l'amour de la réputation. Ces ressorts, plus extérieurs qu'intimes, n'ont point permis à l'homme de connaître les secrets du cœur de l'homme[10].

La vraie douleur, « telle que la nature et la société *l'ont faite* »[11], exige de percer le mystère d'une âme sans autre secours qu'elle-même et contrainte par la souffrance à s'explorer, s'interroger, s'analyser, au risque de succomber à un solipsisme infernal :

> L'événement était tout dans l'antiquité, le caractère tient plus de place dans les temps modernes ; et cette réflexion inquiète, qui nous dévore souvent comme le vautour de Prométhée, n'eût semblé que de la folie au milieu des rapports clairs et prononcés qui existaient dans l'état civil et social des Anciens[12].

---

[8] *De l'Allemagne*, t. II, p. 109.

[9] Nous reprenons ici la formule du célèbre ouvrage de Lucien Goldmann, *Le Dieu caché. Étude sur la vision tragique dans les* Pensées *de Pascal et dans le théâtre de Racine*, Paris, Gallimard, 1955.

[10] *De la littérature*, p. 100.

[11] *De la littérature*, p. 65.

[12] *De l'Allemagne*, t. II, p. 212.

Un tel défi, constitutif de ce que *De la littérature* appelle « l'âge de la mélancolie »[13], bouleverse les contours de la connaissance et inaugure une mission philosophique dont l'importance invalide le critère générique. Si, comme l'écrit Florence Lotterie, « l'expérience de pensée » est « d'abord, fondamentalement, [chez Staël] celle de la découverte de l'intériorité [et] de la vie de la conscience »[14], l'ampleur de cette réflexion engage chaque modalité de l'écriture dans une crise où « toute représentation littéraire porte en elle la trace structurelle, *avec les moyens qui lui sont propres*, d'un regard philosophique sur le monde »[15]. Du roman, chargé de « la peinture de nos sentiments »[16] et d'une vie intérieure si complexe qu'elle échappe aux prérogatives de l'histoire, désormais sommée d'emprunter les ressorts de la fiction[17], aux questions métaphysiques dirigées, dans *De l'Allemagne*, « sur la nature de notre âme et sur l'origine de nos idées »[18], l'œuvre staëlienne se consacre tout entière à cette étude de l'homme dont la préface de *Delphine* rappelle, citant Pope, la valeur fondatrice :

> Les découvertes en ce genre sont inépuisables, et il n'y a qu'une chose étonnante pour l'esprit humain, c'est lui-même. *The noblest study of manking is man*[19].

Ce programme, investi de la double mission de consoler les âmes meurtries en réconciliant les vainqueurs et les vaincus, se heurte pourtant aux exigences contradictoires d'un contexte où la connaissance morale risque à chaque instant d'apparaître comme un repli autarcique ou une fuite stérile. À l'exploration du moi, exigence philosophique dont hérite la génération

---

[13] *De la littérature*, p. 87.

[14] Florence Lotterie, « Madame de Staël. La littérature comme 'philosophie sensible' », *Romantisme*, n°124, 2004, p. 21.

[15] Florence Lotterie, art. cité, p. 20.

[16] Germaine de Staël, *Essai sur les fictions* (1795), rééd. Stéphanie Genand, *Œuvres complètes de Madame de Staël*, I2, Paris, Champion, 2013, p. 53-54.

[17] Cette idée, développée dans *De l'Allemagne* (chap. II 19, « Des historiens allemands »), est déjà exposée dans l'*Essai sur les fictions* : « … Il faudrait ajouter à la vérité une sorte d'effet dramatique qui ne la dénature point, mais la fait ressortir en la resserrant. […] Une histoire vraie, mais remarquable par les nuances, les sentiments et les caractères, ne pourrait intéresser sans le secours du talent nécessaire pour composer une fiction », p. 58.

[18] *De l'Allemagne*, t. II, p. 90.

[19] Germaine de Staël, *Delphine* (1802), rééd. Simone Balayé et Lucia Omacini, *Œuvres complètes de Madame de Staël*, II2, Paris, Champion, 2004, p. 6.

« moderne », s'oppose la division d'un sujet en quête d'une unité paradoxalement postulée quand plus rien ne fonde son identité ni la légitimité de la démarche qu'elle mobilise. Loin de constituer une impasse théorique, ce clivage obscurcit la narration intime et transforme, sous la plume de Staël et Constant, l'écriture de soi en arène où l'interrogation personnelle lutte avec l'impératif de l'engagement politique[20]. Des *Souvenirs historiques*, qui transforment les anecdotes de Constant en entrée singulière dans les événements – « …je ne parlerai donc de moi qu'autant qu'il le faudra pour indiquer comment j'ai su les faits que je raconterai. Il n'y a au fond que la vérité de ces faits qui ait de l'importance »[21] – aux *Dix années d'exil* qui ménagent à la vie staëlienne l'espace stratégique de l'histoire – « … on aurait honte de parler de soi si les événements qui nous concernent n'étaient pas liés à la grande cause de l'humanité menacée »[22] –, la parole intérieure ne se livre que dans le clair-obscur de la suspicion. Cette tension, constitutive de l'écriture intime au sein du Groupe de Coppet, impose de trouver une sphère où l'énigme du moi puisse se déployer sans encourir le reproche de l'illégitimité ni buter contre la division née de l'inscription problématique dans l'histoire[23]. Si ces critères excluent *a priori* la réflexion autobiographique, interdit structurel de l'œuvre de Germaine de Staël, ils dessinent en revanche les contours d'un *moi* suffisamment neuf pour offrir son intériorité au projet d'une étude de l'homme. Qu'il se décline sous les traits d'un personnage innocent, préservé des stratégies du jeu social, ou d'une géographie et d'une culture suffisamment récentes pour donner l'illusion d'un territoire inexploré, le primitif affranchit seul la réflexion morale de l'écueil des *circonstances*. Ces hypothèses désignent deux textes

[20] Voir sur cette question les travaux de François Rosset, parmi lesquels « « Intime et fiction chez Benjamin Constant », *Annales Benjamin Constant*, n°28, 2004, p. 39-49, « Écriture du politique et écriture du moi chez Benjamin Constant », *Écrire à Coppet : nous, moi et le monde*, Genève, Slatkine, 2002, p. 165-186 et « Madame de Staël à la fenêtre des Tuileries : intimité et histoire dans *Dix années d'exil* », *Le Moi, l'histoire (1789-1848)*, dir. Damien Zanone, Grenoble, Ellug, 2005, p. 71-87.

[21] Extrait de *Benjamin Constant publiciste*, éd. Ephraïm Harpaz, Paris, Champion, 1987, p. 170.

[22] Germaine de Staël, *Dix années d'exil* (1812 posthume), réed. Simone Balayé et Mariella V. Bonifacio, Paris, Fayard, 1996, p. 45.

[23] Constant résume ce sentiment dans la célèbre phrase de la préface d'*Adolphe* : « Il n'y a point d'unité complète dans l'homme et presque personne n'est tout à fait sincère ni tout à fait de mauvaise foi », *Œuvres complètes de Benjamin Constant*, Tübingen, Niemeyer, 1995, III 1, p. 119.

structurellement liés du corpus staëlien : *Delphine*, premier roman publié en 1802 qui retrace la destinée douloureuse d'une jeune femme terrassée par les préjugés, et *De l'Allemagne*, bréviaire inspiré d'un univers germanique que la fille de Necker révèle pour la première fois[24]. Au-delà de la réalité politique qui invite à lire *Delphine*, dont la publication vaut à Staël d'être exilée par Bonaparte, comme une matrice de *De l'Allemagne* – son séjour outre-Rhin naît de la décision de convertir sa proscription en voyage de découverte –, nous aimerions montrer qu'une même quête de primitif traverse ces œuvres où s'écrit, sous la forme d'un déchirement tragique ou d'un rêve éveillé, l'exploration inquiète de l'âme moderne.

Une telle ambition exige du roman qu'il rompe avec la reproduction d'un modèle éprouvé d'intrigue ou de personnage. Delphine, l'héroïne éponyme qui consacre officiellement Staël sur la scène de la fiction, apparaît dans cette perspective comme « une combinaison nouvelle »[25]. Citée dans les « Quelques réflexions sur le but moral de *Delphine* » qui accompagnent la quatrième édition et offrent à Staël l'occasion de justifier une œuvre jugée scandaleuse par une partie de la critique[26], la formule souligne la singularité d'une figure à l'écart de la tradition littéraire. Présentée comme une stratégie quasi expérimentale – l'enjeu consistant à observer « l'effet que produirait au milieu du monde une personne comme Delphine »[27] – elle inaugure la catégorie anthropologique de la femme « civilisée par ses agréments, mais presque sauvage par ses qualités »[28]. Si l'adjectif surprend sous la plume d'un auteur exemplairement associé à la culture des salons[29], il témoigne du projet d'inventer une héroïne exclue, par l'intensité de sa vie affective, de la vanité du jeu social :

---

[24] « L'Allemagne intellectuelle n'est presque pas connue de la France ; bien peu d'hommes de lettres parmi nous s'en sont occupés », écrit Staël dans ses « Observations générales », *De l'Allemagne*, t. I, p. 47.

[25] « Quelques réflexions sur le but moral de *Delphine* », *Delphine*, p. 724.

[26] Voir sur cet aspect « La réception de *Delphine* », *Cahiers staëliens*, n°26-27, 1979 et « *Delphine*, roman dangereux ? », *Cahiers staëliens*, n°56, 2005.

[27] *Delphine*, p. 724.

[28] *Ibid.*

[29] Voir notamment sur cette question, dans les *Cahiers staëliens*, n°57, 2006, l'article d'Antoine Lilti, « Mondanité et politique : le salon Necker », p. 185-201 et celui de Catherine Dubeau, « L'épreuve du salon ou le monde comme performance dans les *Mélanges* et les *Nouveaux mélanges* de Suzanne Necker », p. 201-225.

> [...] il existe dans le monde une classe de personnes qui souffrent et jouissent uniquement par les affections du cœur, et dont l'existence tout intérieure est à peine comprise par le commun des hommes[30].

Cette différence, qui vaut à Delphine de traverser les épreuves sans jamais anticiper le mal ni renoncer à sa bienveillance, trouble des lecteurs[31] désorientés par la douloureuse résonance de cette trajectoire :

> [Le roman de Madame de Staël] nous intéresse si fort, il nous agite de telle manière que, s'il n'a pas dérangé notre paix, notre intimité, notre bien-être moral l'a été pour un moment ; il a excité un mécontentement confus, mal défini de nous-mêmes et des autres, qui a donné, a réveillé des regrets qu'on aurait peine à expliquer[32].

À qui cherche les motifs de cette inquiétante étrangeté, le roman invite à soupçonner l'indétermination d'une femme dotée d'une clairvoyance « philosophique » sans jamais se départir de l'innocence des enfants :

> Combien j'aurais besoin d'un guide ! Pourquoi suis-je seule ici ! [...] Venez près de moi, n'abandonnez pas votre Delphine dans un monde si nouveau pour elle ; il m'inspire une sorte de crainte vague que ne peut dissiper le plaisir même que j'y trouve[33].

Cette identité hybride, entre-deux âges, achève d'isoler un personnage sans racine ni repère tutélaire[34]. Mélange dérangeant de naïveté et d'analyses fulgurantes, Delphine incarne, à la manière d'un cas d'école, l'ambition d'un roman dans lequel « les événements ne doivent être [...] que l'occasion de

---

[30] *Delphine*, p. 725.

[31] Sainte-Beuve insiste sur ce point dans le chapitre consacré à *Delphine* dans son « portrait » de Germaine de Staël : « Qu'après tout, et nonobstant toute justification, *Delphine* soit une lecture troublante, il faut bien le reconnaître », *Portraits de femmes*, rééd. Gérald Antoine, Paris, Gallimard, 1998, p. 189.

[32] Cité par Simone Balayé dans « Rosalie et Charles de Constant lecteurs de *Delphine* », *Cahiers staëliens*, n°26-27, 1979, p. 16.

[33] *Delphine*, p. 37.

[34] Delphine déplore elle-même, devant le spectacle de la famille de Cerlèbe, son absence de filiations : « Quelle chaîne d'affection de siècle en siècle unit ensemble les familles ! Et moi, malheureuse, je suis en dehors de cette chaîne ; j'ai perdu mes parents, je n'aurai point d'enfants, et tous les sentiments de mon âme sont rassemblés sur un seul être dont je suis séparée pour jamais », *Delphine*, p. 563.

développer les passions du cœur humain »[35].

Si cette virginité morale[36] confère à l'héroïne une singularité quelquefois synonyme de violence ou d'imprévisibilité[37], elle semble chez Staël le préalable d'une exploration intérieure dont le déploiement exige un horizon neuf, où penser l'âme sans le souvenir des violences de l'histoire[38]. *De l'Allemagne* en témoigne, qui associe l'analyse de la métaphysique, de la religion et de l'enthousiasme à un territoire préservé de toute trace de civilisation :

> La multitude et l'étendue des forêts indiquent une civilisation encore nouvelle : le vieux sol du midi ne conserve presque plus d'arbres, et le soleil tombe à plomb sur une terre dépouillée par les hommes. L'Allemagne offre encore quelques traces d'une nature non habitée[39].

Le chapitre liminaire, consacré à « l'aspect » du pays, privilégie sur la réalité géographique un décor « poétique »[40] où les châteaux en ruine sous la neige, les montagnes et les cascades du Rhin dessinent un paysage mental propice à la rêverie, au « je ne sais quoi »[41] et à la découverte « de cette vie intime, de cette poésie de l'âme qui caractérise les Allemands »[42]. L'analogie explicitement établie entre l'espace austère et la mélancolie – « Dans ces

---

[35] *Delphine*, p. 4.

[36] « J'entre dans le monde avec un caractère bon et vrai » : ainsi se présente Delphine dans une de ses premières lettres, p. 28.

[37] Le compte rendu de B. Constant, publié le 16 janvier 1803 dans le *Publiciste*, oppose cette brusquerie de *Delphine* à la fluidité de la *Nouvelle-Héloïse* : il y aurait, dans le roman de Staël, « plus d'entraînement, plus d'exaltation, plus de ces mouvements brusques et inopinés qui caractérisent l'indépendance des passions », Benjamin Constant, *Recueil d'articles (1795-1817)*, éd. Ephraïm Harpaz, Genève, Droz, 1978, p. 60.

[38] L'enjeu ne consiste pas à les dénier, mais à trouver une méthode pour les analyser, conformément au défi évoqué dans les *Réflexions sur la paix intérieure* et *De l'influence des passions* : « Non, aujourd'hui même encore, le raisonnement ne saurait approcher de ce temps incommensurable. Juger ces événements, de quelques noms qu'on les désigne, c'est les faire rentrer dans l'ordre des idées existantes », *Œuvres complètes de Madame de Staël*, I1, p. 134-135.

[39] *De l'Allemagne*, t. I, p. 51.

[40] « […] le pays et les habitants offrent à l'observation quelque chose d'intéressant et de poétique », *De l'Allemagne*, t. I, p. 52.

[41] *De l'Allemagne*, t. I, p. 51.

[42] *De l'Allemagne*, t. I, p. 58.

contrées sablonneuses où la terre ne produit que des sapins et des bruyères, la force de l'homme consiste dans son âme »[43] – se prolonge dans une langue associée par Staël au style naïf, dont la définition résonne avec la trajectoire de Delphine :

> L'un des premiers caractères du naïf, c'est d'exprimer ce qu'on sent ou ce qu'on pense, sans réfléchir à aucun résultat ni tendre vers aucun but[44].

À l'opprobre social d'une jeune femme inapte à la dissimulation[45] répond ainsi, sur la scène esthétique, une littérature affranchie des modèles et des règles, où chaque auteur invente son univers et renoue, grâce à une inspiration authentique, avec l'enfance du genre humain :

> Il se peut que le meilleur temps pour la poésie fût celui de l'ignorance, et que la jeunesse du genre humain soit passée pour toujours : cependant on croit sentir dans les écrits des Allemands une jeunesse nouvelle, celle qui naît du noble choix qu'on peut faire après avoir tout connu[46].

De l'Allemagne confère ainsi à la réflexion intérieure une profondeur inédite dans le corpus staëlien : de la dramaturgie au service de la complexité des « caractères »[47] à la métaphysique qui « remonte jusqu'à l'origine de notre volonté »[48], de la religion portée par le surnaturel à l'existence infinie dont l'enthousiasme atteste la puissance consolatrice, l'âme inspire un texte qui défie toute appartenance générique.

Staël elle-même succombe à la puissance de cette exploration : bafouant l'interdit biographique qui reproche au *moi* son indécence au regard de l'histoire, elle compose un récit nourri de souvenirs personnels[49] et où la

---

[43] *De l'Allemagne*, t. I, p. 129.

[44] *De l'Allemagne*, t. II, p. 160.

[45] « Je ne suis rien, si je ne puis être moi ; dès que je serai poursuivie par une pensée qu'il faudra cacher, je ne songerai plus qu'à ce que je dois taire », *Delphine*, p. 572.

[46] *De l'Allemagne*, t. II, p. 164.

[47] *De l'Allemagne*, t. I, p. 256. Le « caractère » définit l'homme dans sa complexité, par opposition aux « marionnettes héroïques » imposées par les règles au théâtre français (p. 259).

[48] *De l'Allemagne*, t. II, p. 151.

[49] Cette lecture a été notamment proposée par la Comtesse Jean de Pange (*De l'Allemagne, nouvelle édition publiée d'après les manuscrits et les éditions originales avec des variantes*, Paris, Hachette, 1958, p. XXIX) et par Simone Balayé, dans son

résonance intime mobilise une identité jusqu'ici inconnue. L'analyse du théâtre, dont elle traduit plusieurs extraits dans le prolongement de la fascination qui la saisit à chaque représentation, réveille des scènes chaotiques, des peurs enfouies, des associations étranges qu'elle tente en vain d'expliquer, comme lorsqu'elle découvre *Le 24 février* de Zacharias Werner :

> Quand vous voyez le couteau au lieu du poignard ; quand le site, les mœurs, les personnages peuvent se rencontrer sous vos yeux, vous avez peur comme dans une chambre noire [...]. Cependant cette puissance de la malédiction paternelle qui semble représenter la Providence sur la terre, remue l'âme fortement[50].

La force du drame allemand, affranchi des bienséances et qui convertit la violence mythique du parricide ou de l'inceste en tragédie moderne, sans médiation, la plonge dans une troublante projection :

> La conception des pièces étrangères est quelquefois plus frappante et plus hardie, et souvent elle renferme je ne sais quelle puissance qui parle plus intimement à notre cœur, et touche de plus près aux sentiments qui nous ont personnellement agités[51].

Loin d'évoquer une trajectoire privée, *De l'Allemagne* révèlerait une identité archaïque, que nous dirions aujourd'hui *inconsciente*, et dont Staël retrace la surprenante expérience :

> En effet, quand on réfléchit sur les opérations de l'entendement, on croit assister soi-même à sa pensée, on croit la voir passer comme l'onde, tandis que la portion de soi qui la contemple est immuable. [...] Qu'est-ce donc qui atteste cette identité, si ce n'est le moi toujours le même, qui voit passer devant son tribunal le moi modifié par les impressions extérieures[52] ?

Épreuve de la dualité comme richesse, ce texte oppose à *Delphine* le miroir de l'intériorité mystérieuse, où l'inquiétude ne se mue jamais en violence ni la stupeur en destruction de soi. La lecture des deux œuvres en diptyque révèle une spectaculaire conversion, entre le roman et le traité, de la

---

introduction et le chapitre V de *Lumières et liberté*, Paris, Klincksieck, 1979, p. 160.
[50] *De l'Allemagne*, t. I, p. 379.
[51] *De l'Allemagne*, t. I, p. 251-252.
[52] *De l'Allemagne*, t. II, p. 146-147.

douleur en exploration et de la mélancolie en profondeur. Delphine, qu'elle s'adresse à sa cousine Louise d'Albémar en s'efforçant de ne rien lui cacher[53] ou qu'elle identifie Léonce à une « conscience »[54] redoutable, vit la transparence comme une épreuve et l'identité comme une cruelle division. Si ce déchirement répond au programme d'un genre dont Staël soumet la réussite à la restitution d'« une sorte de confession, dérobée à ceux qui ont vécu comme à ceux qui vivront »[55], il n'en dévore pas moins un personnage condamné à la nostalgie, à l'écartèlement intime[56] et au suicide. Simone Balayé soulève, dans *Lumières et liberté*, la délicate question de cet écart entre l'exaltation des textes théoriques et l'obscurcissement des fictions[57]. La différence de genre, plus forte que l'inclusion postulée par la littérature moderne, vouerait le roman aux projections mortifères, quand l'espace de la réflexion affranchirait le moi de ses spectres. Staël, paradoxalement, ne s'oublierait qu'en consentant au tableau, fût-il inquiet, mélancolique ou étrange, de sa propre identité.

---

[53] *Delphine*, p. 88.

[54] *Delphine*, p. 115 : « Léonce, Léonce ; est-il donc devenu ma conscience, et ne suis-je donc plus capable de juger par moi-même ce que la générosité et la pitié peuvent exiger de moi ? »

[55] *Delphine,* p. 6.

[56] « Je flotte dans la plus cruelle incertitude, entre ce que j'étais, et ce que je veux devenir », *Delphine*, p. 153.

[57] « Comment expliquer que Mme de Staël soit incapable de consoler ses créatures romanesques par le même moyen qu'elle exprime si bien dans ses ouvrages de critique ou de morale, alors que ses héroïnes sont si douées pour la réflexion ? », *Lumières et liberté*, p. 136.

III

LES FORMES DE LA FICTION : UNE VIE PSYCHIQUE SOUS CONTRÔLE ?

L'usage de la première personne en prose chez Théophile de Viau : La « vie psychique » en régime de feintise.

Marie CAPEL

Préalable

Dans la perspective d'une *logique* des genres littéraires telle que l'a proposée Hamburger, la description de la vie psychique des sujets mis en scène dans un récit en prose hétérodiégétique se placerait d'emblée sur le terrain de la fiction, dans la mesure où l'accès immédiat à l'intériorité d'autrui serait impossible « en réalité »[1]. Seule l'imagination du romancier ou du conteur (et non l'écriture de l'historien) détiendrait le privilège de pénétrer les arcanes de la vie psychique des personnages qu'il construit.

D'après Hamburger, il existe toutefois une forme narrative qui ne permet pas de retenir le traitement descriptif de la vie psychique comme critère de distinction entre le fictionnel et le factuel : c'est le récit en première personne. Le narrateur en « Je » qui met en scène son intériorité, et exploite en ce sens sa propre transparence à soi-même, ne peut pas, selon Hamburger, être formellement pris en flagrant délit d'invention. Du point de vue stylistique, le récit personnel est donc exclu du strict espace de la fiction : il est considéré « par défaut » comme la source d'énoncés de réalité.

Cependant, il semble inscrit dans la forme même du récit en « Je » que le narrateur puisse, fût-ce momentanément, perdre de vue les limites logiques de son propre point de vue, et qu'il rompe en cela l'unité de perspective qu'impose ce cadre de saisie strictement subjective des phénomènes. En d'autres termes, il « oublie » parfois (bien que cet oubli soit structurel et non

[1] Un tel jugement repose sur un présupposé philosophique idéaliste hérité de la phénoménologie husserlienne, sur lequel nous ne jugeons toutefois pas pertinent de nous arrêter dans le cadre de cet article.

accidentel) qu'il entretient en principe une « relation personnelle » avec les objets, que ceux-ci doivent être « vus, observés et décrits par lui – et seulement par lui »[2], et il cède à la tentation de décrire les objets dans leur « en-soi », dans leur « objectivité », hors de l'expérience limitée qu'il en fait. Or, parmi ces « objets », figure en bonne place la « vie psychique » d'autrui ; lors de ces ruptures de ce que l'on pourrait qualifier de *pacte d'extériorité* avec le monde, le narrateur fait intervenir de l'invention dans une structure de saisie fondamentalement historique, ce qui a pour conséquence de brouiller entièrement la frontière entre factualité et fiction. Hamburger parle ici de feintise : la première personne génère selon elle des *énoncés de réalité feints*, c'est-à-dire des énoncés qui *feignent* d'être des énoncés de réalité, alors qu'ils ne sont que *quasi* historiques. L'« énoncé de réalité feint » serait le résultat d'une opération de *mimesis*, non du monde réel, mais de l'énonciation historique elle-même. L'écriture en première personne consisterait à ce titre en une sorte de subversion de l'écriture historique.

Hamburger précise enfin que l'une des spécificités du régime de la feintise est sa nature graduelle : le degré de feintise peut être plus ou moins poussé, l'illusion de réalité plus ou moins recherchée, la part d'invention plus ou moins grande, les ruptures d'unité de perspective plus ou moins « graves ». En ce sens, le récit en première personne concernerait « un spectre large », celui d'« une échelle allant de zéro à l'infini » *entre* – et donc excluant – l'énoncé de réalité et l'énoncé de non-réalité (p. 291).

Une telle hypothèse s'avère toutefois délicate à manipuler, selon nous, lorsqu'il s'agit de rendre compte de la nature de quelques proses en première personne de Théophile de Viau, dont le statut fait débat depuis l'importante somme que Jean Rousset a consacrée au *récit de soi* voilà déjà une cinquantaine d'années[3]. Que l'on considère tour à tour une courte fiction néolatine apparentée à la fable milésienne telle que *Larissa* (1621), un récit inachevé de veine comique à dimension autobiographique comme l'est sa célèbre *Première Journée* (1623), ou l'ensemble de pièces en prose de tonalité auto-apologétique écrites dans le contexte de son procès (1624-1625), on se trouve dans les trois cas face à des textes en première personne,

[2] Käte Hamburger, *Logique des genres littéraires* [1957], Paris, Éditions du Seuil, « Poétique », 1986, p. 278 et *sq*.

[3] Jean Rousset, *Narcisse Romancier. Essai sur la première personne dans le roman*, Paris, Librairie José Corti, 1972.

dont l'apparente unité énonciative ne masque cependant pas la diversité générique. Certes, l'hypothèse catégoriale des *énoncés de réalité feints* formalisée par Hamburger présente le double avantage théorique de souligner une parenté formelle (un même dispositif logique : le régime homodiégétique) tout en particularisant chacune de ses réalisations en faisant varier de manière graduelle l'incrément d'« invention » sur la variable du « quasi témoignage » ; il devient ainsi possible de dépasser l'insoluble alternative fiction *ou* témoignage qui nourrit depuis trop longtemps la plupart des commentaires sur l'œuvre en prose de Théophile. En revanche, ce postulat nous paraît offrir un moindre rendement herméneutique lorsque l'on s'attache de près à la diversité des stratégies d'usage du pronom de première personne ainsi qu'à la multiplicité des formes de représentation de la « vie psychique » dont ce régime énonciatif semble favoriser la mise en scène. En clair, il est permis de douter que toute la « feintise » (le « jeu »), qui caractérise selon Hamburger la forme du récit personnel, réside d'abord et avant tout dans le déplacement d'un curseur sur une échelle, infinie en droit, selon des degrés de réalité et d'irréalité – et cela toujours en référence à une sorte d'horizon paradigmatique que serait *l'énonciation historique*[4]. Rien n'assure, selon nous, que tout le sel de l'écriture personnelle et de l'ambiguïté fondamentale du pronom « je » provienne d'un dosage plus ou moins concerté d'invention ou au contraire de « fidélité » à la réalité, en particulier dans les textes de la Première Modernité où la notion d'illusion référentielle pose encore de très nombreuses questions.

Le cas précis des proses homodiégétiques de Théophile de Viau énumérées ci-dessus nous permettra peut-être d'en savoir davantage sur les variables d'exploitation du potentiel d'indétermination propre à ce pronom déictique qui, dès les années 1620, investit le cadre même de certains récits et cesse ainsi d'être cantonné à des apparitions uniquement ponctuelles (discours et pensées rapportées, narrations enchâssées), ainsi que l'a observé René Démoris[5]. À quelle forme de « subjectivité », ou, plus précisément, à quels aspects de la *vie psychique représentée*, le pronom *Je* donne-t-il accès

[4] « La phénoménologie du récit à la première personne montre donc qu'il est un type de littérature non fictionnelle pris dans l'espace épico-fictionnel », Käte Hamburger, *Logique des genres littéraires* [1957], Paris, Éditions du Seuil, « Poétique », 1986, p. 295.

[5] René Démoris, *Le Roman à la Première Personne. Du Classicisme aux Lumières*, Paris, Armand Colin, [1975], Genève, Droz, 2002.

dans chacune de ces proses ? D'autre part, sur le plan de l'économie narrative et pragmatique de ces proses, quelle pourrait être la *fonction* de ce motif particulier qu'est « la vie psychique représentée » ? Qu'est-ce que sa présence apporte à chaque texte en particulier ? Quel effet contribue-t-il à produire lors de la lecture ? Ces angles d'approche successifs nous permettront de montrer que si la dichotomie factuel/fictionnel, qui joue un rôle central dans l'interprétation que propose Hamburger du dispositif de récit en première personne, s'avère d'une efficacité heuristique certaine, elle ne rend en définitive que partiellement compte de la complexité du travail d'écriture de Théophile de Viau ainsi que des effets de lecture produits sur son premier public – constitué, comme on le sait, de nombreux détracteurs.

I. Larissa.

Cette nouvelle néolatine de 1621[6] se structure en deux volets se répondant symétriquement. Dans la première partie, Larissa raconte que, servante dans une *domus* romaine, elle s'émeut du sort d'un jeune esclave grec d'origine noble, Glison, qui peine à accomplir les tâches imposées. Pour le soulager, Larissa prend en charge ses travaux et le soutient moralement. Dans la seconde partie, c'est au tour de Larissa de se vider de ses forces, sous l'effet d'une passion violente pour son jeune et beau protégé. En proie aux affres de la passion – c'est alors qu'apparaissent les descriptions les plus vives des tourments de l'âme de la narratrice –, elle est sur le point de succomber, lorsque Glison la prend en pitié et paie « de son corps » sa dette envers elle : la nouvelle se conclut sur l'évocation de leurs ébats, suivie d'un *memento mori* épicurien assez traditionnel : « Vous, tant que l'âge vous le permet, vivez ! »[7].

Ce qui apparaît de la vie psychique, évoqué en première personne, c'est la description très convenue de la passion amoureuse et de sa progression dévastatrice dans l'âme (*pectus, mens, animus, anima*) de la narratrice. Le lecteur n'a en revanche pas accès aux émois (ou pensées) de Glison, qui n'est

[6] Le lecteur trouvera dans l'article de Julie Desjardin (« *Larissa* de Théophile de Viau. Une 'fable milésienne' du XVIIe siècle. Étude littéraire, texte latin, traduction française, appendice bibliographique », *Humanistica Lovaniensa*, 19, 1970, p. 471-484) une édition latine et une traduction de ce texte peu connu de Théophile de Viau, qu'accompagne un précieux commentaire philologique.

[7] Théophile de Viau, *Larissa*, *in* Julie Desjardin, *op. cit.* p. 480.

saisi que dans son extériorité physique, ce qui renforce en un sens l'unité de perspective subjective du récit : au début de la nouvelle, lorsque Glison dépérit, Larissa spécule en effet sur l'état de son âme à partir d'une série de signes extérieurs (chevelure négligée, rides, saleté, yeux éteints, joues pendantes, mains calleuses). La progression des émois amoureux de la narratrice se marque linguistiquement par la graduelle dépossession de soi du sujet de l'énonciation sous l'effet du trouble passionnel, que l'on observe dans l'usage de pluriels poétiques (effet de dédoublement) et de l'auto-désignation par la médiation objectivante du nom propre (effet de clivage) ; c'est au dernier stade de la passion, rendu dans une séquence pathétique où abondent les références au trépas – de l'âme autant que du corps – que le sujet amoureux est définitivement désapproprié de son âme, qui semble s'autonomiser sous la figure métaphorique, voire allégorique, de la mort.

Selon nous, l'évocation par la narratrice de sa vie intérieure va au-delà de la seule illustration du *topos* de la passion amoureuse à l'Antique dont s'inspire Théophile. Il faut bien voir que ce texte amorcé en première personne exploite durant toute la première partie le potentiel d'indétermination que recèle le récit homodiégétique ; en effet, le lecteur ne sait rien de ce « Je », si ce n'est – mais ce dès l'*incipit* « Ancillabar… » – qu'il s'agit d'une femme, laquelle est une servante. Le choix de l'imparfait (et non du parfait), qui, surtout en latin, signale une forte continuité entre l'action et le moment de l'énonciation, ainsi que l'absence de précision chronologique, par exemple adverbiale (*olim*), rend assez flou l'écart temporel qui sépare la narratrice actuelle du personnage qu'elle incarne dans son histoire. Ce n'est que très brusquement, au milieu même du texte, que nous est révélé l'âge de la conteuse, lorsqu'elle est momentanément interrompue par l'assistance :

> Et d'un élan juvénile embrassant les joues de la vieille toute ridée : « Par ta Vénus, je t'en conjure, ne te fâche pas si fort contre nous ! » À force de se pendre à son cou décrépit, le joli garçon obtint qu'elle poursuivît. La vieille femme promit qu'elle raconterait la fin aux jeunes filles le plus modestement qu'elle pourrait et les fit asseoir auprès d'elle. « Quand on est jeune, dit-elle, on peut bien perdre la tête jour après jour. »
>
> *Tum <u>impetu juvenili</u> <u>rugosae vetulae</u> marcidas genas exosculatus : « Et per tuam te Venerem oblestor, ait, noli tam graviter nobis irasci. » Ac diutissime de rancido collo pendulus, <u>bellulus puer</u> impetravit ut pergeret ; <u>puellis</u> vero caetera se quam pudicissime posset absoluturam <u>anus</u> pollicita est, jussitque proprius assiderent sibi : « Licet, inquit,*

juvenibus quotidie semel insanire. »

C'est alors seulement, et dans une avalanche de précisions relatives aux âges opposés des protagonistes du récit, que s'impose le *topos* de la *lena* (maquerelle) conteuse des univers comiques, telle l'Agathe sorélienne du livre II de *Francion*, paru la même année. Par souci de clarté, Bussy-Rabutin avait d'ailleurs cru nécessaire, dans la traduction approximative de la fable qu'il fait parvenir en 1692 à Madame de Sévigné, d'ajouter au début de la nouvelle « l'encadrement » contextualisant qui lui semblait manquer : « Larissa aimait à conter et contait bien. Un jour, se trouvant en compagnie, elle voulut bien leur parler des folies de sa jeunesse, et le fit ainsi »[8]. En termes d'expérience de lecture, l'effet produit *sans le cadre introductif* est cependant bien plus spectaculaire et efficace. Alors que nous imaginons avoir affaire à une femme jeune, aux prises avec son premier amour, la révélation soudaine et retardée de l'âge de la conteuse – c'est-à-dire l'intrusion du temps écoulé, de la vieillesse et du spectre de la mort – exemplifie précisément le *topos* moral épicurien qui conclut le récit, à savoir que la jeunesse flétrit plus vite qu'on ne l'imagine, et que la vieillesse comme la mort nous surprennent sans préavis au moment même où l'on s'y attend le moins.

Mais Théophile dépasse quelque peu cet épicurisme convenu lorsqu'il suggère en outre qu'il faut être capable, à l'hiver de sa vie, de remobiliser par le récit des souvenirs passés pour agrémenter son ennui :

> Ô jour d'une volupté qui ne reviendra jamais ! […] Vous, tant que l'âge vous le permet, vivez ! Le doux fil d'une jeunesse bien employée, déroulez-le jusqu'à vos cheveux blancs, afin de pouvoir revivre le souvenir charmant des plaisirs passés et tromper ainsi l'ennui désœuvré de la chagrine vieillesse.
>
> *Diem nunquam reditura voluptatis ! […] Vos, dum per aetatem licet, vivite, et feliciter ductae juventutis dulcia stamina ad canos perducite, ut, recordatione grata exacta gaudia veluti repetentes, querulae senectutis otiosa taediasolemini.*

L'auteur convoque ici la métaphore de la *trame du métier à tisser*, qui conjugue l'image des Parques (très attendue dans un tel contexte) à celle,

---

[8] Bussy-Rabutin, *Lettre à Madame de Sévigné du 2 décembre 1692*, citée par Desjardin, *op. cit.*, p. 481.

moins conventionnelle me semble-t-il, du fil de la narration qu'il s'agirait de dérouler. Or comment se peut-il que le lien entre une jeunesse impétueuse et le crépuscule d'une vie ne soit pas rompu, et que le temps puisse être remonté par le fil du discours ? Il n'est pas interdit de chercher la réponse à cette question philosophique dans les choix formels retenus par Théophile pour représenter la vie psychique de sa narratrice. Particulièrement conventionnel (à la limite du pastiche), le traitement stylistique de la passion « aliénatrice » semble témoigner de son atemporalité, ou plutôt de sa permanence, non seulement d'une époque à l'autre (Anciens / Modernes), mais également entre les différents états d'un même sujet (jeune / âgé). C'est précisément parce que la vie psychique du sujet n'est pas affectée par le passage du temps, qu'il n'y a pas d'âme « jeune » par opposition à une âme « âgée », que la narratrice est capable de faire revivre à l'identique par son récit, et de « revivre » elle-même, une expérience passionnelle déchirante. Dans *Larissa*, l'espace de la vie psychique échappe au temps ; il est le milieu inaltérable où adviennent ponctuellement les troubles accidentels de la passion ; il assure au « Je » une continuité que ne saurait même entamer l'expérience amoureuse de la dépossession de soi, et au récit personnel, sa vigueur et sa cohérence.

En somme, peu importe de savoir si les émois de la narratrice sont « historiques » ou « fictifs » ; l'indétermination identitaire de la narratrice qui donne sa saveur au récit ne concerne pas son « mode » d'existence, mais bien sa situation (son stade) dans l'existence. Dans cette nouvelle, c'est la double assignation possible de la passion à Larissa jeune ou Larissa vieille qui garantit l'effet de surprise, et, somme toute, qui assure l'efficacité « en acte » de la démonstration épicurienne imaginée par Théophile.

II. *Première Journée* (1623)

Je ne vais faire que survoler la *Première Journée* de Théophile de Viau, texte bien connu et souvent commenté, paru dans le second volume des *Œuvres*, en 1623, alors que Théophile était déjà inquiété par la justice et se trouvait la cible d'accusations visant ses mœurs et certaines poésies diffusées sous son nom. Il s'agit d'une sorte de fragment d'histoire comique (titre qui lui a été d'ailleurs ajouté dans des éditions ultérieures) dont la dimension autobiographique doit être prise en compte, même abstraction faite de *L'Avis au Lecteur*, quant à lui très fortement référentiel.

Plusieurs « indices de référentialité » (biographèmes) ont été relevés dans ce texte, même si aucun ne paraît pleinement satisfaisant pour faire de ce récit un témoignage historique. Le narrateur de la *Première Journée* se présente lui-même comme un écrivain qui vient d'être banni (Viau a subi une sentence de bannissement le 14 juin 1619, avant de revenir en grâce en mars 1620 et d'être la cible du P. Jésuite François Garasse dès 1623 : la posture d'exilé est donc d'actualité). Il relate une scène de possession démoniaque feinte qui se déroule à Agen, alors que Théophile témoigne au cours de son procès avoir en effet assisté (mais en simple témoin) à une scène de ce genre. Au chapitre V, le narrateur évoque sa conversion au catholicisme, qui n'est pas sans faire écho à l'abjuration par Théophile de la religion protestante en 1622. Les indices de fictionnalité ne sont cependant pas en reste, puisqu'une scène entière reproduit une célèbre anecdote d'Athénée (une scène d'auberge où les convives, ivres, se croient sur un navire en détresse et jettent le mobilier par les fenêtres pour éviter le naufrage). Ce texte trouve donc très naturellement sa place dans le système de Käte Hamburger, quelque part entre fiction et énoncé historique.

En ce qui concerne la représentation de la vie psychique du narrateur, un constat s'impose : le « Je » se met essentiellement en scène comme un être sensible et connecté à la nature qui l'environne[9] (ce qui lui sera reproché lors de son procès), mais se pose en revanche, et de manière presque complémentaire, comme une conscience critique prompte à se distancier intellectuellement des autres personnages et de leurs discours. Ce procédé de distinction apparaît notamment à travers l'affirmation « en négatif » que fait le narrateur de ses goûts personnels et de sa pratique littéraire[10], et il est

---

[9] « Ce jour-là, comme le ciel fut serein, mon esprit se trouva gai. La disposition de l'air se communique à mon humeur. Quelque discours qui s'oppose à cette nécessité, le tempérament du corps force les mouvements de l'âme. Quand il pleut, je suis assoupi et presque chagrin ; lorsqu'il fait beau, je trouve toute sorte d'objets plus agréables. Les arbres, les bâtiments, les rivières, les éléments paraissent plus beaux dans la sérénité que dans l'orage. Je connais qu'au changement du climat mes inclinations s'altèrent ; si c'est un défaut il est de la nature, et non pas de mon naturel » (*Première Journée*, II, in *Libertins du XVII*e *siècle*, vol. 1, Jacques Prévot éd., Paris, Gallimard, « Bibliothèque de la Pléiade », 1998, p. 9).

[10] « Or ces digressions me plaisent, je me laisse aller à ma fantaisie, et quelque pensée qui se présente, je n'en détourne point la plume ; je fais ici une conversation diverse et interrompue, et non pas des leçons exactes, ni des oraisons avec ordre. Je ne suis ni assez docte, ni assez ambitieux pour l'entreprendre. Mon livre ne prétend point d'obliger le lecteur, car son dessein n'est pas de le lire pour m'obliger ; et puisqu'il lui est permis de me blâmer, qu'il me soit permis de lui déplaire » (*Première Journée*, I,

particulièrement appuyé dans la mise en scène critique d'une imposture – celle d'une « fausse » scène de possession – dont il est témoin au chapitre III. Il n'est plus question ici de la représentation en première personne d'une passion « détemporalisée » (comme dans *Larissa*), mais plutôt de la figuration d'une singularité intellectuelle et sensitive, qui parvient à se démarquer intellectuellement et même émotionnellement du monde en s'affirmant dans sa seule adhérence à soi-même. Ce qui est offert au lecteur, c'est la mise en scène d'une *subjectivité*, d'un point de vue individuel cohérent, plutôt que celle d'une *intériorité*, où se répercuterait par exemple l'effet de la passion (comme dans *Larissa*). Ces deux aspects de la vie psychique, qui se combinent harmonieusement chez Descartes, méritent d'être clairement distingués dans le cas de l'écriture homodiégétique de Théophile de Viau. Dans la *Première Journée*, le modèle narratif picaresque domine ; la première personne y configure un regard démystificateur et critique sur le monde en dramatisant une forme de marginalité, mais ne déploie pas pour autant un sujet dont la vie psychique est étoffée ou approfondie.

Telle est la « vie psychique » caractéristique du libertin : il ne s'agit pas des passions ou de phénomènes humoraux déployés dans l'espace secret d'un for intérieur, mais d'un principe actif de mise à distance des phénomènes humains et d'autonomisation intellectuelle et sensible du sujet. À ce titre, l'enjeu de la distinction entre réalité et fiction compte finalement assez peu en termes d'effets recherchés par l'usage de la première personne. On notera que l'un des griefs adressés à Théophile au cours de son procès par le procureur Molé (en partie sur la base du pamphlet de Garasse) est précisément son discours jugé sécessionniste, schismatique, exaltant la valeur de l'individuel par rapport au collectif – la communauté chrétienne en particulier : tous deux s'indignent de ce qu'ils perçoivent comme une exhortation à faire « bande à part »[11].

L'essentiel de l'accusation reposant néanmoins sur les mœurs supposées du Théophile « historique », décrites sur le rapport de témoins à charge et

éd.cit., p. 8).

[11] Voir à ce sujet l'indispensable article d'Hélène Merlin, « Théophile de Viau : moi libertin, moi abandonné », *La Liberté de pensée. Hommage à Maurice Laugaa, Études réunies et présentées par François Lecercle*, Poitiers, *La Licorne*, n°61, 2002, p. 123-136.

jugées en partie à travers l'œuvre de l'écrivain, on pourrait s'attendre à ce que l'opposition entre « réalité » et « fiction » de la première personne alimente les débats lors du jugement. Curieusement, aucun document relatif au procès n'atteste l'existence d'une telle problématique. Il est d'ailleurs assez remarquable que Théophile n'ait lui-même qu'exceptionnellement cherché à démentir l'assimilation entre le « Je » référentiel et le « Je » narratif ou lyrique de ses textes. S'il s'aventure, dans son *Apologie*, à différencier la portée des *paroles* et les conséquences des *actions* – dans une veine argumentative qu'il emprunte hardiment à ses détracteurs eux-mêmes –, encore faut-il préciser qu'il n'insiste pas sur l'opposition épistémique entre *vérité* et *invention*, mais souligne l'écart ontologique qui sépare la virtualité du dire de l'effectivité de l'agir :

> Les paroles sont paroles qui chez les casuistes ne sont pas plus, en cas d'offense, que les simples pensées : parler de la douceur de la vengeance, n'est pas assassiner son ennemi ; faire des vers de sodomie ne rend pas un homme coupable du fait ; poète et pédéraste sont deux qualités différentes[12].

Lors du procès de Théophile, les propos tenus en première personne ne seront pas examinés à l'aune du critère de véridicité, mais jugés, sur un plan *pragmatique*, du fait même de leur existence dans l'espace public ; il apparaît ainsi que le simple fait de publier un propos, fût-il sans fondement réel, suffit à engager la responsabilité morale de l'auteur, fournissant de ce fait une base satisfaisante à l'accusation. Perçue comme « acte », l'écriture personnelle est interprétée en tant que posture, et le sujet énonciatif ne présente d'intelligibilité qu'en qualité – dès lors suspecte – d'*exemplum*. Après tout, ce libertin n'a-t-il pas l'audace d'emprunter un patron énonciatif éminemment illustré par Saint Augustin ? En ce début de XVIIe siècle, l'usage de la première personne semble reconduit à la problématique de l'exemplarité, catégorie morale de saisie du sujet qui ne se place pas sur le terrain de l'opposition fiction/vérité, mais concerne davantage la tension entre la scène publique et les conduites privées.

III. Proses auto-apologétiques (1624-1625)

---

[12] Théophile de Viau, *Apologie de Théophile*, in *Libertins du XVIIe siècle*, vol. 1, Jacques Prévot éd., Paris, Gallimard, « Bibliothèque de la Pléiade », 1998, p. 69.

Par cette appellation, nous désignons l'ensemble de courtes pièces en prose (dont une en latin : *Theophilus in carcere*) écrites à la première personne par Théophile pour sa défense de février 1624 à novembre 1625, entre les deux séries d'interrogatoires, la comparution des témoins et le jugement du Parlement. Il ne s'agit pas à proprement de récit, mais plutôt de plaidoyers dont la trame est cependant narrative, dans la mesure où il s'agit pour l'accusé de fournir un éclairage sur le déroulement des événements qui ont motivé sa comparution.

Ces textes sont marqués d'un très fort indice de référentialité : précisions chronologiques, indications topographiques, noms propres et autres précisions factuelles y abondent. En dépit de ce fort ancrage historique, le degré de feintise – si l'on se réfère au cadre d'analyse de Hamburger – de ces textes est extrêmement élevé, du moins en ce qui concerne la mise en scène de la vie intérieure. Ainsi, au lieu de représenter sa propre vie psychique, à laquelle il aurait légitimement accès selon la thèse exposée dans *Logique des genres littéraires*, le sujet narrateur s'attarde sur l'intériorité supposée de ses détracteurs (à commencer par Garasse), laquelle, du point de vue (phénoméno)logique, devrait lui demeurer inaccessible. L'unité de perspective est donc éminemment problématique.

D'un point de vue rhétorique, la stratégie de Théophile s'apparente davantage à celle de l'attaque que de la défense. On observe que le narrateur/locuteur se pose en « lecteur » des âmes d'autrui. Il prétend lever le voile sur la laideur de l'âme de François Garasse, et révéler au grand jour les travers intimes de cet homme que Théophile estime responsable de sa misère : « votre âme [i.e. celle de Garasse], qui est aussi noire que votre habit, n'a jamais été éclairée de ces considérations »[13]. En revanche, Théophile découvre opportunément dans le même texte les qualités morales et la pureté des intentions du procureur à qui il va avoir affaire lors de son jugement :

> Je sais que M. le procureur général est d'une probité plus qu'inoubliable, dont l'âme zélée au devoir de sa charge s'anime même contre le soupçon du vice, tant les effets lui sont en horreur. [...] Je sais, maintenant qu'il est question de ma vie, que ce personnage l'examinera [i.e. ma vie] par sa passion propre, qui est celle de l'équité, et non par celle qui a conjuré ma perte ; il aime trop son honneur pour donner ses conclusions à l'animosité

[13] *Ibid.*, p. 70.

> d'autrui[14].

Tout se passe comme si les arcanes de l'intériorité du Père Voisin et de son public étaient parfaitement accessibles au locuteur/narrateur, lequel s'abstient quant à lui d'offrir en spectacle, fût-ce dans une *Apologie au Roi*, sa propre vie psychique :

> Je dirais à V. M. les secrètes maladies de cet esprit si ce n'était une incivilité criminelle que de vous en entretenir. Cet homme-là, égaré de son sens et très ignorant du mien, a fait glisser dans des âmes faibles une fausse opinion de mes mœurs et de ma conscience[15].

Ainsi, le sujet narrateur ne dévoile pratiquement rien de sa vie psychique individuelle, alors que l'on s'attendrait au contraire, dans le cadre d'une auto-apologie, à voir représentés les tourments psychologiques et émotionnels d'une victime en quête de sympathie. Au lieu de tabler sur l'exposition pathétique de sa douleur pour s'attirer la bienveillance empathique du lecteur, il avance véritablement masqué.

On peut distinguer trois manières qu'a Théophile de parler de lui-même dans cet ensemble de textes. D'une part, il évoque ses mauvais traitements et les vexations physiques et morales qui lui ont été infligées en peignant pour ainsi dire les instruments de sa passion (cachot, chaînes, obscurité, ...), sans évoquer la douleur éprouvée. Si le lecteur n'a pas accès au témoignage brûlant du martyr, il est en revanche aisé de déduire son degré d'acuité sur la base de ces signes extérieurs, et de mesurer le scandale de ces agressions incessantes. D'autre part, Théophile a l'adresse de répliquer aux accusations qu'il juge calomnieuses en se maintenant sur le seul terrain de sa réputation. L'argument de sa défense est que son âme, ses intentions véritables, sont demeurées inconnues de ses détracteurs, et qu'il est victime de fausses allégations basées sur une connaissance inexacte de sa vie réelle : « Toi [Garasse] qui ne me connais pas, tu parles de la pire façon ; ceux qui me connaissent, de la meilleure »[16]. Et de renchérir, dans l'*Apologie au Roi* :

---

[14] *Ibid.*, p. 73.

[15] Théophile de Viau, *Apologie au roi*, in *Libertins du XVIIe siècle*, vol. 1, Jacques Prévot éd., Paris, Gallimard, « Bibliothèque de la Pléiade », 1998, p. 117.

[16] Théophile de Viau, *Théophile en prison*, in *Libertins du XVIIe siècle*, vol. 1, Jacques Prévot éd., Paris, Gallimard, Bibliothèque de la Pléiade », 1998, p. 57-58.

> On a vu mes accusateurs en leurs sermons faire de longues digressions, et quitter la prédication de l'Évangile pour prêcher au peuple leurs méditations frénétiques et, par des injures d'« athée », d'« impie » et d'« abominable », imprimer dans l'âme de leurs auditeurs l'aigreur et l'animosité particulière qu'ils avaient contre moi[17].

Si Garasse a eu le tort de lui « supposer [...] des pensées et des paroles horribles », le Jésuite aurait toutefois « trop de passion pour être croyable » ; en définitive, il revient à Dieu seul de sonder l'intériorité de ses créatures : « Quant aux conceptions, ce n'est pas à [Garasse] de les pénétrer, Dieu seul voit les mouvements de notre âme »[18]. Enfermé par les hommes, Théophile ne s'ouvre, du point de vue de sa stratégie rhétorique, qu'au regard divin :

> [A]u fort de ma captivité ma voix a toujours eu de l'accès envers Dieu. [...] Il a vu ma justification dans ma conscience et, s'étant satisfait par lui-même de mes mouvements intérieurs, il a voulu que les hommes me justifiassent devant les hommes, et après une exacte recherche de mes actions, il a fait consentir mes juges à me laisser vivre[19].

Finalement, lorsqu'il s'agit de ménager pour le lecteur un accès à sa vie psychique, conçue alors comme pure intériorité morale (le mot « âme » revient fréquemment dans cette série de proses), c'est avec précaution, d'une manière impersonnelle et généralisante (« chacun », « personne ») ; il a notamment recours à la première personne du pluriel, désingularisante, plutôt qu'au « Je » particularisant, trop susceptible de renforcer l'argumentaire de l'accusation dirigé contre lui :

> Les sentiments de la Divinité sont si exprès dans les hommes qu'il n'y a point d'âme si confirmée au péché et si destinée à sa perdition qu'elle n'ait quelque remords du mal et quelque satisfaction du bien. Les considérations de l'avenir et les pensées de la dernière condition de notre vie pénètrent et les plus subtils et les plus hébétés, et ne nous laissent jamais incapables d'espérer et de craindre. Chacun prétend de se voir enfin ou bienheureux ou malheureux ; personne ne se peut imaginer de demeurer neutre[20].

Il ne livre véritablement l'espace de son intériorité morale qu'à travers le

[17] Théophile de Viau, *Apologie au roi*, éd. cit., p. 114.
[18] Théophile de Viau, *Apologie de Théophile*, éd. cit., p. 64.
[19] Théophile de Viau, *Apologie au roi*, éd. cit., p. 113.
[20] *Ibid.*, p. 114.

filtre convenu de la discursivité évangélique, en investissant adroitement les schèmes d'intelligibilité de ses adversaires. Dans sa situation, une telle stratégie présente le double avantage de réduire, d'une part, l'écart idéologique qui lui est reproché du côté catholique, et d'annuler, d'autre part, l'effet de distanciation (posture de surplomb) propre à la *Première Journée*, en écrasant le témoignage individuel sur une parole confessionnelle transindividuelle :

> Mais quelle raison de m'abandonner, malheureuse victime de ta haine, à de vaines lamentations dans les ténèbres où tu me jettes ? *Parce que l'ennemi a pourchassé mon âme, a humilié ma vie contre terre, m'a confiné dans l'obscurité comme les morts à jamais ; en moi mon souffle s'est éteint. Au fond de moi mon cœur s'est épouvanté.* [Ps.CXLIII, 3-4] Tu t'estimes à l'abri de ma vengeance et tu cherches à voir jusqu'où peut s'exercer contre les malheureux une méchanceté absolue, ô Garasse ; mets une limite à ta haine, car enfin, comme je l'espère, *Le Seigneur tirera mon âme de sa tribulation ; dans sa miséricorde il anéantira tous mes ennemis et il perdra tous ceux qui oppriment mon âme, car je suis son serviteur*[21]. [Ps CXLIII, 11-12].

L'accumulation des citations minimise ainsi la dimension personnelle de cette peinture de l'« âme » et du « cœur » du sujet de l'énonciation, et Théophile semble se retrancher dans une posture d'exemplarité conventionnelle dont l'orthodoxie littérale est conçue pour parer à tout soupçon de dévoiement. Ainsi, emprisonné pour avoir imprudemment dévoilé l'espace d'un « Je » singularisé trop aisément exploitable contre lui, Théophile a retenu la leçon : éviter à tout prix de donner prise à l'interprétation en dévoilant, à la première personne, une vie psychique dont ni la substance (intellectuelle et sensitive) ni la forme (singularisante) ne paraissent acceptables, en ce début de siècle, hors du domaine privé.

Ce rapide parcours d'analyse à la lumière des thèses de Käte Hamburger nous a tout d'abord permis de mettre en évidence la variété des formes de vie psychique représentées dans les proses en première personne de Théophile de Viau : siège intemporel de l'activité passionnelle dans *Larissa*, espace de singularisation sensible et intellectuelle dans la *Première Journée*, impénétrable noyau de moralité dans les proses auto-apologétiques, tour à tour *cœur*, *humeur* et *âme*, l'intériorité se fait jour à la manière de Protée,

---

[21] Théophile de Viau, *Théophile en prison*, éd. cit., p. 60.

dont les aspects divers alternent sans coexister. L'usage de la première personne, qui en construit l'accès et en détermine les contours, se prête effectivement à des stratégies de feintise, mais semble moins trouver la force de son ambivalence dans l'opposition fictionnel/factuel que sur le vaste nuancier de l'*actuel*, qu'il s'agisse d'indétermination temporelle (*Larissa*), de l'ambiguïté de la fonction illocutoire assignable à une forme d'énonciation pseudo exemplaire (*Première Journée*), ou de l'extension variable d'un locuteur noyant sa singularité concrète dans l'abstraction d'un sujet collectif. À ce compte, il semble que le critère logique de distinction générique retenu par Hamburger, de nature épistémique, échoue à rendre compte des subtiles nuances d'emploi de la première personne chez Théophile de Viau.

Enfin, notons que l'attention accordée par Hamburger à la notion d'unité de perspective dans le discours homodiégétique nous permet toutefois de mettre en évidence un fait remarquable : de toute évidence, c'est dans la fiction (*Larissa*) que l'unité de perspective « subjectiviste » est la mieux respectée, puisque la narratrice se limite aux bornes de son champ d'expérience, sans empiéter sur le terrain des émotions de Glison. En revanche, comme par un savant équilibrage de feintise, Théophile ne craint pas de compromettre la crédibilité de ses témoignages les plus « historiques » en mobilisant des trésors d'invention en matière de plongée dans la vie psychique des autres sujets (proses auto-apologétiques). La tension entre factuel et fictionnel n'est peut-être pas un enjeu primordial pour Théophile, qui doit avant tout répondre de ses actes, mais n'en reste pas moins un angle d'approche critique éclairant lorsque nous nous penchons sur des œuvres de la première modernité.

L'Énoncé sentencieux dans la nouvelle historique et galante : expression vraisemblable des affects ou trace d'une rhétorique des passions ?

Adrienne PETIT

Si l'on en croit la définition du dictionnaire de Furetière qui nous dit que « Ces belles maximes qui sont dans les Poëtes et les Historiens sont marquées comme *sentences* en gros caracteres »[1], les énoncés sentencieux, à l'instar du portrait ou de la harangue, sont l'un des ornements que l'écriture fictionnelle et historique ont en commun. Or, en dépit des critiques de plus en plus nombreuses dont la sentence fait l'objet, d'abord dans le domaine théâtral au cours des années 1630-1660, puis dans le domaine historique, et enfin dans le champ romanesque[2], elle semble se maintenir à l'intérieur du nouveau genre qu'est la nouvelle. Ce maintien de la sentence est d'autant plus remarquable que les autres « beaux endroits » du roman baroque et héroïque, tels que les lettres, les monologues ou les poèmes sont peu à peu en train de disparaître du genre narratif bref[3]. Le bouleversement esthétique qui s'opère dans ces années-là et qui conduit à un véritable élagage rhétorique est bien connu. Pourquoi la sentence se maintient-elle dans la nouvelle historique et galante, et quel rôle y assume-t-elle ? Au-delà de l'argument de la brièveté, ce phénomène pourrait s'expliquer par l'imitation du modèle de l'Histoire que pratiquent les auteurs de nouvelles, tels que Saint-Réal. La sentence aurait alors pour fonction de se signaler à l'intérieur du régime fictif en tant que

---

1 Furetière, *Dictionnaire*, article « Sentence », 1690.

2 Pour une histoire du discrédit qui frappe la sentence dans la seconde partie du XVIIe siècle, voir B. Guion, « Le statut des réflexions dans l'histoire », *Du bon usage de l'histoire, Histoire, morale et politique à l'âge classique*, Paris, H. Champion, 2008, p. 177-204.

3 On sait par ailleurs que la suppression des beaux endroits a souvent été présentée comme l'un des critères distinctifs entre le roman et la nouvelle.

stylème historique. Mais surtout, nous faisons l'hypothèse que l'énoncé sentencieux permet une représentation de la vie psychique, et notamment des passions, qui s'accorde avec la poétique du nouveau genre narratif. Les formes gnomiques proposent en effet un traitement vraisemblable, si ce n'est véritable – selon la distinction que reprennent à l'envi les auteurs de nouvelles – des mouvements de l'âme, sujet toujours entaché du soupçon d'affabulation. En outre, dans un genre dont on a retranché tous les morceaux insérés, qui étaient traditionnellement le lieu de l'effusion et de la communication des affects, l'usage qui est fait de la sentence nous semble relever de l'ancienne rhétorique des passions.

Afin de proposer un aperçu de l'usage que les romanciers ou « historiens »[4] font de l'énoncé sentencieux au cours des années 1670 et de comprendre l'évolution de cet usage, nous nous sommes intéressés à plusieurs nouvelles historiques et galantes parues entre 1671 et 1683 en nous concentrant sur *Dom Carlos* de Saint-Réal, *Les Désordres de l'amour* de Madame de Villedieu, *La Princesse de Clèves* de Madame de Lafayette et *La Duchesse d'Estramène* de Du Plaisir. Dans la perspective rhétorique qui est la nôtre, nous avons choisi de désigner du nom de *sentence*[5] les formes gnomiques insérées dans le discours continu de la prose narrative. Celui de *maxime* a été conservé lorsqu'il était employé par nos auteurs, les deux termes étant alors employés indistinctement[6]. Nous n'avons pas limité notre étude aux seules véritables sentences – définies à la fois par un système anaphorique clos et une autonomie linguistique et référentielle[7] – ce qui aurait réduit notre corpus à la portion congrue, mais nous avons examiné tout effet de sentence, ou sentence occultée : de la sentence coupée par une incise

---

[4] Selon l'appellation que reçoit alors l'auteur-narrateur. Voir à ce propos l'article de D. Denis dans le présent ouvrage.

[5] Les problèmes terminologiques ont déjà fait l'objet d'un certain nombre d'articles. Voir à ce propos : M. Nemer, « Les intermittences de la vérité. Maxime, sentence ou aphorisme : notes sur l'évolution d'un genre », *Studi francesi*, n°26, 1982, p. 484-493 ; J. Lafond, « Des formes brèves de la littérature morale aux XVIe et XVIIe siècles », *Les formes brèves de la prose et le discours discontinu (XVIe-XVIIe siècles)*, dir. Jean Lafond, Paris, Vrin, 1984, p. 101-122 ; F. Goyet, « L'Origine du mot maxime », *Logique et Littérature à la Renaissance,* dir. M.-L. Demonet-Launay et A. Tournon, Paris, H. Champion, 1994, p. 26-49.

[6] Est-il besoin de rappeler le titre original des *Maximes* de La Rochefoucauld ?

[7] Nous empruntons ces trois critères définitionnels à C. Schapira dans *La Maxime et le discours d'autorité*, Paris, Sedes, 1997.

à la relative adjective sentencieuse[8]. En effet, les exigences de liaison ainsi que le souci d'atténuer un didactisme désormais perçu comme malséant conduisent à l'intégration la plus « naturelle » possible de la sentence à la trame narrative et à l'effacement de ses frontières.

1. Une représentation « historique » des passions ?

L'énoncé sentencieux, tel qu'il apparaît dans nos œuvres, participe à l'écriture « historique » que mettent en place les auteurs qui, comme Saint-Réal ou Madame de Villedieu, s'attachent à insuffler à leurs petits romans le souffle du grand genre. En effet, sa forme logique ainsi que son caractère doxal permettent une représentation vraisemblable des passions de l'âme.

a. Preuves et motivations

Depuis *La Rhétorique* d'Aristote qui définit la sentence comme une partie de l'enthymème, celle-ci, avant de devenir ornement, fait partie des preuves à la disposition de l'orateur[9]. Et c'est avant tout d'arguments que servent les énoncés sentencieux au sein de la nouvelle. Dans *Les Désordres de l'amour*, la moitié des sentences, rapportées au discours direct et indirect, sont prononcées au cours de conversations argumentées qui opposent les différents protagonistes de l'intrigue. Cette pratique s'accorde à l'injonction, formulée dès 1670 par le Père Le Moyne dans *De l'Histoire,* de faire apparaître les sentences de manière « oblique », c'est-à-dire de les placer dans la bouche des personnages pour des raisons d'élégance et de naturel. Du Plaisir dans les *Sentiments sur l'Histoire*, s'il commence par proscrire l'utilisation de maximes, leur accorde cependant une certaine utilité et beauté

---

[8] Pour une typologie de ces différents modes d'intégration voir Jeanne Goldin, « Maximes et fonctionnement narratif dans La Princesse de Clèves », P.F.S.C.L., n°10, 1978-1979, p. 155-176.

[9] Aristote, *La Rhétorique*, II, 1394a. Au XVIIe siècle, R. Bary les classe à la fois parmi les figures et parmi les arguments : « Je confondrois icy l'ordre des choses, si les Sentences estoient toujours Sentences ; mais parce qu'elles changent souvent de nature ; et que dans cette heureuse Metamorphose, elles passent pour des argumens, on en peut parler où l'on parle de l'argumentation. » (R. Bary, *La Rhetorique francoise*, Pierre Le Petit, 1659, p. 22). Chez J. Le Gras, elles ne sont que des arguments et n'apparaissent pas dans la liste des figures ; au contraire de B. Lamy qui ne les classe plus que parmi les ornements de l'*elocutio.*

quand elles servent, précisément, d'arguments à un personnage :

> Je crois cependant qu'il est une occasion, où un trait de cette sorte est très agréable ; c'est lorsqu'au lieu d'avoir cet air de maxime pour instruire, il a celui d'une autorité pour servir de preuve, comme en cet exemple. *Je devais n'avoir que de l'horreur pour elle après son infidélité* ; mais on est bien faible quand on est jeune, et amoureux. *Je la vis hier, et je sens que l'aime plus que jamais.* Ces mots, *On est bien faible quand on est amoureux*, ressemblent bien moins à une sentence, qu'à une citation ou une preuve. Ils suppléent à un long discours dont on aurait eu besoin, pour persuader la faiblesse qu'aurait eue un Homme d'aimer encore une Femme, après une infidélité qu'elle lui aurait faite[10].

Quant aux formules sentencieuses insérées dans le récit, elles sont mises au service de cette « écriture de la causalité »[11] dont usent les auteurs de nouvelles historiques pour présenter les événements politiques comme les conséquences des passions des grands hommes. Leur valeur de preuve est soulignée par le sens logique des propositions dans lesquelles elles apparaissent. Dans *Dom Carlos*, beaucoup de sentences sont ainsi des subordonnées causales introduites par la conjonction *comme*, tandis que Mme de Villedieu les fait très souvent précéder d'un *mais* argumentatif. Il arrive que la sentence s'allonge et s'autonomise en une suite de phrases proposant un raisonnement argumenté qui peut prendre la forme d'un véritable enthymème. On en trouve notamment chez Madame de Lafayette (dans *Zaïde* ou *La Princesse de Clèves*) et Saint-Réal, avec par exemple le cas de la maxime développée dont se moque l'auteur des *Sentimens d'un homme d'esprit sur la nouvelle intitulée Dom Carlos* : « Personne ne devient scélérat tout d'un coup. Il n'appartient pas à toutes sortes d'âmes de résoudre une grande méchanceté la première fois qu'elle vient dans la pensée. On n'arrive au crime que par degrés, de même qu'à la vertu »[12]. De contenu presque toujours psychologique, ces formes gnomiques servent la plupart du temps à motiver les actions des personnages, en mettant au jour des mécanismes

---

[10] Du Plaisir, *Les Sentiments sur l'Histoire*, éd. Camille Esmein-Sarrazin, *Poétiques du roman. Scudéry, Huet, Du Plaisir et autres textes théoriques et critiques du XVIIe siècle sur le genre romanesque*, H. Champion, Paris, 2004, p. 777.

[11] Nous empruntons l'expression à C. Zonza dans *La Nouvelle historique en France à l'âge classique (1657-1703)*, Paris, H. Champion, 2007, p. 22.

[12] Saint-Réal, *Dom Carlos, nouvelle historique*, éd. J. Lafond et R. Picard dans *Nouvelles du XVIIe siècle*, Paris, Gallimard, « Bibliothèque de la Pléiade », 1997, p. 530.

psychiques qui s'opèrent souvent à l'insu des intéressés. La sentence, enthymème abrégé, représente ainsi les mouvements intérieurs, ces « matières imperceptibles »[13] pour tant de contemporains, comme des processus logiques offerts à la saisie rationnelle. Cette représentation analytique des passions, bien qu'elle ne soit pas spécifique à la nouvelle historique, y est particulièrement signifiante du fait de la réduction des autres formes discursives et participe à la construction de la vraisemblance du récit.

b. Vraisemblance et référentialité

Dans les nouvelles historiques et galantes, les sentences ne relèvent plus ni de l'amplification rhétorique ni de l'esthétique de la pointe, comme c'était encore le cas dans le roman sentimental ou chez M. de Scudéry[14]. Elles sont en effet d'une grande banalité tant sur le plan stylistique que sur celui de leur contenu moral et valent surtout comme expression d'une opinion commune, c'est-à-dire de la *doxa*. En tant que telles, elles participent donc à la construction de la vraisemblance du récit, si l'on admet avec G. Genette qu'est vraisemblable un acte ou un comportement que l'on peut ramener à une maxime générale et reçue[15].

La compatibilité entre sentences et vraisemblable suscite pourtant plus d'un débat chez les théoriciens de l'histoire et du roman du XVIIe siècle. Beaucoup, tels que le Père Le Moyne ou le Père Rapin reprochent à la sentence son artificialité : d'origine rhétorique elle ne répondrait pas à l'exigence de « naturel ». À la suite d'Aristote, nombreux sont ceux qui affirment qu'il ne convient qu'aux hommes d'âge mûr – et sûrement pas aux femmes, aux enfants, ou aux domestiques – de prononcer des énoncés sentencieux[16]. Enfin, pour certains, à l'instar de l'auteur anonyme des

---

[13] De nombreux théoriciens, tels que Cureau de la Chambre, Nicole, Saint-Réal lui-même ou encore Du Plaisir, qualifient ainsi les passions.

[14] Sur le traitement de la sentence chez M. de Scudéry, voir D. Denis, *La Muse galante*, Paris, H. Champion, 1997, p. 186-196.

[15] On se rappelle que dans son célèbre article sur *La Princesse de Clèves*, G. Genette affirmait : « Le récit vraisemblable est donc un récit dont les actions répondent, comme autant d'applications ou de cas particuliers, à un corps de maximes reçues comme vraies par le public auquel il s'adresse. » (G. Genette, « Vraisemblance et motivation », *Figures II*, Paris, Seuil, 2003, p. 76).

[16] Sur ces deux points, voir B. Guion, *op.cit.*

Sentimens d'un homme d'esprit sur la nouvelle intitulée Dom Carlos[17], de tels énoncés nuiraient à la vraisemblance du récit parce que leur validité serait douteuse et qu'ils prêteraient le flanc à la contradiction.

Toutefois, comme l'avance C. Zonza, de même que l'introduction dans le récit de noms propres de personnes et de lieux existants, ou que l'inscription de l'action dans une chronologie historique, les discours gnomiques « peuvent être considérés comme référen[tiels] parce qu'[ils] renvoient à des comportements réels »[18]. Ces sentences fonctionnent comme un savoir présumé partagé par le lecteur et s'inscrivent dans l'univers référentiel de celui-ci. En ramenant la conduite d'un personnage à une loi universelle et admise par tous, elles participent à la vraisemblance doxale du récit et constituent un moyen efficace de s'assurer l'adhésion du lecteur.

Dans la nouvelle historique, il apparaît donc que les énoncés sentencieux sont employés pour leurs potentialités logique et référentielle qui, en s'accordant avec l'imitation d'une certaine idée de l'Histoire, donnent lieu à une représentation vraisemblable de la vie psychique. Cela pourrait expliquer pourquoi, en dépit de la remise en cause théorique dont elles font l'objet et notamment de leur origine rhétorique, ces formes gnomiques perdurent. Or, dans l'art rhétorique, se concilier l'adhésion du lecteur n'est qu'un préalable à l'émotion des passions de l'auditoire, et l'effet de réel créé par l'introduction d'éléments référentiels est un des procédés du pathétique. Bien que contribuant à première vue au « style sec » et impersonnel de la nouvelle historique, la sentence s'y avère être aussi l'une des dernières traces de l'ancienne rhétorique des passions.

2. Sentence et *movere*

[17] Il se moque notamment de l'enthymème cité ci-dessus : « Les envieux du succès de Dom Carlos pourraient dire que ce discours est problématique; qu'il n'est point absolument vrai, que personne ne devient scélérat tout d'un coup : qu'on pourrait soutenir, au contraire, qu'il y a des naturels si pervers qu'ils se portent au mal par instinct ; et que pour détruire la proposition de cet auteur par son livre même, on peut remarquer que dès lors Ruy Gomez était résolu de perdre le prince, en sorte qu'il ne manquait que de moyens pour y parvenir, et non pas des intentions qui proprement font l'homme scélérat » (Anonyme, *Sentimens d'un homme d'esprit sur la nouvelle intitulée Dom Carlos,* 1673, cité par M. Escola dans *Nouvelles galantes du XVII*[e] *siècle*, Paris, Flammarion, 2004, p. 128).

[18] C. Zonza, *op. cit.*, p. 303.

Si dans une tradition toute néo-stoïcienne la sentence délivre un message moral appelant à la régulation et à la maîtrise des passions, elle a toujours eu, au moins depuis les rhétoriques latines, partie liée au *movere*[19]. Dans la nouvelle historique, les énoncés sentencieux semblent donc hériter en partie de la valeur pathétique des autres formes discursives désormais concurrencées par un récit prépondérant.

a. Dissociation théorique entre sentence et *movere*

La tradition rhétorique a toujours associé l'utilisation des énoncés sentencieux aux passions. En tant que citation d'autorité et que figure, la sentence est considérée, de l'antiquité aux siècles classiques, comme l'expression d'une subjectivité. Ce qui explique d'ailleurs que le Père Le Moyne, le Père Rapin et Du Plaisir, tout en appelant à la suppression de la sentence dans le récit au nom de l'impartialité de l'historien-narrateur, la tolèrent quand elle est placée dans la bouche d'un personnage, figure incarnée. De là, il n'est pas étonnant que la sentence soit également mise au service de la communication passionnelle. Aristote relevait déjà la fonction pathétique de la sentence[20], tandis que chez Cicéron, en passant du statut d'argument à celui d'ornement, elle devient, en tant que figure, un instrument du *movere*[21]. La figure communicationnelle de l'épiphonème, définie comme une exclamation concluant un discours et pouvant contenir une sentence, témoigne du lien étroit qui unit sentence et *movere* – ce n'est pas un hasard si B. Lamy dans *La Rhétorique ou l'art de parler* la fait apparaître juste avant la sentence dans sa liste des figures[22].

Pourtant au cours du second XVIIe siècle, le lien qui unissait sentence et

---

[19] Cette divergence entre le plan de la signification et l'effet pragmatique, ou entre passions représentées et passions suscitées, est une des questions qui travaille en profondeur la poétique classique et l'éloquence sacrée.

[20] Aristote, *Rhétorique*, II, 21, 1395a.

[21] Pour F. Delarue le passage de la sentence de l'*inventio* à l'*elocutio* daterait de Théophraste avant de se retrouver dans la *Rhétorique à Herennius*. Voir F. Delarue, « La sententia chez Quintilien », *Formes brèves*, *La Licorne*, n°3, 1979, p. 102.

[22] L'épiphonème est un type de sentence dans laquelle s'affirme la subjectivité du locuteur et qui a vocation à interpeller le lecteur. Si *L'Astrée* d'Honoré d'Urfé en comporte plusieurs occurrences (« Mais voyez ce que c'est que de nous ! On se saoule de toute chose par l'abondance, et le desir assouvy demeure sans force »), elles ont tout à fait disparu de la nouvelle historique et galante.

movere semble peu à peu se distendre. Dans le *Discours du poème dramatique,* Corneille remet en question l'efficacité pathétique de la sentence dont il critique le caractère « languissant » : « Il ne faut pas les pousser trop loin sans les appliquer au particulier, autrement c'est un lieu commun, qui ne manque jamais d'ennuyer l'auditeur, parce qu'il fait languir l'action »[23]. Représentative de la controverse qui frappe alors la sentence, cette critique se retrouve une trentaine d'années plus tard sous la plume de Du Plaisir :

> On ne parle point par sentences. [...] De semblables manières, quoique orgueilleuses, sont languissantes quand elles sont dénuées de l'agrément ou de la véhémence de la voix. Il est des Ouvrages où malgré cet accident elles peuvent être pratiquées, parce qu'ils sont moins fait pour plaire que pour instruire ; mais les Nouvelles ne montrent l'utile que par l'agréable, elles ne souffriraient pas un beau sentiment aux dépens d'une expression si froide[24] .

De tonalité pathétique, *La Duchesse d'Estramène* ne contiendra, conformément à cette condamnation, que sept énoncés sentencieux dont trois seulement sont de véritables sentences. Or, selon le Furetière, l'on dit « qu'une piece de theatre *languit*, lors qu'elle n'imprime pas assez vivement les passions, qu'elle n'interesse pas assez les spectateurs »[25]. Deux théoriciens témoignent encore du lien qui unit sentence et *movere.* Sorel dans *De la connoissance des bons livres* conseille d'insérer des sentences dans la conversation pour émouvoir les passions d'autrui : « Nous y entremeslerons quelquefois de certains traits, qu'à bon droit l'on nomme des pointes d'esprit, pource que cela pique et réveille les Auditeurs, et les excite à l'admiration ou

---

[23] Cité par F. Goyet dans *Le Sublime du « lieu commun », L'Invention rhétorique dans l'Antiquité et à la Renaissance (1515-1650)*, Paris, H. Champion, 1996, p. 608. Il est vrai que Quintilien relevait déjà le risque de froideur dû au trop grand nombre de sentences. Mais cette critique prend au XVIIe des proportions inédites en appelant à la pure et simple suppression de la sentence.

[24] Du Plaisir, *op. cit.*, p. 776-777. Cette affirmation témoigne de l'influence de la théorie dramatique sur les conceptions poétiques de Du Plaisir.

[25] Furetière, *Dictionnaire*, article « Languir », 1690. La *Rhétorique françoise* de Jacques Le Gras entérine cette dissociation : « Que si l'on dit que les citations rendent le discours pathétique, et qu'elles servent à exciter les passions ; au contraire, il n'y a rien qui rende le discours plus froid et plus languissant » J. Le Gras, *La Rhetorique françois ou les préceptes de l'ancienne et vraye eloquence*, Paris, A. de Rafflé, 1671, p. 66.

à la joye, et d'autres passions meslées »[26], tandis que B. Lamy dans *La Rhétorique ou l'art de parler* en recommande l'usage dans le style sublime[27]. Cependant tous deux sont très ambivalents sur la question de la sentence, ils en louent ici l'emploi et le fustigent ailleurs. D'autre part, l'association entre sentence et *movere* semble se faire chez eux au prix d'une réduction de la sentence à la pointe, ce qu'elle n'est plus dans nos œuvres.

b. La sentence dans les œuvres : anticipation et pathétique, deux emplois traditionnels

Dans la nouvelle historique, en dépit de cette dissociation théorique, la sentence est donc toujours l'un des instruments du *movere,* mais cela tient moins à sa formulation stylistique qu'à sa fonction narrative et à son dispositif énonciatif. Dans un genre narratif où l'*ordo artificialis* du roman héroïque[28] est proscrit, les sentences servent en effet très souvent de prolepses. Or, ces constantes anticipations annoncent toujours des événements aux conséquences néfastes pour les protagonistes et maintiennent le lecteur dans une attente inquiète, tout en intensifiant le suspens narratif. Les « maximes » insérées dans les deux premières nouvelles des *Désordres de l'amour* et qui commentent le récit à la manière d'un chœur antique en sont des exemples très nets[29]. Plusieurs sentences enchâssées dans le discours

---

[26] C. Sorel, *De la connoissance des bons livres*, éd. Hervé D. Béchade, Slatkine, Genève-Paris, [1671] 1981, p. 254.

[27] « Le style sublime demande des réflexions sérieuses, des sentences ; c'est-à-dire, des manières de s'exprimer ingénieuses, courtes, vives, qui par un tour non commun excitent l'attention. […] Les figures conviennent au style sublime, parce que le sujet en étant grand, on ne peut l'envisager froidement ; n'être point touché et ému de ce qu'il y a en lui d'extraordinaire » (B. Lamy, *La Rhétorique ou l'art de parler*, éd. B. Timmermans, Paris, P.U.F., [1675] 1998, p. 209).

[28] Comme l'affirme Du Plaisir : « On ne pratique plus cette fatiguante beauté de commencer l'ouvrage par la fin » (Du Plaisir, *op.cit.*, p. 763).

[29] Il est vrai que ces dix « maximes », qui prennent la forme de morceaux versifiés et ressemblent aux maximes d'amour de Bussy-Rabutin, n'ont rien de commun avec les sentences enchâssées dans le corps du texte. La maxime IV de la deuxième nouvelle apparaît par exemple au moment où les deux amants, jusqu'alors irrémédiablement séparés par le mariage, peuvent envisager de s'aimer : « Mais helas ! il ne faut que donner à l'amour / Un léger droit, d'étaler son langage : / Ce premier pas, dans l'ame la plus sage, / L'expose à se voir quelque jour / Soûmise toute entière aux effets de sa rage. / Jamais aux cœurs biens nez, il ne se laisse voir / Qu'apparemment soûmis aux regles du devoir. C'est la vertu, dit-il, qui l'anime et l'engage ; Sans elle il ne seroit

continu de *Dom Carlos* servent également de prolepses. L'une d'entre elles est tout particulièrement intéressante. Elle apparaît au moment où la reine et Dom Carlos, jugeant plus prudent d'arrêter de se voir, font du marquis de Posa leur confident, décision qui leur sera fatale. L'instance de régie commente alors : « Nous croyons toujours qu'on devine nos sentiments, mais nous ne craignons point qu'on nous soupçonne de ceux que nous n'avons pas »[30]. Plusieurs éléments attirent l'attention du lecteur sur l'importance de cette décision pour le dénouement de l'intrigue. Non seulement c'est une vraie sentence qui prend la forme d'une phrase complexe et qui se situe en début de paragraphe, mais c'est la seule occurrence du pronom personnel *nous* sur tout le récit. L'emploi du *nous*, personne de l'interlocution, sert ici à interpeller le lecteur et fait de la sentence une mise en garde visant à susciter chez lui de la crainte à partir d'un fait psychologique en apparence anodin.

En outre, les énoncés sentencieux peuvent tirer leur valeur pathétique du semblant d'impersonnalité énonciative qu'ils produisent. Dans *Les Désordres de l'amour*, Madame de Maugiron tente de reconquérir Givry après son infidélité et lui réitère son affection : « Il ne faut avoir qu'un amour ordinaire, lui mandoit-elle un jour, pour aimer un amant qui vous aime »[31]. L'utilisation de la sentence permet à ce personnage, au moyen d'une tournure impersonnelle et négative, de ne pas formuler en première personne un énoncé qui paraîtrait à la fois orgueilleux (*je suis extraordinaire*) et humiliant (*de vous aimer alors que vous ne m'aimez pas*). En parlant de manière générale de sa situation personnelle, Mme de Maugiron affirme un *ethos* de modestie qui s'inscrit dans une tentative de séduction. Le ton de résignation que produit la formule gnomique rend Mme de Maugiron digne d'admiration mais surtout de pitié. Dans ces deux cas, c'est la fonction narrative de la sentence et son dispositif énonciatif qui permettent de susciter les deux passions esthétiques par excellence, que sont la crainte et la pitié.

c. La transparence intérieure

qu'une ardeur de passage. / A-t-il, sous ce masque trompeur, / Pris quelque pied dedans un jeune cœur, / Il en bannit toute l'horreur du crime. / La vertu, la raison, le desir pour l'estime, / La bien-séance et la pudeur, / Tout devient tôt ou tard la mourante victime / De cet impitoyable et rusé suborneur. » (M.-C.-H. de Villedieu, *Les Désordres de l'amour*, Genève, Droz, 1995, p. 82-83).

[30] Saint-Réal, *op.cit,* p. 541.

[31] M.-C.-H. de Villedieu, *op.cit.*, p. 166.

Dans la nouvelle galante, à côté de cette fonction pathétique, qui vise à susciter de vives émotions chez le lecteur, les sentences possèdent également une fonction empathique. En mettant au jour les mécanismes psychiques qui motivent les actes des personnages, elles participent, au même titre que les discours rapportés et le psycho-récit, à la « transparence intérieure » du récit. Par leur truchement, le comportement de personnages qui sont par ailleurs décrits comme étant « extraordinaires » et parfois « inimitables » deviennent compréhensibles et commensurables au lecteur. La sentence associe ainsi le lecteur à la vie intérieure du personnage et lui permet de « s'appliquer »[32] les événements, notamment psychiques, de la fiction.

Deux traits définitoires de la sentence nous semblent inviter à la participation affective. À la valeur de vérité générale du présent de l'indicatif, qui se rencontre le plus fréquemment dans les énoncés sentencieux, se superpose en effet une valeur de présent d'énonciation, la sentence étant encore considérée comme un commentaire de l'historien-narrateur sur sa fiction[33]. Cette dernière valeur qui veut que le procès soit contemporain de son énonciation permet de l'inscrire dans le temps de la lecture et force ainsi l'adhésion du lecteur. Mais surtout, l'appel à la participation affective du lecteur se fait par l'emploi du pronom personnel indéfini « on » qui, par syllepse, réfère aussi bien à l'énonciateur et aux personnages, qu'aux lecteurs. Or, selon une enquête comparative menée entre le premier livre de *L'Astrée* et nos œuvres, le pourcentage des sentences dans lesquelles apparaît ce pronom est en très forte hausse. Il ne concerne que dix pour cent d'entre elles dans le roman d'Urfé, mais se rencontre dans vingt-cinq pour cent de celles des *Désordres de l'amour*, dans trente pour cent de celles de *Dom*

---

[32] Selon le concept esthétique de l'époque notamment exposé par Du Plaisir : « Nous ne nous appliquons point ces prodiges, et ces grands excès ; la pensée que l'on est à couvert de semblables malheurs, fait qu'on est médiocrement touché de leur lecture. Au contraire, ces peintures naturelles et familières conviennent à tout le monde ; on s'y retrouve, on se les applique, et parce que tout ce qui nous est propre nous est précieux, on ne peut douter que les incidents ne nous attachent d'autant plus qu'ils ont quelque rapport avec nous » (Du Plaisir, *op. cit.*, p. 767). L'article « appliquer » du Dictionnaire de l'Académie (1694) en donne cette définition : « S'appliquer, est souvent employé, pour dire, s'attribuer, s'approprier, prendre pour soy. Il se dit principalement quand il s'agit de discours. *Il s'applique toutes les loüanges qu'on donne à la valeur. pourquoy s'est-il appliqué cette histoire. peu d'hommes s'appliquent ce qu'ils entendent dire de leurs deffauts* ».

[33] Et ce alors même que son ancien statut de citation tend à disparaître avec les marques diacritiques (ou double-diplé) qui la signalaient.

Carlos et de *La Princesse de Clèves*, ainsi que dans cinquante pour cent de celles de la *Duchesse d'Estramène*. Ce dernier chiffre, dans une nouvelle qui fait pratiquement disparaître les énoncés gnomiques – dix sentences au total dont trois seulement sont de vraies sentences – et qui est par ailleurs très fortement pathétique, nous semble révélateur. En comparaison, le pronom personnel *nous*, pourtant très utilisé dans le genre mondain des maximes, chez La Rochefoucauld comme chez Bussy-Rabutin, est assez rare : il apparaît une fois dans *Dom Carlos* (exemple ci-dessus) et *La Princesse de Clèves*, deux fois dans *La Duchesse d'Estramène* et on ne le rencontre qu'à l'intérieur des maximes insérées et des passages métadiscursifs dans *Les Désordres de l'Amour*.

Dans nos œuvres, deux constructions syntaxiques nous semblent révélatrices de la façon dont la sentence prend le relais des traditionnels procédés de communication affective, tels que les figures de communication (apostrophe, interrogation oratoire, prosopopée, épiphonème etc...) ou les figures de lecteur inscrites dans le texte. Pour en appeler à la participation affective du lecteur, le roman sentimental usait abondamment de relatives sujets en qui, avec par exemple dans *L'Astrée* : « Quel devint alors ce fidelle Berger, celuy qui a bien aimé le peut juger, si jamais telle reproche luy a esté faite injustement »[34]. Si *Zaïde*, le plus baroque des romans de Mme de Lafayette paru en 1671, en présente encore : « Je goûtai des délices dans ces commencements, que je n'avais pas imaginées ; et qui n'a point senti le plaisir de donner une violente passion à une personne qui n'en a jamais eu même de médiocre, peut dire qu'il ignore les véritables plaisirs de l'amour »[35], les nouvelles historiques et galantes n'en comportent plus. Les énoncés sentencieux semblent en effet s'y être substitués et avoir hérité de leur fonction empathique. Une occurrence des *Désordres de l'amour* est tout à fait révélatrice à cet égard. Alors que Mme de la Sauve et le duc de Guise viennent de se réconcilier après de nombreuses trahisons, le narrateur commente la conversation qui vient d'avoir lieu : « Il faudroit avoir éprouvé combien le dépit des amans est fragile et trompeur, pour bien se presenter l'effet de cet entretien »[36]. De même que dans la relative sujet, c'est au

---

[34] H. d'Urfé, *L'Astrée*, éd. D. Denis, Paris, Honoré Champion, I, 1, p. 124.

[35] Mme de Lafayette, *Zayde*, éd. C. Esmein-Sarrazin, Paris, Flammarion, 2006, p. 130.

[36] M.-C.-H. de Villedieu, *op. cit.*, p. 40. La sentence prend ici la forme d'une interrogative indirecte qu'il faudrait isoler ainsi « Le dépit des amants est [très] fragile

lecteur de venir compléter le déficit informationnel en mobilisant ses connaissances du monde et sa propre expérience passionnelle, provoquant de la sorte un effet d'empathie. La tournure impersonnelle ainsi que la modalisation au conditionnel manifestent très nettement la volonté de ne plus s'adresser directement au lecteur et d'atténuer ainsi l'appel à la participation affective.

Une forme particulière d'énoncé sentencieux, qui se rencontre fréquemment dans notre corpus, et qui prend la forme d'une relative dont l'antécédent est actualisé par un démonstratif, témoigne de cette fonction, non plus pathétique, mais empathique de la sentence. Si *Dom Carlos* n'en comporte pas et que l'on n'en rencontre qu'une dans *Les Désordres de l'amour*, en revanche *La Princesse de Clèves* en contient huit (sur environ quarante-sept énoncés sentencieux) et *La Duchesse d'Estramène* sept sur dix énoncés sentencieux au total[37]. Dans le roman de Du Plaisir de manière significative, ils sont toujours associés à des paroxysmes émotionnels de l'héroïne, comme lorsqu'elle découvre son amant sur son lit de mort : « Elle lui voyait seulement une extrême jeunesse et elle tomba d'abord dans cette immobilité où l'on tombe à la première vue d'un malheur que l'on ne peut croire, parce qu'il est trop grand ou que l'on ne croit pas sentir, parce qu'on la sent trop »[38]. Or, ce type de syntagmes démonstratifs dont le référent ne se trouve ni dans le contexte linguistique antérieur, ni dans la situation d'énonciation, sont des cas de ce que l'on a appelé « la déixis mémorielle »[39].

---

et [très] trompeur ».

[37] Avec chez Mme de Villedieu : « Il conservait pour elle une de ces passions d'habitude, qui sans avoir l'ardeur d'un commencement d'amour, ne laissent pas de disputer le terrain à la pleine tranquillité » (M.-C.-H. de Villedieu, *op. cit.*, p. 156) ; et chez Mme de Lafayette : « Il est vrai aussi que, comme M. de Nemours sentait pour elle une inclination violente, qui lui donnait cette douceur et cet enjouement qu'inspirent les premiers désirs de plaire, il était plus aimable qu'il n'avait accoutumé de l'être » (Mme de Lafayette, *La Princesse de Clèves*, éd. P. Sellier, Paris, Le Livre de Poche, 1999, p. 73)

[38] Du Plaisir, *La Duchesse d'Estramène*, éd. M. Escola dans *Nouvelles galantes du XVIIe siècle*, Paris, Flammarion, 2004, p. 275.

[39] T. Fraser et A. Joly ont été les premiers à parler de « déixis mémorielle ». Il s'agit pour eux de groupes nominaux démonstratifs qui réfèrent à des savoirs supposés présents dans la mémoire de l'interlocuteur et qui provoquent un effet d'empathie. Voir T. Fraser et A. Joly, « Le système de la déixis. Esquisse d'une théorie d'expression en anglais », *Modèles linguistiques*, 1 (2), p. 97-157. Il est toutefois à noter qu'ici cette déixis est prise en charge par l'instance de régie et qu'il ne s'agit pas

Dans cet emploi, ces démonstratifs « insolites »[40], introduisant des relatives, ont pour caractéristique de référer à la mémoire et à l'ensemble des savoirs et croyances partagés par le lecteur. La relative adjective ne permet pas de mener l'opération d'identification du référent à son terme, mais c'est au lecteur, à partir de sa propre expérience passionnelle, de venir saturer référentiellement le syntagme nominal démonstratif. En mobilisant le vécu psychique du lecteur, elles produisent donc un effet d'empathie pour les personnages. Ces exemples de « déixis empathique » – selon la terminologie de J. Lyons – sont en réalité révélateurs du changement esthétique profond qui s'opère dans les nouvelles historiques et galantes. Le choix du pronom *on* au détriment du *nous* à l'intérieur des énoncés sentencieux, l'effacement progressif de leur ancien statut de citation quand ils sont pris en charge par l'instance de régie, ainsi que l'appel à l'expérience vécue du lecteur, sont autant d'indices du passage d'un régime de communication affective à un régime de participation affective. Car les énoncés sentencieux, tels que nous les avons analysés ici, nous semblent représentatifs d'une tendance générale qui, en effaçant peu à peu l'inscription de la subjectivité du locuteur-narrateur, et en réduisant très fortement celles des locuteurs-personnages, n'en renoncent pas moins à émouvoir, et se situent encore à l'intérieur d'une rhétorique des passions – mais renouvelée.

Le maintien de la sentence, ornement oratoire, au sein de la nouvelle historique et galante peut s'expliquer de différentes manières. D'une part, il est évident que la fiction accuse un certain retard théorique sur l'histoire, *Les Sentiments* de Du Plaisir parus en 1683 étant la première poétique narrative du siècle. D'autre part, les nouvelles historiques et galantes imitent des œuvres historiques déjà anciennes, telles que celles de Brantôme ou de Mézeray qui ressortissent encore à un régime rhétorique. Mais surtout, ce

---

de « démonstratifs de points de vue ». Voir à ce sujet : G. Kleiber, « Des démonstratifs mémoriels aux démonstratifs de points de vue », *Problèmes de sémantique et de syntaxe. Hommage à André Rousseau*, dir. L. Begioni et C. Muller, Villeneuve d'Ascq, Université de Lille 3, p. 371-392.

[40] C. Badiou-Monferran relève également l'importance des anaphores démonstratives sur les anaphores définies dans les nouvelles galantes et propose de les comprendre comme des effets de présence, des stylèmes de fictionnalité ou encore des indicateurs de points de vue. Voir C. Badiou-Monferran, « Hypothèses sur les emplois intempestifs de l'anaphore démonstrative dans un corpus de nouvelles galantes (1660-1680) », *La Langue, le style, le sens. Études offertes à Anne-Marie Garagnon*, Paris, L'Improviste, 2005, p. 179-191.

maintien nous semble s'expliquer à la fois par la nature rhétorique de la sentence et son fonctionnement référentiel. Nos auteurs usent précisément de cette double modalité pour construire une représentation logique et vraisemblable de la vie psychique et créer les conditions d'une réception « passionnée ». De l'épiphonème à la relative sentencieuse, les formes gnomiques se voient affectées par « l'effacement énonciatif »[41] qui définit la poétique narrative de la nouvelle. En vertu de la théorie du « désintéressement » de Du Plaisir, pour qui l'« intérêt » du lecteur est en proportion inverse de celui de l'historien[42], la sentence apparaît alors de manière exemplaire comme ce lieu paradoxal où, à mesure que s'effacent les marques de l'énonciation, l'empathie et la participation affective du lecteur sont de plus en plus sollicitées par le texte.

---

[41] Selon la définition de G. Philippe dans « L'appareil formel de l'effacement énonciatif et la pragmatique des textes sans locuteur », *Pragmatique et Analyse des textes*, dir. R. Amossy, Presses de l'Université de Tel-Aviv, 2002.

[42] À ce propos voir D. Denis, « De quelques Scrupules sur le style narratif : Du Plaisir théoricien du récit 'désintéressé' (1683) », *Le Français moderne*, n°1, 2012, p. 45-54.

Un homme et une femme : la représentation de la vie psychique dans les *Mémoires de M. L.C.D.R.* et les *Mémoires de Madame la Marquise de Fresne* de Courtilz de Sandras

Françoise GEVREY

Il peut paraître hasardeux de chercher la représentation de la vie psychique dans des romans-mémoires dont les contraintes génériques interdiraient *a priori* de développer ce qui touche aux affects et à l'intériorité des personnages[1]. On ne saurait comparer Courtilz de Sandras et Proust[2], et l'on peut être tenté de déclarer au premier abord qu'il n'y a pratiquement pas de vie psychique dans les romans-mémoires de cet écrivain qui en produisit neuf au moins[3] tout en jouant sur la confusion entre feintise, mensonge et ce qu'on nommait alors vérité. L'enquête vaut cependant la peine d'être conduite dans la mesure où Courtilz de Sandras évolua avec le temps vers plus de romanesque, ce qui put influer sur l'analyse des affects de ses personnages.

Dans des récits se référant à l'Histoire, et dans une rédaction compacte voire « dérivante »[4] avec des digressions assumées, les personnages de Courtilz de Sandras voient leur conscience se disperser au fil des anecdotes

[1] Voir Dorrit Cohn : « L'esprit d'un personnage imaginaire peut être connu d'une manière dont ne peut pas l'être celui d'une personne réelle », *Le Propre de la fiction*, Paris, Seuil, 2001, p. 177.

[2] C'est également l'avis de René Démoris, *Le Roman à la première personne, du Classicisme aux Lumières*, [1975], Genève, Droz, 2002, p. 211. L'auteur consacre dans cet ouvrage un assez long développement à Courtilz de Sandras et en particulier aux *Mémoires de M.L.C.D.R.* (p. 200-212).

[3] Voir Jean Lombard, *Courtilz de Sandras et la crise du roman à la fin du grand siècle*, Presses Universitaires de France, 1980, p. 373-410.

[4] Selon l'expression de René Démoris, *op. cit.*, p. 209 ; voir aussi la « démarche zigzagante », p. 211.

qui ont même conduit à ajouter une table pour la quatrième édition des *Mémoires de M. L.C.D.R.* Est-il possible dans ces conditions de reconnaître une vie psychique ? Pour répondre à cette question, on s'appuiera sur deux œuvres. La première, les *Mémoires de M. L.C.D.R.* (1687), place l'action dans un contexte historique bien dessiné : le comte de Rochefort est agent secret, puis officier sous l'autorité de Richelieu, Mazarin, et Louis XIV. On relève une ou deux dates dans le texte, dont celle de 1675. Le lecteur accompagne toute une vie de l'enfance jusqu'à la retraite, la vieillesse et la mort annoncée. Le sujet de l'autre, les *Mémoires de Madame la Marquise de Fresne* (1701), tient plus du fait divers[5] ; il est du reste raconté dans les mémoires de Rochefort : ce dernier personnage épouse alors le point de vue du mari de la marquise qui se dit trompé, au point de se dégoûter temporairement des femmes[6]. Si Mme de Fresne a bien existé, son aventure avec le corsaire galant est inventée : dans la réalité le mari avait seulement cherché à se débarrasser de sa femme sans y réussir. Le recours distancié au romanesque, dans un récit plus circonscrit qui ne va pas jusqu'à la mort de l'héroïne, implique-t-il d'accorder une plus grande place à la vie psychique ?

Cette comparaison permet aussi de poser la question du genre. C'est pour répondre à la version des faits donnée par son mari que la marquise écrit ses mémoires. Courtilz de Sandras modifie-t-il alors sa façon d'aborder le personnage en fonction du sexe ? Sait-on plus de choses sur le secret des pensées, sur les sentiments de la coquette et pourtant vertueuse marquise de Fresne que sur ceux de Rochefort ?

Malgré un titre qui cherche d'abord à attirer les lecteurs friands d'Histoire (contenant ce qui s'est passé de plus particulier sous le ministère du cardinal de Richelieu et du cardinal Mazarin, avec plusieurs particularités remarquables du règne de Louis le Grand[7]), le fait que le personnage

---

[5] L'Histoire est reléguée en arrière-plan : on n'y fait mention du duc de Chaulnes, ambassadeur à Rome, de la prochaine intronisation d'Innocent XI (1676) ou de la guerre de Candie que ponctuellement.

[6] *Mémoires de M. L.C.D.R.*, 4e édition, revue et corrigée, La Haye, Henry van Bulderen, 1691, p. 241-244. Toutes les références à ce roman-mémoires renverront désormais à cette édition. Le roman a d'abord été publié en 1687 avec la fausse adresse de Cologne, chez Pierre Marteau.

[7] Les exigences de l'Histoire semblent satisfaites puisqu'on voit passer la conspiration de Cinq-Mars (p. 86 et *sq*), la mort de Richelieu (p. 92), celle de Mazarin (p. 100), Beaufort le roi des Halles (p. 105-129), la Fronde (p. 112 et *sq*) ou la disgrâce de

principal des Mémoires de M. L.C.D.R. soit construit d'après deux modèles historiques au moins peut laisser attendre une dissolution de l'Histoire dans la fiction. La réception de l'ouvrage fut très favorable du côté du public (les rééditions qui se suivent le prouvent), mais celle des critiques resta plus mitigée (on se réfère généralement à Bayle et à Lenglet-Dufresnoy[8]). Le récit est précédé d'une préface qui introduit un filtre grâce à la fiction d'un éditeur se présentant comme un ami de Rochefort : il se porte garant de la vérité et de la sincérité d'un récit « qui ressemble si fort à une fable »[9], ce qui souligne une oscillation entre le vrai et le fictif, tout en annonçant des « choses fort touchantes, qui n'ont jamais été écrites ailleurs ». Les mémoires seraient publiés contre la volonté de leur auteur qui aurait souhaité épargner certaines des personnes qu'il nomme ; autant d'indices susceptibles de faire place à la vie intérieure, puisqu'ils renvoient de la fiction au vrai mais aussi du vrai à la fiction qui s'en réclame.

Au cours des mémoires, Courtilz maintient une circulation entre la fiction et le réel, il revient assez souvent sur le fait qu'il doit ou non dire ceci ou cela, et qu'il lui faut se recentrer sur le narrateur, personnage principal. Des formules telles que « pour en revenir à ce qui me regarde »[10] après un développement sur Louvois, manifestent une mauvaise conscience de l'auteur tiraillé entre vie publique et vie privée, individu et société. On lit à propos des troubles qui ont précédé la Fronde : « Si je voulais rapporter ici tout ce qui les précéda, je le ferais aussi bien qu'un autre, mais cela étant plutôt d'un historien que d'un homme qui écrit des Mémoires, je me contenterai de dire... »[11]. Les digressions sont soulignées comme pour anticiper les critiques : « L'affaire de ma sœur m'ayant détourné de mon

---

Fouquet.

[8] Courtilz y est donné pour « l'un des plus grands conteurs de sornettes qu'il y ait eu dans les derniers temps. Il avait dans la tête un certain nombre de faits historiques qu'il arrangeait bien ou mal, et qu'il décorait d'intrigues et d'aventures amoureuses », *De l'Usage des romans avec une Bibliothèque des romans*, Paris, Vve Poilras, 1734, t. II, p. 88-89. En ce qui concerne les *Mémoires de M. L.C.D.R*, on lit ce jugement : « C'est un vrai roman, où il y a peu de vrai [...] » (*ibid.*, p. 89). Sur cette prégnance du romanesque, voir Éric Gatefin, « Entre amour et ambition : le romanesque à l'épreuve de l'histoire dans les pseudo-mémoires », *Romanesques* III, 2008, p. 129-141.

[9] Non paginé.

[10] *Mémoires de M. L.C.D.R.*, p. 102.

[11] *Ibid.*, p. 125.

sujet... »[12]. Enfin l'auteur ne manque pas de reconnaître les difficultés de la chronologie de son récit qui s'écarte en cela du récit historique linéaire et continu : à plusieurs reprises il parcourt des années pour finir une histoire, puis revient en arrière sur ce qui le regarde. Dans ce contexte de concurrence entre la vie de l'individu et celle de l'Histoire, comment la vie intérieure du personnage principal est-elle abordée, et trouve-t-elle une unité autour de thèmes récurrents ou concertants ?

Rochefort, narrateur vieilli, ne commence pas par faire son portrait, forme au reste suspecte dans la fiction de l'époque. Il enracine sa vie et sa personnalité dans l'expérience de son père devenu veuf à cause d'un accident de carrosse au moment de sa naissance[13]. C'est ce père qui éprouve alors « une affliction qui ne se peut exprimer »[14], l'hyperbole découlant du refus d'analyser. Empêché de tuer le cocher par vengeance, le père paraît bien fruste et démuni, plus tard il sera montré ingénu quand il s'excusera de ne pas aider son fils parce que la belle-mère le lui interdit. Baignant dans une illusion que le narrateur dénonce (« se figurant être le plus heureux des hommes »), il épouse sans le savoir une femme marquée au fer. Une petite scène jette alors un éclairage cruel sur le mari :

> Il joignit à des discours si obligeants les caresses du monde les plus tendres, mais comme un jour il lui en faisait beaucoup, il sentit sur son dos, la chemise entre deux, quelque chose qui n'était pas ordinaire. [...] Et ce ne fut qu'après une grande violence qu'il découvrit la chemise et qu'il vit une chose qui l'aurait fait tomber évanoui, s'il n'eut été couché[15].

L'attitude permet à elle seule de condamner ironiquement l'homme confus : cette ironie sera bien souvent présente dans la relation des affects. Une seconde fois le père sera trompé et ne pourra que « se [prendre] à pleurer comme un enfant »[16] quand il verra l'autre femme qu'il comptait épouser dans un lieu de débauche. Tous ces éléments n'ont pu être observés par Rochefort dont le récit reconstruit, comme en caricature et sous forme

---

[12] *Ibid.*, p. 139.

[13] On peut rapprocher ce début de celui du livre I des *Confessions* de Jean-Jacques Rousseau.

[14] *Mémoires de M. L.C.D.R.*, p. 2.

[15] *Ibid.*, p. 5.

[16] *Ibid.*, p. 11.

d'annonce d'un destin, l'image d'un père soumis à ses passions.

Après le remariage de cet incorrigible père avec une marâtre qui traite mal Rochefort, ce dernier s'éveille à la conscience vers l'âge de six ans, quand « la connaissance commence à lui venir »[17] : alors il « pensai[t] crever de dépit » tandis qu'on caressait son demi-frère. Sa première initiative est donc de vouloir se donner la mort, mais la décision est prise sans aucun combat intérieur :

> [...] mon désespoir fut si violent, que je résolus de m'empoisonner. Il y avait de la ciguë dans le jardin, qu'on m'avait montré pour être une herbe mortelle : j'en pris, et après m'être recommandé à Dieu, j'en mangeai suffisamment pour me faire mourir, s'il n'eût permis que je me mépris, en cueillant une herbe pour un autre, ou plutôt, comme je l'ai toujours crû, s'il n'eût fait un miracle tout évident pour moi[18].

Plus tard Rochefort, pauvre, affamé et mal reçu chez ses parents, pensera encore à se poignarder, mais sera retenu par l'interdiction divine. Dans les deux cas, la situation pathétique ne donne lieu à aucun développement comparable à ce que Prévost écrira par exemple lorsque Cleveland veut se donner la mort en présence de ses enfants.

L'enfant fugueur va ensuite se mettre à voler des poules sur les terres des siens, « sans faire réflexion à ce qu'il faisait »[19]. Sa vie intérieure est tout euphorique ; la bonne chère lui rend le libertinage facile : « principalement quand on est maltraité chez soi, je trouvai cette vie douce en comparaison de celle que j'avais menée, que je crus être en paradis »[20]. C'est le sentiment de sa naissance qui provoque en lui « une secrète confusion » : « je pleurai le plus souvent en secret »[21]. Les mémoires permettent de franchir le mur du secret pour comprendre la décision de gagner l'armée qui se battait en Roussillon. Un dernier passage chez les parents fait naître encore le dépit associé à la raillerie devant ce déjeuner qu'on lui a préparé le lendemain « comme si ç'avait été une noce »[22]. De manière harmonique, Courtilz de

---

[17] *Ibid.*, p. 13.
[18] *Ibid.*, p. 14.
[19] *Ibid.*, p. 15.
[20] *Id.*
[21] *Ibid.*, p. 16.
[22] *Ibid.*, p. 25.

Sandras orchestre des motifs qui seront ensuite des caractéristiques de la vie intérieure de Rochefort : l'accablement de la misère, l'inconscience, la réception distanciée des petits faits de l'existence.

Jusqu'alors, rien ne construit un caractère, mais rien non plus ne le disperse. Le lien entre cette première étape de la vie et l'entrée au service de Richelieu est marqué dans une transition qui tend cependant à unifier les expériences du personnage : « Ce que je venais de voir chez mon père m'était une image de ce que je verrais à la Cour »[23]. Les humiliations attendent Rochefort, qui contient mal ce qu'il appelle plusieurs fois sa « passion », par exemple en faisant paraître son mécontentement sur son visage quand on lui apporte un habit de page. Dans son métier d'agent secret, dont les affaires ne sont pas le « centre »[24], Rochefort est à l'épreuve – le sens de son caractère est à chercher dans les diverses expérimentations qu'il lui faut faire –, notamment quand il doit porter un paquet qui contient la condamnation de son parent Marillac. Le dilemme, qui pourrait être tragique, est promptement résolu :

> Cependant je ne montai jamais à cheval avec tant de regret, et je fus tenté plusieurs fois d'aller avertir celui qui était à Paris, du malheur qui menaçait son frère. Je me disais pour me fortifier dans cette pensée, que c'était sans doute la volonté de ce Ministre, lequel, étant d'ordinaire si secret, ne m'avait fait cette confidence, que pour l'obliger à prendre la fuite. Mais enfin mon devoir l'emporta sur les obligations que je pouvais avoir d'ailleurs[25].

Cette expérience, soumise indirectement à la politique, vaudra aussi à Rochefort de connaître pour la première fois l'ennui qui l'envahira dans ses vieux jours : à Bruxelles dans un couvent de capucins, « il me fallait faire le cagot, métier qui ne me plaisait guère, aller à la quête, travailler au jardin, et avec tout cela je ne faisais guère bonne chère »[26]. S'il lui faut révéler son caractère dépensier, il choisit de le faire dans un entretien avec Richelieu qui lui demande pourquoi il n'est pas meilleur ménager. Entraîné dans des duels comme celui où par sa faute périssent deux de ses demi-frères, il découvre le remords avec sincérité ; le recours à l'image le prouve, mais sans s'y

[23] *Id.*

[24] *Ibid.*, p. 41.

[25] *Ibid.*, p. 45.

[26] *Ibid.*, p. 57-58.

appesantir : « Jamais je ne fus si affligé. Je me voyais cause de la perte de ces deux garçons qui promettaient beaucoup, et que j'avais menés, pour ainsi dire, à la boucherie »[27].

En fait, l'expérience intérieure de Rochefort se construit plutôt à partir de sensations (celles de la faim, de la misère ou de la souffrance physique). Même l'ambition est perçue par ses effets physiologiques chez le jeune homme de quinze ans : « [elle] me montait déjà dans la tête, jusques à m'empêcher de dormir »[28]. Il commente ainsi l'intensité de son état : « C'est une étrange chose que la misère, elle abat l'esprit aussi bien que le corps, je ne sus que leur répondre, si je n'avais soupiré de moment à autre, on aurait cru que j'aurais perdu toute sorte de sentiment »[29]. Mais les effets du mal ont leurs limites ; le dépit face à la richesse de son frère lui fait constater que les proverbes sont faux : « On ne meurt point de douleur, j'en serais mort si l'on en mourait »[30]. Il s'interroge donc sur la manière dont il a supporté la misère pendant trois mois. Blessure après blessure, il mentionne son corps souffrant tout en faisant de l'esprit : « Mon coup était trop grand pour être sitôt guéri : j'avais les poumons percés d'outre en outre, et l'on n'approchait point de chandelle de ma blessure, que je la soufflasse aussitôt »[31]. Lors de l'épisode où le bourreau de Ruremonde recasse son bras, il associe la blessure et la menace de la mort : « Ce fut avec une si grande douleur, qu'il avait eu raison de vouloir qu'on me tînt »[32]. Mais il appartient au lecteur de comprendre la dérision inscrite dans les faits : en effet c'est le bourreau qui le guérit alors qu'il s'est blessé en tombant de l'échafaud où la foule écoutait un capucin guérisseur[33].

Même au service des armées, Rochefort n'exalte pas ses exploits. Il constate tant bien que mal, événement après événement. Préfigurant Fabrice à Waterloo, il pense qu'il ne convient pas qu'il décrive l'action glorieuse de Turenne parce qu'il n'a pas été du nombre des combattants. Et quand le grand homme vient à mourir, il a d'autres raisons de ne pas décrire l'état des

---

[27] *Ibid.*, p. 71-72.
[28] *Ibid.*, p. 18
[29] *Ibid.*, p. 121.
[30] *Ibid.*, p. 122.
[31] *Ibid.*, p. 168-169.
[32] *Ibid.*, p. 314.
[33] Voir René Démoris, *op. cit.*, p. 208.

troupes :

> Un autre à ma place entreprendrait ici de représenter la consternation où fut toute l'armée à un accident si funeste. Mais en vérité il faudrait que j'en parlasse à tout hasard, et celle où je fus moi-même fut si grande, que je n'eus pas le temps de remarquer ce que les autres faisaient[34].

Rochefort est un être instinctif, prêt à réagir aux événements qui se présentent, et sa vie psychique est faite d'élans de colère et de vengeance. La cupidité de sa belle-mère le révolte plus d'une fois : « Jamais je ne fus si en colère que je fus alors »[35]. Il se réjouit de la mort de Mazarin qui lui faisait du mal et sa dernière affaire est encore une vengeance. Aussi instinctif semble son rire qu'il justifie à propos de l'anecdote des marionnettes de Brioché : « Je sais bien que ceux qui liront ces mémoires se vont d'abord étonner que j'y fasse entrer une chose aussi fade que des marionnettes »[36] ; en réalité ces « fadaises » vont avec « une histoire attachée » qui permet de se moquer de la simplicité des Suisses.

La vacuité de son esprit fait que Rochefort peine à se construire une personnalité. Le personnage, comme le narrateur, se laisse dériver, surtout en prenant de l'âge, vers les divertissements dénoncés par les moralistes ; la chasse qu'il aimait tant ne lui suffit plus, il tâte du jeu dans les académies de Paris : « il fallait bien que je passasse mon temps à quelque chose »[37], quitte à éprouver de la peur devant les mines patibulaires de certains hôtes de l'hôtel de Créqui. Il cherche à se désennuyer par tous les moyens et jette sur sa condition un regard attristé : « toutefois étais-je obligé de convenir que de toutes les conditions il n'y en a point de si malheureuse que celle d'un gentilhomme »[38]. Ne pouvant devenir dévot, il ne lui reste qu'à énumérer ce qu'il a fait durant tant d'« heures inutiles »[39].

Huet avait rappelé dans son traité que l'amour devait être le sujet principal du roman. On s'attend donc, même dans un roman-mémoires, à voir

---

[34] *Mémoires de M. L.C.D.R.*, p. 303.
[35] *Ibid.*, p. 82.
[36] *Ibid.*, p. 330.
[37] *Ibid.*, p. 391.
[38] *Ibid.*, p. 399.
[39] *Id.*

Rochefort, pris dans une succession d'anecdotes souvent romanesques, lui accorder quelque importance. En fait le personnage semble dans ce domaine décrire une boucle qui le ramène à l'expérience malheureuse de son père, malgré toutes les situations qu'il a eues sous les yeux. Sa relation aux femmes est d'abord très discrète, ainsi quand il va près du Luxembourg où il avait une « habitude qui en valait bien la peine »[40] mais qu'il rencontre dans le secret pour ne pas la déshonorer. Ses autres expériences sont le plus souvent des méprises ou des occasions à éviter (un peu comme ce sera le cas pour Jacob qui commence par refuser d'épouser Geneviève engrossée par le maître dans *Le Paysan parvenu* de Marivaux). Rochefort refuse donc d'épouser la nièce du baron de Coupet, grosse de quatre mois, que Richelieu lui destine. Les malheurs du marquis de Fresne le dégoûtent du sexe. Confronté aux débauches du duc d'Orléans, et aux obscénités avec les filles chez l'appareilleuse nommée la Neveu, Rochefort fait l'indifférent, et déclare n'avoir pensé qu'à son service tandis qu'il perdait son temps.

C'est en vieillissant qu'il s'attendrit et songe à une improbable vertu. Il fait alors une déclaration inutile à la guichetière qui l'a aidé à sortir de prison, bien qu'il ait décidé de changer de vie et de ne plus penser en homme du monde. Le refus qui lui est opposé est plutôt bien accueilli : « J'eus bien plus d'estime pour elle, que je n'aurais pu avoir d'amour, quoiqu'elle fût jolie »[41]. Il a pitié de la fille qui accouche avec un masque en protégeant son anonymat : « J'obligeai grandement cette misérable qui n'aurait jamais accouché sans cela »[42].

Mais on ne peut dire pour autant que sa vie amoureuse manifeste un progrès. En effet malgré l'idée de se retirer dans un cloître après la mort de Turenne, il ne profite pas de l'exemple laissé par le grand homme :

> C'est à ma confusion que je dis tout cela, et il est étrange qu'un homme qui avait soixante et dix ans passés, puisqu'il est temps que je l'avoue, fût encore si attaché au monde qu'il n'y pût renoncer. Mais à vrai dire, je ne paraissais pas mon âge, comme je crois déjà l'avoir dit, et si je n'étais pas beaucoup à craindre pour les femmes, je ne laissais pas encore de faire des

---

[40] *Ibid.*, p. 84.
[41] *Ibid.*, p. 158
[42] *Ibid.*, p. 294.

jaloux[43].

Comme s'il n'y était pour rien, il éveille donc la jalousie du mari qui se déguise pour confesser sa femme, ce qui réactualise un sujet médiéval encore repris dans les *Contes* de La Fontaine. Certes il paraît obéir à des principes moraux quand il châtie la fille de sa parente elle-même menacée de viol dans une auberge, mais ce sont davantage les anecdotes scabreuses qui retiennent son attention, cette tentative de viol mal établie et la fausse mort de la fille qu'on a prétendu enterrer en mettant une bûche à sa place valent plus pour lui que la défense de la vertu.

Comme si l'expérience du père n'avait servi à rien et qu'un déterminisme obscur pesait sur lui, Rochefort dans sa vieillesse s'éprend d'une fille qui n'est pas ingénue. Il en devient alors jaloux, ce qui pourrait donner lieu à une analyse. Le conflit se résout bien vite : « Mais ma raison venant au secours de ma jalousie, qui peut-être aurait été trop faible contre mon amour, j'envisageais toutes les suites qu'aurait eu ce mariage, et surtout l'état où j'aurais laissé une femme et des enfants venant à mourir »[44]. Il renonce donc, et note furtivement son émotion quand on marie cette fille à un capitaine des gardes suisses plutôt naïf. La conclusion de cet épisode permet de souligner l'état de Rochefort dans une comparaison qui exprime en effet la discontinuité de sa vie matérielle autant que la dispersion de sa vie psychique : « Les noces étant achevées, je m'en retournai à Paris, ressemblant à ces filles de joie qui ne demeurent jamais trois mois au même endroit »[45]. C'est sur une impression de mélancolie qu'il laisse le lecteur à la dernière page de ses mémoires, tandis qu'il va vers une mort souvent évitée mais devenue certaine. Il s'est alors retiré dans une maison religieuse. Sa dernière affaire lui a fait voir « qu'on n'est en ce monde que pour avoir de la peine. En effet, considérant qu'il ne s'y rencontre que des chagrins et des afflictions, j'ai fait à la fin ce que je devais faire il y a bien du temps »[46].

Ainsi on ne peut affirmer que Rochefort est dénué de toute vie psychique et de toute intériorité tandis qu'il traverse les événements de l'histoire de son temps. Mais malgré les réseaux tissés par les analogies qui se dégagent des

---

[43] *Ibid.*, p. 306-307.
[44] *Ibid.*, p. 410.
[45] *Ibid.*, p. 418.
[46] *Ibid.*, p. 448.

aventures et malgré les thèmes récurrents des expériences successives, le personnage qui raconte ses mémoires ne parvient pas vraiment à faire le lien entre l'Histoire et sa vie privée[47], ou entre toutes les anecdotes qui l'entraînent. L'écriture est censée reconstruire sa vie au-delà des aléas de la mémoire, mais le narrateur se disperse d'émotion en émotion ; seule l'urgence de la mort semble capable de mettre fin à ce parcours erratique de sa mémoire. Ce trait peut être pensé comme un défaut, au regard de la poétique classique, mais il est aussi comme une ouverture à la modernité du siècle qui va suivre.

C'est donc un processus d'accélération et de dispersion qui caractérise la représentation de la vie psychique de Rochefort. Mais se retrouve-t-il dans des mémoires qui relatent l'aventure d'une femme confrontée à la perversité son mari ? Courtilz de Sandras a-t-il tenu compte de la représentation qu'on pouvait avoir de la vie psychique féminine au moment où circulaient beaucoup de romans et de mémoires écrits par des femmes[48] ?

Les *Mémoires de Madame la Marquise de Fresne*[49] relèvent de la petite histoire[50] et de la chronique judiciaire. Le personnage réel qui servit de modèle, Marie Girard du Tillet, une femme belle et même galante, n'eut aucun rôle politique ; mais elle fut enlevée par son mari avant leur mariage, lequel voulut ensuite s'approprier la dot en faisant disparaître son épouse ; elle réussit à s'évader et à échapper au piège, son procès fit ensuite sensation. Comme l'a montré Jan Herman[51], ses *Mémoires* fictifs sont censés avoir un effet performatif, en répondant à la version colportée par le mari et à la

---

[47] Voir Zeina Hakim, *Fictions déjouées. Le Récit en trompe-l'œil au XVIIIe siècle*, Genève, Droz, 2012, p. 163 : « Le personnage semble perdre le contrôle de sa propre vie et ne plus parvenir à trouver une unité à son existence ». Le récit semble « mimer une défaillance de la vie ».

[48] En particulier ceux de Mme de Murat, voir G. Patard, *Madame de Murat et la « défense des dames ». Un discours féminin à la fin du règne de Louis XIV*, Paris, Garnier, 2012.

[49] Amsterdam, Jean Malherbe, 1701. Toutes les références renverront à la nouvelle édition, revue et corrigée, et enrichie de figures, Amsterdam, Henri Schelte, 1702.

[50] L'Histoire n'apparaît dans les *Mémoires* que par la présence de la duchesse Mazarin, du duc de Chaulnes ambassadeur à Rome, de M. de Bar gouverneur d'Amiens, du pape en 1676, et de l'embastillement du mari en 1677. Le récit évoque aussi le début de l'affaire des poisons, quand la vieille servante est devenue empoisonneuse et que le mari est soupçonné d'y avoir participé (p. 350).

[51] *Le Récit génétique au XVIIIe siècle*, Oxford, Voltaire Foundation, 2009, p. 59-60.

réputation sulfureuse qu'on donnait à la dame. L'acte d'écrire ses mémoires est du reste plusieurs fois mis en scène puisqu'on sait au cours du récit que la marquise y travaille et refuse l'aide du consul pour les écrire ; elle craint de voir publier son histoire à son retour en France ; en fait il n'en est rien. C'est la marquise qui est censée écrire la préface, ce qui évite l'écran d'un éditeur, et tend à garantir une authenticité souvent difficile à accepter.

L'action est par elle-même romanesque et en principe unifiée par la passion : il s'agit d'une femme plutôt coquette victime d'un mari dépensier et violent. Son enlèvement par un corsaire complètement fictif donne matière à un roman à la fois amoureux et barbaresque : Gendron est bien apparenté aux pirates des grands romans galants. D'autre part l'action est concentrée sur la vie de la marquise depuis son mariage jusqu'à son retour solitaire en France où elle est en procès avec son mari : point de mariage d'amour en conclusion, mais aussi point de récit d'enfance ou d'approche de la mort. Tous les hommes qu'elle rencontre s'éprennent de la marquise (Bossuet le magistrat, puis le résident de France à Gênes, puis Gendron, puis le consul de France à Smyrne). L'action est constituée de complots, de coïncidences, voire d'intrigues secondaires. Cependant, comme l'a écrit Jean Lombard, ces mémoires n'en restent pas moins « aux confins du réel »[52], surtout au début, à cause des conditions du mariage, et d'une galerie de personnages qui paraissent souvent comiques, qu'il s'agisse du marquis avant qu'il ne mette son plan à exécution, de la marquise de Courvaudon ou des amis amoureux qui donnent des recommandations à Mme de Fresne. Dans ce contexte, qui manifeste donc plus une tension entre le romanesque et le réalisme quotidien qu'entre le romanesque et l'Histoire, la représentation de la vie psychique va-t-elle se trouver modifiée ?

D'emblée les situations semblent favorables au développement des émotions : ainsi à propos de la jalousie de M. Maboul, procureur général des requêtes. De la subjectivité de la marquise, on ne connaît d'abord que l'appréciation qu'elle porte sur elle-même (« un peu de beauté accompagnée de quelque esprit »[53]) et que ses raisons d'épouser le marquis. Sa coquetterie s'affirme indirectement par les portraits satiriques qu'elle brosse des autres femmes, tel celui de Mme de Courvaudon qui n'avait « presque pas une dent

---

[52] Jean Lombard, *op. cit.*, p. 398.

[53] *Mémoires de Madame la Marquise de Fresne*, p. 2.

dans la bouche »[54]. Sans attendre les dîners de Gênes où elle joue du luth pour séduire le corsaire, sa coquetterie est confirmée indirectement par le discours de recommandations que tient M. Maboul à propos de la jalousie du mari. La marquise pense alors qu'elle vaut la peine qu'on l'aime, sans chercher à éclaircir ses soupçons à propos de l'amour de Bossuet. Ses réflexions personnelles sur l'état de son mari sont guidées par l'intention de ne pas déplaire à Bossuet. Elles sont assorties d'une réflexion sur le siècle dépravé qui se résume dans une maxime : « on y croit le mal bien plutôt que le bien »[55].

L'action à venir est annoncée par l'analyse des motifs du mari (elle anticipe sur ces motifs qu'elle ne connaissait pas alors), et par les mises en garde des amis considérés comme « des conseils si sages et si remplis de vraisemblance »[56]. En somme la vie psychique de la marquise consiste dans ce début à faire le tri entre les mobiles des uns et des autres, à soupçonner (en attestent les balancements, les nombreux verbes d'opinion comme « je croyais » qui font entrer le lecteur dans ce mécanisme), à distinguer les mobiles réels ou les stratagèmes de son mari, ce qui s'opère dans des retouches comme celle-ci : « M. de Fresne proposa mille difficultés à ce qu'elle lui disait, mais d'un manière qu'il n'était pas bien difficile de voir qu'il ne serait pas trop fâché qu'on les levât »[57]. Il y a tantôt de l'aveuglement et tantôt de la mauvaise foi dans cette histoire.

L'avenir de l'héroïne étant hypothéqué par la prédiction d'un devin, elle ne peut que broder sur ces annonces jusqu'à l'entrée en scène de Gendron qui lui donne l'occasion de revenir sur des éléments de son passé et d'anticiper en fonction du présent, ce qu'elle souligne par des formules telles que « comme je l'ai su depuis de lui-même ». Dès lors elle relate, sans aucun souci de vraisemblance, la conversation du mari et du corsaire alors qu'elle n'y a pas assisté. Son attention se porte aussi sur l'interprétation des motifs de Gendron :

> Il était bien aise apparemment de me faire accroire qu'il était plus

---

[54] *Ibid.*, p. 17.

[55] *Ibid.*, p. 37. En règle générale, les maximes sont plus apparentes dans ces mémoires que dans ceux de Rochefort.

[56] *Ibid.*, p. 53.

[57] *Ibid.*, p. 54.

> intéressé qu'amoureux, afin de m'ôter le soupçon que j'aurais pu avoir par hasard de mon malheur, qui était si proche, s'il m'eût paru ce qu'il était[58].

Après son enlèvement, elle est naturellement dévorée par une peur qu'elle ne développe pas. Le récit la montre en train de dissimuler son inquiétude et indique son intention de se donner la mort si le corsaire veut se satisfaire. Toujours portée à réfléchir, elle formule en moraliste des réflexions sur l'homme changeant et la faiblesse qui se manifeste dans l'amour, tout en combattant son optimisme et en relevant « le penchant qu'[elle] avait à se flatter »[59]. Loin de s'en tenir à une focalisation rigoureuse, Courtilz de Sandras s'attache de temps à autre à la vie intérieure du mari : ses remords sur le vaisseau entraînent une comparaison ironique avec Jonas, « tant il est vrai que Dieu se sert de nous-mêmes pour nous punir des crimes que nous sommes si malheureux que de commettre »[60]. C'est pour mieux montrer qu'ils prennent facilement fin quand on sert un bon repas : « [...] de sorte que je m'effaçai entièrement de sa mémoire sans lui causer davantage de remords »[61].

La marquise de Fresne n'est pas un officier de Turenne, mais elle est enveloppée malgré elle dans un combat naval ; en Morée elle se défend les armes à la main en l'absence de Gendron. Les différentes fonctions de personnage-narrateur la forcent à faire des remarques qui ne correspondent pas à son sexe (par exemple à propos de fortifications possibles sur l'île). Alors qu'on attendrait de connaître ses émotions dans ces circonstances de combat, elle déclare simplement : « Il n'est pas nécessaire que je parle de l'état où j'étais pendant ce temps »[62]. Ce sont des événements privés qui la font entrer en transe : notamment la blessure de Margot sa suivante, le bras qu'il faut couper puis embaumer. Mme de Fresne revient volontiers à des remarques sur l'inconstance du sexe. Par touches, elle note ici son dégoût pour fouiller les habits pris dans la cale du navire, ailleurs sa reconnaissance et ses larmes quand elle apprend la donation que Gendron lui a faite, mais sa coquetterie reparaît quand elle se montre sensible à la flatterie de ses

---

[58] *Ibid.*, p. 77.
[59] *Ibid.*, p. 97.
[60] *Ibid.*, p. 101-102.
[61] *Ibid.*, p. 107.
[62] *Ibid.*, p. 116.

adorateurs :

> [...] et comme ils n'y entendaient point de malice, et qu'on aime toujours à être flattée, quand ce ne serait que d'un enfant, je recevais leur encens plus agréablement que l'on en croirait, et que je l'eusse cru moi-même[63].

La marquise est alors capable de remarquer avec ironie que, pour plaire à Gendron, elle sortait parée « comme un vrai autel de confrérie »[64].

Il faut que le consul tombe amoureux de Mme de Fresne pour qu'elle analyse enfin plus précisément ses relations avec les hommes. Alors, sous forme de paroles rapportées, elle développe une page de réflexions morales :

> Je lui parlai donc avec beaucoup de douceur, lui disant qu'il n'était pas le premier à qui cela fût arrivé, tant il est vrai que les hommes ne sont remplis que de faiblesse ; que je les avais tous cependant fait rentrer en eux-mêmes, ce qui me faisait croire que je n'y réussirais pas moins à son égard, que j'avais fait à l'égard des autres ; que j'y trouvais même encore plus de facilité, parce qu'il n'avait qu'à considérer le peu de temps qu'il avait encore à vivre sur la terre, pour trembler à la vue de la malheureuse passion à laquelle il donnait entrée dans son cœur ; que ce n'était pas un crime de peu de conséquence, que de parler d'amour à la femme de son prochain, et que s'il m'en voulait croire, il y ferait plus de réflexion qu'il ne faisait[65].

La dernière partie de l'histoire, qui nécessite de revenir en arrière pour savoir ce qu'est devenu le mari depuis qu'il a fait courir le bruit de la mort de sa femme, met l'accent sur l'inquiétude du personnage principal avant de savoir si le Pape sera ou non contraire à ses désirs. Cette inquiétude va de pair avec sa lucidité sur le mauvais prêtre. Sûre de sa clairvoyance dans le domaine de l'amour, la dame ne la rappelle que pour montrer qu'elle ne prend pas garde à la peine qu'elle fait au Commandeur. Plus elle approche de sa retraite, plus la marquise énonce des maximes générales sur les hommes (par exemple à propos de leur curiosité lors de son arrivée à Rome), quelle que soit leur origine sociale, « tant il est vrai que quelque distinction qu'il y ait entre les personnes, les hommes ne laissent pas d'être faits tous les uns

---

[63] *Ibid.*, p. 181-182.
[64] *Ibid.*, p. 183.
[65] *Ibid.*, p. 294.

comme les autres »[66] ; elle semble vouloir ramener sa conduite à celle de tous les lecteurs pris à témoin.

Le dénouement malheureux de l'aventure entre le corsaire et la marquise, contrariée par le jugement des autorités religieuses, devrait donner lieu à des analyses du sentiment. Il est rappelé que « la nature se révolte souvent contre la conscience »[67] ; le trouble de Mme de Fresne prouve qu'elle est loin de la vertu, mais le pathétique de l'émotion reste très limité lors de la dernière entrevue qu'elle a avec Gendron à Venise. Elle lui fait ce dernier adieu « non pas sans verser un torrent de larmes »[68], mais cet adieu n'est triste que de son côté parce que Gendron, décidé à entrer au couvent, se retire tout d'un coup pour éviter de s'attendrir. On pense alors au scénario du dernier entretien de *La Princesse de Clèves* : Courtilz le fait reconnaître tout en inversant les rôles et en supprimant les dialogues. Ces mémoires comportent beaucoup de dialogues brièvement narrativisés ou de sentiments annoncés par des lettres dont il faut interpréter le sens, ce que ne fait pas toujours bien la marquise pourtant attelée au déchiffrement des mobiles et des secrets. Le dénouement reste quelque peu en suspens, puisque le mari et la femme sont encore en procès ; le lecteur saura donc les suites éventuelles dont on lui fera part.

Plus envahis de maximes que les mémoires de Rochefort, ce qui pourrait leur conférer une valeur anthropologique, ceux de la marquise de Fresne sont pourtant moins diversifiés en ce qui concerne les ressorts des émotions, comme si le fait d'avoir choisi une femme pour auteur des mémoires et d'avoir composé le récit de manière plus linéaire réduisait le champ des analyses dans la mesure où elles restent liées à la diversité des anecdotes. La vie psychique de la marquise se résume à deux types de sentiments. D'une part ceux que crée une histoire d'amour contrariée, commencée dans la galanterie parisienne et poursuivie à Gênes, sur les mers et en Morée pour s'achever à Rome ; la vie intérieure du personnage se concentre alors dans l'analyse des cœurs et des mobiles cachés. D'autre part ceux que fait naître une aventure barbaresque, avec ses batailles, ses trahisons, ses surprises. L'abondance des illustrations (trente planches hors-texte dans la nouvelle édition de Henri Schelte) tend à attirer le regard sur les portraits de la femme et du mari, sur quelques scènes galantes, et sur les aventures que les

---

[66] *Ibid.*, p. 359. Voir sur les maximes *supra* note 56.
[67] *Ibid.*, p. 377.
[68] *Ibid.*, p. 396.

personnages vivent enveloppés dans de grands manteaux ou sur des vaisseaux toutes voiles dehors. Ces gravures contribuent à détourner l'attention de la vie intérieure pour la fixer sur les événements de la rue ou des combats.

Courtilz de Sandras se défiait du roman, mais il ne se donnait pas non plus pour un « historien ». Il lui fallut donc inventer une manière originale afin de saisir l'intériorité de ses personnages qui devait rester dans un entre-deux, plus précis que dans un récit historique, mais moins que dans un roman d'analyse. Le fait d'avoir allégé la matière historique a-t-il favorisé le développement de la vie psychique ? Ce n'est pas certain, ou du moins ce n'est envisageable qu'à condition de considérer que l'étude de mœurs vient combler les vides laissés par l'absence de longues conversations ou de monologues.

En fait c'est leur relation aux événements qui caractérise les personnages des romans-mémoires. Alors que dans les nouvelles de Mme de Lafayette et de Catherine Bernard tout est pensé et déployé dans des monologues ou des rêveries, au contraire dans les « affabulations historiques »[69] de Courtilz de Sandras, des hommes sans qualités se laissent porter par les événements, leurs résolutions et leurs sentiments contrariés ne créant aucun événement important. Les portraits de Rochefort et de Mme de Fresne restent finalement « ouverts », parce que conditionnés par la somme des aventures, par leur enchaînement et leur ordre aléatoire (cependant plus limité pour la marquise, ne serait-ce que par la fatalité de la prédiction et par un amour principal, trace de la référence aux grands romans).

Confronté à une intrigue d'amour et d'argent, qui demandait de faire parler une femme sur ses émotions, Courtilz de Sandras reste passablement misogyne tout en ayant alors recours à l'analyse du cœur humain qu'il devait associer à la littérature féminine, comme s'il imitait Mlle de Scudéry ou Mme de Lafayette. Il a brodé sur les mœurs, sur la galanterie et surtout sur la coquetterie, mais il a escamoté le pathétique. L'approche de la vie psychique se fait alors dans les deux récits avec une distance ironique qui remplace l'écran qu'on trouverait dans d'autres types de narration, et au bout des mémoires s'impose la même désillusion chez des personnages qui loin de

---

69 Voir Marie-Thérèse Hipp, *Mythes et réalités. Enquête sur le roman et les mémoires (1660-1700)*, Paris, Klincksieck, 1976, p. 520.

donner l'impression d'apprendre beaucoup de leurs émotions et de leurs aventures, ont paru plutôt rejouer la partition qui était écrite dès leurs premières expériences du monde.

Blessures de l'âme et récit dans *Le Spectateur français* de Marivaux

Régine JOMAND-BAUDRY

La représentation de la vie psychique ne manque pas dans l'écriture narrative de Marivaux, et spécialement dans ce qu'il est convenu de nommer ses *Journaux*. Que la vie intérieure y soit omniprésente dans une variété de déclinaisons (dont la relation de rêve) n'étonnera pas puisque le genre qui l'accueille est celui de la fiction à la première personne, fictions épistolaires, fragments de journal (qu'on n'appelle pas encore « intime ») et fictions-mémoires, rapportée au sein d'un cadre communicationnel « journalistique » lui aussi personnel, puisqu'il met en scène une sorte de philosophe spectateur du monde, rendant compte directement au lecteur de son expérience. Par l'entremise de ce personnage médiateur, Marivaux ne vise pas à établir la chronique des faits divers contemporains dans un but d'information (tâche qui relève *a priori* de la mission du journal) ou à mettre en récit des événements soigneusement sélectionnés dans l'actualité pour leur capacité à divertir, mais bien plutôt à découvrir et expérimenter avec son lecteur, par l'entremise d'un foisonnement de récits de soi, différents états de la conscience, que selon lui, il n'est possible d'approcher qu'à certaines conditions. Marivaux partage avec les Modernes (Fontenelle et l'abbé de Pons notamment, et déjà Perrault) l'idée que la connaissance de l'âme humaine peut s'étendre et être approfondie, qu'elle est susceptible de progrès, qu'il est possible d'y découvrir du neuf sinon du non-formulé, autant que dans d'autres domaines comme les sciences et les techniques. Cette position est fondée sur une anthropologie. Pour l'auteur de *La Vie de Marianne* en effet, l'être est en partie le résultat d'une formation qui lui est propre et qui détermine sa constitution selon différentes combinaisons et dosages du corps, de l'esprit et de l'âme. Et si la question de la nature de l'âme reste hors de notre portée et de l'ordre de la spéculation inutile, la connaissance de l'âme et de ses « modifications » (le mot est de Malebranche[1], il sera repris par Rousseau comme projet des *Rêveries*) est abordable et transmissible, au moins partiellement, pourvu que l'on sache en recueillir et en interpréter les manifestations.

On considère d'ordinaire que Marivaux est d'abord un écrivain et que de son écriture de moraliste, il est possible d'extraire les données d'une philosophie morale (ce qu'on nomme au XVIIIe siècle une « métaphysique », terme dont le sens devient, à partir de Locke, l'étude des démarches réelles de l'esprit). Je voudrais inverser cette posture[2] et montrer comment ses essais journalistiques et notamment *Le Spectateur français* sont la mise en pratique, la mise en exercice d'une pensée sous-tendue par une conception du rôle moral et social du « philosophe » tel qu'il l'entend.

Lorsque Marivaux entreprend *Le Spectateur Français*, c'est avant tout pour remplir un projet philosophique à deux objectifs :

- Perfectionner la connaissance de l'âme humaine, notamment en mettant des mots sur les zones inexplorées de la conscience[3], par une description fine de ses éléments les plus ténus[4]. Et cela ne peut se faire que dans l'étude des rapports, des relations à autrui.

- La faire partager à ses lecteurs car cette connaissance de soi est indispensable au développement du lien « humain » au sein de la société.

Dans cette perspective, les Journaux de Marivaux et peut-être toute son œuvre pourraient s'intituler « de la recherche de la vérité » pour reprendre le titre du célèbre ouvrage de Malebranche. Henri Coulet a montré dans un article lumineux[5] la dette que l'auteur de *La Vie de Marianne* avait à l'égard

---

[1] L'expression est employée à de nombreuses reprises dans *De la Recherche de la vérité*.

[2] Cette position est déjà celle de David J. Culpin dans son essai : *Marivaux and reason. A study in early Enlightenment thought,* Francfort-Berne-Paris, Peter Lang, 1993.

[3] Voir sur ce point l'article de Jean-François Perrin « Dire l'implicite : les *Journaux* de Marivaux », dans *Marivaux journaliste*, textes réunis par R. Jomand-Baudry, Publications de l'université de Saint-Étienne, 2009, p. 63-75.

[4] Christophe Martin a montré comment pour Marivaux cette finesse de perception est au fondement de la vérité dans « 'Microlectures'. Sujets mineurs et finesse de perception dans les *Journaux* de Marivaux », *Littératures* n°45, 2001, p. 133-149.

[5] Henri Coulet, « Marivaux et Malebranche », *Cahiers de l'Association internationale*

du philosophe chrétien (dont il s'écarte aussi sur plusieurs points). En effet, pour Marivaux, la vérité est tout d'abord la vérité intérieure. Mais comment l'atteindre et par quelles voies est-il possible d'y accéder ? Comment s'exprime-t-elle ? Et si l'on parvient à la percevoir, se pose alors la question de sa formulation : comment la dire, et celle de sa communication et de sa réception : comment la transmettre « intacte » à autrui, ici le lecteur ? Et enfin, quel est son intérêt pour celui à qui elle est destinée ? C'est bien entendu à l'art littéraire que l'écrivain assigne la tâche de mettre en œuvre les réponses à ces questions.

1- Les conditions de l'expression de la vérité de l'âme : le rôle central du « sentiment »

C'est par le « sentiment » que s'exprime la vérité de l'âme, « sentiment » étant entendu au sens plein que Marivaux confère à ce terme, dans une acception qui n'est pas très éloignée de ce que Malebranche nomme « sentiment intérieur »[6]. Selon le *Dictionnaire de Trévoux* (1771), le sentiment est « tantôt la faculté que l'âme a de recevoir l'impression des objets par les sens, tantôt la perception qu'elle a des objets par les moyens des sens ». C'est donc lorsque l'individu est aux prises avec une situation de conflit intérieur ou de trouble émotionnel où interviennent les sens, les passions ou encore l'imagination que le « sentiment » est perceptible. S'il est juste et infaillible – car c'est une sorte d'expression de la nature –, il n'est pourtant pas forcément clair et demande à être démêlé. Dès lors, l'objectif du philosophe sera de représenter l'individu aux prises avec toutes les variétés du sentiment.

Si l'on fait une rapide revue des états psychologiques convoqués dans *Le Spectateur*, on en remarquera la diversité. Ils relèvent le plus souvent de la

---

des études françaises, 1973, n°25, p. 141-160. Cet article, extrêmement riche et précis, ainsi que les pages 285 à 305 de son *Marivaux romancier* (Paris, Armand Colin, 1975) ont nourri les considérations qui suivent.

[6] Malebranche oppose la connaissance par idée claire et la connaissance par sentiment intérieur ; ce dernier est seul capable d'apporter une compréhension, même imparfaite, de l'âme ; les références à cette idée sont innombrables dans toute son œuvre, par exemple : « Nous n'avons point une idée claire de notre âme, […] nous ne la connaissons que par le sentiment intérieur que nous avons de ce qui se passe en nous » (*Recueil de toutes les réponses du père Malebranche […] à Monsieur Arnault […]*, chez Michel David, 1709, t. I, p. 421).

désillusion ou plus gravement, de l'humiliation sous différentes formes, ou encore d'un état de crise causé par les combats de la femme vertueuse écartelée entre son désir et son devoir, entre la piété filiale et le refus du déshonneur, de la défense de l'amour-propre, de la levée d'un préjugé, de la tristesse causée par la perte de ses biens, de la mort d'un proche etc ; on le voit, ces situations renvoient aussi à un tableau des lieux communs romanesques. Il ne semble pas cependant que Marivaux, dans le montage de ces « histoires » ni dans leur succession procède à une hiérarchisation fondée sur leur intensité dramatique objective (en considérant par exemple, la mort d'un proche comme un événement infiniment plus tragique qu'une humiliation). C'est bien plutôt le retentissement d'un fait dans la conscience du sujet (et/ou dans celle de l'observateur) qui devient le critère déterminant de son accession à la dignité d'être rapportée. Le vocabulaire qui accompagne la plupart de ces situations est significatif à cet égard : une constellation lexicale récurrente constituée autour des substantifs « sentiment », « sensibilité », par des verbes au sens fort employés aux formes active et passive : toucher/être touché, frapper/être frappé, saisir/être saisi, pénétrer/être pénétré désigne des états de choc particulièrement marqués où l'individu sensible est central. Pour en souligner l'importance, c'est alors curieusement le terme d'« aventure » (employé au singulier) qui vient désigner ces histoires, avec son sens d'événement, d'accident « qui arrive inopinément »[7] à quelqu'un. Là encore, Marivaux fait dériver l'événement objectif vers un sens psychologique, en le subordonnant à une intention philosophique et morale. Prétexte à réflexion, l'aventure suppose une implication sur le destin de l'individu. Cet emploi ne saurait cependant ignorer la forte connotation qui s'attache à ce vocable, « aventure » est inévitablement rattaché au domaine du romanesque (comme l'indiquent certains titres des œuvres narratives de Marivaux) et au sème de la singularité. On se trouve donc face à ces épisodes, devant une sorte de gageure puisqu'il s'agit au fond pour l'auteur d'atteindre et de transmettre une vérité humaine par le biais d'histoires inventées, qui relèvent d'un maximum de fiction[8]. Tout l'art de Marivaux va être de rendre crédibles et

---

[7] « Tout ce qui arrive aux personnes, soit que les choses viennent inopinément, soit qu'elles soient la suite d'une intrigue », selon le *Dictionnaire de Trévoux* (1771).

[8] Cette expérimentation de la fiction comme fondement de « la vérité de l'humain » qui fait dériver le discours moral vers « une sorte de psychopathologie de la vie quotidienne » a été remarquablement étudiée par Marc Escola dans son article :

sensibles ces situations.

Loin de faire passer la recherche de cette vérité par l'élaboration par l'esprit de règles abstraites, Marivaux fait confiance à l'expérience, en tant que source du sentiment. Elle est d'une part seule capable de nous faire comprendre l'étendue de notre capacité à ressentir et de nous découvrir de nouvelles sensations, elle permet d'autre part à l'homme, sinon une parfaite connaissance de soi, du moins de s'en approcher. Que seule l'expérience fonde l'authenticité de la connaissance intérieure, Marivaux le dit par la voix du Spectateur dès la première feuille lorsque ce dernier oppose l'incapacité d'un auteur à imaginer « dans son cabinet » « ce que sent » l'homme humilié par la « distraction hautaine » d'un Grand, à la connaissance intime qu'en a celui qui l'a éprouvé. Il ne suffirait à l'infortuné que d'avoir « de l'esprit » pour s'en faire l'écrivain (116)[9]. Cette déclaration de confiance dans la capacité du sujet qui en a fait l'épreuve à rendre compte de son sentiment rejette « les pures rêveries » de l'auteur pour mettre en valeur la vérité de l'expérience intimement vécue. C'est encore dans la bouche de la coquette repentie qui découvre dans le visage torturé de son amie morte d'apoplexie une vision de sa propre mort, que Marivaux place la question de la rivalité entre l'artiste qui imagine et l'individu qui ressent :

> J'ai vu bien des figures que l'imagination du peintre avait tâché de rendre affreuses ; mais les traits qui me frappèrent ne peuvent tomber dans l'imagination : la mort seule peut faire un visage comme celui-là. Il n'y a point d'homme intrépide que cela ne rappelât sur le champ à une triste considération de lui-même. (222)

Voir un tableau même le mieux imaginé ne saurait remplacer en termes de réaction et d'impact sur le sujet, et surtout de connaissance de soi, la vue directe de l'horreur réelle et nul n'est mieux placé pour dire ses sentiments que celui qui a été « saisi », « pénétré » par l'événement. Cette conception se traduit par une sorte de voyage à la recherche de la vérité qui parcourt une grande variété d'expériences individuelles, mais s'exprime surtout dans le

---

« L'atelier du roman: les *Journaux* de Marivaux ou la fiction à l'essai », dans *L'Assiette des fictions sous l'Ancien Régime : l'autoréflexivité dans le romanesque de* L'Astrée *au* Manuscrit trouvé à Saragosse, Paris/Louvain/Dudley, Peeters, 2008, p. 213-224.

[9] Marivaux, *Journaux et œuvres diverses,* F. Deloffre et M. Gilot éd., Paris, Bordas, « Classiques Garnier », 1988.

choix des formes narratives convoquées : chaque sujet, y compris le Spectateur dont la raison d'être est précisément de s'expérimenter, rend compte de ses épreuves dans des auto-récits qui représentent la grande majorité des formes employées. C'est que, comme l'écrit Jean Rousset dans *Forme et signification*, dans les mémoires, les journaux (ajoutons personnels) et la lettre, « on rend compte soi-même de sa situation », le « je » étant un « outil perfectionné de l'analyse intérieure »[10].

Loin d'être instinctive, la connaissance de soi par le sentiment passe nécessairement par un effort d'attention accordé aux mouvements de la vie intérieure, à ses remous et à ses soubresauts. Cet effort d'attention, autant dirigé vers soi que vers l'autre, est lié à une disposition naturelle innée. Ainsi, Marivaux formule une distinction entre les « âmes sensibles »[11] (catégorie dans laquelle se range le Spectateur) plus douées dans cette perception, et d'autres êtres humains qui n'ont reçu ni la même délicatesse de sentiment, ni la même finesse dans le discernement. Cette distinction n'est cependant pas porteuse d'un jugement de valeur, car pour Marivaux, « toutes les âmes se valent ». Source de l'introspection et de l'observation, l'attention implique à la fois un intérêt pour autrui qui peut aller jusqu'à l'empathie, et une capacité à déchiffrer les mouvements intérieurs. C'est la qualité première du Spectateur et de son double, l'Inconnu, qui est le personnage de la dernière histoire du journal[12], une expérience où l'observation constitue le fondement de la juste interprétation.

Notons enfin que ce mode de connaissance par le sentiment aboutit toujours à des considérations générales, à des réflexions, à une pensée car, pour Marivaux, il existe un rapport de continuité entre le sentiment et l'esprit. La validité de cette pensée ne saurait se limiter à un seul individu car la connaissance de soi et celle de l'homme universel se confondent[13].

---

[10] Jean Rousset, *Forme et signification, Essai sur les structures littéraires de Corneille à Claudel*, Paris, Corti, 1962, p. 72-73.

[11] Au sens passif, « sensible » désigne la faculté à percevoir des impressions en provenance du corps ou du monde extérieur ; au sens actif, la disposition à ressentir des sentiments, des émotions. La sensibilité est une forme d'affectivité qui relève du sentiment.

[12] L'Inconnu introduit l'histoire de sa vie en justifiant son savoir sur l'homme par l'expérience qu'il en a : « J'ai été mon propre spectateur, comme le spectateur des autres », écrit-il (232).

[13] Cette question est l'objet d'un développement de la lettre de l'Inconnu au

Ceci posé, je vais donc suivre l'hypothèse que Marivaux élabore une poétique narrative spécifique pour remplir un projet philosophique. C'est à l'expression du « sentiment » dans les extraits qui relèvent de ce que j'ai appelé, pour éviter le terme anachronique de « traumatisme », les « blessures de l'âme », que je m'intéresserai.

2- Les modes d'expression de cette philosophie pratique : la traduction de l'effet de vérité comme moyen d'action.

Je commencerai par la mise en regard de deux récits à la première personne par lesquels le Spectateur narre à son lecteur deux expériences qui lui ont causé une émotion violente : l'un rapporte la fameuse scène (tant commentée) de la jeune fille au miroir (à la fin de la feuille 1, p. 117-118), l'autre est le récit de sa rencontre avec une jeune fille pauvre condamnée à mendier pour éviter de tomber dans le déshonneur (feuille 4, p. 127-132). Malgré un mode énonciatif identique, ces deux scènes s'opposent dans une large mesure : dans la première, qui relate un épisode de sa jeunesse, celui qui ne se nomme pas encore le Spectateur est au centre de l'action dont il est le sujet « souffrant » ; dans la seconde, plus contemporaine du temps de l'écriture, c'est la jeune fille la victime, le Spectateur remplissant alors son rôle d'observateur du monde, au gré des rencontres de hasard. Que sait-on du sentiment intérieur des personnages dans ces deux scènes ? Le récit de la découverte inopinée de la coquetterie de la jeune fille qu'il croyait sincère et naturelle – on se le rappelle, il la surprend en train de faire des mines devant un miroir pour répéter ses airs comme on exerce ses gammes – fait quasiment l'impasse sur la réaction immédiate de l'acteur-observateur : « Je remarquai, à mon grand étonnement [...]» (118) est la seule expression indicatrice et même si l'on accorde à ce dernier terme son sens classique fort, c'est le laconisme qui l'emporte dans l'expression du sentiment. Cette remarque est cependant assortie d'un pompeux « je tremblai du péril que j'aurais couru si j'avais eu le malheur d'essuyer encore de bonne foi ses friponneries [...]» (118). Et lorsqu'enfin arrive le compte rendu de l'interpellation de la jeune fille au discours direct : après être entré « en riant » et lui avoir reproché son « industrie », le jeune homme, comme s'il avait déjà « digéré » l'aventure exprime sa déconvenue par une belle métaphore : « Je viens de voir les machines de l'opéra. Il me divertira toujours, mais il me touchera moins »

Spectateur (232).

(118). On ne peut qu'être frappé par la discordance de ce récit où l'expression de la sensibilité est réduite au minimum, et l'importance de l'impact de cet événement : le narrateur note que son amour disparaît aussitôt, sans toutefois développer la nature de la blessure (qui résulte sans doute moins d'une atteinte de l'amour-propre que de la perte d'un idéal) ; en revanche, il en souligne les conséquences : cet épisode modifie sa personnalité et décide de son destin : « C'est de cette aventure que naquit en moi cette misanthropie qui ne m'a point quitté, et qui m'a fait passer ma vie à examiner les hommes, et à m'amuser de mes réflexions » (118). L'événement traumatique est fondateur, il impose une posture de retrait définitif du monde, une distance qui sera celle du philosophe observateur.

Pour rapporter l'autre récit, qui lui fait pendant, le Spectateur parle le langage de l'urgence et diffère la suite du manuscrit de l'Espagnol pourtant promise à la fin de la feuille 3 : « J'ai quelque chose de plus pressant à dire » (127) se justifie-t-il. Ce qui explique ce bouleversement de son programme, c'est la nécessité de transcrire dans toute l'intensité ressentie les impressions faites sur lui-même par cette rencontre :

> Je me reprocherai d'écarter la situation d'esprit[14] où je me trouve ; je me livre aux sentiments qu'elle me donne, qui me pénètrent, et dont je voudrais pouvoir pénétrer les autres. Jamais, peut-être, ne me reviendraient-ils avec ce caractère d'attendrissement qu'ils portent. Je m'imagine en devoir compte aux autres ; et je vais essayer de faire passer dans leur âme toute la chaleur de l'impression qu'ils me font (127).

Suit alors le récit de la rencontre avec la jeune mendiante. On voit bien l'importance accordée au sentiment, importance soulignée par le déplacement de l'intérêt, du fait vers son effet dans la conscience, qui devient du même coup un événement central. Le second aspect de ce programme réside dans le traitement de la temporalité entre le « vécu » et le narré : non seulement dans l'auto-récit à la mode du spectateur, l'intensité du vécu est de nature à modifier l'ordre temporel des choses en donnant la primeur à la représentation de l'impression de la rencontre sur la rencontre elle-même, mais pour ne rien perdre de l'intensité et de l'authenticité de cette impression, le compte rendu doit avoir lieu dans une sorte d'immédiateté, dans la plus grande proximité temporelle avec le moment du ressenti. Marivaux rêve là

[14] Au sens de « disposition de l'âme », comme l'indique le glossaire de notre édition de référence (p. 795).

une écriture de l'instantané qui coïnciderait avec l'événement sensible : la puissance d'émotion et le pouvoir de communication de l'expérience sont inversement proportionnels au temps qui s'est écoulé entre celle-ci et son rapport sous forme verbalisée. On comprend dès lors les raisons pour lesquelles le récit du traumatisme initial, pourtant si fondamental pour la destinée du spectateur, ne fait l'objet que d'un rapport aussi froid. L'écriture a été séparée de son objet (le sentiment d'alors) par la distance du temps et ne peut restituer dans sa fraîcheur l'état de l'âme du jeune homme à ce moment-là.

Si l'on examine très rapidement le second récit à la lumière des analyses précédentes, et d'abord le récit de ses infortunes réalisé par la jeune fille elle-même, on remarquera son caractère essentiellement factuel ; le dilemme dans lequel elle se trouve ne fait l'objet que d'un auto-commentaire conclusif lapidaire : « Voilà mon état ; en est-il de plus terrible ? » (129), dont l'effet se trouve renforcé par la narration de la réaction maternelle. Pas de distinction perceptible entre le personnage narrant et le personnage narré. En réalité, le « double registre » – le regard distancié sur soi – se trouve incarné dans la personne du Spectateur : la narration de la rencontre comprend tous les ingrédients attendus par le philosophe : le hasard de la rencontre, l'exercice de l'attention qui s'attache à la physionomie et au vêtement pour décoder les sentiments de la jeune fille : « je l'ai regardée avec attention » (127). L'expression de plusieurs sentiments successifs : d'abord, les affects : « son affliction m'a touché » (127), ensuite la tentation du repli, le réflexe d'auto-protection : « J'ai été tenté de la laisser [...] pour me sauver de l'intérêt douloureux qu'elle commençait à m'inspirer pour elle ; mais je n'ai pu me débarrasser de la pitié qu'elle m'avait faite ; il aurait fallu prendre trop sur moi... » (128). Après la fin du récit de la rencontre, intervient une prise à témoin de son lecteur par le Spectateur, qui sert de transition à plusieurs pages de réflexions : « Tout honnête homme sentira combien les discours de cette jeune fille ont dû me toucher [...] [je] me suis retiré chez moi presqu'aussi affligé qu'elle » (129) et une généralisation de son état de détresse :

> Qu'il est triste de voir souffrir quelqu'un quand on n'est point en état de la secourir, et qu'on a reçu de la nature une âme sensible qui pénètre toute l'affliction des malheureux, qui l'approfondit involontairement, pour qui est comme une nécessité de la comprendre, et de ne rien perdre de la douleur qui peut en rejaillir sur elle-même ! (129).

Par une inflexion inattendue, le texte procède à une sorte de décentrement de l'intérêt, de la souffrance discrètement formulée par la jeune fille au sentiment intérieur du Spectateur en qui se trouve finalement transféré l'appel à l'affliction qui revenait à la mendiante : la fiction de la jeune fille infortunée a alors pour fonction de mettre en situation le sentiment, et de procéder à ce qu'on peut appeler sa dramatisation. Le Spectateur est passé de l'observation à l'identification. Son témoignage immédiat, en tant qu'acteur du vécu, fonctionne comme une garantie de véracité de l'histoire racontée et son expérience de la compassion et de la souffrance exprime aux yeux du lecteur à qui il en destine la description, la vérité du sentiment. Marivaux capte ici le lecteur par deux voies apparemment incompatibles : l'individuel et le général. La force de persuasion du pathétique, une possible identification à l'homme compatissant le dispose également à recevoir favorablement la leçon générale des réflexions finales et à la partager. Au sein de ces réflexions, plusieurs saynettes intérieures au cours desquelles le Spectateur tour à tour apostrophe directement le corrupteur de la jeune fille et verbalise ses pensées supposées prolongent l'effet du récit particulier, tandis que le plaidoyer débouche sur une « analyse morale de la relation de corruption »[15]. La dramatisation n'est pas seulement liée à l'intensité des passions ou des sentiments évoqués, elle tient aussi à l'effet de scène et à l'usage dialogique qui est au cœur des réflexions communiquant les réactions à vif du Spectateur.

Quant au rappel du traumatisme initial, il remplit deux fonctions essentielles : s'il institue véritablement la parole du narrateur-spectateur, il constitue également « une justification réaliste de l'origine du texte »[16], selon l'expression de Dorrit Cohn. Le second extrait étudié qui développe la blessure de l'âme du philosophe vient apporter un correctif à l'image du misanthrope distant que le Spectateur avait donnée de lui-même à la fin de la première feuille. Elle vient réaffirmer que pour autant, son aptitude à ressentir, son aptitude au sentiment (au sens d'« instinct qui nous fait agir sans réflexion, en nous présentant quelque chose qui nous touche », selon la définition qu'en donne l'Inconnu (256)), est demeurée intacte.

---

[15] Jean-Paul Sermain, Chantal Wionnet, *Journaux de Marivaux*, Atlande, 2001, p. 105.

[16] Dorrit Cohn, *La Transparence intérieure, Modes de représentation de la vie psychique dans le roman*, Paris, Seuil, « Poétique », 1981, p. 201.

À côté de la narration de l'expérience éprouvée par le Spectateur lui-même, Marivaux explore par le médium épistolaire, les arcanes de l'âme féminine en proie à des situations de crise dans des intrigues qui font écho à certains topoï romanesques : la femme mariée en lutte contre sa passion (2e f) et la jeune fille déshonorée et abandonnée par un séducteur (9e et 10e f) dans leurs missives au Spectateur, témoignent d'une modalité directe de l'expression des passions : dans la « lettre-cri »[17] de la première se peint l'égarement, l'impossibilité d'exprimer un quelconque sentiment stable, un état de désordre qui se situe au-delà du connaissable. En disant sa vie à chaud, l'épistolière tourmentée par la passion amoureuse bute sur l'impossibilité d'une connaissance intériorisée de soi : « Je veux me chercher et je me perds », « tout est empoisonné », « que je suis égarée ! », « ce que je dis ne ressemble point à ce que je veux dire » (121). Ces paroles redisent à l'envi l'état de désaccord de l'être avec lui-même et l'absence de maîtrise du sujet sur sa psyché. Elles expriment directement le psychisme, ici le caractère obsédant de pensées involontaires. L'exemple de la jeune fille déshonorée est éloquent à cet égard : alors qu'elle parle au Spectateur, elle transgresse les règles du discours adressé en lui substituant son amant comme interlocuteur (155). Si la complexité du sentiment constitue un obstacle à sa transcription claire –le langage étant insuffisant à désigner clairement le chaos intérieur–, le personnage n'a pas renoncé à toucher par l'expression même de l'intensité de son désarroi (156). Cependant, il se heurte aux limites de la connaissance de soi par le sentiment.

J'en viens à un auto-récit plus complexe où les blessures de l'âme jouent un rôle plus fondamental puisqu'elles fonctionnent comme un véritable moteur de la narration : il s'agit du *Mémoire de ce que j'ai fait et vu pendant ma vie* (17e-19e f) écrit par la vieille coquette repentie, dans lequel elle a consigné les événements qui ont eu un sens dans son existence, les moments forts, comme par un effet de sélection automatique de la mémoire. Or, ce mémoire qui est le seul récit autobiographique vraiment complet au sens temporel du terme, est construit selon une suite de scènes autonomes. Cette composition (qui n'est pas sans lien avec la construction d'une pièce de théâtre) reflète la conception du temps énoncée par la narratrice au commencement de son récit : « Je vis seulement dans cet instant qui passe » (207). L'architecture de cet auto-récit se compose de deux pans : le premier

[17] L'expression est de Michel Gilot.

versant narre l'évolution de la narratrice jeune vers la coquetterie, le second inverse le système de valeur mis en place ; elle y désapprend la coquetterie et découvre et accepte sa condition de mortelle. Tout se passe comme si sa vie se résumait aux moments les plus saillants, c'est-à-dire à ceux qui ont marqué sa vie intérieure. À partir de la 19e feuille est dessiné un itinéraire de formation par la désillusion, constitué de scènes fondamentales qui sont autant de sources de profondes blessures de l'âme. Et en même temps, chacune de ces expériences correspond à une étape dans la connaissance de soi. Le récit se présente à chaque fois selon un déroulement identique, il épouse l'ordre du vécu : le récit de l'événement, de « l'accident » dit la narratrice, est suivi d'un commentaire qui rend compte de son effet sur la conscience. Ces prises de conscience suivent deux schémas symétriques et complémentaires qui réfléchissent le moi en situation soit passive, soit active.

J'ai appelé passives, les situations où la narratrice découvre l'image qu'ont d'elle les autres : il s'agit de deux expériences non successives qui se produisent par la médiation de la lecture : elle découvre qu'un de ses amants a éloigné d'elle sa propre fille de crainte qu'elle ne soit contaminée par la coquetterie de sa maîtresse (18e f, 215) : elle reçoit « l'affront » et se sent « honteuse de le mériter », s'en ouvre à son amant qui lui adresse une lettre particulièrement humiliante : « ce fut là le premier accident qui tempéra ma coquetterie » (216). Plus tard, elle tombe par hasard sur un billet galant dans lequel un homme s'adresse à sa maîtresse en dénonçant l'importunité de celle qu'il nomme « une antiquaille » et qui, inconsciente de son ridicule, lui tourne autour malgré son âge : « Je m'en allai sur le champ digérer mon aventure. Là après bien des réflexions, bien des projets de vengeance, bien des soupirs, et beaucoup de honte, je conclus… Hélas ! Je ne conclus rien ; je me couchai seulement, triste, vaine et humiliée » (221).

On observe la situation active dans deux scènes où la coquette est observatrice involontaire et inopinée : dans une situation de perception indiscrète typique du roman, elle est d'abord le témoin d'une scène au cours de laquelle une de ses amies se fait humilier par un cavalier sans réagir : « La pauvre dame me fit vraiment pitié », « et en effet », conclut-elle en étendant l'expérience à l'ensemble de la gente féminine, « une femme ne peut guère essuyer de moment plus dur que celui-là » (217). Intervient ensuite l'idée de la leçon potentielle contenue par la vue d'une telle scène pour une jeune fille innocente. La conséquence sur la conduite de la vie de la vieille coquette est sensible : « L'aventure de mon amie me rendit les hommes moins considérables. Je devins moins avide de leur plaire » (217).

Enfin, la scène qui couronne cet itinéraire spirituel, c'est la vue et l'étreinte de la mort, en la personne de son amie à qui elle venait rendre visite : « Tout mon sang se glaça dans mes veines, et je tombai sur elle évanouie » (222). La perte de conscience ou perte de sentiment est aussitôt suivie d'une prise de conscience : l'horreur de cette vision lui renvoie l'image de sa propre mort : « Pour la première fois, je songeai que j'étais destinée à mourir » (222). Suit un long monologue intérieur au discours direct, fait de modalités interrogatives et exclamatives, et traversé de dialogues fictifs. Là encore, les remous de la vie intérieure sont théâtralisés et on passe insensiblement à une réflexion sur la religion. La coquette finit par se repentir et par réformer sa vie. Ces deux derniers chocs psychologiques fonctionnent de manière plus complexe, car ils suggèrent une sorte de projection du moi dans l'expérience de l'autre ou une intégration de cette expérience par identification. L'évanouissement, au sens propre de « perte de sentiment », est loin d'être un obstacle à la connaissance de soi. Il en est plutôt le passage obligé. « L'aventure », pour reprendre le terme clé de Marivaux, relève de la psychologie : elle est avant tout intérieure.

Avec l'histoire de la coquette repentie et les aventures de l'inconnu (qui surmonte tous les accidents de sa vie, alors qu'il connaît les chocs psychologiques les plus extrêmes : ruine familiale, mélancolie de sa mère, décès successif de ses parents…), s'achève un journal qui, s'il est fictionnellement inachevé dans sa dernière histoire, ne l'est pas au plan de la visée morale et philosophique. La vieille dame et surtout l'inconnu n'ont plus besoin d'aide. D'ailleurs, dans un retournement significatif, c'est l'inconnu qui offre son aide au spectateur. Tout se passe comme s'ils avaient intériorisé le regard et acquis une capacité d'auto-observation et d'auto-analyse qui leur a donné accès à la vérité. Ils sont devenus à leur manière des philosophes, ce qui explique que la présence du Spectateur comme déchiffreur et comme commentateur tende alors à s'estomper. La mission de formation morale qu'ils déclarent s'attribuer va aussi dans ce sens. L'ensemble de ces fictions est donc orienté vers le modèle d'un individu non pas parfait, mais exemplaire, non pas figé cependant, mais adaptable à toutes les situations de la vie.

Les expériences traumatiques ou blessures de l'âme jouent un rôle fondamental dans cette accession à la connaissance de soi et dans la formation d'une identité. C'est peut-être dans cette dimension que l'apport de

Marivaux à la psychologie est le plus fondamental. Lorsqu'elles sont dominées – car il y a loin des états de passion irrépressible représentés à travers la jeune fille déshonorée à la maîtrise finale de la coquette repentie –, elles jouent un rôle de révélateur de soi (et des autres), d'accès à la vérité, et permettent d'ajuster sa position face au monde. Les vérités auxquelles elles permettent d'accéder sont simples, et leur validité dépasse le domaine individuel pour atteindre à l'universel. Parmi elles, l'acceptation d'une certaine place dans la société, dévolue à chacun par son tempérament et son histoire personnelle, la reconnaissance et l'exercice des valeurs de respect, de solidarité et d'humanité, l'acceptation de l'idée de la mort. Cette philosophie pratique a une ambition sociale, car l'acquisition de la connaissance de soi va au-delà du bénéfice individuel. Elle vise à resserrer les liens avec autrui, et par conséquent avec la communauté des hommes.

Le lecteur averti ne pourra être insensible à l'« itinéraire moral » qui aboutit à cette découverte au terme d'un voyage fait d'études de cas. Mais la force de persuasion du texte réside surtout dans l'effet de « présentisme » de la fiction, dans les différents aspects de la « dramatisation de l'intériorité » : description du psychisme d'un individu saisi dans une situation précise, choix de l'auto-récit, construction par scène ou suite de scènes, contamination du discours intérieur par le dialogue… Il existe à l'échelle du texte tout un jeu de contamination, d'identification et de substitution entre les personnages qui est au fondement de la prise de conscience traumatique : comme le Spectateur par le truchement de la compassion s'assimile à la jeune mendiante qu'il rencontre, la vieille coquette se voit morte à la place de son amie (d'ailleurs elle tombe évanouie), et ce phénomène joue un rôle non négligeable dans l'effet de lecture. Identification, projection, substitution sont autant de jeux de rôles proposés au lecteur, qui participent à le persuader autant qu'à le former.

De l'amnésie au souvenir jailli : Le savoir de l'oubli dans *La Vie de Marianne*

Jean-François PERRIN

À l'époque où Marivaux écrit son œuvre, on débat beaucoup encore de ce que l'on pourrait appeler les intermittences de la conscience ; de Nicole à Malebranche, on a tenté de rendre compte rationnellement du monde des « pensées auxquelles on ne pense point »[1] (François Lamy) et de définir le mode d'intellection obscure et néanmoins juste propre à la sphère du *sentiment*, par rapport à celle des idées claires et distinctes[2]. De l'autre côté de la Manche, Locke s'inscrit fermement en faux contre les problématiques cartésiennes postulant que l'âme pense toujours ; il soutient au contraire qu'elle a de longues intermittences, notamment durant le sommeil ou certaines maladies du cerveau, et que l'idée de pensées inconscientes est une contradiction dans les termes, la pensée supposant l'attention[3]. Tout cela est à la fois très ancien et très moderne. Très ancien parce que la dimension inconsciente de la sphère morale est une profonde thèse augustinienne,

---

[1] « XIV.C'a été de nos jours une grande question que de savoir s'il y a des pensées auxquelles on ne pense point. […]. XV. […] il n'y a point dans l'esprit de pensées qu'il n'aperçoive du moins confusément et indistinctement : mais […] il y en a un grand nombre de confuses et d'indistinctes, et qui font sur le cœur des impressions très réelles, sans qu'il s'en aperçoive faute de réflexion […]. XX. Je ne puis me dispenser de faire ici remarquer que ces impressions […] ont même encore une influence réelle dans toute notre conduite : car par là il sera aisé de reconnaître en combien d'illusions on tombe tous les jours, faute de réfléchir sur ces impressions ; et faute de s'appliquer à en découvrir les sources. Oui : souvent ce n'est que par le mouvement de ces impressions secrètes que l'on agit, quoi qu'on ne le croie pas. On en est, la plupart du temps, à son insu, remué, soutenu, emporté, lorsqu'on croit se remuer avec plus de liberté », François Lamy, *De la connaissance de soi-même*, t. III, sect. II, ch. IV, §14, XV et XX, Paris, A. Pralard, 1697, p. 374.

[2] Voir G. Rodis-Lewis, *Le Problème de l'inconscient et le cartésianisme*, Paris, PUF, 1950.

[3] Locke, *Essai philosophique concernant l'entendement humain*, livre II, ch. I, (trad. Coste), Paris, Vrin, 1972, p. 60-75.

moderne parce que la problématique des intermittences de la conscience se rattache à un questionnement de la notion du moi où Pascal est pionnier, mais où Hume avancera bientôt une argumentation fondée sur une sorte d'expérimentation *in vivo*[4]. Le paradoxe, sur le plan littéraire, est que cette problématique des intermittences de la conscience dans un moi aussi exigeant qu'introuvable pour qui s'exerce à le saisir ès qualités, s'est trouvée inversée dans les fameuses « intermittences du cœur » désormais liées, depuis Proust, à l'expérience de ce qu'on nomme la « mémoire affective ». L'ère classique pensait ici en termes de « mémoire du cœur », pour reprendre le titre d'un bel ouvrage de Benedetta Papasogli[5] ; pour les Classiques en effet, rien de moins intermittent que la mémoire profonde des affects, et rien de plus aléatoire que celle du moi conscient. Et pour Marivaux, on le sait, « il n'y a que le sentiment qui nous puisse donner des nouvelles un peu sûres de nous » (I, 74)[6] ; Henri Coulet a montré naguère ce qui revient là depuis Malebranche[7] : mais que ce clair-obscur de l'âme ne devienne dicible ou nommable qu'à l'heure où les raisons du cœur veulent bien se transmuter en conscience, c'est toute l'œuvre de Marivaux qui en tente l'approche[8], inventant un langage pour cela, trouvant des procédés pour figurer la façon dont le « sans temps » de l'affect advient, par surprise et de façon toujours radicalement bouleversante, à la conscience temporalisée d'un moi tissé d'illusions. Si Montaigne, Racine, Mme de Lafayette, et plus spécifiquement le « roman des années trente » du XVIIIe siècle[9], l'ont précédé ou l'accompagnent, jamais pourtant, jusqu'à lui, le roman ni la langue n'ont pénétré aussi profondément sur ces terres. C'est ainsi qu'il nous faut relire *La Vie de Marianne* pour étudier, en sa septième partie, une longue scène de désamour dénié, sur fond d'amnésie provoquée par un transport au cerveau, qui nous introduit à cela

---

[4] Hume, *Traité de la nature humaine*, livre I. Sur la « fiction du moi », voir Franck Salaün, *Hume, l'identité personnelle*, PUF, 2003, p. 60-93.

[5] B. Papasogli, *La mémoire du cœur au XVIIe siècle*, Paris, Champion, 2008.

[6] Toutes les références à *La Vie de Marianne* renvoient à l'édition de J. Dagen, Paris, Gallimard, « folio classique », 1997. Le numéro de la partie est suivi de celui de la page.

[7] H. Coulet, « Marivaux et Malebranche », *CAIEF* n°25, 1973, p. 141-160.

[8] « Est-ce qu'on peut dire tout ce qu'on sent ? Ceux qui le croient ne sentent guère, et ne voient apparemment que la moitié de ce qu'on peut voir », Jacob, dans *Le Paysan parvenu*, éd. Fr. Deloffre, Classiques Garnier, 1959, p. 142.

[9] Voir A. McKenna et A. Rivara, *Le roman des années trente : la génération de Prévost et Marivaux*, P.U. Saint-Étienne, 1998.

même que je viens d'évoquer. Après un rappel succinct de la situation à ce moment du roman, j'étudierai le dispositif énonciatif d'encadrement de la relation de l'événement mental en question, puis nous réfléchirons à la dialectique du déni et de la conscience ici mise en œuvre à travers la préparation d'une extraordinaire scène de mémoire jaillie.

La disposition des affects : une scénarisation de l'insu

La septième partie de *La Vie de Marianne* se ramène à deux mouvements : le premier met en scène l'échec de la famille de Mme de Miran à faire obstacle au mariage de l'héroïne avec Valville. Un enlèvement, puis une confrontation devant le Ministre, n'aboutissent qu'à persuader celui-ci et la quasi unanimité de l'assistance que la jeune fille est digne du mariage projeté. Marianne, Valville et sa mère touchent donc au but, d'autant qu'une haute charge est en vue pour le jeune homme. Cependant, celle-ci se révèle moins rapidement accessible qu'on ne l'espérait, et Valville se fait plus rare tant il en paraît accaparé, compensant ses absences par un surcroît de grâces lorsqu'il retrouve son amante. Il apparaîtra néanmoins qu'il s'est éloigné d'elle et que son cœur était redevenu à prendre sans qu'il le sache véritablement : l'évanouissement d'une jeune anglaise, surpris à l'entrée du couvent où l'on ramène Marianne, le met en effet durablement hors de lui. L'amant de roman se révèle un homme ordinaire capable d'aimer ailleurs, au désespoir de Marianne.

La régie narrative de l'événement envisagé dans son ensemble dépend d'un agencement relativement complexe d'instances de conscience représentées. Le cadre le plus général est donné par la voix de la narratrice s'adressant à sa lectrice, depuis le savoir qu'elle a acquis *a posteriori* des causalités à l'œuvre, à l'insu de tous, lors du déroulement des faits. Ainsi lorsqu'elle introduit l'acquiescement de madame de Miran à ce que son fils les accompagne lors de la reconduite de Marianne au couvent, après une soirée passée chez eux : relevant la qualité exceptionnelle des marques d'amour de son amant ce soir-là, elle introduit une réticence dans une parenthèse signalant qu'il ne lui « disait de si jolies choses qu'à cause qu'il commençait à n'en plus sentir de si tendres » (VII, 420) ; cette annonce d'ordre psychologique portant sur l'inconstance de Valville est doublée, un peu plus loin, d'une autre portant sur la suite des événements, puisque l'autorisation accordée à son fils par madame de Miran à condition qu'au couvent il ne sorte pas du carrosse, est donnée pour la cause des « plus grands chagrins » éprouvés dans sa vie par Marianne (*id.*). Ainsi est installé un lien entre chaîne des affects et chaîne des faits à venir du point de vue du savoir de la narratrice – lien qui reviendra ponctuer son récit en plusieurs points de sa trame.

Ce cadre en contient un second où Marivaux tente de restreindre le point de vue au plus près de ce que pense vraisemblablement Marianne confrontée au comportement de son amant et quasi fiancé vis à vis de la demoiselle évanouie qu'ils veulent tous deux assister. L'emboitement des deux cadres est bien visible dans l'enchaînement qui lie une série de remarques de la narratrice sur la beauté de la jeune anglaise : « il faut que j'en convienne » (422), et sur la séduction de cette nouvelle Belle au Bois dormant dont les traits font regretter « les grâces qui y étaient encore » (*id.*), avec la présentation de l'attitude de Valville. Il avait déjà été noté que celui-ci s'était spontanément libéré de l'interdiction maternelle pour s'approcher de la belle évanouie ; or le voici maintenant « derrière nous, qui avait la vue fixée sur elle » (423). On pénètre alors aussitôt dans l'esprit de la Marianne de cette époque, avec une double notation psychologique ; l'une concernant l'affect provoqué en elle : « J'en fus un peu étonnée », l'autre rapportant son analyse : « mais je n'allai pas plus loin, et n'en inférai rien » (*id.*). Marivaux utilisera presque systématiquement cette structure syntactico-logique : désignation d'un affect signalant l'intuition non consciente d'une marque d'inconstance de l'amant, dénégation immédiate de cette inférence possible introduite par un « mais » concessif. En voici une autre occurrence. Une fois la demoiselle revenue à elle, il s'agit de l'aider à se lever. Marianne fait un geste pour lui prêter son bras, mais Valville la prévient « précipitamment ». Suit aussitôt tout un paragraphe évaluatif conduit au point de vue de la jeune fille, dont voici les premières lignes : « Tant d'empressement de sa part n'était pas de mon goût, mais de dire pourquoi je le désapprouvais, c'est ce que je n'aurais pu faire » (424). Du point de vue de l'affect, il y a désagrément global ; du point de vue de l'analyse, il y a une sorte de paralysie ou d'inhibition à la conduire. La narratrice ajoute d'ailleurs que la verbalisation claire de son sentiment était hors de sa portée : « je ne serais même pas convenue qu'il me déplaisait » (*id.*).

Il arrive aussi que dans ce second cadre, et par le même procédé syntaxique, la narratrice fasse pénétrer sa lectrice dans le point de vue de ce que les autres spectateurs présents peuvent eux-mêmes inférer du comportement du jeune homme. En général, il s'agit de faire observer que rien dans son attitude n'excède les bienséances permises dans une situation où quelqu'un doive être secouru. Par exemple, lorsque Valville présente des sels à la demoiselle en lui prenant la main, geste aussitôt suspendu par Marianne qui lui conseille de ne pas « l'agiter tant », la narratrice note la surdité du jeune homme : « il ne m'écouta pas », puis enchaîne aussitôt sur le naturel apparent de leurs attitudes à tous deux : « mais tout cela ne paraissait, de part et d'autre, que l'effet d'un empressement secourable pour la demoiselle » (423). Ainsi se trouve à la fois révoquée, quoique suggérée, une interprétation en termes de dépit amoureux à l'égard d'une passion muettement déclarée.

Dans ce second cadre toujours, la narratrice nous fait aussi pénétrer dans le point de vue de Valville et cela sous deux modalités. La première consiste à le rendre aussi incapable de concevoir la signification amoureuse de ses gestes que son amante l'est de les analyser en ce sens. Ainsi à propos de l'empressement du jeune homme, que j'ai déjà commenté au point de vue de son amante, la narratrice ajoute que « suivant toute apparence, Valville y entendait aussi peu de finesse » qu'elle (425). Ce parallèle dans l'inconscience est déjà inscrit un peu plus haut, dans le court alinéa décrivant un « jeu de mains » avec la belle évanouie : « Et lui-même, par un geste sans doute involontaire, lui prit une de ses mains qu'il pressait dans les siennes. Je la lui ôtai aussitôt sans savoir pourquoi » (423). Ce ballet des 'belles mouvantes' pourrait leur rappeler à tous deux ce que le langage des mains disait de leur amour réciproque à l'occasion des soins donnés à Marianne après sa fameuse entorse racontée dans la IIe partie[10]. Mais précisément, Marivaux suggère ici qu'en conscience c'est impossible, alors que leur gestuelle joue parfaitement, dans l'implicite, le sentiment et le ressentiment.

Cela étant, la symétrie n'est pas parfaite car l'approche du point de vue de Valville par la narratrice est nécessairement plus conjectural que ce qui touche sa propre mémoire d'elle-même où peuvent parfois s'identifier complètement son point de vue et celui de son héroïne : c'est la deuxième modalité que j'évoquais. Celle-ci introduit une sorte de surimpression du premier et du second cadre, la perspective *a posteriori* de la narratrice venant se fondre, pour ainsi dire, dans celle de la jeune fille. En voici une brève mais

---

[10] « (troublée) je l'étais tant, que la main me tremblait dans celle de Valville ; que je ne faisais aucun effort pour la retirer ; et que je la lui laissais par je ne sais quel attrait qui me donnait une inaction tendre et timide » (127).

saisissante occurrence, à propos d'un autre ballet de mains, à l'occasion du réveil de la demoiselle : celle-ci a retiré sa main de celle de Marianne et l'a laissée retomber sur le bras de Valville « qui l'a pris » : « Ah ! mon Dieu, dit-elle, où suis-je ? Valville gardait cette main, la serrait ce me semble, et ne se relevait pas » (*id.*) (Il est agenouillé). Le présent de l'indicatif du « ce me semble » se rattache normalement à la seule sphère temporelle de la narratrice ; *'ce me semblait' ou *'ce me sembla' conviendrait pour celle de l'héroïne. Mais ici les deux sphères (et les deux cadres énonciatifs) se superposent au point de se fondre dans le présent hors-temps de la mémoire – que Rousseau va d'ailleurs bientôt explorer dans toute son ampleur[11], et que le XXe siècle repérera sous la catégorie de « mémoire affective ».

Un autre effet de cet ordre, quoique plus complexe à démêler, apparaît un peu plus loin, lorsque la narratrice tente de marquer pour sa lectrice le caractère étonnant de l'attitude de Valville, en dépit du déni général des protagonistes. Lui comme Marianne semblent en effet ignorer à quel point leur comportement tranche sur leurs habitudes que nous sommes censés connaître : « Il fallait bien cependant qu'il se passât quelque chose d'extraordinaire en lui ; car vous avez vu la brusquerie avec laquelle je lui avais parlé deux ou trois fois, et il ne l'avait pas remarqué ; il n'en fut point surpris, comme il n'aurait pas manqué de l'être dans un autre temps » (425). Autrement dit, lectrice et narratrice ne peuvent manquer *hic et nunc* d'observer l'insensibilité surprenante d'un amour-propre d'amant jusque-là très avéré ; c'est comme si elles y étaient : ce qui suggère du même coup que le ton pris par Marianne, dans la cohérence de ses interventions, est indélibérément fait pour susciter une réaction vive qui pourtant n'a pas lieu. C'est alors que le savoir *a posteriori* de la narratrice rentre en scène, en mode explicite, pour formuler l'hypothèse d'un sentiment de culpabilité inconscient : « ou bien il la souffrit en homme qui la méritait, qui se rendait justice à son insu, et qui était coupable dans le fond de son cœur » (*id.*). Cette alternative apparente n'en est pas une en réalité, puisque son auteur(e) la formule à la lumière d'un savoir ultérieur, produisant ainsi une nouvelle annonce elliptique, en miroir de celle que j'avais observée plus haut : « aussi

---

[11] « En me livrant à la fois au souvenir de l'impression reçue et au sentiment présent je peindrai doublement l'histoire de mon âme, savoir au moment où l'événement m'est arrivé et au moment où je l'ai décrit ». J.J. Rousseau, « Ébauche des *Confessions* », *Œuvres complètes* I, Paris, Gallimard, « Bibliothèque de la Pléiade », 1959, p. 1154.

l'était-il, mais il l'ignorait. Poursuivons. » (*Id.*)

À partir d'ici, le lecteur est clairement autorisé à en savoir plus que les personnages eux-mêmes, sur le sens de leurs affects et de leur incapacité à les interpréter dans leur vérité profonde. L'écart entre l'ordre du ressenti et celui de la connaissance de soi et d'autrui est en l'occurrence quasi maximal : car si *le cœur a ses raisons*, il a aussi le pouvoir de faire en sorte que la raison ne les connaisse pas – du moins pas dans l'immédiat, ce qui renvoie en parallèle dans deux directions : celle des « pensées auxquelles on ne pense point » que j'évoquais en introduction, et celle aussi de l'art du roman nouveau en tant qu'il s'applique à faire récit temporalisé de processus mentaux très insoucieux, en eux-mêmes, du caractère linéaire supposé du temps humain.

Au miroir de l'oubli : le transport de Marianne

J'en viens donc au récit du transport au cerveau de Marianne et à ses enjeux. Dans l'économie de cette partie du roman, ce récit – qui est aussi celui d'un cas d'amnésie complète quoique temporaire à l'égard d'une séquence d'événements : celle de l'évanouissement de la demoiselle Varthon et de ses circonstances –, est soigneusement préparé, là encore, par un dispositif encadrant. Une fois la demoiselle tirée d'affaire, elle est confiée par sa mère à la bienveillance de Mme de Miran et de Marianne, laquelle, en dépit de réticences initiales, va rapidement se prendre pour elle d'une amitié de cœur marquée au sceau de l'identification romanesque. Leurs aventures se font en effet miroir dans le registre de l' 'illustre infortunée', à condition que Marianne se peigne elle-même « dans le grand » (429), ce qu'elle fait spontanément, omettant notamment les noms propres et ne révélant pas ses liens privilégiés avec Mme de Miran non plus que son proche mariage avec son fils. Son récit est d'ailleurs interrompu par le souper, et la suite doit en être différée car le lendemain Varthon doit être saignée pour une fièvre consécutive à son accident de la veille. Ainsi devront rester en blanc, pour sa nouvelle amie, des données du passé de Marianne pourtant essentielles à l'égard de la suite des événements.

En résumant ces circonstances, la narratrice a noté qu'une fois Varthon quittée après le souper, toute l'affaire du malaise de la jeune anglaise paraît oublié de Marianne : « rien de ce qui s'était passé pendant son évanouissement ne me revint dans l'esprit » (430). Voire, car le lendemain après-midi, c'est tout son être qui rejoue le drame à son insu : elle est à son tour victime d'un mal beaucoup plus grave que celui qui a tant occupé la journée de la veille, puisqu'il s'agit d'un transport au cerveau, maladie qui s'avère le jour suivant, et dont la médecine du temps affirme qu'on n'en réchappe pas si elle dure au-delà de sept jours. Elle demeure dans un état d'inconscience totale cinq jours durant, puis revient à elle-même et le prouve par sa capacité à reconnaître Mme de Miran à son chevet. Cependant, rien ne lui revient, du moins en conscience claire et explicite, du souvenir des scènes de l'évanouissement de son amie. Ce n'est qu'une grosse quinzaine de jours plus tard, après que Marianne se sera longuement et douloureusement interrogée sur les raisons de la négligence inexplicable dont Valville fait preuve à son égard, que ce souvenir lui revient soudainement, alors qu'elle interroge son amie sur l'éventualité d'une maladie de son amant qui pourrait expliquer son silence ; celle-ci se dérobant à ses questions, Marianne la découvre en pleurs et comprend qu'elle a perdu l'amour de Valville le jour de l'évanouissement de Varthon : « Ah ! Seigneur ! m'écriai-je en pâlissant moi-même ; vous pleurez, mademoiselle, qu'est-ce que cela signifie ? Et je lui demandais ce que mon cœur devinait déjà ; oui, j'en eus tout d'un coup un pressentiment. J'ouvris les yeux ; tout ce qui s'était passé pendant son évanouissement me revint dans l'esprit, et m'éclaira » (442). Marivaux a bâti ici une parfaite rime narrative[12], qui clôt ainsi la plus sensationnelle séquence d'intermittence de la conscience traitée par le roman français avant *La Nouvelle Héloïse*, pour ne parler que du XVIIIe siècle[13].

Ce qui éclaire l'héroïne est exactement superposable au savoir *a posteriori* de la narratrice, tel que nous l'avons envisagé à travers les annonces à sa lectrice concernant l'inconstance de Valville et sa culpabilité inconsciente ; mais il l'est également au non-savoir de Marianne elle-même, relativement à ses affects durant la scène de l'évanouissement : cette ignorance ou cette impuissance à inférer s'avèrent constituer – dans l'après-coup de son illumination douloureuse –, une série de dénis par où, pour

---

[12] La rime est littérale : « rien de ce qui s'était passé pendant son évanouissement ne me revint dans l'esprit » (430)/ « tout ce qui s'était passé pendant son évanouissement me revint dans l'esprit, et m'éclaira. » (442).

[13] Sur la poétique de la scène de mémoire involontaire dans le roman français depuis *La Nouvelle Héloïse*, je me permets de renvoyer à mon étude : « Enjeux et poétique de la mémoire affective chez les romancières françaises après la *Nouvelle Héloïse* (1762-1803) », dans *La Tradition des romans de femmes (XVIIIe-XIXe siècles)*, C. Mariette-Clot et D. Zanone (éd.), Paris, H. Champion, 2012, p. 105-130.

paraphraser Marivaux, son sentiment lui donne des nouvelles tellement sûres de la vérité, qu'il interdit provisoirement à son intelligence d'en savoir quoi que ce soit. La structure du récit, elle-même, souligne alors que cet interdit de savoir déplace la vérité non-dite vers l'identification romanesque à la rivale qui gît dans l'amie nouvelle, et que ce combat impose de la surpasser dans le rôle de la belle mourante, fût-ce au prix de la vie : Marianne connaît, par expérience et mémoire de cœur, la sensibilité du jeune homme à ce qui jette une femme auprès de la mort ; c'est exactement ce dont témoignent à son insu son étonnement, son « goût », sa « brusquerie » à son égard, durant la scène de l'évanouissement de la demoiselle dont elle sait – *par cœur* mais sans conscience claire – qu'elle est sa rivale sur le terrain de l'agonie émouvante, ce que la narratrice sait bien, quant à elle – en toute conscience – expérience faite.

Ici, il faut dire deux mots de sémiologie médicale. À cette époque, le mot d'amnésie n'existe pas ; selon le *TLF*, sa première occurrence en latin remonte à la *Nosologia methodica* de Boissiers de Sauvages (1663), et en français à la *Nosologie méthodique* de N. Nicolas (1771) qui en est la traduction. La consultation des dictionnaires contemporains pourrait donner le mot « léthargie » comme équivalent approximatif de ce qui survient à Marianne :

> C'est une maladie qui consiste dans un assoupissement si profond, qu'on a bien de la peine à éveiller ceux qui en sont attaqués ; et si on les éveille, ils sont sans mémoire et comme stupides, ils retombent aussitôt dans cet assoupissement. La léthargie est ordinairement accompagnée de fièvre et de délire. Elle est produite par le trop grand engourdissement des esprits animaux qui les rend incapables d'exercer les fonctions du mouvement et du sentiment. (*Trévoux,* 1775)

Dans le cas de Marianne cependant, la maladie a commencé par un « étourdissement » récurrent accompagné de troubles respiratoires puis de « pesanteurs » et enfin d'un « accablement total ». L'étourdissement, dit *Trévoux*, est « le premier degré du vertige », alors que l'évanouissement « dit plus que défaillance et moins que syncope qui est le dernier degré de la diminution des forces vitales » : à ce stade, autrement dit, Marianne inquiéterait moins que Varthon; cependant, son cas s'aggrave rapidement dès lors qu'elle constate que Valville n'a rien joint, ce jour-là, au billet de Mme de Miran, à laquelle elle signale son mal en l'euphémisant : « je suis un peu indisposée » (432). Voire : « deux heures après j'avais une fièvre si ardente que la tête s'embarrassa. Cette fièvre fut suivie d'un redoublement, qui, joint à d'autres accidents compliqués, fit désespérer de ma vie » (*id.*).

C'est qu'elle est atteinte d'un mal redoutable. Selon Richelet, par exemple : « C'est un symptôme qui arrive au cerveau, causé par une fièvre continue et par une impureté d'entrailles, d'où s'ensuit un dérèglement dans toutes ses fonctions, et fort souvent la mort »[14]. Le principal effet sur l'héroïne en est ce que la psychopathologie moderne diagnostiquerait sans doute comme un état d'*agnosie*, forme d'amnésie impliquant une incapacité de reconnaître tel secteur du réel, y compris tout ou partie du corps propre, en dépit du caractère intact des fonctions perceptives : « j'eus le transport au cerveau ; je ne reconnus plus personne, ni Mlle Varthon, ni mon amie la religieuse, pas même ma mère[15] [...]. Je restai à peu près dans le même état quatre jours entiers pendant lesquels je ne sus ni où j'étais, ni qui me parlait ; on m'avait saignée, je n'en savais rien ».

Du déni au souvenir jailli : un différé très composé

Ce transport au cerveau ouvre donc une séquence d'amnésie touchant la reconnaissance des êtres. Dans la dynamique narrative, une identification romanesque superlative à sa nouvelle amie, sur fond de déni inconscient de leur rivalité, se transfère ainsi en imitation hyperbolique de l'évanouissement de celle-ci, pourtant oublié – le récit le soulignait –, au moment où Marianne tombe malade. Puis survient le processus de guérison où la mémoire revient, mais *pas toute* immédiatement. Or cette séquence a été combinée avec un soin extrême par Marivaux, afin de mener de front la délicate présentation d'un déni de savoir inscrit à tous risques dans le transport de Marianne et prolongé vaille que vaille, le plus longtemps possible, durant sa convalescence, avec la préparation d'une scène de souvenir surgi très différée où jaillit enfin la vérité du désamour.

Si nous descendons un peu en aval du récit, nous y lirons d'abord la progression des sentiments de l'héroïne à l'égard d'un amant qui n'écrit plus : la voici à nouveau « étonnée » (437) – on sait que le sens classique du mot est beaucoup plus fort qu'aujourd'hui –, puis elle écrit que cette négligence la « fâchait » et même la « chagrinait sérieusement » (438), enfin

[14] P. Richelet, *Dictionnaire françois* (1680), vol. 2, article « Transport ».
[15] Mme de Miran.

la voici « si choquée et si aigrie » (439) qu'elle ne mentionne plus son nom dans sa correspondance avec sa mère ; nous lisons ici la suite de plus en plus dramatisée du processus de déni engagé lors de la scène de l'évanouissement, sans que Marianne avance d'un pas, pour autant, dans l'aveu qu'elle pourrait se faire de la victoire de sa rivale ; au contraire, elle tente de croire Valville soucieux de son « état languissant » au point de ne pas vouloir la troubler même par un billet de sa main, puis de le supposer malade – et gravement –, assurant Varthon qu'elle le préférerait tel plutôt que d'avoir à le supposer inconstant car, s'il l'était, « il n'y aurait plus de remède » (442). Parvenue à ce point il ne lui reste que quelques instants pour profiter de son long déni, avant que son illumination mémorielle ne lui ouvre les yeux.

Or, au cœur de ce processus, ce qui est en question fait miroir à son agnosie durant son transport au cerveau, et cela doublement : d'une part en effet, elle ne parvient plus à reconnaître Valville dans sa défaillance à lui écrire : « Cette négligence me fâchait ; je ne l'y reconnaissais pas. Qu'est devenu Valville ? Ce n'est plus là son cœur » (438) ; d'autre part, les noms laissés en blanc dans le récit de sa vie avant qu'elle ne tombe malade, sont venus, depuis, s'inscrire dans l'entrevue que Varthon et Valville ont eue à son insu durant sa convalescence, sans que ce dernier – elle l'apprendra à la fin de cette partie du roman –, ne mentionne la nature de leurs liens :

> Comment donc ! me dit [Varthon], en rentrant d'un air content, vous ne m'avez pas dit que ce jeune homme d'une si jolie figure, qui me secourut avec vous dans mon évanouissement, était le fils de Mme de Miran, que j'ai vue depuis si souvent ici, et qui vous aime tant ! (436)

À cet endroit du récit, l'amnésie de Marianne relative à la scène de l'évanouissement semble insoutenable en termes de vraisemblance ; Marivaux la maintient pourtant : on peut conjecturer qu'il souligne là, plus fortement encore que partout auparavant, le degré de déni inconscient où se trouve enlisée son héroïne, d'autant plus amnésique qu'elle s'approche au plus près de la vérité sur le plan des affects. Mais l'on ne doit pas négliger pour autant l'art, ici, de la narratrice, qui sait à merveille ménager à sa lectrice le soin de croire découvrir les choses par elle-même, non plus que la nécessité d'une composition encadrée par oubli radical et ressouvenir soudain, pour la mise en scène de cet objet compliqué à rendre qu'est une scène d'intermittence prolongée de la conscience. Nous nous trouvons ici en présence d'une entreprise à tous égards pionnière, au plan artistique, en terres de Léthé.

Les explications que donne Varthon à Marianne après la prise de conscience de celle-ci sont d'ailleurs une excellente illustration de ce travail littéraire, aussi cohérent que diversifié, sur les dispositifs d'encadrement : lors de la scène de l'évanouissement, Marivaux présente le réveil de la demoiselle en 'caméra subjective', selon la seule perspective de Marianne, attentive aux échanges de regards entre Varthon et son amant, ainsi qu'à leurs gestes et postures. Ainsi observe-t-elle que si la demoiselle lui retire doucement sa main, c'est en le fixant continûment, lui-même demeurant agenouillé sans nécessité pratique, et ne réagissant qu'avec distraction à la remarque que Marianne lui en fait, jusqu'à ce qu'il prévienne son geste à peine esquissé en aidant lui-même la demoiselle à se lever. Nous n'accédons jamais ici, sauf par libres conjectures, au point de vue de Varthon. Or ce point de vue nous est livré *in fine*, lors de son récit d'aveu à Marianne, dans un contexte justificatif où elle insiste sur son ignorance quant à l'identité du jeune homme : « ce que vous me contâtes de votre histoire ne me l'apprit point » (444) et à ses liens avec la protectrice de Marianne : « une personne (qu'on ne nommait pas) souhaitait me parler de la part de Mme de Miran » (*id.*). Les sentiments qu'elle reconnaît avoir éprouvés pour lui à son réveil demeuraient bien dans sa mémoire, elle l'avoue, mais sur un mode intermittent et sans espoir de suite : « il est vrai que je pensais quelquefois à lui, mais comme à quelqu'un que je ne croyais pas revoir » (*id.*). Cependant, ce qu'elle dit à Marianne de l'intensité des regards du jeune homme : « toute faible que j'étais j'y pris garde ; […] rien de tout cela ne m'échappa » (*id.*), confirme à la lettre la pertinence des affects de jalousie inconsciente ressentis en cette occasion par la jeune fille. Il eût sans doute suffi que Marianne se peignît un peu moins « dans le grand » et eût le temps et la volonté d'assigner les êtres en disant leurs noms, pour que, sans doute, il n'y eût ni méprise ni reconnaissance en catastrophe – mais le roman, évidemment ne le voulait pas, bien au contraire, car c'est par l'observation attentive et l'élaboration littéraire géniale des intermittences de la conscience que Marivaux *trouve* la scène de réminiscence différée où se renverse le destin de son héroïne.

Tenter la mort

Les travaux d'Annick Jugan, inspirés de remarques aiguës de Jean-Pierre

Faye[16] sur le style fugué de l'économie narrative dans ce roman, démontrent à l'évidence qu'il ne cesse de décliner, en variations et renversements systématiquement récurrents, un seul récit : celui des origines à la fois indécidables et dramatiques de l'héroïne[17]. Cette femme qui ne savait son nom, comme Perceval ne savait le sien, ne cesse en effet de raconter, en d'infinies variations dont le style évolue entre haute romancie et quasi picaresque sans oublier la *narratio* judiciaire ou le drame larmoyant, un seul et même noyau narratif : celui d'un récit à elle rapportée par la vertueuse-sœur-du-curé-qui-l'a-recueillie, des circonstances de sa découverte au fond d'une portière de carrosse, hurlant sous le corps d'une jeune femme de belle condition dont le visage ensanglanté a rougi le sien. Une fois cela admis – « où je n'étais pas » (I, 64), souligne-t-elle, car sans conscience d'elle-même ni d'autrui à cet âge –, s'échafaudent dans le public, dès sa petite enfance, deux versions antinomiques de son destin : illustre infortunée pour les uns, pauvre petite fille voire aventurière et picara pour les autres. En tout cas orpheline et sans identité attestée.

N'y être pas, c'est ce qui survient en mode majeur dans le transport au cerveau dont nous nous sommes occupés : et très dramatiquement comme à l'origine puisqu'il est question de vie ou de mort. L'infortunée d'illustre naissance supposée s'identifie par fiction avec l'illustre anglaise infortunée que la Fortune a fait s'évanouir à la porte de son couvent, alors que Marianne y revenait en compagnie de son futur mari et de sa mère adoptive – d'illustre naissance eux aussi. La vision d'une belle presque morte dont les charmes se souviennent de sa beauté vivante, entraîne l'amant à oublier sa mie comme jamais on n'oublia dans un roman. Avertie de tout par pur sentiment quoique sans conscience, Marianne se perd dans l'oubli au risque de la mort pour reconnaître, à son long réveil, et à travers un récit de sa rivale qui, écrit-elle-elle, *la tuait* (445), que l'amour de son amant est mort pour elle.

Une petite fille ensanglantée a failli mourir étouffée sous sa mère dans la portière d'un carrosse ; mais elle hurlait, ce qui la sauva ; une belle abandonnée a joué son va-tout dans la mise en scène inconsciente et muette de sa disparition à la conscience comme à la vie : elle échoue. Elle survit pourtant parce que son cœur le veut, ou sa vanité, et aussi parce que c'est

---

[16] J.-P. Faye, *Le récit hunique*, Paris, Seuil, 1967, p. 255-257.

[17] A. Jugan, *Les variations du récit dans* La Vie de Marianne *de Marivaux*, Paris, Klincksieck, 1978, notamment p. 73-125.

dans la logique de ce roman où rien ne dure des bonheurs ou des malheurs, et où tout se renverse en son contraire sans arrêt. Chemin faisant, une narratrice subtile laisse deviner à sa lectrice ce qu'on ne peut tout à fait dire de ce qui, pour ne point clairement se concevoir, ne laisse pas d'exister véritablement dans l'insu, au point de conduire les êtres[18].

Dans les trois dernières parties du roman, l'histoire d'une religieuse longuement différée jusque-là, présente un récit en abyme de ce qu'on vient de lire, avec d'autres noms et d'autres aventures, mais au centre duquel se développe la lente histoire de deux longs oublis maternels finalement convertis tous deux en reconnaissance par réminiscence de l'enfant jadis abandonné – mais seulement au bord de la mort. Ce sera la matière d'une autre étude.

La Vie de Marianne est un beau roman d'amour et de mort et c'est aussi le premier grand roman français de la mémoire affective conçue comme matière artistique à part entière.

---

[18] Pour une autre approche de cette écriture expérimentale de l'insu, je me permets de renvoyer à mon étude : « Dire l'implicite », dans *Marivaux journaliste, à la mémoire de Michel Gilot*, dir. R. Jomand-Baudry, P.U. Saint-Étienne, 2009, p. 63-76.

La syntaxe de la phrase, miroir de la vie psychique dans *Les Égarements du cœur et de l'esprit* de Crébillon

Violaine GÉRAUD

La Préface des *Égarements du cœur et de l'esprit*, tout en proposant de faire le portrait de l'homme « tel qu'il est », annonçait non seulement les deux premières parties consacrées à l'ignorance du héros et à ses premières amours, mais aussi les suivantes qui auraient narré sa vie dissolue et les événements qui l'auraient finalement « rendu à lui-même »[1]. Mais notre auteur a échoué à mener ce projet à bien. Cet échec est au reste tout aussi lisible dans la diégèse, dans les comiques fiascos amoureux du héros, que dans le processus narratif qui ne réussit pas à produire une fin. Je propose de montrer que l'échec à parvenir à une fin est tout aussi décelable dans la syntaxe des phrases, miroir de la vie psychique : comment l'écriture de Crébillon échoue-t-elle à rendre les comportements humains tout à fait compréhensibles, alors même que c'est leur explicitation qu'elle vise ? C'est à cette question que je souhaite répondre. Pour ce faire, j'observerai d'abord les processus de subordination logique les plus récurrents dans le texte, avant d'analyser d'autres phénomènes rhétoriques et linguistiques présidant à la syntaxe de la phrase comme l'anacoluthe, les parallélismes ou les appositions.

1- La concession comme mise en échec des leçons de la doxa

Je commencerai par analyser ce qui est le plus connu chez les critiques et les détracteurs[2] du style de Crébillon : sa « manie de la concession »[3]. B. Fort

---

[1] *Œuvres complètes* de Claude Crébillon, édition dirigée par J. Sgard, Paris, Classiques Garnier, tome II, 2000, p. 73. Nous renverrons à cette édition tout au long de cet article.

[2] Grimm, dans *les Heureux Orphelins*, remarque l'abondance des tours concessifs

relie cette construction prédominante chez notre auteur à « l'ambivalence des conduites humaines » et à « l'antagonisme ludique propre aux relations amoureuses »[4]. Sans être complètement erronée, ce maintien dans l'ambivalence auquel conclut B. Fort se fait faute de véritablement connaître la concession, qu'elle assimile à tort à l'opposition, en stipulant que l'une comme l'autre conduisent à la mise en balance de deux vérités. Toutefois, s'il est vrai que l'opposition confronte deux faits pour les faire apparaître contradictoires, la concession, telle que l'analysent les linguistes qui s'en font une spécialité, est bien plus retorse. On peut la définir comme une cause non opérante ou non efficiente[5]. Autrement dit comme une cause qui échoue à produire l'effet prévu. C'est bien évidemment cet échec que nous retiendrons.

1-1 *Quoique*

Prenant appui sur le relatif indéfini *quoi*, cette conjonction de subordination est privilégiée par Crébillon pour introduire une concessive simple, contenant une cause s'inscrivant dans ce que R. Martin appelle « l'anti-univers », et qu'il définit comme « l'ensemble des propositions qui quoique fausses en t0 auraient pu être vraies, ou que l'on imagine telles »[6] :

> […] quoique ses façons n'eussent rien de sévère, que même ses yeux me parlassent le langage le plus doux, je ne me sentis pas la force de lui répondre. (p. 83)

Nous avons ici deux concessives juxtaposées, le *que* étant vicaire et reprenant le contenu sémantique de la conjonction qui le précède. Les deux

---

(*quelque .... que, tout... que*) : « notre auteur ressemble parfaitement à un musicien qui, en faisant son récitatif, resterait toujours sur le même ton et la même modulation ». *Correspondance littéraire, philosophique et critique*, 1753-1793, éd. par M. Tourneux, Paris, Garnier, vol. II, p. 373.

[3] Voir B. Fort, *Le Langage de l'ambiguïté dans l'œuvre de Crébillon-fils*, Paris, Klincksieck, 1978, p. 65.

[4] *Ibid.*, p. 66.

[5] La relation concessive « laisse entendre qu'un phénomène, entraînant normalement pour conséquence un autre phénomène, se trouve, dans le cas considéré, n'avoir pas eu d'effet », Bonnard, article dans le *Grand Larousse de la langue française*, 1972, tome 2, p. 850.

[6] R. Martin, *Pour une logique du sens*, Paris, PUF, « Linguistique nouvelle », 1983, p. 38.

causes, l*es façons* et *le langage le plus doux* de Mme de Lursay ne produisent pas sur le jeune Meilcour l'effet prévu, puisque le jeune homme aurait dû, en toute logique, avoir *la force de lui répondre.* Ce qui est à la fois évoqué et rejeté hors du réel, évoqué pour être déréalisé, c'est une relation de cause à effet qui aurait été plus normale, autrement dit une logique psychologique normalisée. Mais justement les agissements du jeune homme inexpérimenté échappent à la loi commune qui n'est en fait rappelée que pour être mise en échec. Et cet échec est aussi bien celui de la femme mûre à qui l'expérience ne sert de rien, que celui du jeune homme incapable de décoder des signes pourtant patents (d'où le superlatif *le plus doux*). Cet échec de la causalité a un effet comique indéniable, et on trouve dans le roman bien d'autres concessives ouvertes par *quoique* et pareillement destinées à mettre en échec le manège qu'analyse finement le Meilcour-mémorialiste. Car Mme de Lursay fonde ses stratégies sur une logique psychologique qu'elle pense unanime[7]. Mais le héros trop ingénu et sans doute aussi terrorisé n'est pas seul en cause, lorsqu'il s'agit de mettre au jour des ressorts qui devraient agir, mais qui, contre toute attente, n'agissent pas :

> Nous soupirions tous deux en secret, et quoique d'accord, nous n'en étions pas plus heureux. (p. 80)

L'accord de deux êtres n'aboutit pas à leur commun bonheur. Ce bonheur sans cesse fantasmé et toujours différé n'est jamais partagé dans les *Égarements* : on n'y saura pas comment ni par qui Meilcour a été « rendu à lui-même ». Alors que l'amour, comme il est dit encore dans la Préface du roman « seul préside » et alors que « c'est presque toujours lui qui le détermine », cet amour échappe à toute logique. Pour O. Soutet en effet, la concession, observée du seul point de vue logique, est une opération complexe, ainsi synthétisée : « nég (*si q, nég. p), q* étant protase et *p* apodose ». « De fait, la vérité de la concessive », écrit-il, « n'est pas contestée, mais malgré elle, on asserte p, alors qu'on attendrait que soit vérifiée la relation (si q, nég. p) »[8]. Toujours est-il que la logique, fondement

[7] « [...] et quoique ce dehors de sévérité fût plus pour les autres que pour moi, il me rendit toute ma crainte », p. 104. « Quoique Mme de Lursay me parût enfin s'être arrangée sur les siens (de scrupules), je ne laissais pas de craindre un de ces retours [...] », p. 120.

[8] *La Concession en français, des origines au XVIe siècle, problèmes généraux,* Genève, Droz, 1990, p. 11.

de la raison, se trouve en permanence minée par l'omniprésence de la concession.

1-2 *Quelque...que*

Plus typiquement crébilloniennes encore sont les structures concessives fondées sur l'indéfini *quelque*, déterminant ou adverbe. Dans les deux cas, pour O. Soutet, les concessives sont extensionnelles, mais ce n'est que dans le deuxième qu'elles peuvent en outre être dites scalaires[9], dans la mesure où elles suscitent un parcours des degrés possibles auquel on pourrait élever l'intensité de ce qu'exprime l'adjectif.

Commençons par les concessives seulement extensionnelles où *quelque* est déterminant :

> [...] et quelque désir qu'elle eût de me parler, elle ne savait comment rompre le silence. (p. 80)

> [...] et quelque désir que j'eusse de connaître cet objet qui prenait déjà tant sur son cœur, persuadé que Germeuil pourrait satisfaire ma curiosité là-dessus, j'aimai mieux remporter ce désir, quelque tourmentant qu'il fût pour moi, que de m'en ouvrir à un homme qui causait déjà toute ma jalousie. (p. 94-95)

Le *désir* est dans ces deux occurrences envisagé dans toute son extension, sans que pour autant ce parcours de ses référents possibles n'enclenche l'implication logique prévisible. Dans la seconde occurrence, on retrouve *quelque*, mais cette fois il est adverbe incident à *tourmentant* et la concessive est aussi scalaire. L'adjectif verbal a beau être élevé en degré, il échoue à produire chez Meilcour le comportement adéquat.

Mais qui décide que ce comportement serait plus adéquat ? Est-ce le narrateur qui se dédouble, et envisage tout autre chose que ce qu'il constate ? Ou bien la logique niée doit-elle être mise au crédit d'une autre instance que celle qui narre, d'une autre voix, celle de la *doxa* ? Telle est en effet l'analyse d'O. Ducrot, pour qui la concession est un cas de polyphonie[10], dans lequel le

---

[9] *La Concession dans la phrase complexe en français, des origines au XVIe siècle*, Genève, Droz, 1992, p. 170.

[10] O. Ducrot, *Dire et ne pas dire*, Paris, Hermann, 1972, p. 283.

dire et le dit ne sont plus en coïncidence :

> Quelque cruelle que fût ma mélancolie, elle m'était chère, et je craignais tout ce qui pouvait y faire diversion. (p. 107)

Préférer la mélancolie à sa *diversion*, c'est s'écarter sciemment de ce que préconiserait la sagesse des nations. Mais justement, pour infirmer la *doxa* et multiplier les paradoxes, Crébillon invente un chiasme dont les deux pôles opposés sont les deux adjectifs qualificatifs attributs, *cruelle* et *chère*. De ce fait, c'est un héros déjà romantique qui jouit du malheur d'aimer.

On retrouve cette même concessive scalaire qui dissout brusquement, à la fin de la troisième partie, la griserie d'un heureux dénouement avec la tendre Mme de Lursay :

> Quelque enchanté que je fusse, mes yeux s'ouvrirent enfin. Sans connaître ce qui me manquait, je sentis du vide dans mon âme. (p. 245)

C'est que chez Crébillon, c'est toujours le vide qui l'emporte, un vide auquel conduisent d'une façon ou d'une autre, les obsédantes concessions, un vide consubstantiel d'un style, un vide qu'aucun bonheur de plume ne réussit tout à fait à combler.

1-3 *Tout…que*

Avec ce tour concessif bien moins employé que le précédent, l'énonciateur fait fond sur la possession entière, totale, d'une qualité, pour en faire une cause inopérante :

> Tout déterminé que j'étais à rompre avec elle (Mme de Lursay), je ne savais pas comment lui dire que je ne l'aimais plus. (p. 223)

Le contraste est net entre la totale détermination du héros, et sa tout aussi complète ignorance des usages. C'est qu'avec l'adverbe *tout*, la gradation notionnelle atteint un point culminant et indépassable, si bien que le rejet de la cause est encore plus violent. Plus qu'un autre, ce tour dénonce les contradictions qu'il exhibe. Plus péremptoire que les autres concessives, il offre parfois une forme adéquate au sarcasme :

> […] elle [Mme de Lursay] eut la complaisance de m'en accorder un troisième [rendez-vous], toute Dame à sentiment qu'elle était. (p. 130)

L'ironie cinglante est plutôt à mettre au crédit du jeune homme dont Versac vient de dessiller les yeux que du mémorialiste, bien moins sévère à l'égard de Mme de Lursay, justement parce qu'il connaît ses sentiments pour le jeune homme. Le mémorialiste, pour analyser le manège de Mme de Lursay, préfère employer des concessives extensionnelles, parce qu'elles sont moins radicales. Le subjonctif qui y naît du fait du parcours des possibles s'ouvre sur l'insondable mystère des psychés. Mais le *tout…que* introduisant une concessive à l'indicatif classée comme pseudo-extensionnelle par O. Soutet[11] radicalise les comportements, ce qui le rend particulièrement apte à saisir la parlure inouïe de Versac :

> Il s'était fait un jargon extraordinaire qui, tout apprêté qu'il était, avait cependant l'air naturel. (p. 132)

Ainsi les concessions, dont nous n'avons pu étudier toutes les variations, ont-elles en commun de laisser la *doxa* définir une logique psychologique pour mieux la mettre en échec. Plusieurs effets sont ainsi produits : d'abord une distanciation laissant partout poindre l'ironie. Si la polyphonie structure l'énoncé concessif, on sait qu'il spécifie, chez O. Ducrot, l'énoncé ironique[12] dans lequel un locuteur n'assume pas ce qu'il laisse endosser par un autre énonciateur, seul garant des propos tenus et ironisés pour les tenir. La concession permet un double-jeu essentiel : elle ne met à nu la règle que pour en montrer la transgression inopinée ; elle ne dénude des ressorts que parce qu'ils n'ont pas agi. Elle remet ainsi en cause le savoir qui en matière de psychologie humaine, pourrait être dit « constitué ».

2- *Déstabilisations et désorientations syntaxiques*

Proche de la concession, mais distincte d'elle en cela qu'elle ne repose pas sur la mise en échec d'une causalité, l'opposition est très présente dans les *Égarements*. Les agissements du jeune Meilcour s'opposent, par leur insigne maladresse, aux attentes de Mme de Lursay, si bien que le jeune homme ne cesse de déjouer ses tactiques, malgré qu'il en ait. L'opposition va surtout permettre d'écarter le héros de la loi commune, de montrer combien il

---

[11] *La Concession dans la phrase complexe en français, des origines au XVIe siècle, op. cit.*, p. 174.

[12] O. Ducrot, *Le Dire et le Dit*, Paris, Éditions de Minuit, 1984, p. 211.

est éloigné de ce monde dans lequel il vient d'entrer, de cette vraiment bonne compagnie qui l'entoure, mais qu'il lui est impossible d'intégrer. Aussi, en même temps qu'il s'oppose, le héros s'établit-il dans une distance, comme la syntaxe va fort à propos le révéler.

2-1 *Loin que...*

Ce tour est aussi radical que le *tout...que* et beaucoup plus employé dans les *Égarements*. Il récupère l'adverbe *loin*, issu du latin *longe*, et qui est d'abord et fondamentalement destiné à opposer la sphère du *moi* (celle que détermine l'embrayeur *ici*) et tout ce qui se tient à grande distance de ce *moi* :

> Loin que je susse la façon dont l'amour se menait dans le monde, je croyais, malgré ce que je voyais tous les jours, qu'il fallait un mérite supérieur pour plaire aux femmes [...] (p. 76).

Avec l'adverbe *loin*, la valeur adversative (qu'exprime aussi ci-dessus le *malgré*) l'emporte, mettant en opposition logique deux faits, dont le premier est radicalement contraire à ce qu'on attendrait. Par le *loin que,* le héros se place aux antipodes du lieu commun (*au lieu que,* fort peu utilisé par Crébillon, exprimerait la même opposition, quoique de manière moins violente). Si ce tour revient sans cesse et presque toujours pour analyser la conduite du jeune homme, c'est parce qu'il est le signe patent de son éloignement psychologique, lequel le soustrait aux attentes de ceux qui sont expérimentés. Son ingénuité se trouve ainsi linguistiquement commuée en mise à l'écart, en hors-jeu :

> Loin que j'offrisse tant de commodité [que celle qu'offre un homme expérimenté] à Madame de Lursay, elle avait éprouvé plus d'une fois que ma stupidité semblait augmenter par tout ce qu'elle faisait pour me dessiller les yeux [...] (p. 79-80).

Le contraste est saisissant entre les efforts que Mme de Lursay déploie et la nullité du résultat qu'elle obtient, contraste également exprimé par un rapport de proportion inverse, tour lui aussi fréquent sous la plume de Crébillon et sur lequel nous reviendrons.

2-2 *Quand* hypothético-concessif

Le jeune homme se tient donc comiquement à distance des autres, ce qui le fait agir en dépit du sens commun et l'empêche d'être en phase, et donc de saisir le moment. On sait quel sens ce dernier mot revêt dans l'univers libertin ; il n'est besoin que de songer au titre du dialogue le plus connu de notre auteur, *La Nuit et le Moment*. Or le jeune homme est incapable de savoir quand il doit agir, incapacité linguistiquement exprimée, on va le voir, par l'infléchissement sémantique que subit souvent la conjonction *quand*. Elle la subit notamment lors de la fameuse scène des nœuds, qui est une des scènes les plus comiques du roman. On se souvient que toutes les conditions y sont réunies pour que le jeune homme profite du moment ; mais il sera bien incapable de dénouer ses lacets intérieurs :

> Elle était si belle dans cet état ! Elle me pénétrait de tant de respect, que quand je n'aurais pas eu déjà le désir de lui plaire elle me l'aurait sûrement fait naître ! (p. 126)

En fait, ce qui est hors de propos est moins le désir de plaire à une aussi jolie femme que le fait qu'elle inspire « tant de respect ». Or ce syntagme est à l'intérieur de la principale où l'adverbe *tant* comme l'intensif *si* qui le précède sont corrélés à une subordonnée de conséquence dans laquelle l'irréel du passé de l'hypothético-concessive rend impossible de ne pas désirer plaire à Mme de Lursay. La structure syntaxique est ici compliquée à loisir, elle forme un étrange nœud dans lequel la cause (*tant de respect*), masque de la terreur, n'entraîne qu'une rêverie oiseuse, par l'irréel du passé du conditionnel accompli, expression, on le sait, des possibles qui n'ont pu exister et du passé que l'on regrette.

Pour mettre un terme à ce rendez-vous qui sera finalement manqué, Mme de Lursay se sert du même *quand* hypothético-concessif, enveloppant dans l'irréel du présent la non arrivée du carrosse de Meilcour :

> Mais quand cela serait, me dit-elle, il ne me plaît pas que vous restiez ici davantage. (p. 128)

On voit que chez Crébillon, et pour reprendre une formule d'O. Soutet, « l'idée temporelle [...] se convertit aisément en idée concessive quand à la notion de simultanéité de deux événements s'ajoute celle d'inopérativité de celui qui est contenu dans la temporelle »[13]. Inopérativité qu'on reliera sans

---

[13] *La Concession dans la phrase complexe en français, des origines au XVI*e *siècle*, *op. cit.*, p. 143.

peine à l'impuissance du héros, à son incapacité à être *hic et nunc,* et à la déstabilisation conséquente de Mme de Lursay.

2-3 *Les rapports de proportion inverse, les comparaisons paradoxales*

L'analyse psychologique que mène Meilcour-mémorialiste emploie aussi les outils grammaticaux du degré pour mesurer les émotions et les comparer les unes aux autres. Mais Crébillon, dans les *Égarements,* et surtout dans le face à face entre l'ingénu et la femme expérimentée détourne ce procédé typique de l'analyse psychologique afin de le rendre paradoxal :

> Le commencement de cette aventure plaisait autant à Madame de Lursay qu'il me causait de peine. (p. 87)

Sont ici comparées l'intensité d'une émotion positive et celle d'une émotion négative. Les deux processus émotionnels que feint d'égaliser l'adverbe *autant* sont proportionnels et pourtant ils sont opposés. Les deux personnages sont ainsi saisis ensemble, mais séparés par l'incapacité de se comprendre. L'analyse que fait le mémorialiste rend comiquement compte de cette anti-égalité des deux amants, en plein quiproquo.

L'incongruité comportementale s'exprime avec force dans d'autres corrélations comparatives :

> Moins j'avais d'usage de l'amour, plus je m'en croyais pénétré et je me regardais comme condamné au rigoureux tourment d'aimer sans espoir de plaire ni de pouvoir jamais changer. (p. 92)

Les deux adverbes rapprochent par le parallélisme et opposent par le sémantisme les deux premières propositions qui sont ici interdépendantes.

Les deux mouvements psychologiques mis en balance et en contraste se nourrissent l'un l'autre ; on le voit aussi lorsque Meilcour ne parvient pas à saisir l'occasion[14] qui lui est pourtant généreusement offerte ; nous sommes presque à la fin de la première partie et toujours dans l'épisode ouvert par les nœuds :

> Moins elle avait à se reprocher de ne s'être pas assez fait entendre, plus

---

[14] « […] tout ajoutait à l'occasion, et rien ne me la fit comprendre » (p.129).

> elle devait être indignée contre moi. (p. 129)

La même structure de proportion inverse montre bien que l'action de Mme de Lursay, les avances qu'elle croit faire, ont une conséquence contraire à celle qu'elle avait prévue. Aussi les instruments de mesure mis au service de l'analyse psychologique produisent-ils, au lieu des effets prévisibles, des effets comiques. Cette systématisation des processus inversant la logique ordinaire et montrant des comportements contraires à la règle commune ne s'applique-t-elle qu'au jeune premier ou est-elle plus radicale ? Pour qu'un texte puisse rendre compte de la vie psychique, sans doute faut-il, comme dans *La Princesse de Clèves*, que les comportements patiemment analysées se révèlent toujours dépassés par un insondable mystère.

3- *L'impossible analyse*

Si l'analyse psychologique est à la fois omniprésente et inaboutie dans les *Égarements*, c'est en outre parce que le jeune héros est moins stupide et le vieux mémorialiste moins clairvoyant qu'on pourrait le croire. Après tout, Meilcour parvient à ses fins, comme s'il savait tirer partie de ses maladresses. Quant au narrateur, il est loin de pénétrer toutes les pensées et préfère nous laisser face aux contradictions insolubles des principaux personnages sans donner le fin mot de l'histoire. La vie psychique est d'autant mieux réfléchie par le texte, que celui-ci laisse le paradoxe se saisir d'une vérité contradictoire, et toujours au-delà de la dialectique que son analyse impose.

3-1 *Les parallélismes paradoxaux*

On ne s'étonnera donc pas que les antithèses et les paradoxes surgissent partout dans le texte, sur la base de structurations parallèles, qui peuvent être lapidaires :

> Elle [une femme jeune] attend toujours le plaisir, et n'en jouit jamais. (p. 88)

Ou plus longues, on va le voir, et toujours dans le discours généralisant sur les femmes :

> [...] ce qu'on croit être la dernière fantaisie d'une femme est souvent sa

première passion. (p. 89)

Les formulations jouent sur les antonymes *toujours/jamais, dernière/première*. Le paradoxe est d'autant plus visible que les mises en parallèles sont fortes. On y découvre des femmes qui, à quelque âge qu'on les observe, ne parviennent jamais à être en accord avec ce qu'elles désirent, et qui sont le jouet de contradictions indépassables que le mémorialiste devenu moraliste se plaît à dévoiler. L'homme, pas plus que la femme, ne sont capables de se gouverner. On le constate lorsque Meilcour, dans la troisième partie, retrouve intacts, dans les affres de la jalousie, les sentiments amoureux dont il se croyait définitivement débarrassé :

> J'étais outré qu'elle eût pu si tôt songer à un autre engagement, et ce qui, si j'avais su penser, aurait dû me détacher d'elle pour toujours, était ce qui la rendait pour mon cœur plus redoutable que jamais. (p. 226-227)

Nous retrouvons ici l'opposition *toujours/jamais* ; les deux relatives périphrastiques sont unies par une structure attributive qui permet l'identification d'un thème rejeté dans l'irréel du passé (*aurait dû*) et d'un prédicat qui se développe dans le réel (*rendait*). Or ce qui est déréalisé *aurait dû* avoir lieu, si l'être humain n'était pas ce qu'il est : versatile et inconséquent.

3-2 *Les anacoluthes, marqueurs d'inconséquences*

On ne s'étonnera donc pas que parfois la syntaxe semble se rompre pour mieux rendre manifeste les ruptures de congruence qui sont le propre de l'âme humaine, telle que la voit le pessimiste Crébillon :

> Plus embarrassé que flatté de ce qu'elle [Mme de Senanges] faisait pour moi, chaque moment augmentait l'aversion qu'elle m'avait inspirée. (p. 185)

L'apposition participiale initiale est incidente au *je* du narrateur, alors que c'est un autre sujet qui fait irruption, comme dans cet autre exemple :

> Sûre autrefois qu'en changeant d'Amants, elle ne changeait que de plaisirs, trop heureuse alors de conserver le seul qu'elle possède, ce que lui a coûté sa conquête la lui rend précieuse. (p. 89)

Cette dernière phrase s'ouvre par des appositions à un sujet féminin. On attend par conséquent le support de ces appositions, qui devrait être *elle*, la femme mûre sur laquelle le mémorialiste disserte. Mais intervient un relatif périphrastique, *ce que*, qui démarre une nouvelle structure, sans lien syntaxique avec ce qui le précède dans la phrase. Cette anacoluthe restitue dans la syntaxe l'incohérence des femmes qui, jeunes et inconstantes ou vieillissantes et attachées aux amants qui les fuient, sont toujours malheureuses en amour. Au reste, si les êtres humains sont impuissants à être heureux, c'est parce que la raison échoue (et avec elle, échouent les causes converties en obsédantes concessions) à gouverner les humains :

> En rougissant de notre faiblesse, elle nous tyrannise, elle se fortifie dans notre cœur par les efforts mêmes que nous faisons pour l'en arracher, elle y éteint toutes les passions, ou en devient le principe. (p. 111)

Le groupe gérondival qui ouvre la phrase ne saurait être incident qu'à *nous*, les êtres humains, dont il est question antérieurement[15]. Il y a par conséquent là encore une anacoluthe : au lieu du *nous* attendu, c'est *elle* anaphorisant notre faiblesse qui apparaît. Meilcour analyse alors ce qu'ont en commun tous les hommes qui vont d'« égarements en égarements sans les prévoir ni les sentir » (p. 111). Ce pessimisme que masquent en permanence l'humour et l'ironie témoigne de l'influence janséniste que subissent les analyses psychologiques de Crébillon.

3-3 *Les appositions-oppositions*

Crébillon fait-il sciemment des anacoluthes ? Sans doute pas. Les anaphores obéissent au XVIIIe siècle à un souple principe de saillance[16] de l'antécédent, cependant que se met peu à peu en place la conscience de l'unité grammaticale de la phrase[17]. Celles qu'on relève sous sa plume viennent après une ouverture par syntagmes apposés. C'est une ouverture qu'il affectionne particulièrement, les appositions étant souvent également

---

15 « Nous cherchons sans cesse à soutenir le trouble de notre cœur, et à le nourrir des chimères de notre imagination », lisons-nous un peu avant.

16 E.F. Prince, « Toward a Taxonomy of Given-New Information », *Radical Pragmatics,* P. Cole, Academic Press, 1981, p. 223-255.

17 Voir J-P. Seguin, *L'Invention de la phrase au XVIIIe siècle*, Louvain-Paris, Peeters, 1993.

mises en opposition avec le reste de la phrase :

> Restée veuve dans un âge où il n'était pas d'engagement qu'elle ne pût former, belle, jeune et riche, sa tendresse pour moi ne lui fit envisager d'autre plaisir que celui de m'élever, et de me tenir lieu de tout ce que j'avais perdu en perdant mon père. (p. 73)

On mesure combien la mère du héros est, comme son fils, peu ordinaire ; elle échappe à la loi commune de la recherche de l'amour, mais pas à la logique paradoxale qui conduit tous les êtres humains et qu'une nouvelle anacoluthe couplée à une logique de l'opposition expriment ici. Les énumérations d'appositions en début de phrase sont une structure extrêmement récurrente chez Crébillon. Elles lui permettent de créer des effets d'attente, toujours pour mieux les tromper :

> Cette séduisante coquetterie, plus puissante sur nous que la beauté même ; ces airs agaçants que nous méprisons quelquefois et auxquels nous cédons toujours ; les souris les plus tendres, les regards les plus vifs, tout fut et inutilement, employé. (p. 228)

Comme très souvent dans les *Égarements,* ce que la première partie de la phrase construit est promptement mis à bas dans la clausule, et plus précisément ici par l'adverbe *inutilement*, qui réduit à néant les efforts prodigués. Le mouvement de cette phrase reproduit celui de tout l'épisode dans lequel il s'inscrit : nous sommes en effet dans la montée en puissance des émotions qui conduiront Meilcour et Mme de Lursay à s'abandonner enfin « à toute l'ivresse de ce dangereux moment » (p. 244). Or, à peine les vapeurs du plaisir seront-elles dissipées que le héros sera la proie de terribles contradictions qu'expriment des appositions contrastées formant un magnifique chiasme :

> Dérobé aux plaisirs par les remords, arraché aux remords par les plaisirs, je ne pouvais pas être sûr un moment de moi-même. (p. 246)

C'est cette impossibilité toute racinienne de se maîtriser que la syntaxe de la phrase crébillonienne, par ses traits les plus typiques, reproduit.

Échec, vacuité, inanité, vanité surtout, voilà à quoi mènent toutes les concessions, les oppositions et les paradoxes que la syntaxe de la phrase crébillonienne prodigue à l'envi. Au cœur de la phrase, par les choix syntaxiques qu'il réitère, Crébillon conduit et déconstruit une analyse psychologique au travers de laquelle se déréalise toute logique psychique. En même temps que la vie psychique échappe à la raison qui la traque impatiemment, les valeurs après lesquelles courent les hommes se font insaisissables. C'est pourquoi je persiste à lire Crébillon comme un ironiste janséniste, ou comme un janséniste libertin, en tous les cas comme un écrivain qui ne parvient pas plus à croire en la téléologie de la vie psychique qu'en la finalité du roman qu'il écrit. Un auteur penché au-dessus du vide de l'âme, et ce, en plein enchantement, semblable en cela à Meilcour qui, parvenu au faîte du bonheur partagé avec Mme de Lursay, plonge dans le néant. Un néant auquel aboutit la dérision des vanités du monde ; mais un néant qui, loin d'être seulement tragique, tourne sans cesse à la comédie. C'est qu'en matière de vie psychique, tout est bizarrerie[18] : son analyse est de ce fait d'autant plus réussie qu'elle se met gaiement en échec.

---

[18] « Quelle bizarrerie ! », p. 226.

Trouble dans le sujet : la vie psychique de Justine.

Catherine RAMOND

À une époque où l'introspection se développe, de Rousseau à Benjamin Constant, et prend les formes variées de l'écriture à la première personne, de l'autobiographie, du journal, des lettres, il semble au contraire que Sade ait pris un malin plaisir à éviter le terrain psychologique du roman d'analyse, et à priver ses personnages de cette intériorité, qui, il est vrai, appartient au départ à la littérature religieuse, aux confessions, à ce qu'il veut éviter ou contourner[1]. Ses personnages sont proches de personnages de conte ou de marionnettes que l'auteur manipule à son gré, leur attribuant des rôles caricaturalement opposés (le vice ou la vertu, le bourreau ou la victime) ou leur faisant incarner les diverses « passions » dont ses ouvrages forment le catalogue sans entrer plus avant dans les histoires individuelles ni dans les explications de leurs fantaisies et de leurs singularités. Les libertins, prompts à la dissertation théorique, se dévoilent peu et se contentent d'énoncer leurs désirs et de les satisfaire, si monstrueux soient-ils. Les bourreaux sont impénétrables, leurs victimes interchangeables et indifférenciées. Leurs rencontres et leurs aventures sont prévisibles et illustrent de façon systématique les prospérités du vice et les infortunes de la vertu, démonstration qui trouve son illustration dans le diptyque des deux sœurs opposées, Justine et Juliette, qui a l'allure schématique d'un conte.

Cependant, Justine a hanté Sade au point qu'il n'a cessé de raconter son histoire dans des textes successifs, qui ont été regroupés dans un volume de l'édition de ses *Œuvres* (Pléiade) par Michel Delon ; ce dernier y retrace leur histoire éditoriale en s'appuyant sur les travaux qui se sont succédé depuis la

---

[1] La minceur psychologique des personnages sadiens a été maintes fois relevée, mais elle est rarement analysée ou discutée; citons l'article de Henri Coulet, « La vie intérieure dans *Justine* », *Le Marquis de Sade*, Centre aixois d'études et de recherches sur le XVIIIe siècle, Colin, 1968, p. 85-95 (suivi d'une discussion, p. 96-101).

découverte du manuscrit des *Infortunes de la vertu* (J1) par Apollinaire et son établissement par Maurice Heine en 1930. Cette première version, proche du conte et non publiée au XVIIIe siècle, a été prolongée par une seconde, *Justine ou les malheurs de la vertu* (J2), publiée sous l'anonymat en 1791, et encore amplifiée dans *La Nouvelle Justine* (J3), qui forme un ensemble avec l'*Histoire de Juliette sa sœur*, publiées respectivement en 1799 et 1801, et qui sont à l'origine de l'arrestation de Sade en 1801. Ces versions se distinguent non seulement par leur ampleur, mais aussi par leur énonciation : dans les deux premières, Sade fait raconter par l'héroïne sa propre histoire, tandis que la *Nouvelle Justine* est un récit à la troisième personne. Cette variante énonciative différencie de façon très marquée le style des trois récits, les deux premiers étant gazés par la narratrice vertueuse. Les épisodes racontés, qui sont souvent les mêmes, prennent de ce fait une tournure bien différente.

Les deux premières versions ont pour modèle narratif le roman de Prévost, *Manon Lescaut*, que Sade aimait particulièrement[2] : le récit que Justine fait de sa vie est encadré par un récit à la troisième personne qui présente l'histoire des deux sœurs, leur séparation et leur rencontre, alors que Justine est prisonnière et condamnée et sa sœur au faîte de sa prospérité. À la demande de Juliette, devenue Mme de Lorsange, et de son amant, M. de Corville, Justine raconte son histoire. À la fin du récit de Justine, on revient à la narration à la troisième personne pour la scène de reconnaissance, le bonheur retrouvé de Justine et le dénouement. Cette reprise du cadre narratologique prévostien est plus nette encore dans la 2e version car Justine, comme Des Grieux, est priée par ses auditeurs d'interrompre son récit pour reprendre haleine et se restaurer, ce qui tend à accréditer la vérité de ce contage oral (J2 284-285)[3]. Mais elle est paradoxale, car Sade est bien loin de donner à sa Justine et à ses comparses la vie intérieure des personnages de Prévost. Ce type de récit encadré et la vraisemblance qu'il cherche à établir introduisent une tension avec l'invraisemblance manifeste de l'histoire, son allure de conte, qui la rapprochent du modèle comique voltairien[4]. Sade

[2] « Quelles larmes que celles qu'on verse à la lecture de ce délicieux ouvrage », *Idée sur les romans*, dans *Les Crimes de l'amour*, éd. M. Delon, Paris, Gallimard, « Folio classique », 1987, p. 40.

[3] Les références comportent l'indication numérotée des versions de Justine (J1, J2, J3), suivies du numéro de page de l'édition suivante : Sade, *Œuvres,* II, éd. M. Delon, Paris, Gallimard, « Bibliothèque de la Pléiade », 1995.

[4] Sade fait également dans son *Idée sur les romans* un éloge appuyé de Voltaire, dont

confie la narration de deux versions de son histoire à un personnage candide, voire borné, aussi peu clairvoyant et lucide que possible, aux dépens de laquelle son ironie pourra se déployer librement dans *La Nouvelle Justine*. La distance semble considérable entre l'énonciatrice « indigne de confiance » selon les termes de Wayne Booth (ou « intéressée » selon Démoris) des deux premières versions et le narrateur sarcastique de la 3e à l'égard de celle qu'il appelle « notre petite niaise » et dont il se moque constamment. Elle n'est en réalité pas si importante si l'on regarde les trois textes de près.

Ce renversement du point de vue et ces variations narratives d'une même histoire pourraient être l'occasion d'éprouver la pertinence de la distinction entre narration à la première personne et narration à la troisième personne qui structure l'ouvrage de Dorrit Cohn, *La Transparence intérieure*. Cette distinction est fondée sur la théorie poétique du récit développée par Käte Hamburger, qui distingue très fortement le récit à la première personne de la fiction. La présence d'un sujet énonciatif, qu'elle appelle un « Je-Origine », fait du récit à la première personne une imitation d'énoncé de réalité, ou « feintise ». Ce « Je » peut lire en son cœur, faire son analyse, à la manière de l'autobiographe, mais ne peut pas voir dans le cœur des autres, qui ne lui est pas transparent[5]. Au contraire, dans le récit fictionnel à la troisième personne, l'entrée dans les pensées de personnages tiers ne pose pas de problème, puisque ces personnages sont créés par l'auteur. Selon la théorie poétique du récit, les deux premières Justine seraient des feintises, la troisième une fiction, ce qui introduit une frontière infranchissable entre ces différentes versions de la même histoire, avec le même personnage. Mais ni Käte Hamburger, ni Dorrit Cohn, souvent cantonnées à des modèles romanesques des XIXe et XXe siècles, n'ont appuyé leurs théories sur le corpus sadien.

La représentation de la vie psychique de Justine ne peut donc être étudiée séparément de l'histoire des textes et des versions successives des aventures

---

le dessein est de « placer la philosophie dans ses romans », comme il a voulu le faire lui-même : « Avec quelle adresse il y réussit, et malgré toutes les critiques, *Candide* et *Zadig* ne seront-ils pas toujours des chefs-d'œuvre ! », *Ibid.*, p. 37.

[5] D. Cohn nuance ce point : « Contrairement à ce qu'on pourrait attendre, le narrateur à la première personne a moins de facilité pour pénétrer dans l'intimité de son propre psychisme révolu que le narrateur omniscient des récits à la 3e personne n'en a pour connaître l'intimité de ses personnages », *La Transparence intérieure, Modes de représentation de la vie psychique dans le roman,* Paris, Seuil, « Poétique », 1981, p. 168.

de l'héroïne fétiche de Sade. Dans la mesure où le même texte de base est repris avec des variantes énonciatives et des augmentations successives, on peut trouver des traces du récit à la première personne dans *La Nouvelle Justine*, ou inversement des signes de la présence de l'auteur dans les deux premiers récits de Justine. Cette unité de la « trilogie des Justine »[6] pourrait atténuer le clivage entre les trois versions et rendre compte du malaise exprimé par Henri Coulet à l'égard de la seconde, qu'il considère comme « une œuvre bâtarde, une œuvre manquée »[7]. Justine n'est pas seulement un nouveau Candide, qui serait imperméable à toute expérience et resterait enfermé dans ses convictions : c'est également un sujet d'énonciation problématique et trouble, où se fait entendre la voix de l'auteur.

Les trois versions successives de Justine ne sont ni des romans d'analyse, ni des romans d'apprentissage[8] : Sade a réduit le plus possible la vie intérieure de son héroïne, et lui a interdit toute évolution, malgré les dissertations que lui adressent les libertins qu'elle rencontre. Il l'a dotée de quelques traits significatifs : sa candeur immuable, sa naïveté persistante, sa vertu qui ne faiblit jamais. Cette caractérisation du personnage est donnée dans les récits-cadre à la troisième personne, mais elle est également reprise en écho par Justine elle-même qui semble alors se confondre avec son créateur : le sujet énonciatif qu'est l'héroïne vertueuse est privé d'autonomie, et semble obéir aux contraintes imposées par l'auteur au début du récit. Dans le portrait contrasté des deux sœurs qui ouvre les deux premières versions, Justine est définie par une formule restrictive : « N'ayant au lieu de l'art et de

[6] J'emprunte cette expression à Maurice Heine dans son introduction aux *Infortunes de la vertu, Œuvres complètes du marquis de Sade,* tome XIV, Paris, Éditions Tête de Feuilles, 1973, p. 307.

[7] Art. cité, p. 93 ; et p. 95 : « Le récit à la première personne, dans la *première version*, permettait une œuvre bien équilibrée, le roman de la victime ; le récit à la 1ère personne dans la *seconde version* était, au contraire, une source d'invraisemblance, précisément parce que la victime parlait ; le récit à la troisième personne, dans la *troisième version*, restitue au sadisme sa véritable portée philosophique et lui confère une puissante qualité romanesque ».

[8] Contrairement à *L'Histoire de Juliette* (celle-ci est élève des libertins, mais aussi éducatrice d'Alexandrine, la fille de Saint-Fond) : le vice progresse, la vertu, non. Jean-Jacques Brochier oppose radicalement Justine, « marionnette du Bien », à Juliette, qui serait « un véritable personnage de roman », *Sade,* Paris, Éditions universitaires, 1966, p. 81. Je discute cette question dans mon article à paraître, « Sade : le roman, entre conte et histoire », *Conte et histoire (1690-1800)*, dir. Régine Jomand-Baudry et Marc Hersant.

la finesse de sa sœur, qu'une ingénuité, une candeur, [une bonne foi] *qui devaient la faire tomber dans bien des pièges* » (J1 5, [J2 133])[9]. Toute la suite du récit est ici annoncée. Les caractéristiques du personnage de Justine ne relèvent pas d'une transparence intérieure, mais de la création d'un personnage de fiction, et même de la fiction revendiquée du conte. Justine est bien un nouveau Candide. Lorsque l'on passe au récit à la première personne, donc au régime de feintise, Justine se désigne elle-même en employant les mêmes expressions et semble consciente de sa naïveté, ce qui est étrange, car les naïfs méconnaissent généralement leur propre naïveté, faute de quoi ils ne seraient plus naïfs. Or Justine rappelle et souligne de manière insistante, comme un *leit-motiv* « [sa] candeur ordinaire » (J1 52) ; elle se confie et raconte sa vie à des étrangers « avec », dit-elle, « autant de confiance que d'ingénuité » (J2 171) ; lorsqu'elle se confesse au père Raphaël, à son arrivée au couvent de Sainte-Marie-des-Bois, elle répète : « Je m'ouvris entièrement à lui, et avec ma candeur et ma confiance ordinaires… » ; les questions pourtant très suspectes du moine n'éveillent aucun soupçon de sa part : « Ayant pleinement satisfait à ces questions et y ayant répondu de l'air le plus naïf » (J1 57). Dans la mesure où Justine évolue très peu[10], cette conscience de sa naïveté vient donc moins du regard rétrospectif propre au roman-mémoires que d'un regard extérieur au personnage, celui de l'auteur masqué derrière la feintise de la première personne, l'« écrivain à la dérobée » étudié par Antonia Zagamé. Ce qui produit un récit hybride où Justine est vue à la fois de l'extérieur et de l'intérieur, où l'auteur se confond avec son personnage et parle à sa place, allant jusqu'à se moquer d'elle en lui faisant prononcer, pour se caractériser elle-même, des formules figées et répétitives : « compatissante de mon naturel » (J1 87), lorsqu'elle sauve Dalville, le faux-monnayeur (Roland dans J2 et J3) qui sera son bourreau, « faible à mon ordinaire » (J1 100/J2 345), lorsqu'elle renoue avec la Dubois. La contradiction de plus en plus flagrante entre l'inébranlable confiance de Justine en l'humanité et la répétition mécanique de ses aventures malheureuses produit ainsi un effet ironique, qui interdit l'identification et l'adhésion du lecteur à ses infortunes.

---

9 Je souligne.

10 Elle s'apostrophe dans *Justine* en rejetant sa propre croyance en une Providence juste, ce qui produit un des rares exemples de dissociation de la narratrice et du personnage : « Grand Dieu ! Après l'expérience que j'avais acquise, était-ce à moi de raisonner ainsi ! » (J2 332).

Sade a réduit autant que possible la vie affective de son personnage. Solitaire, itinérante, toujours en butte à des persécutions, elle est objet, et non sujet de désir, et s'exprime très peu dans ce domaine. Le seul sentiment qu'elle exprime est sa passion irrésistible pour Bressac, passion impossible et si contraire à ses principes qu'elle se la reproche comme une « faute », une « erreur », une « folie », une « extravagance » selon les versions. Sade calque ici visiblement Prévost : « Il m'avait été impossible de voir le marquis de Bressac sans me sentir entraînée vers lui par un mouvement de tendresse que rien n'avait pu vaincre en moi » (J1 31)[11], mais en le détournant car on sait dans quelles circonstances Justine a *vu* pour la première fois Bressac. Elle a quelques fugitives relations d'amitié avec d'autres victimes qui disparaissent avant elle, Omphale au couvent de Sainte-Marie-des-Bois par exemple, mais le narrateur ironique de *La Nouvelle Justine* évite avec soin le registre sentimental ou pathétique : « La scène de douleur que produisit cette cruelle séparation fut d'une telle énergie, que nous en supprimerons les détails au lecteur, pour ménager sa sensibilité » (J3 694)[12].

La vie intérieure de Justine est dès lors réduite aux réflexions qu'elle formule de façon récurrente sur ses aventures, à la manière de Candide, ou sur la conduite qu'elle doit tenir dans les situations désespérées où elle se trouve. Elle est souvent amenée à mentir, à feindre, à ruser pour se sauver ou pour éviter un malheur plus grand, ce qui la met en contradiction avec ses principes, par exemple lorsque Bressac lui demande de l'aider à empoisonner sa mère (ou sa tante dans J2). Dans la première version, Justine choisit de trahir Bressac et de prévenir sa mère, et provoque les soupçons du jeune libertin par un peu de « confusion » dans le visage (J1 40) ; dans la deuxième, elle feint d'être complice de Bressac après avoir combattu ses arguments, ce qui l'oblige à jouer une comédie subtile pour que ce revirement paraisse vraisemblable et la rend ainsi très suspecte :

> Je ménageai quelque temps ma défaite ; je mis le comte dans le cas de me répéter souvent ses sophismes ; j'eus peu à peu l'air de ne plus savoir qu'y répondre : Bressac me crut vaincue ; je légitimai ma faiblesse par la puissance de son art, je me rendis à la fin. (J2 191)

[11] J2 (181) et J3 (475) sont quasiment similaires (J3 : « un mouvement violent »).

[12] J1 77 : « Notre malheureuse compagne sortit en jetant des yeux sur moi remplis d'inquiétude et de larmes, et dès qu'elle fut dehors nous nous abandonnâmes toutes trois aux chagrins que cette séparation nous coûtait ». J2 développe la scène de pleurs, mais Justine est seule à pleurer le départ d'Omphale (275).

Le texte de *La Nouvelle Justine* est quasiment semblable, à l'énonciation près (J3 509). Dans les trois versions, le résultat est catastrophique : Bressac empoisonne sa mère, Justine est battue et accusée du meurtre.

Ses « réflexions » sont des résumés du livre sur le modèle voltairien des récits insérés, notamment celui de Cunégonde au chapitre VIII de *Candide*. De même que cette dernière possède toute la verve voltairienne dans la récapitulation accélérée de ses malheurs, de même l'énumération des aventures de Justine rappelle la règle des infortunes de la vertu et des prospérités du vice avec des raccourcis frappants et des formules typiquement sadiennes. L'auteur n'a nullement cherché à donner un style à son héroïne : il lui a prêté le sien et celui de ses libertins. « Je veux soulager un pauvre, il me vole » (J1 115), dit Justine en juxtaposant deux phrases contraires, comme La Dubois : « Une délicatesse déplacée t'a conduite au pied de l'échafaud, un crime affreux m'en sauve » (J1 21). Quasiment similaires dans *Justine* (J2 383), les « tristes réflexions » de l'héroïne prennent dans *La Nouvelle Justine* une ampleur considérable : Sade y fait parler son personnage dans un long monologue intérieur qui signale la fiction et qui prend l'allure d'un catalogue des perversions humaines (ce qu'il avait voulu faire dans *Les 120 Journées de Sodome* et qu'il fera dans *L'Histoire de Juliette*) ; associée à toutes les variantes des vertus vexées, la liste de ces passions résumées avec une alacrité voltairienne a quelque chose d'étrange, voire de comique : « Un homme évanoui s'offre à moi, je le secours : l'ingrat me fait tourner une roue comme une bête, et me pend pour se délecter », ou encore : « Je suis saisie, enlevée, conduite chez un homme dont la passion est de couper des têtes » (J3 1107). Dans ce résumé express de ses aventures qui est aussi un concentré des fantaisies et des singularités humaines dont le recensement exhaustif est au cœur même de son œuvre, Sade prête à son héroïne sa propre ambition totalisante et son art de la formule.

Si Justine semble spectatrice de sa propre vie dont les accidents l'étonnent toujours, cela tient aussi à son aveuglement persistant à l'égard des méchants que Sade lui fait rencontrer systématiquement et dont elle ne devine jamais le danger potentiel ou avéré. Elle croit ainsi que son violeur et voleur Saint-Florent peut éprouver des remords et s'adresse à lui dans l'adversité :

> Mais je n'avais pas assez réfléchi sur l'âme de cet homme, quand j'avais soupçonné la bienfaisance capable d'y pénétrer ; je ne m'étais pas assez souvenue de ses maximes horribles, ou, ma malheureuse faiblesse m'engageant toujours à juger les autres d'après mon cœur, j'avais mal à

> propos supposé que cet homme devait se conduire avec moi comme je l'eusse certainement fait avec lui. (J2 371)

Dans J3, le texte est le même (à la troisième personne), mais Sade remplace le « ou » par « et » ce qui charge davantage l'héroïne, qui fait toutes les erreurs possibles (J3 1087) : juger autrui d'après elle (ce qui est une forme de narcissisme), et croire que les individus peuvent changer, devenir bons. Or ni ses bourreaux, ni elle-même ne changent jamais : c'est un *leitmotiv* sadien[13]. Elle semble également sans mémoire, dans un éternel présent de conte. Son expédition au couvent de Sainte-Marie-des-Bois fournit un bon exemple dans les trois versions[14]. Toute contente d'aller visiter cette église, elle s'y achemine obstinément, malgré quelques pressentiments à la vue de l'effrayant père Clément, vite écartés. Dans J2, qui est plus romanesque, Justine se souvient, après-coup, dans la rétrospection, des gestes suspects de Sévérino (J2 227). Sur le moment, Justine est entraînée par sa piété, aveuglée par sa foi en l'homme.

Dès lors, les percées dans la vie intérieure de personnages tiers sont peu nombreuses, en raison de l'incapacité de Justine à les comprendre, mais aussi de leur propre opacité. Si Sade a voulu faire « l'histoire des passions » (l'expression revient à deux reprises dans J2 291 et 312), il ne prétend pas les expliquer, mais seulement les décrire et en faire le catalogue. Saint-Florent dit ainsi à Justine : « Les seuls êtres qui connaissent le cœur de l'homme, qui en ont étudié les replis, qui ont démêlé les coins les plus impénétrables de ce dédale obscur, pourraient vous expliquer cette suite d'égarements » (J2 312). Les libertins sont impénétrables et leurs âmes sont des énigmes[15]. Justine, qui raconte si bien en détail, est muette dans l'analyse ; de son bourreau Roland, qui la fait passer par tous les états de la frayeur et de l'espoir, elle finit par

---

[13] Gernande : « L'arbre est trop vieux pour être plié » (J2 306), Roland : « On ne se corrige point à mon âge » (340). Dans les lettres à sa femme, Sade dit et redit qu'il ne pourra pas changer : « La bête est trop vieille » [1782], *Lettres écrites de Vincennes et de la Bastille, OC.* XXIX, Paris, Pauvert, 1966, vol. II, p. 150.

[14] A(lice) M. Laborde confronte les trois versions de cet épisode dans *Sade romancier* (Neuchâtel, les éditions de la Baconnière, 1974, p. 45-129), en tenant peu compte des changements énonciatifs.

[15] Voir cet échange dans *Les 120 Journées de Sodome* : « Oh ! Quelle énigme que l'homme ! dit le duc. — Oui, mon ami, dit Curval. Et voilà ce qui a fait dire à un homme de beaucoup d'esprit qu'il valait mieux le foutre que de le comprendre », *Œuvres* I, éd. M. Delon, Paris, Gallimard, « Bibliothèque de la Pléiade », 1990, p. 255.

dire seulement : « Oh quel homme ! » (J2 341)[16]. Seuls les libertins peuvent développer eux-mêmes « les plus secrets replis de [leur] cœur » (J3 708)[17], comme l'annonce Jérôme dans un des deux grands récits insérés de *La Nouvelle Justine.* Il faut donc faire parler les bourreaux : Sade ne s'en prive pas, au point de réduire, voire d'effacer la voix de sa narratrice, dans les deux récits à la première personne, avant de la lui ôter complètement dans la 3e version.

Les personnages vertueux des récits sadiens sont aussi des victimes du récit, car ils sont auditeurs et narrateurs malgré eux de récits obscènes, ce qui les rend complices, malgré eux, d'horreurs qu'ils réprouvent. De même que la petite société de Vertfeuille, dans *Aline et Valcour*, doit entendre et rapporter deux grands récits scandaleux, Justine est narratrice, mais aussi auditrice de récits atroces : tout d'abord les deux récits insérés dans *La Nouvelle Justine*, l'histoire de Jérôme au chapitre XI, présenté comme « l'un des récits les plus obscènes, qui depuis longtemps ait souillé vos oreilles » (J3 703), et qui est en effet d'une violence inouïe, et l'histoire de Séraphine au chapitre XVIII[18], puis l'immense récit de sa sœur Juliette : ceci est signalé à la fin du roman : « Les scandaleux détails du récit des aventures de Mme de Lorsange ont arraché des larmes bien amères à l'intéressante Justine », larmes qui lui valent d'être soumise une nouvelle fois aux « sales et féroces caprices » des libertins[19]. Ses tourments n'ont pas de fin.

La présence de Justine est également atténuée, voire minée par les longs

---

[16] On retrouve la même expression dans un discours direct de Justine dans la 3e version (J3 1032). En revanche, l'épisode Dalville est moins développé dans J1.

[17] Jérôme dit également : « Faut-il vous l'avouer mes amis ?... Oui, sans doute : c'est de mon cœur tout entier dont vous désirez le développement ; je ne dois rien vous en cacher » (J3 726). Juliette emploie les mêmes termes : « Oh ! Mes amis, comment vous décrire les horreurs que nous vîmes ? Il le faut cependant : ce sont les égarements du cœur humain que je développe, et je n'en dois laisser aucun pli de caché », *Histoire de Juliette*, dans *Œuvres* III, éd. M. Delon, Paris, Gallimard, « Bibliothèque de la Pléiade », 1998, p. 1129.

[18] Comme dans *Les 120 Journées*, ces deux récits complètent des orgies et en suscitent de nouvelles (J3 1005).

[19] *Histoire de Juliette*, éd. cit., p. 1258. Au début du roman, lors d'une interruption du récit de Juliette, Justine est conviée à une scène luxurieuse, ce qu'elle fait avec résignation, mais aussi avec dextérité, contraste souligné par le narrateur qui fait une légère entrée dans l'intériorité de son personnage : « Bien, bien, dit-il [le chevalier] en voyant Justine accoutumée à toutes ces turpitudes, saisir, on ne saurait mieux, quoiqu'à regret, l'esprit de celle-ci », p. 273.

discours des libertins qu'elle rapporte au style direct, ce qui a pour effet d'effacer la voix narrative de l'héroïne[20]. Un exemple particulièrement frappant est le long discours révoltant de Gernande sur les femmes dans *Justine* (J2 301*sq*), scrupuleusement rapporté au style direct par Justine malgré l'invraisemblance notoire de la mémoire parfaite qui fictionnalise ici ce récit à la première personne, et sans aucun commentaire ni indignation de sa part : elle est effacée, on oublie sa présence. La désinvolture de Sade à l'égard du régime de feintise est permanente et conduit à des effets d'ironie, lorsque Justine rapporte les propos tenus sur elle par les libertins : « Ne t'avais-je pas dit qu'elle avait un beau cul ! » (J2 375). Il la rapproche insidieusement des libertines accomplies, qui évoquent avec complaisance leurs atouts physiques, telle la Duclos dans *Les 120 Journées de Sodome* ou sa propre sœur Juliette. La voix de Justine est donc aliénée et l'héroïne dépossédée d'elle-même et de sa vertu par l'auteur, jusqu'à être privée de sa propre voix narrative (J3) et de sa jouissance (J3 562-664).

La voix de la pure Justine est également ambigüe, car elle est mise en position de voyeurisme et de complicité avec les libertins en participant à leurs orgies. Certes, elle est contrainte à toutes ces horreurs et n'y trouve aucun plaisir (dans les deux premières versions), mais dans certains cas, elle montre une ardeur toute paradoxale, lorsqu'elle cherche, par exemple, à délivrer la pauvre Mme de Gernande des fureurs de son monstrueux époux :

> Justine, emportée par le sentiment impérieux de la pitié, hâte, par tout ce qu'elle suppose de plus vif, le dénouement des voluptés de son maître, parce qu'elle croit y voir celui des tourments de sa malheureuse maîtresse, et devient donc ainsi catin par bienfaisance, et libertine par vertu. (J3 874)[21]

Cette magnifique formule figure déjà dans la 2e version et donc dans la bouche de Justine narratrice, ce qui est peu vraisemblable (J2 300). Il est également étrange d'avoir fait décrire par Justine aussi précisément

---

[20] J'ai traité cette question à propos d'*Aline et Valcour* dans : « Qui parle ? Les stratégies du discours rapporté dans quelques récits du XVIIIe siècle (Challe, Prévost, Sade) », *Histoire, Histoires,* dir. M. Hersant, M-P. Pilorge, C. Ramond, F. Raviez, Arras, APU, 2011, p. 323-342.

[21] On retrouve dans ce passage le modèle du petit conte de Voltaire, *Cosi-Sancta, un petit mal pour un grand bien*. La sagesse de l'héroïne provoque des malheurs, tandis que sa « complaisance » lui permet de sauver son frère, son fils et son mari.

l'éjaculation de Gernande et la consistance d'*épaisse* bouillie de son sperme, dans des termes proches de ceux que Sade emploie lui-même dans une lettre à sa femme, ce qui accrédite le rapprochement entre l'auteur et son personnage[22].

Une autre ambiguïté de Justine tient à sa froideur et à son ignorance des effets qu'elle produit, qui semblent donc toujours faits à son insu. Elle est dénuée absolument de tout artifice et de toute coquetterie et ne mesure pas l'attrait érotique qu'elle peut susciter. C'est ainsi que le tableau pathétique de Justine suppliante a sur le libertin d'autres effets que l'apitoiement recherché et détourne l'esthétique du drame et du roman sentimental vers l'érotisme. Le passage est quasiment similaire dans *Justine* (J2) et dans *La Nouvelle Justine* (J3), ce qui rend le récit de Justine assez complaisant :

> La violence de mes [ses] mouvements avait fait disparaître les voiles qui couvraient mon [son] sein… il était nu ; mes [ses] [beaux] cheveux y flottaient en désordre ; il [ce sein d'albâtre] était inondé de mes [ses] larmes : j'[elle] inspire des [d'exécrables] désirs à ce malhonnête homme…des désirs qu'il veut satisfaire à l'instant [d'indignes caprices que le scélérat veut satisfaire à la minute même]. (J2 370 [J3 1085])

De la même façon, Justine semble ignorer l'effet excitant des nombreux récits qu'elle fait de sa vie aux personnages qu'elle rencontre au cours de ses aventures. Ces récits intra-diégétiques sont fréquents dans les romans-mémoires, et l'on pense encore une fois au modèle prévostien (Des Grieux raconte plusieurs fois son histoire à différents personnages à l'intérieur de son récit principal). Justine raconte ainsi au comte de Gernande les sévices dont elle a été l'objet au couvent : « et sans prendre garde que je l'échauffais doublement par ces récits, j'eus la candeur de les lui faire tous avec naïveté » (J2 289) ; on peut se demander comment elle s'en est rendu compte, et si, une fois de plus, ce n'est pas l'auteur qui se glisse dans son personnage, d'autant qu'on retrouve la même phrase dans *La Nouvelle Justine*, à la 3e personne : « et sans prendre garde que ses récits enflammaient ses persécuteurs, la pauvre Justine les faisait tous avec autant de vérité que de candeur » (J3 853). Cette mise en abyme du pouvoir du récit laisse présager l'effet excitant du récit premier de Justine, qu'elle ne mesure probablement pas davantage, d'autant plus qu'elle le gaze aussi soigneusement que possible. La voix de

---

[22] J2 300/ *Lettres écrites de Vincennes et de la Bastille*, éd. citée, vol. II, p. 276 [à madame de Sade, fin 1784 ?].

Justine est manifestement brouillée, comme en témoignent les nombreux dérapages entre les narrations à la première personne et la version à la troisième personne.

Ces brouillages sont de deux ordres : on peut voir la présence de l'auteur dans les récits de feintise ou, inversement, des traces de la narration à la 1ère personne dans *La Nouvelle Justine.* Par exemple, dans J3, Sade utilise une focalisation interne à son personnage qui rend sa présence indispensable à une scène pour qu'elle soit racontée. Le narrateur ne bénéficie d'aucun pouvoir supérieur à son personnage (il ne voit, ni n'entend davantage, et ne lit pas plus dans les cœurs), et se confond, pour ainsi dire, avec elle : « Nous allons rendre le compte le plus exact de tout ce qu'ils se dirent, du moment où Justine put les entendre » (J3 524). L'histoire est ainsi centrée sur l'héroïne, dont elle reprend d'ailleurs les épisodes des récits précédents, en en ajoutant de nouveaux[23]. La présence du narrateur lui donne également une sorte de pseudo-authenticité ou de vérité :

> L'impossibilité où nous voici maintenant de suivre chacun des acteurs dans son cabinet de retraite, est cause que nous ne nous attacherons, avec la permission de nos lecteurs, qu'à celui d'entre eux qui met notre héroïne en scène. (J3 913)

ou encore : « Seulement obligés de suivre ici notre héroïne, nous ignorons quels furent les supplices où les autres furent condamnés » (J3 920). Sade semble vouloir authentifier son récit en jouant d'une focalisation interne qui exhibe en réalité sa facticité.

Inversement, on trouve bien souvent dans l'énonciation à la première personne une présence masquée de l'auteur. Ce brouillage est particulièrement visible dans certaines parties du récit, comme les portraits. Si l'on compare les trois versions, on observe que les portraits faits par Justine à la première personne (notamment dans J2 où l'unité du sujet énonciatif est visiblement minée par la présence de l'auteur derrière son personnage[24]) sont quasiment les mêmes que ceux de *la Nouvelle Justine* et

[23] Dans J2, Justine déclare : « Je suis le centre de ces orgies, le point fixe et le ressort » (J2 381).

[24] D'où l'analyse critique de Henri Coulet à l'égard de cette seconde version, marquée par une complaisance suspecte de la narratrice dans les descriptions ou l'exhaustivité des relations d'orgies, tandis que la première version est plus cohérente avec la

comportent une insistance déplacée sur les descriptions des sexes de la part d'une narratrice vertueuse. Dans le portrait qu'elle fait du supérieur du couvent, Dom Sévérino, dès leur première rencontre, Justine précise qu'il est « membru comme Hercule » (J2 227), comme le narrateur de *La Nouvelle Justine* (« membré comme Hercule », J3 593) ! Les descriptions du comte de Gernande faites par Justine (J2) et par Bressac (J3) insistent de façon très similaire sur le contraste entre l'énormité du personnage et la petitesse de son sexe (J2 297 ; J3 851). Au contraire, la virilité formidable du faux-monnayeur Roland est décrite en détail par Justine (avec un emploi comique de la périphrase euphémistique : « cette partie qui différencie les hommes de notre sexe », J2 325) et par le narrateur de *La Nouvelle Justine* (qui, lui, emploie le mot propre, mais qui est bizarrement moins disert sur la question, J3 1013). Le point de vue du personnage de Justine apparaît rarement, sauf par exemple lorsqu'elle juge négativement une de ses compagnes du couvent : « Très jolie, mais trop d'effronterie, trop d'impudence dégradait, *selon moi*, dans elle, les charmes dont l'avait douée la nature » (J2 240).

La comparaison de certaines scènes récurrentes dans les trois versions révèle également ces dérapages narratifs, principalement dans *Justine* (J2), par exemple la scène de sodomie entre Bressac et son valet à laquelle Justine assiste cachée dans un buisson et qui est une sorte de scène de bravoure du roman. Dans *Les Infortunes*, l'autocensure de la narratrice produit une élision presque complète de la description de la scène : Justine s'interrompt, puis elle fait trois périphrases consécutives pour désigner la sodomie, et un résumé elliptique (« la scène fut aussi longue que scandaleuse » J1 26) ; quelques petits détails trahissent néanmoins la présence de l'auteur : la remarque de Justine (« je crus que c'était quelque bête »), la précision des postures (« celui qui dominait l'autre »). Dans la seconde version, le début de la séquence est similaire et le résumé encore plus bref (« l'acte fut scandaleux et long » J2 175) ; mais Justine fait ensuite un récit circonstancié et détaillé de la scène, avec un incroyable festival d'euphémismes dont l'humour appartient évidemment à une autre voix que la sienne, insistant méthodiquement et de façon suggestive sur la virilité du jeune valet[25] et sur la

première personne vertueuse de l'énonciatrice.

[25] Le mélange est savoureux entre les périphrases de Justine et l'obsession sadienne pour les dimensions du sexe masculin prêtée de façon incongrue à son héroïne : « tout prêt à l'immoler d'un poignard bien plus affreux et bien plus gigantesque que celui dont j'avais été menacée par le chef des brigands de Bondy » (J2 175).

série des actes sexuels dont elle est spectatrice (cinq !). Le passage équivalent de *La Nouvelle Justine* reprend des phrases entières de J2, avec un vocabulaire d'une crudité vigoureuse (J3 468). On peut s'étonner également de la complaisance narrative de Justine lorsqu'elle raconte longuement l'orgie chez Saint-Florent (J2 375*sq*) : son souci d'énumérer avec précision et de décrire en détail les sévices qu'elle a subis ressemblent beaucoup au penchant de Sade pour les comptes et les figures, l'exhaustivité et le ressassement. Cela fait de Justine un sujet énonciatif très ambigu, qui est à la fois le repoussoir et le double de l'auteur.

La différence majeure entre les deux récits à la première personne et le récit à la troisième personne repose en fait sur le style : Justine n'abandonne jamais un style gazé, qui devient contourné dans J2 du fait qu'elle raconte des épisodes obscènes de façon plus détaillée. Cette auto-censure du texte qui repose sur une volonté de vraisemblance énonciative produit un écart majeur entre la 3e version et les deux précédentes. Mais cette distinction elle-même mérite l'attention. Il est certain qu'à maintes reprises, surtout dans *Les Infortunes*, Justine interrompt son récit en rougissant (J1 61) et qu'elle le gaze pour des auditeurs qui sont, pourtant, infiniment moins chastes qu'elle :

> J'adoucis les expressions, vous le comprenez, madame, j'affaiblirai de même les tableaux ; hélas : l'obscénité de leur teinte est telle, que votre pudeur souffrirait de leur *nu* pour le moins autant que ma timidité. (J2 156, cf. aussi 325, 359)

La censure est d'autant plus nécessaire que l'horreur des récits augmente. Cette gaze néanmoins suscite deux remarques : on a déjà relevé que les récits intra-diégétiques de Justine excitent ses auditeurs malgré elle, or on peut se douter qu'ils sont du même style que son récit principal. Justine est donc toujours inconsciente de l'effet produit par ses récits. D'autre part, dans son grand récit de *La Nouvelle Justine*, Sade s'amuse à endosser la posture d'un narrateur pudibond qui ne veut pas tout raconter, et qui ressemble à sa Justine (« Pudiques de notre naturel, nous rougirions de dévoiler les obscénités où il se livra », J3 565), mais il utilise aussi de façon plus subtile l'ellipse et le non-dit, qu'il désigne par l'image du voile : « Qu'on nous permette de jeter un voile sur les atrocités qui terminèrent ces exécrables orgies » (J3 813), et qui sont généralement suivis d'un résumé très suggestif. Dire moins permet d'éviter la saturation du destinataire (le récit de Juliette témoigne de ce souci paradoxal), mais aussi de suggérer davantage. Voici, par exemple, ce qu'écrit le narrateur de *La Nouvelle Justine* :

> Voilons ces nouvelles orgies aux yeux pudiques de nos lecteurs ; il ne nous reste que trop d'atrocités à leur révéler encore : qu'ils sachent seulement que la scène fut des plus sanglantes ; que Mme de Gernande et Justine furent obligées d'y servir de plastrons, et que le joli petit Ganymède expira au bout de quatre heures, après avoir perdu tout son sang.

Ici Sade met en note :

> Il y a sans doute beaucoup d'art à laisser ainsi des scènes sous le voile ; mais combien de lecteurs avides et insatiables désireraient qu'on leur dise tout ! Eh, Bon Dieu ! si on les satisfaisait, que leur resterait-il donc à imaginer ? (J3 884).

Dans une autre note infrapaginale, quelques pages plus loin, on peut lire :

> « On dit mieux les choses en les supprimant » (écrit La Mettrie quelque part) ; « on irrite les désirs, en aiguillonnant la curiosité de l'esprit sur un objet en partie couvert, qu'on ne devine pas encore, et qu'on veut avoir l'honneur de deviner ». Tels sont les motifs de la gaze que nous jetons sur les scènes que nous ne faisons qu'annoncer. (J3 952)

Or que dit Justine dans *Les Infortunes de la vertu* ?

> Que votre imagination se représente tout ce que la débauche peut en tel cas dicter à des libertins, qu'elle les voie successivement passer de mes compagnes à moi, comparer, rapprocher, confronter, discourir, et elle n'aura vraisemblablement encore qu'une légère idée de tout ce qui s'exécuta dans ces premières orgies, bien légères pourtant en comparaison de toutes les horreurs dont je devais bientôt être encore victime. (J1 61)

Rien d'autre que ce que dit et fait le narrateur libertin : la gaze et l'ellipse permettent de ménager une gradation, de laisser à imaginer. Les scrupules, la pudeur et l'innocence de Justine peuvent ainsi être lus à rebours, comme l'autre face de la narration libertine[26].

La vie psychique de Justine est donc liée à son ambiguïté énonciative : c'est un personnage vide, une marionnette de conte, habitée de façon plus ou moins visible par son créateur. Cette fusion paradoxale de l'auteur et de son

---

[26] Ce jeu du dit et du non-dit, du voile et du dévoilement progressif est un élément essentiel de la narration des *120 Journées*.

personnage[27], ainsi que la désinvolture de Sade à l'égard d'une feintise dont il ne reprend que le cadre extérieur, atténuent ici la distinction entre récit à la première personne et récit à la troisième personne. La voix de Justine est trouble, car elle est aussi celle de Sade, qui se glisse dans celle de la petite victime. La question n'est pas tant ici de savoir si Sade *est* Justine[28], que de constater la continuité des trois versions dans cette voix ambigüe prêtée par Sade à son héroïne.

---

[27] Marc Hersant intitule « co-narration » ce procédé d'écriture : « L'auteur vient jouer avec le narrateur un petit duo énonciatif et narratif qui déstabilise totalement le régime de feintise en soulignant son caractère de fabrication et révèle constamment la figure du créateur à l'arrière-plan », et rapproche, dans cette perspective, Voltaire et Sade dans son livre à paraître, *Voltaire : écriture et vérité*.

[28] La thèse de Jean Paulhan d'une complicité de Sade et de son personnage, exprimée dans sa préface aux *Infortunes de la vertu* (« La douteuse Justine ou les revanches de la pudeur », *OC* I, Paris, Pauvert, 1959, III-XLVI), a été vigoureusement contestée par Annie Le Brun, dans *Soudain un bloc d'abîme, Sade*, Paris, Pauvert, 1986, p. 223.

IV

LES TYPES D'INTÉRIORITÉ REPRÉSENTÉS

Vie psychique et mystique jésuite : l'exemple de Jean-Joseph Surin

Adrien PASCHOUD

L'œuvre de Jean-Joseph Surin (1600-1665) est sans doute l'une des plus représentatives – et des plus célèbres – de la mystique française jésuite, qui s'est développée essentiellement dans les années 1620, autour du Père Louis Lallemant, puis de ses disciples (Bernier, Chauveau, Cluniac, Rigoleuc)[1]. Surin a élaboré une spiritualité extatique, entièrement tournée vers l'introspection, l'anéantissement du moi, la fusion en Dieu. Le lexique qu'il développe est, à cet égard, très riche. On y trouvera des termes comme « vie intérieure », « vie unitive », « inhabitation intérieure », « infusion », « dilatation », « abandon », « abîme ». Car il ne s'agit pas de penser Dieu, mais de se penser *en* Dieu. Or, cette mise en mots de l'expérience de la suréminence divine ne va pas de soi. On sait que la mystique de Surin est traversée par une puissante aporie. En effet, le jésuite tente de restituer une entité qui se dérobe sans cesse à l'écriture ; il se heurte à la dissemblance fondamentale des mots avec le référent absolu que constitue le divin. C'est toute la problématique de l'ineffable, un terme propre à la culture religieuse du XVIIe siècle[2]. L'ineffable désigne d'une part l'impossibilité subjective : on ne peut dire ce qui ne peut être dit. Il désigne d'autre part une entité divine par essence inconnaissable. Mais cette aporie ne conduit pas pour autant à une forme d'impasse sophistique. Car c'est précisément en raison de ses manques que le langage permet l'accès – certes toujours imparfait – aux vérités les plus élevées. L'écart entre la transcendance et l'expression est souvent comblé, voire sublimé par la narration d'une expérience (de la nuit, du silence, du retrait, de la souffrance).

---

[1] Voir Michel de Certeau, *Le Lieu de l'autre. Histoire religieuse et mystique*, Paris, Gallimard / Seuil, 2005, p. 173-175.

[2] « INEFFABLE : adj. m. et f. Qui ne se peut exprimer ni comprendre. Le mystère très ineffable du très Auguste St. Sacrement de l'Autel » (*Dictionnaire de Furetière*, 1690, p. 342).

Ces quelques propos liminaires nous permettront de préciser le sens de notre démarche. Il s'agira moins de mesurer le sujet mystique à l'aune de ses composantes théologiques que de recentrer la perspective sur l'imbrication du spirituel et du littéraire, ces deux niveaux étant indissociablement liés. Surin s'est attelé à fonder une langue, une narration, un style susceptibles de transposer l'anéantissement en Dieu (le jésuite commente du reste en de nombreux endroits sa démarche d'écriture). En d'autres termes, la vérité n'est accessible que par le recours à une *poétique*. Toute l'optique spirituelle de Surin consistera à éprouver ses propres forces discursives, à trouver les ressorts formels capables d'allier une singularité auctoriale et un universel. La mystique devient alors le lieu où se *fabrique* un espace de connaissance de soi, distinct de la démarche théologique proprement dite, telle qu'elle s'élabore dans le genre du traité. L'écriture de soi induit, comme on le verra, des effets de décrochage, de nivellement : mais ces disparates sont essentielles au projet d'écriture de Surin. Elles témoignent d'une spiritualité plus prospective qu'assertive ; une spiritualité qui est, en outre, conditionnée par le lectorat pluriel qu'elle vise et par la dimension hautement polémique qu'elle revêt au moment même où la mystique connaît un net déclin au sein de la Compagnie de Jésus.

Récit de possession et vision

Dans le *Triomphe de l'amour divin sur les puissances de l'Enfer*, rédigé vers 1654, Surin entend « raconter [...] le plus fidèlement possible les effets de la miséricorde de Dieu »[3]. L'ouvrage se donne à lire comme une *histoire*, c'est-à-dire une chronique circonstanciée et objective d'une expérience vécue, en l'occurrence l'affaire de sorcellerie de Loudun qui se déroula entre 1632 et 1638. Ce récit, écrit à la troisième personne, relève parallèlement d'un genre codifié dès la fin du XVIe siècle : le récit de possession, auquel le jésuite emprunte la morphologie narrative. L'ouvrage est composé d'une juxtaposition de « scènes », dont le principe de variabilité épouse en quelque sorte les inventions maléfiques. Le lecteur suit en effet les innombrables « assauts » du démon – les métaphores militaires sont nombreuses – et les réponses que lui oppose Surin. La narration obéit de toute évidence à une visée didactique dont l'exemplarité forme la charpente essentielle. Chaque

[3] Jean-Joseph Surin, *Triomphe de l'amour divin sur les puissances de l'Enfer*, Grenoble, Jérôme Millon, 1990, p. 9.

« scène » constitue le fragment d'une entité préexistante, laquelle prend corps en retour dans la singularité des faits relatés. La narration du cas soustrait alors les événements au temps historique pour asseoir les vérités chrétiennes, et, plus particulièrement, l'apologétique « sensible » de l'esprit de la Contre-réforme. Recourir à l'exemplarité permet d'ordonner la matière éparse du réel et de donner sens à des éléments rétifs *a priori* au jugement analytique, exégétique et institutionnel. L'instance auctoriale convoque dans le même temps une mémoire scripturaire que le lectorat sera à même de reconnaître. Voici ce qui est dit de Jeanne des Anges, la Mère prieure du couvent des Ursulines, peu après sa délivrance :

> [...] elle eut une opération divine qui la mit hors d'elle-même, elle demeura ravie environ un quart d'heure, où elle eut une vision qui lui changea tout à fait l'état de son âme. Il lui sembla qu'elle avait été portée en un moment devant le trône de Dieu, où elle se vit en la présence de la divine Majesté en grande crainte : là toute sa vie lui fut représentée, tous les replis de sa conscience lui furent développés[4].

On aura reconnu le motif du sublime chrétien, qui réunit l'infra-rationnel et le supra-rationnel. À la fois force et effet, le sublime, auquel Surin se réfère à plusieurs reprises dans ses écrits autobiographiques, suscite la stupeur, le saisissement, l'élévation des âmes. Le divin surgit ici de lui-même, sans le concours du sensible ; les repères temporels et spatiaux sont effacés. La vision de Dieu s'empare alors des « replis de la conscience » pour en révéler la tessiture, pour les ordonner, ouvrant à la connaissance de soi (l'expression est tout à fait remarquable : elle fait écho à cette frange de la culture « baroque » pour laquelle la signification doit toujours être amplifiée, déployée à la manière d'une carte ou réfractée dans un miroir grossissant[5]). Le pli est débarrassé des atermoiements, des ruptures, des contradictions qui caractérisaient une existence auparavant vandalisée par le Diable[6]. On notera que ce récit, qui conjugue temporalités terrestre et céleste, est très faiblement modalisé, hormis le verbe « sembla ». Car la vision est livrée dans son

[4] *Ibid.*, p. 25-26.

[5] Voir la belle étude de Gilles Deleuze, *Le Pli : Leibniz et le baroque*, Paris, Minuit, 1988.

[6] Dans la *Correspondance*, cependant, l'expression est reprise (« les replis de notre intérieur »), mais pour qualifier l'illusion dont est entaché un esprit entièrement voué au monde terrestre (Surin, *Correspondance*, éd. Michel de Certeau, Paris, Desclée de Brouwer, 1966, p. 962).

évidence même, ainsi que l'illustre l'extrême concision du récit. De fait, l'évocation des états paroxystiques n'exige aucune accréditation par le témoignage, à l'inverse de la description de la « sortie » du démon du corps de la religieuse (autre *topos* de la littérature de possession)[7]. Plus largement, le ravissement fait écho à la « science » des mystiques, entendue comme « connaissance par laquelle Dieu voit toutes choses comme existantes dans les différents temps »[8]. La culture religieuse du XVIIe siècle attribue du reste à Dieu une « science de la vision » que le sujet mystique pourra éprouver dans un moment qui abolit le temps vécu de conscience : l'individu se voit alors dépossédé par Dieu. Il ne se pense plus qu'au travers de ce report sur l'altérité divine.

Si elle paraît affranchie de toute empreinte savante, cette scène de ravissement nous semble cependant entremêler deux modalités de représentation. Elle s'inscrit tout d'abord dans un héritage à la fois néo-platonicien et dionysien, lorsqu'elle privilégie l'irruption violente du divin et l'ascension du moi vers l'Inintelligible. Parallèlement, ce passage renvoie à la tradition thomiste du *quidam timor*, c'est-à-dire de la « crainte soudaine », qui est propre à la contemplation d'une vérité sublime d'après la *Somme théologique* (Question 19, article 8). Ce déroulement à rebours d'une vie convoque lui-même, implicitement, deux grands modèles : *Les Confessions* de saint Augustin, s'agissant du ravissement à Ostie (livre IX, chapitre X) ; la *Vie écrite par elle-même* (1563-1565) de Thérèse d'Avila, l'un des intertextes majeurs du *Triomphe de Dieu sur les puissances de l'enfer* et de la *Science expérimentale des choses de l'autre vie*, s'agissant de l'évocation du célèbre ange dont la contemplation emporte voluptueusement l'âme de la sainte. On le voit, l'écriture de Surin paraît émaner d'un rapport d'immédiateté avec le divin, mais elle relève en réalité d'une fabrication, ou mieux, d'un conglomérat de sources théologiques et scripturaires[9]. Elle trouve également des échos dans l'œuvre même de Surin. Dans le *Guide spirituel pour la*

[7] Voir par exemple : « [...] la Très Sainte Vierge contraignit [...] le démon, ainsi qu'il l'avoua depuis, de vomir tout ce sang qui s'était ramassé dans [le] corps [de Jeanne des Anges], si bien qu'il sortit tout par la bouche dans l'espace de deux heures, le jour de la Circoncision, ce dont furent témoins plusieurs personnes de qualité, entre autres Monsieur l'Évêque de Nîmes [...] », (*Ibid.*, p. 24).

[8] *Dictionnaire de Richelet*, 1680.

[9] Dans le *Triomphe de l'amour divin sur les puissances de l'Enfer*, d'autres visions sont évoquées ; elles le sont toujours dans la même optique apologétique ; seul le degré d'élaboration intertextuelle varie.

perfection (1661), Surin dresse en effet une typologie du ravissement qu'il place sous le sceau du « secret de la mystique », lui-même cautionné par le référent biblique :

> La seconde façon avec laquelle Dieu se comporte dans le ravissement, c'est quand, après avoir attiré l'âme à soi, il lui fait voir diverses choses, lui parle comme jadis aux prophètes, soit par symboles, soit par la représentation des objets futurs comme nous lisons aux *Actes des apôtres* que saint Pierre, étant en oraison, « *in mentis excessu* » [*Actes des apôtres*, 10.10], vit un linceul dans lequel il y avait plusieurs animaux[10].

Le récit de la possession de Loudun doit se lire ainsi comme le précis d'un événement qui appelle une extrapolation théorique (il en est de même de la structure hybride de la *Science expérimentale des choses de l'autre vie* qui conjugue récit autobiographique et traité démonologique). Comme on le voit, la dimension topique n'affecte en rien le sens premier de l'œuvre, mais elle illustre l'importance qu'il convient d'accorder à la littérarité de la matière mystique qui se souvient en quelque sorte d'elle-même.

Théâtres intérieurs

Les démons, écrit Surin, agissent dans le « théâtre de la vie » des hommes ; l'affaire de Loudun est un « spectacle »[11] que le jésuite scrute avec la plus grande attention[12]. De semblables métaphores sont banales[13]. Le corps des possédées se donne à voir afin de conforter, en dernier ressort, la victoire de Dieu. La « scène » de Loudun se double d'une visée plus circonstanciée : lutter contre l'« hérésie » réformée (Loudun a longtemps été un bastion protestant et Richelieu a lui-même veillé à y renforcer la foi catholique). Par ailleurs, et d'un point de vue institutionnel, l'usage de la métaphore théâtrale

---

[10] Surin, *Guide spirituel pour la perfection*, éd. Michel de Certeau, Paris, Desclée de Brouwer, 1963, p. 295.

[11] Surin, *Science expérimentale des choses de l'autre vie*, p. 135 et *Triomphe de l'amour divin sur les puissances de l'Enfer*, p. 48.

[12] Michel de Certeau avait qualifié l'écriture mystique de « phénoménologique » car elle touche conjointement à la physiologie (plaies, ouvertures, distorsions physiques) et aux sens (illusion, imagination, etc.). Voir « Historicités mystiques », *Recherches de Science Religieuse* 73 (1985), p. 331 (p. 325-354).

[13] Elles se trouvent également énoncées dans la *Correspondance* de Surin (voir par exemple, p. 131).

semble s'accorder avec les préceptes du *Rituale Romanum* (1614). Ce décret propose une définition de la nature, des causes et des caractéristiques de la possession ; il prône l'examen attentif des états paroxystiques (visions, transes, extases, convulsions). Surtout, l'exorcisme en tant que tel demeure une pratique ostentatoire, menée par les seules autorités ecclésiales[14]. L'acte doit consacrer la victoire de l'Église apostolique et romaine, seule dépositaire de la Parole. Mais le jésuite, s'il paraît conserver l'enveloppe doctrinale des rites d'exorcisme, en inverse en réalité les présupposés. Selon lui, la part visible de la possession n'importe que dans la mesure où elle constitue un point d'accès aux territoires les plus cachés de l'âme. Cette pratique de l'exorcisme repose sur une pédagogie, celle de la direction de conscience, que le jésuite a abondamment pratiquée dans sa *Correspondance*. Elle revêt également une dimension juridique, puisque les démons sont appelés à comparaître devant le tribunal de la foi ; mais tout cela est placé sous le sceau du secret, de l'intimité, de l'intériorité. Avoir recours, comme le dit Surin, aux « maximes de la vie intérieure »[15] afin de chasser les démons, est un préalable indispensable aux étapes de la purgation, de l'illumination et de l'union. Le sujet est ainsi invité à franchir les échelons qui le conduiront de la méditation à la contemplation. Surin fait sienne la spiritualité de François de Sales, souvent citée, mais il s'inspire aussi de la *Doctrine spirituelle* de Louis Lallemant :

> Une des occupations de la vie intérieure est d'examiner et de reconnaître particulièrement trois sortes de choses dans notre intérieur. Premièrement, ce qui vient de notre fond : nos péchés, nos mauvaises habitudes, nos passions, nos inclinations, nos affections, nos désirs, nos pensées, nos jugements, nos sentiments. Secondement, ce qui vient du démon : ses tentations, ses suggestions, ses artifices, les illusions par lesquelles il tâche de nous séduire, si nous n'y prenons pas garde. Troisièmement ce qui vient de Dieu : ses lumières, ses inspirations, les mouvements de sa grâce, ses desseins à notre égard et les voies par où il veut nous conduire. En tout cela, il faut voir de quelle manière nous nous comportons et régler notre conduite par l'Esprit de Dieu[16].

---

[14] Voir Moshe Sluhovsky, *Believe not Every Spirit. Possession, Mysticism, & Discernment in Early Modern Catholicism*, Chicago, The University of Chicago Press, 2007, p. 87-93.

[15] Surin, *Triomphe de l'amour divin sur les puissances de l'Enfer*, p. 19.

[16] Louis Lallemant, *Doctrine spirituelle*, éd. Dominique Salin, Paris, Desclée de Brouwer, 2011, V, 1, p. 228. L'ouvrage circule sous forme manuscrite dans les années

On mesure ici ce qui unit, mais ce qui, en réalité, sépare Lallemant de Surin sur le plan doctrinal. Lallemant envisage la notion de « vie intérieure » comme le siège des opérations divines, menacée seulement par des éléments nocifs. Pour sa part, Surin fait de la « vie intérieure » le lieu d'un inextricable mélange entre le diabolique et l'humain ; il se fonde en cela sur la lecture attentive du *Traité des énergumènes* (1589) de Bérulle[17]. En effet, d'un point de vue théologique, et Surin s'oppose également sur ce point à Lallemant, le Diable s'immisce dans le *for interne* de l'individu. Or, il s'agit là d'une aberration au regard de la doctrine relative aux possessions : en effet, le Diable est capable de pénétrer la partie inférieure de l'âme, mais il ne peut s'emparer de la partie supérieure de celle-ci[18]. Dans la *Science expérimentale des choses de l'autre vie*, Surin précise les procédures de l'activité démoniaque :

> Car, en premier lieu, il faut que [les démons] aient une parfaite science de l'homme, c'est-à-dire une connaissance de tous les ressorts de notre âme, de l'usage et de l'emploi de tous les organes de notre corps, et non seulement du corps qui a une quantité innombrable de ressorts et de délicates parties, mais de tous les fantômes et espèces qui sont en notre imagination, sans qu'il y ait rien en une âme, ni en tout le composé de l'homme qui ne soit, pour ainsi dire, en la main du démon possédant.

1630, mais il n'est publié qu'en 1694.

[17] « Comme lion rugissant, [le Diable] se promet d'assouvir sa rage en déchirant l'homme et défigurant l'image de la divinité [1 Pierre 5.18]. Comme adversaire, il s'assure d'accomplir son souhait de nuire à l'âme en saisissant ses organes extérieurs, en occupant ses facultés intérieures, en la privant de ses actions, et en l'assiégeant et tourmentant de si près. Et en somme comme un esprit qui a le nom et la qualité de destructeur, il se plaît à pervertir l'ordre de la nature, il se trouve que deux esprits sont joints en un même corps ; l'âme, qui en est la forme ordinaire, est violemment dépossédée de ses organes ; et l'ange qui n'a aucun rapport aux choses matérielles, est mis en possession des sens humains » (*Traité des énergumènes*, p. 841). Doué d'une remarquable capacité métamorphique, le diable cherche à ruiner l'union hypostatique pour perdre l'homme ; il substitue à l'hypostase divine, une hypostase pervertie, exacte inversion du modèle de la Trinité (on retrouve ici la fonction du Diable en tant que *simius dei*). Le Diable s'incorpore ainsi en l'homme, de même que le Christ s'est incarné. Outre le terme d'« incorporation », Bérulle utilise les termes suivants pour qualifier l'action du Diable : celui-ci répand son « venin » en l'homme, il « s'insinue » en lui, il propage une « infection » dans l'âme ; le Diable se livre à une « invasion furieuse ».

[18] Selon Surin, l'âme ne saurait être une entité scindée comme le voulait la tradition thomiste qui établit une frontière entre âme inférieure/sensible et supérieure/rationnelle.

Le jésuite introduit ici une surprenante distinction entre l'âme et le corps. Il mobilise un lexique essentiellement mécaniste qui semble invalider la conception holistique du sujet possédé qui est défendue par ailleurs (sans doute faut-il y voir un usage largement désémantisé du mécanisme). Mais ce qui importe ici à Surin est de créer une typologie de la possession, de lui assigner des caractéristiques stables, que le langage sera à même d'identifier. Surin respecte bien entendu un genre codifié : le traité démonologique dont sont reproduits ici les grands paradigmes. Ainsi par exemple distingue-t-il trois formes de la possession (suggestion / impulsion / impression), qui forment le miroir inversé de la possession divine (méditation / contemplation / infusion). Dans tous les cas, l'imbrication de l'humain et du diabolique demeure dans les rets d'une raison raisonnante qui subordonne le surnaturel à un espace d'intelligibilité. On a affaire à une extrapolation théorique qui ne nécessite aucune prise de position forte d'un point de vue stylistique – hormis l'usage d'une métonymie pour qualifier l'action diabolique.

En revanche, lorsqu'il entreprend de restituer l'expérience intérieure qui a été la sienne, Surin doit fonder une *écriture* capable de soumettre l'extraordinaire au normatif. Dans ce contexte, c'est l'usage de l'oxymore qui qualifiera de la manière la plus aiguë les opérations divines ou diaboliques. Surin se fonde en partie sur l'héritage de Jean de la Croix, qu'il cite à plusieurs reprises, et dont l'influence est grande dans la spiritualité française. Mais, surtout, l'oxymore relève d'une acception déjà ancienne de la parole poétique, celle que Surin attribue à Ronsard (Surin cite le poète dans la *Science expérimentale*, évoquant ses « paroles exprimantes »[19]). Le poète est mû par l'enthousiasme, un enthousiasme certes païen chez Ronsard, mais que Surin réforme dans le sens de la foi. Dès lors, l'oxymore, véritable forme-sens, opère un glissement figural afin de toucher – même partiellement – à un référent absolu ; elle est un adjuvant de la croyance. Attentive à nommer ce qui dépasse l'entendement, l'écriture mystique est alors à même, par l'usage de l'oxymore, et plus généralement de la comparaison et de la métaphore, d'outrepasser sa propre faiblesse ontologique : « Je sentais descendre en moi une telle chose, que j'en fus pénétré comme une éponge le serait, par une liqueur descendue du Ciel ; qui s'insinua partout, et me donna une allégresse

[19] Surin, *Science expérimentale des choses de l'autre vie*, p. 260. Nous nous appuyons sur les analyses de Sophie Houdard, « Le problème du langage et du style mystiques au XVIIe siècle », *Littératures classiques* 50 (2004), en particulier p. 314-322 (p. 301-325).

et suavité inexplicable, avec une telle décharge de mélancolie, qu'il ne se peut rien dire de tel »[20]. Pourtant, et de manière apparemment contradictoire, la remarquable invention formelle dans laquelle la « vie intérieure » se voit transcrite a pour corrélat inversé une expérience de la perte. Malgré l'énergie formelle dont elle fait preuve, l'écriture ne peut recouvrer pleinement l'irruption du sacré qui s'était si violemment établie naguère dans l'esprit du jésuite, qu'il s'agisse de Dieu ou du Diable ; Surin ne dira pas autre chose dans sa *Correspondance.* Car la pensée en Dieu ne se déploie qu'*a posteriori* dans le présent de la narration ; elle creuse alors l'écart entre l'expérience des « choses de l'autre vie » et l'expression de celle-ci. Née d'une rémission spirituelle, l'œuvre de Surin comprend ainsi – et paradoxalement – une part de deuil, sinon de désenchantement.

Dans l'anthropologie théologique de Surin, comme nous l'avons rappelé, il n'y a pas de différence de nature entre possession diabolique et possession divine, la signification du mot étant du reste réversible[21]. Surtout, selon le jésuite, la possession diabolique est un élément essentiel à la possession divine ; la première étant le corrélat de la seconde. Dans ses écrits spirituels, Surin opère une filiation entre l'expérience de la possession (celle des religieuses de Loudun, celle qu'il a lui-même vécue) et le récit archétypique de Job – il faut rappeler que Job est une figure biblique à laquelle le jésuite s'identifie pleinement[22]. Recourir au référent biblique n'a rien pour nous surprendre. Il s'agit de démontrer la conformité d'un parcours spirituel singulier avec l'interprétation biblique d'un principe métaphysique du mal, dont la *Science expérimentale* explorera les principes généraux. Aux côtés du récit de Job, Surin inscrit la possession et la sublimation divine dans le prolongement de l'Évangile de Jean : la mention des sens (les verbes « ouïr », « palper ») renvoie ainsi à la Parole de Vie (*Jean* 1.1-2), ce qui est une manière de situer le récit dans la plus stricte orthodoxie. Ainsi cautionnée par le texte néo-testamentaire, la primauté d'une approche sensible du divin permet l'anéantissement du sujet en la figure christique.

---

[20] Surin, *Science expérimentale des choses de l'autre vie*, p. 329.

[21] « Si nous étions possédés de Dieu, nous pourrions avoir une continuelle oraison », écrit Louis Lallemant (*Doctrine spirituelle*, éd. cit., VII, 4, p. 367).

[22] Surin, *Science expérimentale des choses de l'autre vie*, p. 194.

Le conflit des interprétations

Donné pour indubitable, le lien entre intériorité et figure christique semble écarter toute accusation de dissidence : l'intime conforte le paradigme chrétien dans sa dimension la plus universelle. Mais ce n'est là qu'un versant de l'œuvre de Surin. Car en d'autres occasions, Surin fait état de ce que l'on nommera le conflit des interprétations :

> Cette imagination ne semblera aux autres qu'une pensée creuse, comme une rêverie d'esprit, à cause que le sens commun naturel sur lequel est bâtie notre foi, nous rempare tellement contre ces objets de l'autre vie, que, dès qu'un homme dit qu'il est damné, les autres ne jugent de cela que comme d'une folie, mais ordinairement la folie est dans les idées qu'on a conçues et même plus naturellement comme ce qu'ont les hypocondriaques[23].

Facteur de combinaison et de coordination des sensations, l'imagination est la garante d'une cohérence spirituelle à laquelle seront soumises les données fluctuantes de la conscience. Selon d'aucuns, en revanche, elle ne peut asseoir le moment où se rencontrent les sens et l'intellection, livrant alors l'esprit aux pires dérèglements[24]. Dès lors, nous dit le texte, la capacité de discernement se heurte aux signes les plus contradictoires : celui qui se dit damné n'est-il pas victime d'une souffrance toute humaine placée sous le sceau de la mélancolie ? En d'autres endroits, c'est la conversion en mots de la « vie intérieure » qui se voit également soumise à la labilité des interprétations :

> C'était non seulement le fondement de sa vie bonne et louable, mais de sa vie intérieurement secrète sur laquelle on fait tant de débats et où l'on prend si souvent une chose pour l'autre, comme en une science très délicate [...][25].

L'équivoque (« on prend si souvent une chose pour une autre ») engage une indécision quant à l'attribution des causes. Les visions ardentes de Jeanne des Anges émanent de Dieu, nous dit le jésuite, mais comment être

---

[23] *Ibid.*, p. 178.

[24] Voir Sophie Houdard, « De la représentation de Dieu à la vue sans image. Hypothèses sur le rôle de l'imagination dans l'écriture mystique du XVIIe siècle », *Littératures classiques* 45 (2002), p. 109-126.

[25] Surin, *Triomphe de l'amour divin sur les puissances de l'Enfer*, p. 59-60.

certain que le lectorat n'y verra pas la marque du Diable ? Comment fonder en raison une « science si délicate » ? Comment trouver dès lors une forme capable d'assigner aux éléments disparates du réel une unité de sens ? Il s'agit là d'un débat crucial au moment même où certains dénoncent, à l'image du carme Jean Chéron dans son *Examen de la théologie mystique* (1657), un langage aberrant, obscur, absolument contraire à la simplicité du discours christique[26]. L'usage des allégories et plus particulièrement des métaphores liées à la « vie intérieure », en particulier, est jugé nul et non avenu. Il relève des seuls égarements de l'esprit ; il usurpe de fait les qualités définitoires du langage : les mystiques procèdent alors à une dangereuse disjonction entre les mots et les choses qui invalide d'emblée leur optique spirituelle. Dans son *Guide spirituel pour la perfection*, mais aussi dans sa *Correspondance*[27], Surin répondra longuement aux arguments de Chéron, se défendant ainsi d'user d'un style obscur.

La méfiance que l'on éprouve devant les mystiques se manifeste également au sein même de la Compagnie de Jésus. Il faut rappeler que celle-ci, au cours du second XVIIe siècle, tend à écarter progressivement les formes les plus exacerbées de la foi (extases, possessions, visions, révélations, prodiges, etc.). Les manifestations du sacré se heurtent en effet à la volonté affirmée des jésuites d'ajuster davantage leur anthropologie théologique à la primauté de la raison. Si les fureurs mystiques ne disparaissent évidemment pas, elles se trouvent marginalisées à une époque où le rationalisme sceptique colonise progressivement les rangs jésuites. Au sein d'une institution qui est contrainte de redéfinir ses propres assises normatives, le mot d'ordre est donc à une prudence de tout instant. Dans ce contexte, plusieurs reprochent à Surin, à l'instar du Père Bastide, de verser dans les vertiges d'une langue aberrante : les « grâces extraordinaires » dont il s'est dit l'objet ne relèvent que d'une maladie d'esprit, la mélancolie. Surin tentera de répondre aux

---

[26] Jean Chéron, *Examen de la théologie mystique*, Paris, Edme Couterot, 1657. « Si ces auteurs eussent eu à proposer des vérités, ils eussent tâché de se rendre intelligibles, ils eussent imité la façon de parler de Jésus-Christ, qui est facile, commune, mais nette et propre, telle qu'il fallait pour se faire entendre. Ils eussent montré par cette expression nette et intelligible que les vérités qu'ils enseignent, ne craignent pas la censure des doctes, à qui elles deviennent suspectes par ce langage inconnu, qui bien loin de les expliquer les cache » (*ibid.*, p. 12). Voir Antoinette Gimaret, *Extraordinaire et ordinaire des Croix. Les représentations du corps souffrant (1580-1650)*, Paris, Honoré Champion, 2010, p. 197-201.

[27] Surin, *Correspondance*, éd. cit., p. 870.

accusations dont il est l'objet : l'argument d'autorité, celui que nous avons évoqué précédemment, n'empêchera pourtant pas la condamnation de son œuvre en 1661. Mais l'échec était inéluctable dans la mesure où Surin s'adresse en réalité à un lectorat des plus restreints, celui qui aura, comme lui, vécu des « grâces extraordinaires » et qui sera seul à même de valider l'expérience spirituelle du jésuite : « J'ai été longtemps en doute si je mettrais par écrit les choses que j'ai entrepris de déduire en cette partie. La raison pour ne le faire pas est que ce sont des choses si étranges et si peu croyables, que ceux qui les verront écrites les prendront pour de vraies fantaisies et imaginations d'un esprit égaré, et qu'il y a plus de sagesse de se celer que de se publier »[28]. À ce public privilégié, mais confidentiel, Surin adjoint un destinataire second, qui n'est autre que lui-même. C'est là le sens de la citation du prophète Isaïe (24.16) qui figure sur la page de titre de la *Science expérimentale* : « *secretum meum mihi* », répété à deux reprises[29]. Expérience étrange et hautement inédite que celle d'une écriture partiellement tournée vers son auteur, en rupture avec les canons de l'autobiographie spirituelle (le genre est ici dépassé et renversé) et des mémoires, et qui invalide de fait la notion d'exemplarité. Désormais marquée du sceau du secret, la « vie intérieure » de Surin devient un tombeau scripturaire, un lieu de deuil spirituel, dans lequel le sujet écrivant se mire dans sa propre impossibilité discursive et spirituelle.

Quelques mots pour conclure. La mystique de Surin offre un arsenal poétique remarquablement diversifié, qui confère aux lieux topiques ou aux dispositifs figuraux la capacité de réfracter le dessaisissement du moi. L'écriture de Surin se confond alors avec une *mimèsis* pacifiée, fondée sur les affects, sur un je lyrique. La forme épouse en quelque sorte la matière, bien qu'un écart fondamental demeure malgré tout – un écart qui est essentiellement lié à la temporalité linéaire de l'écriture, à laquelle s'oppose l'éternité divine (opposition qui s'origine dans un passage célèbre des *Confessions* de saint Augustin). En revanche, l'évidence discursive, lorsqu'elle se voit déplacée de son champ de gravité, est en quelque sorte prise au piège ; l'écriture ne peut que constater l'ambivalence et la ductilité des signes. Dès lors, l'écriture semble alors saper ses propres fondements, au

[28] Surin, *Science expérimentale de l'autre vie*, p. 165.

[29] *Ibid.*, p. 126. Voir Nicholas D. Paige, *Being Interior. Autobiography and the Contradictions of Modernity in Seventeenth-Century France*, Penn, Pennsylvania UP, 2001, p. 200-209.

fur et à mesure de son énonciation ; elle traduit ainsi une forme de capitulation à laquelle seul le motif du secret peut suppléer. Cette tension est emblématique d'une œuvre qui obéit à des régimes discursifs de déliaison, à l'image de ces voix discordantes (celle de Surin, celle des possédées, celle du Diable) qui, d'une certaine manière, miment la dimension réflexive de l'écriture du jésuite. Une œuvre qui fait de ses propres impossibilités discursives une démarche de connaissance de soi toujours recommencée.

Opiacées et déshabillés. La psyché sous l'œil de la médecine (XVIe – XVIIe siècles)

Dominique BRANCHER

Bien que la médecine puisse être considérée comme une discipline fondamentalement narrative, une inlassable Schéhérazade tissant le récit de ses patients[1], c'est au seizième siècle que la notion d'*historia*, étrangère à la science scolastique, conquiert une place importante dans l'humanisme médical. Le terme *Historia,* qui recouvre un nouveau sens, désigne un genre inédit : le récit de cas médical, qu'il décrive la maladie d'un patient ou la dissection d'un cadavre[2]. Cette forme narrative, fondée sur l'observation et la pratique, connaît un développement extraordinaire dans toute l'Europe à partir de la deuxième moitié du seizième siècle. On y compte un nombre impressionnant d'ouvrages, qui portent le titre d'*Historiae* ou d'*Observationes*. Cet essor éditorial reflète la valeur cognitive nouvelle conférée à l'enregistrement de l'expérience personnelle et le succès d'une épistémologie sensorielle. Il s'accompagne aussi de la création d'une

---

[1] Nancy Siraisi, *The Clock and the Mirror : Girolamo Cardano and Renaissance medicine*, Princeton, Princeton University Press, 1997, p. 195. On ne citera que quelques titres dans l'abondante bibliographie sur l'art du récit médical : *The Literary Structure of Scientific Argument : Historical Studies*, P. Dear éd., Philadelphie, University of Pennsylvania Press, 1991 ; Kathryn Montgomery Hunter, *Doctor's Stories : the Narrative Structure of Medical Knowledge*, Princeton University Press, 1991 et du même auteur, l'article « Narrative » dans l'*Encyclopedia of Bioethics*, S. G. Post éd., New York, MacMillan Reference USA, Thomson/Gale, 2004 (3rd éd.).

[2] Sur cette notion, voir les articles fondamentaux de Nancy G. Siraisi, « Girolamo Cardano and the Art of Medical Narrative », *Journal of the History of Ideas* 52, 4 (oct.-déc. 1991), p. 581-602 ; et de Gianna Pomata, « The Uses of *Historia* in Early Modern Medicine », in *Historia. Empiricism and Erudition in Early Modern Europe*, G. Pomata et N. G. Siraisi éds., Cambridge (Massachussets) - Londres, The MIT Press, 2005, p. 105-146 ; « 'Observatio' ovvero 'historia'. Note su empirismo e storia in età moderna », *Quaderni Storici* 91, a. XXXI (1996), p. 173-198.

véritable forme littéraire. À travers les œuvres de deux médecins, Laurent Joubert et Nicolas Venette, qui s'échelonnent de la fin du XVIe siècle à la fin du XVIIe siècle, on interrogera les formes nouvelles de littérarité que développe le récit de cas pour représenter la vie organique mais aussi psychique des individus. Car l'herméneutique des signes corporels propre à cette discipline est indissociable d'une symptomatologie mentale. Dès les années 1550, on rencontre des récits élaborés de cas qui abandonnent l'énumération pesante des symptômes, caractéristique des *consilia* médiévaux, pour ressaisir un fragment de vie dans une logique narrative[3]. Le praticien, qui décrit son patient ou se produit lui-même comme cas, développe une technique d'écriture du singulier pour saisir l'individualité d'un corps, voire la perception que le sujet en a.

On envisagera ici deux modes, autobiographique et fictionnel, sur lesquels le récit de cas déploie la vie psychosomatique des individus et les façonne discursivement comme sujets. D'une part, le praticien met en scène son investissement affectif dans son corps ou celui d'autrui, cherchant à représenter et à *se* représenter ce qu'il sent. Ces incursions cénesthésiques participent d'une histoire plus large de la conscience corporelle, qui implique non seulement un souci de soi, ou d'être soi, mais de se sentir. Dans l'essai « des senteurs », Montaigne se souvient des « estroits baisers de sa jeunesse, savoureux, gloutons et gluants »[4]. D'autre part, l'écriture du cas constitue aussi un laboratoire d'expérimentation de formes fictionnelles, proches notamment de la nouvelle, si l'on entend par fiction, au sens de Kate Hamburger, une modalité diégétique. En proposant des scénarios fictifs qui pénètrent l'intériorité de personnages à valeur archétypale, l'énonciateur médical développe une poétique du cas probable ou possible qui ouvre un champ fécond de recherche : non pas celui de la littérarisation des textes médicaux, mais celui de l'impact des formes médicales sur le style

[3] Pour le passage du *consilium* médiéval à l'*observatio* renaissante, et plus particulièrement les transformations stylistiques qu'il implique, voir l'ouvrage classique de Pedro Lain Entralgo, *La Historia clínica : historia y teoría del relato patográfico*, Madrid, Editorial Triacastela, 1998, p. 134. Sur le développement de l'art du récit de cas dès les années 1550, voir Vivian Nutton, « Case Histories in the Early Renaissance » (conférence non publiée) ; sur l'attention médicale à l'individuel, voir Nancy G. Siraisi, « L'individuale' nella medicina tra Medioevo e Umanesimo : I 'casi clinici' », in *Umanesimo i medicina. Il problema dell* 'individuale', R. Cardini et M. Regoliosi éds., Rome, Bulzoni Editore, 1996, p. 33-62.

[4] I, XV, 315B.

« littéraire », qui méconnaît sa dette.

Mais qu'englobe la représentation de la vie psychique dans le cadre conceptuel médical renaissant ? Il convient de rappeler le champ d'extension alors fort large de la « psychologie » humaine qui conduit de la physique à la métaphysique. C'est ce que montre l'usage de ce terme inédit créé au XVIe siècle, qui ne dénote alors rien de plus précis que les discours sur l'âme unie au corps, telle qu'Aristote et Galien en avaient posé les fondements[5]. Dans les *Tableaux accomplis de tous les arts libéraux* de Christophe de Savigny (1587), la « psychologie » désigne ainsi l'« histoire » des plantes et des animaux, divisés en êtres privés de raison et êtres humains doués d'intelligence[6]. Elle englobe donc à la fois les facultés végétatives et sensitives communes à l'homme et aux autres êtres vivants, et la dimension spirituelle qui relève de l'âme rationnelle, privilège humain. Tandis que l'intellect et la volonté, qui en font partie, ne requièrent pas d'organes physiques, les fonctions mentales sont rattachées à l'âme organique, responsable des fonctions corporelles[7]. Selon la psychologie des facultés que propose le *de Anima* de Mélanchthon (1540), le *phantastikon* ou sens commun, la cogitation (*dianoètikon*) et la mémoire (*mnèmoneutikon*)[8], sont strictement répartis dans les trois parties successives du cerveau[9]. Chez Ficin, la fantaisie est l'instrument par lequel l'âme transmet au corps ses passions et

[5] Sur l'apparition de ce terme et ses significations, voir Fernando Vidal, *Les Sciences de l'âme. XVIe - XVIIIe siècle*, Paris, Champion, 2006, « *Psychologie* : une intention nouvelle ? », p. 33-69.

[6] Christophe Savigny, *Tableaux accomplis liberaux, contenans brievement et clerement par singuliere methode de doctrine, une generale et sommaire partition des dicts arts, amassez et reducts en ordre pour le soulagement et profit de la ieunesse*, Paris, Iean et François de Gourmont freres, 1587. Voir Vidal, *Les Sciences de l'âme*, p. 72-74.

[7] Voir Katharine Park, « The Organic Soul », in *The Cambridge History of Renaissance Philosophy*, C.B. Schmitt et Q. Skinner éds., Cambridge University Press, 1988, p. 464-484.

[8] Sur cette tripartition, voir Walther Sudhoff, « Dier Lehre von den Hirnventrikeln in textlicher und graphischer Tradition des Altertums und Mittelalters », *Archiv für Geschichte der Medizin* 7 (1914), p. 149-205, 151-154 ; Harry A. Wolfson, « The internal Senses in Latin, Arabic, and Hebrew Philosophical Texts », *Harvard Theological Review* 27 (1935), p. 69-133.

[9] *Liber de Anima,* CR 13, 120s. Sur la psychologie de Mélanchthon, voir Wolfgang Holzapfel et Georg Eckardt, « Philipp Melanchthon' Psychological Thinking under the Influence of Humanism, Reformation and Empirical Orientation », *Revista de historia de la psicologia* 20 (1999), p. 5-34.

quatre affections en dépendent tout particulièrement, le désir, le plaisir, la crainte et la douleur, parce qu'elles impliquent des représentations qui modifient le corps[10]. Dans le cadre de cette anthropologie anti-dualiste, dont le principe est la notion d'être humain comme composé d'une âme et d'un corps, la représentation de la vie psychique implique nécessairement une dimension somatique et réciproquement. L'énonciation médicale ne construit pas un corps fonctionnel et objectivé, mais un corps agité de sensations et de pensées, où le flux et le reflux ininterrompus des esprits animaux, véhiculés par les nerfs, traversent la tête de part en part pour amener les images fournies par les sens des objets extérieurs – ou, inversement, les ordres donnés par le cerveau. Ce n'est qu'avec la dissolution du cadre aristotélicien à la fin du XVIIe siècle, quand l'âme cessera d'être le principe de la vie végétative et sensitive, que la psychologie sera redéfinie comme principe de l'esprit humain et qu'elle deviendra une des branches de l'anthropologie plutôt que de l'englober[11].

La figuration de soi : voluptés opiacées

Dans les traités médicaux renaissants, la singularité biographique du malade est souvent le corollaire de la tentation autobiographique du médecin, qui va jusqu'à se produire lui-même comme cas. À mille lieues de l'impersonnalité hippocratique, Galien avait offert le modèle de cette réflexivité et favorisé l'impulsion autobiographique de praticiens comme Ambroise Paré ou Jérôme Cardan. Considérons la manière dont certains praticiens mettent en scène leur vie affective. Dans ses *Erreurs populaires* (1578), Laurent Joubert, professeur à la Faculté de médecine de Montpellier, n'hésite pas à faire état de sa saine vigueur et de sa fidélité conjugale :

> Et les maitresses au contraire, panseront que je suis amoureus des nourrices, et que j'ayme a les caresser. Il est vray certainemant, que j'ayme les nourrices, et que la fame de ce monde que je chery le plus, ha nourri tous mes anfans, tant qu'elle ha eu du lait, et je n'ai pas laissé pour cela de coucher avec elle, et luy faire l'amour, comme un bon demy a sa bonne moitié, suivant la conjonccion de mariage : et (Dieu mercy) noz

[10] Marsile Ficin, *Théologie platonicienne de l'immortalité des âmes*, t. I, livres I-VIII, R. Marcel éd. et trad., Paris, Les Belles Lettres, 1964, tome II, livre 13, chap. 1, p. 196.

[11] Vidal, *Les Sciences de l'âme*, p. 69.

> anfans ont eté bien nourris, et sont bien advenus. Je ne donne point conseil aus autres, que je ne prenne pour moy[12].

L'expérience s'individualise en histoire personnelle et privée. Galien n'a pourtant jamais exhibé son intimité ou celle de ses patients pour exciter la curiosité sexuelle du lecteur. Au XVIIe siècle, cette mise en scène de l'investissement sensuel du praticien prend une ampleur inédite, notamment dans le célèbre *Tableau de l'amour humain considéré dans l'état du mariage*, paru en 1686, à Amsterdam, sous le paravent d'une anagramme : *Salocini, Vénitien* – ce n'est que dans l'édition de 1702 que l'identité de l'auteur, Nicolas Venette, est révélée. Dès sa parution, les critiques fusent contre ce livre « porté », comme le dénonce Pierre Bayle, par une « gaité trop vive », ce qui lui vaudra pas moins de 33 éditions jusqu'en 1903. Dans le traité, la singularité affective du « je » énonciateur se dissout généralement dans un « nous » collectif, dès lors qu'il s'agit de réfléchir aux meilleurs moyens de vivre une sexualité productive et épanouie. Il est cependant un passage où, au-delà de tout lieu commun rhétorique, l'instance énonciatrice fait le récit surprenant des modifications de conscience procurées par la consommation d'opium, en des termes qui obligent à nuancer la périodisation des historiens de la drogue[13]. Le récit échappe à toute finalité didactique ou morale pour communiquer un vécu cénesthésique inouï, qui ne jouissait pas alors de modèles énonciatifs préexistants et que certains bouleversements culturels – notamment les contacts avec les Turcs – ont soudain rendu possible. L'expérience proprioceptive ne pose donc pas seulement la question de la signification de ce retour sur soi-même, mais celle aussi des conditions concrètes de son émergence.

Le récit prend place dans un chapitre destiné à venir au secours des maris impuissants, où Venette propose des remèdes susceptibles d'exciter l'homme « à embrasser amoureusement sa femme ». Parmi eux, l'opium, dont on croit à tort qu'il abrutit alors qu'il exalte les vertus guerrières, sur le champ de bataille[14] comme dans les étreintes nocturnes. C'est du moins l'usage qu'en

---

[12] Laurent Joubert, *Erreurs populaires*, Bordeaux, Millanges, 1578, livre V, chap. VII, p. 532-533.

[13] Voir Georges Vigarello, « La drogue a-t-elle un passé ? », in *Individus sous influence : drogues, alcools, médicaments psychotropes*, A. Ehrenberg éd., Paris, Esprit, 1991, p. 85-100.

[14] Sur ce point voir *Les Voyages du Seigneur de Villamont, divisez en trois Livres*,

font les Turcs et plus généralement les Orientaux, dont l'imagination, explique Venette, est sans cesse encombrée d'objets lascifs et qui laissent avec délices la drogue chatouiller leurs parties naturelles. Mais dans le même mouvement où il rejette l'usage de ce « poison » pour les corps européens, qui n'y sont pas habitués, le médecin vient à en faire l'éloge :

> Je ne m'étonne pas, si les Turcs & les autres Orientaux ont une inclination si déreglée à prendre de l'*Opium* pour jouïr d'une volupté indicible. Pour moy, qui ay éprouvé les vertus de cette drogue dans une maladie presque desesperée, en 1688, je diray sincerement ce que j'en ay ressenti. Tous les remèdes m'éstoient alors inutiles dans les vomissements excessifs, & dans le fâcheux cours de ventre que je ressentois. Je crus qu'il n'y avoit point au monde d'autre moyen de me sauver, que de prendre 2 grains d'extrait simple d'Opium. Je ne l'eus pas plutost pris, que je me sentis gueri, comme par miracle, & que pendant un jour entier je ressentis des plaisirs que je ne saurois exprimer. Une petite vapeur douce & chatoüillante couloit insensiblement, comme je le pense, par les nerfs & par les membranes externes de mon corps. Cette vapeur me causoit une volupté excessive, car depuis la nuque du cou & les épaules jusques au croupion, je sentois un chatoüillement qui me causoit un plaisir parfait, puis cette vapeur agréable estoit portée aux pieds & aux genoux, où je ressentois encore principalement autour de la rotule, des chatoüillements inexplicables. Ce plaisir se fit ressentir plusieurs fois, en sommeillant, pendant ce jour-là, si bien que je ne fus pas marry d'avoir esté malade, pour avoir ressenti des plaisirs, qui sont une ombre de ceux du Ciel, & une image d'une felicité bien imaginée. Je ne m'étonne donc pas si les Levantins sont si friands d'Opium, puis qu'il cause tant de plaisir à ceux qui en usent[15].

Motivée par des raisons médicales (De Quincey s'administrera d'abord de l'opium pour lutter contre une rage de dents), la prise du narcotique répond dans un premier temps à l'usage courant de cette « drogue » dans l'Occident pré-industriel, où, selon l'acception ancienne du terme, elle joue essentiellement le rôle de remède pour atténuer la douleur. En témoignent aussi bien le *Traité universel des drogues simples* (1698) de Nicolas Lémery

---

Rouen, Thomas Daré, 1607 : « J'ay aussi veu en Hierusalem & remarqué que les Turcs usent souvent d'une herbe qu'ils nomment Amphiam, autrement Opium, pour l'opinion qu'ils ont, qu'elle les rend plus courageux à la guerre » (livre II, p. 485).

[15] Nicolas Venette, *De la Generation de l'homme ou Tableau de l'amour conjugal*, Cologne, Claude Joly, 1696, chap. 8, article II « Des Remédes qui excitent un homme à embrasser ardemment une femme », p. 218-219.

(1698), docteur en médecine[16], que *l'Histoire générale des drogues* (1694) de Pierre Pomet, marchand droguiste parisien[17], ou encore la *Pharmacopée royale galenique et chymique* (1676) de Moyse Charas, docteur en médecine, ouvrage cité par Venette. Après avoir absorbé douze grains d'opium, Charas se contente de noter : « Je passay la nuit dans un fort agreable repos »[18]. De même, les voyageurs européens des XVIIe et XVIIIe siècles, confrontés à l'usage effréné des orientaux, comparent souvent, pour mieux en neutraliser l'étrangeté, les effets alourdissants de l'opium avec ceux du vin ou les consignent dans la catégorie des stimulants agréables, sans évoquer un état de conscience singulier ou un état physique qui échappe aux repères familiers. Pierre Belon, visiteur des plateaux anatoliens au XVIe siècle, écrit par exemple : « Et ayant éprouvé l'opium, je n'y trouvai autre accident que de m'échauffer la poitrine, et me troubler quelque peu le cerveau, et rêver en dormant »[19]. On n'en saura pas plus sur ces troubles mentaux. Pour l'arpenteur infatigable de nouveaux espaces, l'aventure intérieure, le voyage invisible ne constituent pas des expériences possibles ou dicibles. Elles échappent au champ de ses *Observations* (titre de son ouvrage) dans un contexte culturel où la pratique de la drogue au sens moderne du terme, comme captation totale du sujet et élargissement des états de conscience, n'a ni nom ni réalité.

Or, l'auto-expérimentation de Venette confère un statut inédit au prétendu remède, légitimé comme instrument de plaisir, et aiguise les modalités de l'écoute de soi en relevant le défi de dire une « volupté indicible », « qu'il ne sauroit exprimer ». Marquant une étape significative dans l'évaluation de la sensibilité, le médecin dépasse le cadre classique du récit de cas dont il

---

[16] « Il est propre pour épaissir les humeurs, pour exciter le sommeil, pour calmer les douleurs, pour arrêter le cours de ventre, le vomissement, les hémorragies, le hoquet ; pour provoquer la sueur, pour les maladies des yeux et des dents. La dose est depuis demi grain jusqu'à deux grains » (Nicolas Lémery, *Traité universel des drogues simples, mises en ordre alphabétique*, quatrième édition, Paris, Laurent d'Houry, 1732, rubrique « opium », p. 610).

[17] Pierre Pomet, *Histoire générale des drogues*, Paris, Jean-Baptiste Loyson, Augustin Pillon, Etienne Ducastin, 1694.

[18] Moyse Charas, *Pharmacopée royale galenique et chymique*, Paris, chez l'Auteur, chapitre LI « De l'Extrait de l'Opium », p. 726.

[19] Pierre Belon, *Voyages au Levant (1553). Les Observations de Pierre Belon du Mans*, A. Merle éd., Paris, Chandeigne, 2001, chap. 16 « Chose digne de grande admiration des Turcs qui mangent l'opium pour se rendre plus hardis à la guerre », p. 471.

épouse pourtant les étapes traditionnelles (diagnostic, thérapeutique, guérison). Car il analyse ses bouleversements intimes en une véritable topographie du plaisir : du cou au croupion, puis aux pieds et aux jambes, avec concentration du chatouillement sur les rotules, lieu articulaire où se loge un plaisir « inexplicable ». Où fait défaut l'explication étiologique du médecin triomphe et vibre l'appareil nerveux du jouisseur. Loin de rétablir seulement le bon ordre du corps, l'opium opère un « miracle » et se fait le vecteur ici-bas de plaisirs métaphysiques qui annoncent les « extases portatives » de Thomas de Quincey et les « paradis artificiels » baudelairiens[20]. Bien avant les *Confession d'un mangeur d'opium anglais*, parues en 1822, auquel on attribue souvent un rôle inaugural dans l'expérience de la drogue, bien avant le médecin Charvet qui, en 1826, dans son traité *De l'action comparée de l'opium*, observe, montre en main, le déroulement de ses états de conscience[21], Venette témoigne d'une manière nouvelle d'éprouver le corps, de lui être attentif et de communiquer une expérience intime à ses lecteurs. Sous couvert de leur enseigner à faire des enfants, ils sont initiés à une jouissance autarcique qui opère un double déplacement, d'Orient en Occident, et de la volupté sexuelle à l'extase narcotique, qui en est le substitut métonymique. En faisant l'éloge paradoxal de ce qu'il donnait comme « poison », le médecin renverse la valeur du contre-modèle exotique et se métamorphose en opiomane à turban.

Figuration de l'autre : de l'invention du cas

De la première étape de ce parcours, on déduirait à tort que les traités de médecine sous l'Ancien Régime privilégient les récits de cas marqués du sceau de l'authenticité. Car, rivalisant avec les références fictionnelles dont il sature son propos, l'auteur médecin peut au besoin se faire lui-même dramaturge en inventant des cas spéculatifs où il crée ses personnages, met en place les circonstances de l'action, plante un décor et une situation au profit de sa démonstration. Il ne s'agit pas d'observations réelles, pratiquées sur des corps singuliers, mais d'observations logiques mises en récit, sous la

[20] Voir Pierre Pachet, « Coleridge, De Quincey, Baudelaire : la drogue de l'individu moderne », in *Individus sous influence : drogues, alcools, médicaments psychotropes*, A. Ehrenberg dir., Paris, Esprit, 1991, p. 33-47.

[21] Pierre Alexandre Charvet, *De l'action comparée de l'opium et de ses principes constituans sur l'économie animale*, Paris, Levrault, 1826.

forme de cas archétypaux qui renouent avec la pratique d'élaboration fictionnelle des juristes (« fingere casum »)[22]. En d'autres termes, à la question de savoir si les médecins doivent emprunter leurs exemples pédagogiques de cas à l'expérience réelle ou à l'imagination (« utrum medicus exempla ex se fingat an extrinsecus petat »), question posée par François Valleriole en 1577, l'auteur médical répond par la complémentarité des deux approches[23]. Au milieu de la multiplicité des témoignages réels, qu'il accumule pour mieux persuader, il insère des récits de cas inventés, comme le fait Laurent Joubert dans ses *Erreurs populaires*, visant à démontrer que « qui le fait le moins souvent, est plus asseuré d'engroisser sa fame » :

> La fame ha la matrice bien repurgee : aussi qu'elle, ayant eté mieus nourrie que de son ordinaire (sur tout s'elle ha fait un fils, qui cause volontiers plus de joye, que une filhe) elle ha de son couté accumulé beaucoup de sa semance, qui la chatoulhe, et fait estre plus friande du male, que n'avoit eté de long tams. Car durant la groisse, que sa matrice est pleine, elle ha moins de plaisir à la copulacion. Mais à la fin de la gesine, la matrice tourne crier à la faim, et ha l'appetit plus grand, que au paravant. Voyla pourquoy, la fame oublie facillemant, emeuë de cette friandise, les veus et protestacions, qu'elle ha fait lors de l'anfantement, pressee des douleurs : quand il faut randre gorge du plaisir ressu au paravant. Adonc elle voudroit ne faire plus d'anfans, desire estre desormais sterile : et (si se pouvoit faire sans autre mal) n'avoir plus les parties de copulacion. Mais quand delà a quelques jours, et ces douleurs, et les tranchées de vantre, et le mal des tetins est bien passé, le tout s'oblie, et la matrice commance a fretilher, antalentée du jeu d'amours : voire an est plus affamée que jamais, pour la friandise goutee au paravant[24].

Ainsi que l'a montré Käte Hamburger, c'est seulement dans la fiction que nous pouvons pénétrer dans les détails de l'intériorité d'un personnage, et avoir accès à des pensées, sentiments, ou intentions, qui ne sont pas

[22] Ian MacLean, « Legal fictions and fictional entities in Renaissance Jurisprudence », *The Journal of Legal History* 20 (1990), p. 1-24, 8 (expression de Uldaricus Zazius).
[23] François Valleriole, *Commentarii in sex Galeni libros de morbis*, Lyon, Sebastien Gryphe, 8 vol., 1577, p. 559, cité par Ian McLean, *Logic, Signs and Nature in the Renaissance. The Case of Learned Medicine*, Cambridge University Press, 2002, « Fictional cases », p. 314-315. Arnaud de Villeneuve fabriquerait aussi des cas fictionnels.
[24] Joubert, *Erreurs populaires,* 1578, livre 2, chap. VI, p. 172-173.

imputables au locuteur premier[25]. Ici, c'est même la matrice qui se voit attribuer des états émotionnels, contaminant métonymiquement la protagoniste : « la matrice tourne crier à la faim, et ha l'appetit plus grand, que au paravant » ; « et la matrice commance a fretilher, antalentée du jeu d'amours… ». Joubert ne procède pas empiriquement, mais livre des raisonnements déductifs sur le fonctionnement du désir qui sont le pur produit d'un imaginaire médical remontant à Platon, où la matrice est identifiée à un animal insatiable. Il échafaude des hypothèses sur la psychologie et la physiologie humaine ainsi que sur le mouvement invisible des organes qui dépassent le champ de l'observable et transgressent les limites épistémologiques de l'anatomie. Comme l'écrit Myriam Marrache-Gouraud, « la fiction prend ainsi le relais de l'ignorance : le texte se substitue à la description de la nature lorsqu'il est impossible de la connaître. Le savoir, secondé par la fiction, est un produit de la fiction »[26]. La fiction se définit ici aussi bien comme construction explicative que comme modalité diégétique.

Pour Käte Hamburger, le style indirect libre constitue un autre des signaux essentiels de la fiction. Il est remarquable que Joubert en fasse usage, alors que la critique a longtemps soutenu que cette façon de représenter la parole d'autrui « appartient à la littérature *moderne* ». Joubert entre en effet intimement dans la conscience de ses personnages et s'en fait l'interprète discret mais critique :

> Voyla pourquoy, la fame oublie facillemant, emeuë de cette friandise, les veus et protestacions, qu'elle ha fait lors de l'anfantement, pressee des douleurs : quand il faut randre gorge du plaisir ressu au paravant. *Adonc elle voudroit ne faire plus d'anfans, desire estre desormais sterile : et (si se pouvoit faire sans autre mal) n'avoir plus les parties de copulacion.* Mais quand delà a quelques jours, et ces douleurs, et les tranchées de vantre, et le mal des tetins est bien passé, le tout s'oblie […].

On peut certes hésiter sur le statut du passage souligné, puisque le décrochage entre temps du présent et du passé, caractéristique du discours

[25] Käte Hamburger, *Logique des genres littéraires*, Paris, Seuil, 1986. Cette thèse a été reprise et défendue par Dorrit Cohn dans *Le Propre de la fiction,* Paris, Seuil, 2001 [1999 en anglais].

[26] Myriam Marrache-Gouraud, « Histoires et autres traces de fiction dans le *Traité de la peste, de la petite verolle et rougeole* d'Ambroise Paré (1568) », *Fictions du savoir à la Renaissance*, URL : http://www.fabula.org/colloques/document86.php.

indirect libre, n'est pas perceptible dans un discours énoncé au présent de généralité. Joubert fait-il le récit des émotions de la femme ou rapporte-t-il ses propos ? Cette dernière interprétation demeure en tous les cas possible et il nous semble bien entendre ici la voix de la femme, qu'elle soit intérieure ou réellement prononcée, en une forme de discours indirect libre. La présence narratrice se manifeste dans le pronom à la troisième personne (« elle ») et dans l'effet d'ironie que suscite la mise en scène dialogique du discours[27] : le narrateur se moque des déclarations fracassantes de la protagoniste, dont le renoncement aux joies de la sexualité est vite oublié sous les appels forcenés de la matrice. C'est le connecteur « adonc », dont la valeur est aussi bien temporelle (à ce moment-là) que logique (en conséquent), qui teinte d'ironie le discours indirect libre par l'enchaînement qu'il opère. Il témoigne en effet du surplomb temporel d'une instance narrative qui embrasse toute la durée psychique de la femme, qui la domine et peut y discerner des contradictions comiques, comme le fait qu'elle « oublie » si volontiers ses réticences.

La description de cet acte mental d'amnésie, qui échappe par définition à la conscience du personnage, cerne de part et d'autre le passage au discours indirect libre (« la fame oublie facillemant », « le tout s'oblie »). Elle relève dans ce cas-là du psycho-récit, qui raconte le vécu psychique non verbalisé, voire non conscientisé d'un personnage, qu'il soit mental, sensoriel ou émotionnel. Dans l'économie culturelle renaissante, on aurait la tentation de parler de récit psycho-*somatique*, tant est prégnante l'alliance des affections de l'âme et du corps, théorisées dans le fameux traité de Galien, *Quod animi mores corpora sequuntur,* disponible en latin à partir de 1528. De fait, le narrateur s'intéresse aussi bien aux volitions et désirs d'une matrice personnifiée qu'à ceux de l'esprit féminin qu'ils déterminent.

À la différence du psycho-récit, essentiellement monologique, le discours indirect libre mêle deux voix, sans qu'on soit jamais sûr si les propos rapportés sont mentionnés avec exactitude ou interprétés par l'instance citante. Cette ambiguïté éclaire peut-être les raisons de son usage par Joubert. Là où le discours direct renvoie à une singularité, la porosité entre personnage et narrateur propre au discours indirect libre, le brouillage des

---

[27] Pour les attitudes d'ironie ou de sympathie du narrateur dans le monologue narrativisé (qui coïncide en partie avec la forme du discours indirect libre), Dorrit Cohn, *Transparent Minds. Narrative Modes for Presenting Consciousness in Fiction*, Princeton University Press, 1978, p. 116-126.

voix qui le constitue permettent à chacun de s'emparer de cette pensée, de se glisser dans la mêlée dialogique pour réinvestir la position ironique du médecin, ou celle, naïve, de la femme. Du coup, ce récit de cas n'a plus rien de singulier et invite pragmatiquement, par l'opération de lecture, à en éprouver le caractère généralisable.

Secret du corps, intimité de la psyché : un cas d'hermaphrodisme

À l'intersection entre raisonnement hypothétique, invention spéculative et farce comique, le texte de Joubert opère donc une valorisation radicale de la fiction dont il manipule avec finesse les outils narratifs. Un siècle plus tard, chez Venette, cet art de la focalisation interne prend une ampleur inédite. Considérant les situations où l'acte sexuel est rendu impossible, il élabore le scénario topique suivant :

> Un homme est bien surpris la premiere nuit de ses nôces, quand dans la chaleur de sa passion touchant sa femme avec tendresse, il ressent un membre aussi roide que le sien, qui lui frape le ventre. C'est alors qu'estant tout éperdu il sort du lit, & s'imagine ou être ensorcelé, ou qu'on a voulu le railler en luy donnant un homme pour une femme qu'il avoit choisie. Cependant, à la clarté d'une bougie il apperçoit le visage de sa femme qui l'appelle avec douceur, mais il n'y a ny caresse ny complaisance qui le puissent tirer de l'etonnement où il est, si son ame en revient un peu, ses parties amoureuses n'obeïssent pas si-tost à sa passion. Neantmoins, comme l'amour est un enfant, on l'appaise enfin, quand on le flate. Les parties naturelles de cet homme sentent donc une seconde fois les atteintes de l'amour ; mais il n'a pas si-tost fait une seconde tentative qu'il est aussi surpris qu'auparavant, & ce qui accroist encore davantage son étonnement c'est, qu'il ne peut se débarasser d'entre les bras de son épouse, qui le presse de la poitrine à mesure que sa passion augmente. C'est alors qu'il ne doute plus des charmes ; car dans cette occasion par une étrange metamorphose, l'homme devient comme une femme, & la femme prend la place d'un homme : si bien que celuy-là a ses parties toutes fletries & toutes moletes par la surprise où il est encore, & celle-cy a les siennes toutes en feu, & est en estat de faire épreuve de sa vaillance. Enfin, cet homme estant un peu revenu à luy se met en devoir d'examiner la cause de son étonnement, il n'a pas plutost jetté les yeux sur les parties naturelles de sa femme, qu'il apperçoit une verge droite & dure comme la sienne. Il l'interroge là-dessus. Elle luy répond avec assez de pudeur & de sincerité qu'elle croit que toutes les femmes sont faites comme elle ; & elle lui avoüera veritablement ce qu'elle en a ressenty depuis qu'elle se connoît. Elle luy dit donc que pendant l'Hyver le froid excessif fait presque entierement retirer son clitoris, & qu'en ce temps-là il ne paroist ny plus long ny plus gros que la moitié du petit doigt : mais que dés que la

> chaleur de l'Esté se fait sentir, cette partie s'allonge & se grossit extrêmement [...][28].

Venette fait ici éclater le cadre étroit d'une rhétorique didactique pour ouvrir la voie à une poétique spectaculaire du cas, à la croisée d'un double enjeu, cognitif et esthétique. Dans cette temporalisation des événements psychiques d'un jeune marié, il est fait état d'une succession dynamique d'étonnements, ponctuée d'effets d'intensification (l'embrayeur « c'est alors que » est répété deux fois). L'étonnement renvoie le sujet à la prise de conscience de son ignorance et le confronte à un mystère vertigineux qui résiste à toute explication rationnelle : sa femme est son semblable, son frère. Le trouble divise son être, où l'âme (qui reconnaît le visage de l'aimée) et le sexe (réduit à l'impuissance) ne s'accordent plus, confrontent leurs volontés, avant que le protagoniste ne « re[vienne] à lui ». Dans le fait inadmissible, il décide de voir l'effet d'un ensorcellement (« il ne doute plus des charmes ») plutôt que la faillite de la réalité, la distorsion de son regard plutôt qu'une étrangeté propre à la nature de l'objet. Selon les lois du récit fantastique, la focalisation interne dérobe au lecteur la possibilité de trancher et lui fait accomplir en même temps que le héros toutes les étapes d'une investigation qui aboutit aux aveux de la jeune épousée : au récit du ressenti de l'époux succède ainsi, au discours indirect, celui du vécu psychologique de sa femme, qui va renommer « clitoris » (mais faut-il attribuer ce terme au personnage ou au narrateur ?) ce qu'il avait identifié comme une « verge », semblable à la sienne. L'épouse précise même les variations climatiques d'un organe métamorphique : rétracté pendant l'hiver, dilaté en été.

Si l'étonnement révèle l'ignorance à elle-même, cette révélation n'est pas de même nature chez chacun des deux partenaires : là où l'homme découvre qu'il ne connaît pas le corps de sa femme et est obligé de repenser les limites entre les sexes, l'épouse « se connaît » (en une version physiologique du *gnôthi theauton*) mais sans avoir pris conscience du caractère anormal, pathologique, délictueux, de son hypertrophie clitoridienne – « elle croit que toutes les femmes sont faites comme elle ». L'épisode épouse donc le schéma aristotélicien de la reconnaissance, l'*anagnôrisis*, tel que le décrira Marmontel dans ses *Éléments de littérature* : « Il arrive souvent qu'un personnage, ou ne se connaît pas lui-même, ou ne connaît pas celui avec

---

[28] Venette, *De la Generation de l'homme ou Tableau de l'amour conjugal*, chap. II « De la sterilité des femmes », p. 562-563.

lequel il est en action ; et le moment où il acquiert cette connaissance de lui-même ou d'un autre s'appelle reconnaissance »[29]. Ce dispositif épistémologique suscite l'engouement dans les poétiques du XVIIe siècle mais aussi la méfiance, car il ne constitue pas, contrairement aux apparences, « un paradigme de la satisfaction narrative », comme l'a montré Terence Cave[30]. La « reconnaissance » révèle le champ d'un possible qui menace les structures permettant d'« assigner une place et un nom proprement marqués aux individus et à leurs actions »[31]. Il menace aussi, ajouterons-nous, celles qui rendent possible l'identification générique d'un texte. Ainsi l'*anagnôrisis* dans le *Tableau de l'amour conjugal* est-elle doublement duplice.

Sur le plan de l'intrigue, elle met au jour l'indétermination sexuelle de l'épousée, inacceptable pour une société éprise de clarté générique. Comme l'a montré Katharine Park, la possession d'un clitoris phallique transforme les femmes en hermaphrodites et met en crise la notion de genre déterminée par une inversion physiologique hiérarchisée qui dépend de la chaleur de la complexion[32]. Le texte de Venette va même plus loin en travaillant à une double et « étrange metamorphose » : la femme devient un homme, doté de qualités guerrières (elle frappe de sa verge, fait preuve de sa vaillance, etc..), et l'homme une femme, pourvu « de parties toutes flétries et toutes mollettes ». La mollesse constitue un marqueur traditionnel de féminité comme l'atteste une fausse étymologie dérivant le terme *mollitia* de *mulier* à travers *mollior*[33]. La dépossession organique vécue par les deux personnages, dont les parties génitales, à valeur de sujet grammatical dans la phrase, s'animent – ou se dégonflent – indépendamment de leur volonté, conduit donc à une transformation du genre.

Sur le plan de l'énonciation, l'*anagnôrisis* trouble les rapports entre observation scientifique et nouvelle érotique par le recours à des procédés qui dramatisent la représentation de la vie psychique des personnages : cascade

[29] Jean-François Marmontel, *Œuvres complètes*, Paris, A. Belin, 1819, t. V, « Reconnaissance », p. 101.
[30] Terence Cave, *Recognitions. A Study in Poetics*, Oxford, Clarendon Press, 1988, p. 489.
[31] *Ibid.*, p. 493.
[32] Katharine Park, « The Rediscovery of the Clitoris : French Medicine and the Tribade », in *The Body in Parts : Fantasies of Corporeality in Early Modern Europe*, C. Mazzio et D. Hillman éds., New York - Londres, Routledge, 1997, p. 171-193.
[33] Lactance, *De opificio Dei*, XII, 17 ; Isidore de Séville, *Etymologies*, XI, 2.18.

d'étonnements, suspens narratif orchestré par la focalisation interne, qui associe le lecteur aux incertitudes et découvertes du protagoniste. L'ambiguïté générique de ce texte, où l'ambition de démonstration scientifique s'accompagne d'une sollicitation voyeuriste du lecteur, s'accompagne aussi d'une hésitation sur sa valeur d'authenticité. La fin de l'histoire signe en effet le passage du présent de généralité aux temps du récit : « elle y consentit », « il survint de fâcheux accidents ». Ce choix narratif singularise rétrospectivement ce qui se donnait de prime abord comme un récit typologique. On passe du scénario topique illustrant un monde possible, avec des incursions fictionnelles dans les vécus psychiques d'autrui, à l'exemple concret, au fait avéré, à la tragique aventure d'un couple mal assorti : « cela se passa ainsi ». Cet effet de réel vise à surprendre le lecteur, à susciter son étonnement à l'instar du personnage sidéré par la particularité anatomique de son épouse – effet du sublime dirait Longin, dont la vocation est précisément d'étonner, soit d'ébranler en suscitant la stupeur. Notons qu'à cette maîtrise rhétorique ne correspond pas, sur le plan de la diégèse, une victoire thérapeutique, puisque la partie rebelle de l'épouse résistera à toute ablation. L'habileté narrative permet dès lors de compenser l'impuissance – cette fois pratique et technique – de la médecine à traiter une « turpitude » jugée incurable.

On a donc considéré deux modalités particulières du récit de cas qui accordent à la représentation de la vie psycho-somatique une place privilégiée. D'une part, les récits d'expérience à la première personne, qui prétendent à la vérité scientifique non pas sur le mode de la neutralité énonciative mais sur celui de l'affirmation subjective. Nancy Siraisi note que « as compared to their scholastic predecessors, leading sixteenth-century academic physicians seem notably more self-expressive and more involved in self-presentation »[34]. Cette tendance se confirme au siècle suivant. La source d'autorité du texte scientifique ne repose plus sur un corpus doctrinal reconnu, ni sur le prestige conféré par une position académique, mais sur l'observateur lui-même, sur son *autopsie* comprise dans le double sens du terme : à la fois dissection et observation *par* soi-même et *de* soi-même. L'observation atteint une dimension réflexive remarquable lorsqu'elle prend l'observateur comme objet : l'énonciateur se retourne sur lui-même pour

[34] Nancy Siraisi, *The Clock and the Mirror : Girolamo Cardano and Renaissance medicine*, Princeton University Press, 1997, p. 205.

capturer les traces d'un rapport au monde et au corps propre, notamment sous l'emprise voluptueuse de l'opium, vecteur d'une attention nouvelle portée à soi. Le texte médical contribue à élaborer des formes de représentation de la vie émotionnelle alors même qu'on réserve trop souvent ce privilège au champ dit « littéraire ».

D'autre part, la fabrication de cas topiques, qui relèvent du possible et non du fait avéré, met en jeu des procédés fictionnels comme le discours indirect libre ou la focalisation interne. Ces derniers contribuent à questionner la pertinence des dichotomies par lesquelles on tente parfois de distinguer littérature et savoir : imagination/raison, fiction/non-fiction, figural/littéral. À un siècle de distance, Joubert et Venette révèlent le développement d'un art du récit fictionnel qui fait de la sexualité son objet privilégié, sans doute car elle impose une certaine discrétion. Tous deux savent titiller leur lecteur en lui proposant de pénétrer les mystères organiques et l'intimité du désir. L'usage du discours indirect libre, où se mêlent naïveté féminine et ironie narratrice, permet à Joubert d'exploiter la veine du serio-ludere pour favoriser la transmission des connaissances. De son côté, plongeant son regard dans la chambre à coucher, Venette s'intéresse aux répercussions émotionnelles d'une rencontre nuptiale placée sous le sceau de l'anormalité. Ce n'est pas la cure d'une pathologie, qui par ailleurs échoue, mais sa perception tourmentée qui constitue l'objet principal du récit. Émerge une image forte de la patiente et de ceux qu'affecte sa maladie, saisis dans leur histoire personnelle et leur expérience du mal-être, dans leur manière d'appréhender l'autre et de se comprendre eux-mêmes. Ces textes peuvent ainsi offrir un objet de choix aussi bien aux historiens de la littérature, attentifs à des formes discursives flirtant avec le divertissement et le sensationnalisme, qu'aux historiens de la médecine qui, dans le sillage novateur de Dorothy et Roy Porter, se sont tournés vers le point de vue du patient, un acteur longtemps négligé dans l'historiographie traditionnelle, qu'on l'entende comme un des partenaires de la relation thérapeutique ou plus généralement comme un souffrant[35]. Chez Joubert et Venette, le point de

[35] Voir Roy Porter, « The Patient's View. Doing Medical History from Below », *Theory and Society*, 4 (1985), p. 175-198 ; « Introduction », in *Patients and Practitioners. Lay Perceptions of Medicine in Pre-industrial Society*, R. Porter éd., Cambridge University Press, 1985, p. 1-22 ; Roy et Dorothy Porter, *In Sickness and in Health. The British Experience 1650–1850*, Londres, Fourth Estate, 1988. Sur ce mouvement historiographique, voir Philip Rieder, « L'histoire du 'patient' : aléa,

vue de la ou du protagoniste n'est cependant qu'une reconstruction artificielle proposée par le médecin qui s'approprie l'intériorité des corps livrés à son investigation. Sa prose démontre sa toute-puissance panoptique, sa capacité à plonger sous la peau pour y saisir des phénomènes indissociablement organiques et mentaux (émotions et cogitations). La jouissance de ce savoir scopique est le signe d'un pouvoir institutionnel, voire démoniaque. Car pour Venette, c'est la marque du démon que de permettre au malade mélancolique de « pénétrer dans le secret de nos pensées », comme le narrateur le fait avec son personnage[36].

moyen, ou finalité de l'histoire médicale ? », *Gesnerus* 60 (2003), p. 260–271.

[36] « J'avoue que le démon se mêle quelques fois, mais fort rarement, parmi l'humeur mélancolique de nos maladies : ce qu'on ne saurait connoître que par l'une de ces trois remarques ; savoir, quand la personne parle de quelque langue qu'elle n'a pas apprise, quand elle fait des actions qui passent les forces ordinaires de la Nature, ou quand elle pénètre dans les secrets de nos pensées [...] » (Venette, *De la Generation de l'homme ou Tableau de l'amour conjugal*, p. 288).

Topoï et topiques dans *La Vie de Marianne*[1]

Fabienne BOISSIERAS

> *Un des inconvénients de l'approche littéraire est cette tendance à laisser de côté tout ce qui dans l'univers de la vie intérieure n'est pas verbalisé, il faudrait qu'il [le lecteur] ait la possibilité d'aller voir derrière*[2].

La vie psychique est un champ de bataille[3]

Soupçonneuse, au sens où étymologiquement l'adjectif renvoie à un regard en profondeur, la psychanalyse entend donner accès à la réalité psychique d'un être à partir d'une logique inconsciente, soustraite aux lois du rationnel, de la morale, de la norme[4]. Il convient dès lors de conférer un sens,

---

[1] Voir *Topique*, Revue freudienne, « Le psychanalyste lecteur de l'écrivain », 2012. *Topos* relève de la rhétorique et renvoie à des « stéorotypies logico-discursives », *topique* appartient au champ de la métapsychologie freudienne, nous le verrons. L'ensemble des citations du texte réfère à l'édition de Jean Dagen, *La Vie de Marianne*, Paris, Gallimard, « Folio classique », 1997.

[2] D. Cohn, *La Transparence intérieure*, Paris, Éditions du Seuil, 1981, p. 177.

[3] « La vie psychique est un champ de bataille et une arène où luttent des tendances opposées », S. Freud, *Introduction à la psychanalyse*, [1916-1917], Paris, Petite Bibliothèque Payot, 2001, p. 84. La réserve que peut soulever l'introduction de la psychanalyse dans la lecture des textes est récurrente, souvent fondée sur un applicationnisme forcé des concepts et un recensement stérile des figures. Le propos n'est pas d'exposer ici les rapprochements heureusement encouragés par la critique entre style et constructions psychiques (Freud, Sharpe, Lacan, Riffaterre). Il y a dans la recherche freudienne une part de psychanalyse appliquée à côté d'un travail de psychanalyse théorique et de psychanalyse clinique mais tous intimement solidaires. À J.B. Pontalis de noter qu'« il est facile d'ironiser sur le disciple 'appliqué' justement, qui emploie son zèle à retrouver dans telle œuvre littéraire ou dans telle culture les modalités du complexe d'Œdipe ou l'imago de la mauvaise mère... », *Entre le rêve et la douleur*, Paris, Gallimard, « TEL », [1983], 2006, p. 134.

[4] *Ibid.*, p. 135 : « Si Rousseau a pu littéralement inventer la psychologie génétique, c'est afin de mieux recouvrir par la certitude de son innocence ce que son désir le pousse à faire : « Je m'applique à bien développer partout les premières causes pour faire sentir l'enchaînement des effets ».

une vérité autrement plus fiable à des actes et des paroles échappés parfois à l'insu du sujet et auxquels longtemps la psychologie n'a pas accordé d'intérêt épistémologique, les considérant comme le produit du *hasard* ou de la *distraction*[5]. Deux mots qui envahissent les textes de Marivaux au point de servir d'arguments pour caractériser son style *naturel* aux allures capricantes et disparates. L'Inconscient, terre d'insoumission, à laquelle Freud accorde la place que l'on sait, reconfigure la représentation cartographique ou topologique de l'appareil psychique en même temps qu'en affranchissant la parole de la tutelle du moi, il la déleste de son intention à dire vrai. Précisément, l'inconscient « sauvage », le « ça » freudien de la seconde topique, vient saper tout projet d'ordonnancement discursif pour livrer à travers les actes *accidentels* ou *symptomatiques* ainsi qu'à travers les accrocs du langage une représentation de la réalité psychique plus sophistiquée car propre à déceler derrière l'acte de pensée à la fois un processus primaire (inconscient) et un processus secondaire (conscient). La notion même de réalité convoquée ici révèle le caractère objectivé de la description où il s'agit, outre de proposer une référenciation, d'ordonner un phénomène dans une série de rapports psychiques. Distincte de la réalité matérielle, cette réalité profonde régie par d'autres lois se modèle plus ou moins violemment à partir des événements extérieurs d'une vie que le discours tente de rassembler et de contenir dans l'apparente harmonie d'une forme. Un des paradoxes tient au fait que cette réalité psychique a une certaine réalité objective pour le sujet alors même qu'elle est créée par lui-même. Aussi, le Moi et la parole émancipés l'un de l'autre peuvent suivre des chemins contraires, se croiser ou s'éloigner, se rejoindre ponctuellement et parfois vraiment. La méthode commune à l'analyse stylistique et à la *praxis* psychanalytique consiste à n'accorder qu'un crédit partiel au manifeste pour porter attention aux sens latents, clandestins et encryptés.

Tel est bien le projet de Marianne, héroïne de Marivaux, cette femme cérébrale, si désireuse d'accéder à la vraie vie, la vie découverte et éclaircie, par la mobilisation têtue de la pensée, devenue alors alliée de poids contre les infortunes précoces de son existence et rempart contre le désespoir, les distorsions du moi, l'aspiration vers le néant :

---

[5] S. Freud, *Un souvenir d'enfance de Léonard de Vinci*, *op. cit*, p. 126 : « Il faut remercier la 'distraction' de permettre que se trahissent des impulsions qui sinon demeurent cachées ».

> Je me fis tant de pitié à moi-même de me voir exposée à l'insolence d'un pareil détail, que je m'écriai en fondant en larmes : eh mon Dieu, à quoi en suis-je réduite ! (170)

Sous couvert des mots, un conflit sourd, nous le verrons à la base du fonctionnement même de la psyché, attisé par deux courants distincts théorisés par Freud sous la forme des pulsions de vie et de mort et qui innervent en profondeur le texte de Marivaux. Ce caractère pulsionnel et dynamique de la vie psychique en fait une réalité instable, opaque, définitivement opaque. « Voir clair », projet ambitieux partagé par les personnages de Marivaux, ne serait que la visée sans repos d'une conscience vive mais toujours inquiète, toujours bernée d'illusions et toujours menacée par quelque chose de non domestiqué.

Le *topos* de l'auto-analyse : privilèges et limites[6]

Si prendre son moi pour objet d'étude, définit strictement l'auto-analyse, cet objet d'étude pour le moins hasardeux a pour ambition de proposer une représentation de la vie intérieure à travers le dédale d'événements passés et en projection d'actions futures étroitement associés à des états affectifs. Deux réserves aussitôt quant à ce travail d'excavation et de liaison que suppose le retour sur soi. La première tient à l'idée que la psyché serait une entité préhensible et compréhensible mue par un *principe de constance* et dont la saisie serait rendue possible par la tâche d'une pensée rationnelle et explicative[7]. La seconde pose les limites de la singularité de toute vie psychique dès lors qu'elle ne peut s'envisager que dans « l'histoire collective

[6] Voir Han Verhoeff, « Marivaux psychanalyste », *Néophilologus*, LXXII, avril 1988, p. 200-208. C'est précisément parce qu'il est confronté aux limites de l'auto-analyse que Freud se voit contraint de concevoir une nouvelle discipline.

[7] J. Laplanche et J-B. Pontalis, *Vocabulaire de la psychanalyse*, Paris, PUF, [1967] 2009. Deux définitions sont ici à poser qui servent à rendre compte du fonctionnement psychique singulier du personnage. L'intellectualisation : « processus par lequel le sujet cherche à donner une formulation discursive à ses conflits et à ses émotions de façon à les maîtriser », *le principe de constance* règle le fonctionnement de l'appareil psychique par « l'évitement de ce qui pourrait accroître la quantité d'excitation et la défense contre cette augmentation», p. 325. Les situations d'évitement sont précisément celles qui rythment le récit de Marivaux et qui menacent plus fortement l'intégrité du moi. L'affect de honte peut venir sanctionner le sujet avec une violence inouïe. Nous y reviendrons.

qui a produit nos catégories de pensées » et qu'elle se dissout dans le même malgré nous[8]. La promotion du récit à la première personne au XVIIIe siècle coïncide, on le sait, avec des mutations d'envergure idéologiques et politiques de sorte que l'énergie vitale qui emporte la Marianne de Marivaux doit s'évaluer autant à l'aune de l'élan historique qui propulse l'individu à un autre rang qu'au regard d'une pulsion de vie singulière et héroïque. L'héroïsme de Marianne donné comme un trait psychique et sur lequel L. Spitzer apporte des éléments d'analyse précis s'offre, nous le verrons, à d'autres interprétations[9]. Car « toute psyché secrète sa propre psychologie » et l'écueil serait de donner crédit à une narration et à une description, aussi minutieuses et sensibles fussent-elles. Derrière la proposition de tout récit rétrospectif de ressaisir l'unité d'un moi et de donner sens aux motions intérieures, à la fois par un mouvement d'auto-perception et d'intellectualisation, il y a une énigmatique volonté de vérité. Mais (se) réfléchir avec ce qu'il y a d'économique et d'heuristique dans cette co-référence du sujet et de l'objet, suppose que les mots, les discours, puissent déplacer à la surface des représentations ou des émois gisant dans les profondeurs de l'âme, inconnus du moi narrant. Précisément l'investigation de soi à soi, telle que la pratique le personnage/narrateur de *La Vie de Marianne*, nourrit bien des réserves sur la portée de l'auto-analyse : ce modèle élaboré au fur et à mesure qu'il se construit et qui fait partie de son fonctionnement, est lui-même son symptôme. Cette femme qui réfléchit tant d'un bout à l'autre du roman, qui s'arc-boute sur une prétendue supériorité innée de la pensée, livre à son insu les zones clandestines de sa réalité psychique en mettant au jour divers mécanismes de défense. Devenue symptomatique, l'interprétation réflexive systématique de ses actes et de ses sentiments, en flattant le narcissisme, opacifie autant qu'elle révèle la nature véritable de la psyché. Plutôt que *nature*, il conviendrait de reprendre la métaphore spatiale que suggère le terme de représentation pour tracer les contours, autant que faire se peut, de la réalité psychique entendue toujours comme « fiction »[10].

---

[8] P. Bourdieu, *Méditations pascaliennes*, Paris, Éditions du Seuil, 1997, p. 101. On connaît l'assertion de Bourdieu « L'inconscient c'est l'histoire ».

[9] Léo Spitzer, *Études de style*, « À propos de *La Vie de Marianne* », Paris, Gallimard, 1970.

[10] Le terme de « fiction » employé par Freud vaut pour la première comme pour la seconde topique. .

Topiques et instances du moi

Par l'écriture qui semble procéder d'une anamnèse heureuse, Marianne avec « un sang-froid analytique » peu commun produit selon l'expression de L. Spitzer « ce texte d'explication d'une femme qui pense » et pour qui le regard jeté sur les étapes révolues de son propre moi sert « à [se] bien définir ». Vaste entreprise objectivante qui met en regard deux instances du moi plus ou moins distinctes selon « un coefficient d'altérité » tout singulier[11]. La *vieille* Marianne saisit non sans indulgence les égarements d'une toute jeune femme déjà expérimentée sur le terrain de l'introspection : analyse au carré *in fine* consacrant l'innéité d'un personnage qui ne fait que vérifier par l'expérience ce qu'elle savait déjà dès l'origine.

> Il est vrai que [...] quand on est *glorieuse* on n'aime perdre dans l'esprit de personne. (149)

Appelé à devenir le centre névralgique de sa pensée, l'Inconscient pour Freud constitue « un continent noir » impénétrable par les voies directes de la pensée, la plus affutée fût-elle. En refusant de définir le champ du psychisme par la conscience, il tient en échec toute prétention, celle-là même de Marianne, à livrer une représentation satisfaisante de la vie intérieure, autrement plus turbulente que ce qu'en disent les mots. La conscience liée à la perception ne donne sur les processus psychiques qu'une vue lacunaire. La première conception topique (1900) insiste sur l'aspect spatial de l'appareil psychique organisé autour de trois systèmes aux frontières poreuses : inconscient / préconscient / conscient[12]. La notion de localité psychique implique une spécialisation de chaque partie. En 1920, Freud propose une autre théorie de l'appareil psychique (seconde topique) qui distingue à côté des divisions précédentes trois instances, le *ça* (pulsionnel), *le moi*, le *surmoi* : « Une des découvertes principales qui a rendu nécessaire ce remaniement est celle du rôle joué par les différentes identifications dans la constitution de la personne et des formations permanentes qu'elles déposent

---

[11] Sur « l'impossibilité de voir avec un autre regard que le sien propre et de ramener la réalité à la vérité objective la vision subjective à laquelle le récitant est condamné », voir J. Rousset, *Narcisse romancier*, Paris, J. Corti, 1972, p. 128. J. Starobinski dans *Poétique* 3, 1970, « le style de l'autobiographie », introduit ce concept d'altérité pour apprécier l'écart entre les instances du moi.

[12] S. Freud, *L'Inconscient*, [1915], Paris, Petite bibliothèque Payot, 2013.

au sein de celle-ci (idéaux, instances critiques, images de soi) »[13]. Le *moi* plus vaste que le système conscient met en place des opérations défensives en grande partie inconscientes. Construit à partir de divers modèles, l'*Idéal du moi*, formation psychique d'origine narcissique, offre au moi projections et protections par une forme de délire des grandeurs. Plus « glorieux », *le Moi Idéal* est le support à ce que la psychanalyse décrit sous le nom *d'identification héroïque* : révélé par l'admiration à des personnages grandioses, il sert d'étayage psychique et concourt à dessiner les contours d'une personnalité portée à l'orgueil, l'indépendance et l'instrumentalisation de l'autre[14]. Quant au *surmoi*, il instaure une loi qui impose et profère un idéal absolu avant même qu'une expérience de permanence ait pu s'instaurer. Il convient de percevoir derrière la formation de ces instances idéales prenant leur source dans la nostalgie d'une toute-puissance infantile, les manœuvres inconscientes d'une personnalité faussement *brave* et toujours sur le *qui-vive*[15]. Ainsi le *ça* gronde toujours sous couvert des mots et expressions de l'indéfinition : le *quelque chose*, les *mouvements involontaires*, le *je ne sais quoi*, les pronoms interrogatifs de nature indéfinie, la substantivation des adjectifs caractéristique du marivaudage, laissent pareillement l'interprétation dans le *flou*[16] :

> J'étais privée de *ce mieux* que je ne connaissais pas ? Dites-moi d'*où* cela venait ? *où* est-ce que j'avais pris mes délicatesses ? (86)

---

[13] *Vocabulaire de la psychanalyse*, *op.cit*, p. 488.

[14] Arrêté par la prégnance d'un lexique hyperbolique, Léo Spitzer se livre à l'analyse sémantique des mots *cœur*, *gloire*, *brave* dans le roman de Marivaux, *op.*, *cit*, p. 154.

[15] Le mot *qui-vive* appartient à l'idiolecte de Marivaux et se retrouve dans nombreuses comédies : on peut assurément lui accorder un sens fort et le rattacher à la thématique de l'inquiétude si présente dans l'ensemble de la production marivaudienne. Si tout auto-récit est infiltré de mauvaise foi, cependant, dans le roman de Marivaux, la notion de faux s'illustre bien diversement : la coquetterie, le non-dit, l'humour, l'ironie, participent du travestissement de soi (on aurait aujourd'hui matière à convoquer la notion anglo-saxonne de *faux-self*). Cette construction artificielle de soi est rendue entre autres grammaticalement par la disjonction fréquente entre les pronoms de rang 1, par le choix de constructions pronominales renforcées qui signalent une partition entre différentes instances du moi parfois étonnamment clivées : « j'aimais me sentir le cœur si bon », « je crois que je me consultais pour perdre du temps ».

[16] Pour une conceptualisation de la notion de « flou », nous renvoyons à Robert Martin, *Pour une logique du sens*, Paris, PUF, « linguistique nouvelle », 2ème édition, 1992.

La vie de Marianne : un moi encombré d'identifications[17]

À partir du motif topique de l'orpheline, Marivaux tout désireux de révéler la complexité de l'appareil psychique devenu objet de discours à part entière, construit un récit tourné ostensiblement du côté du versant secret de l'âme[18]. Peu importe *in fine* le dénouement d'un récit sans intrigue véritable, le projet tient à la seule force d'une écriture introversée propre à livrer « ce qui se fait en nous et non par nous »[19]. Cette poétique *diabolique* fouineuse jusqu'à « surprendre » le moindre état de conscience du personnage laisse cependant dans l'ombre, en offrant une représentation subjectivée (car toute représentation n'est que subjectivation de l'objet) de la vie psychique, le pan non accessible par la seule introspection volontaire. Cela vaut pour tout auto-récit où « le narrateur à la première personne a moins de facilité pour pénétrer dans l'intimité de son psychisme résolu »[20]. De l'événement traumatique sans cesse remanié, enrichi de productions imaginaires, qui origine son histoire, la narratrice tire sans doute ce que Freud nomme « des bénéfices secondaires »[21].

Aussitôt érigée en survivante, l'héroïne de Marivaux pose la scène traumatique survenue réellement dans son enfance comme ce qu'il y a de plus essentiel dans son développement psychique : et il l'est. Sans jamais abdiquer, Marianne poursuit ses combats, dérisoires parfois vus de l'extérieur, afin de maintenir coûte que coûte une homéostasie du moi et d'établir un sentiment de continuité : position instable, rendue possible par la

[17] Une lecture des termes d'adresse suffit à montrer.la vulnérabilité psychique du personnage : « Cette mère si tendre croit voir *sa fille*, me dis-je, et elle ne sait pas qu'elle ne vient voir que *Marianne* et que ce sera toujours *Marianne* pour elle »(470). Voir *S'adresser à autrui, les formes nominales d'adresse en français,* C. Kerbrat-Orecchioni dir., Université de Savoie, 2011.

[18] D'où le commentaire de René Pomeau et Jean Ehrard, éd. cit., p. 293 : « La forme des mémoires est chez Marivaux tout autre chose qu'une concession à la mode littéraire ou un artifice de composition ».

[19] Marivaux, *Essai sur la pensée du sublime*, (1719) *Journaux* II, Paris, G-F. Flammarion, 2010, p. 93.

[20] D. Cohn, *op. cit.*, p. 87.

[21] S .Freud, *Un souvenir d'enfance de Léonard de Vincent Vinci,* Paris, Éditions Points, « Essais », [1910], 2011, p. 152. Ce qui détermine notre vie, le partage entre les « nécessités » de notre constitution et les « hasards » de notre enfance peut bien être incertain pour le détail ; mais globalement l'importance et la signification de nos premières années d'enfance, justement, ne font plus aucun doute.

construction d'instances idéales (*idéal du moi*, *moi idéal*, *surmoi*) qui viennent étayer toujours provisoirement le narcissisme du sujet. « Je me plus à me sentir glorieuse » s'enorgueillit Marianne dans une phrase ou le « je » se dédouble favorablement à deux reprises. Mais impuissantes parfois à unifier le moi, ces constructions imaginaires ne tiennent pas sous l'assaut d'une expérience « frappante »[22] :

> Mais qu'importe que notre cœur souffre, pourvu que notre vanité soit servie ? Ne se passe-t-on pas de tout, et de repos et quelquefois de la vie, pour avoir la paix avec elle ? (287)

La mort serait le seul moyen d'échapper aux terreurs innommables, à la désagrégation psychique. Elle est le moyen de préserver l'essentiel : l'acte suicidaire non héroïque serait une ultime tentative pour empêcher l'effondrement complet du moi. Car la conscience du sujet percevant en vient toujours à s'éprouver comme une conscience fragmentée et reste constamment tourmentée par la possible révélation d'une imposture. Trop souvent confrontée à des expériences négatives, aux figures du manque, ce qui fait que toute expérience est frappée d'incertitude, Marianne recherche dans la réalité une réparation provisoire à ce déficit d'être. L'identification narcissique à l'autre participe de cette stratégie inconsciente, par projection identificatoire. Marianne est en quête d'une « bienfaitrice », strictement un bon-objet, qui lui serve d'étai et colmate ses failles sur la simple fluidité des apparences. Mme de Miran, tout exemplaire qu'elle est, a surtout la qualité de faire miroir :

> Mme de Miran avait plus de vertus morales que de chrétiennes, respectait plus les exercices de sa religion qu'elle n'y satisfaisait, honorait fort les vrais dévots sans songer à devenir dévote, aimait plus Dieu qu'elle ne le craignait, et concevait sa justice et sa bonté un peu à sa manière, et le tout avec plus de simplicité que de philosophie. C'était son cœur, et non pas son esprit qui philosophait là-dessus. Telle était Mme de Miran, sur qui j'aurais encore bien des choses à dire ; mais à la fin, je serais trop longue ; et si par hasard vous trouvez que je l'aie été trop, songez que c'est ma

[22] On donne ici au mot « frappe (*pragüng*) le sens que Freud lui accorde : c'est la rencontre d'une expérience qui vient affecter le sujet dans le présent en écho à une frappe supposée première qui n'a pas été historisée, c'est-à-dire intégrée à l'histoire du sujet. Fille « tirée du néant » (25), Marianne n'a de cesse d'effacer cette origine traumatique qui précisément refait surface à la faveur d'une « surprise » et l'expulse d'une situation sécure. C'est d'une douleur d'être, d'une angoisse native dont il s'agit.

> bienfaitrice, et que je suis bien excusable de m'être un peu oubliée dans le plaisir que j'ai eu de parler d'elle.

S'agit-il du plaisir de parler d'elle ou de parler de soi ?

Les exemples prolifèrent dans le roman où comme par un effet thaumaturgique, une présence, voire un mot suffisent à *faire* réparation : la valeur performative du mot est à souligner et le métadiscours omniprésent dans le texte permet de comprendre comment la réalité psychique du sujet se découvre sous le coup d'une unité discrète, d'une *bagatelle* hautement signifiante[23].

> Marianne me dit-elle, cet homme là n'a pas son pareil dans le monde pour être bon et charitable.
>
> Le mot charité ne fut pas de mon goût : il était un peu *cru* pour un amour-propre aussi douillet que le mien. (214)
>
> Il n'y a point de petit mal pour l'orgueil, point de minutie, rien ne lui est indifférent ; et enfin ce valet me mortifia [...] Voyez le tort que m'eût fait le moindre trait railleur sur moi ; car *on ne saurait croire la force de certaines bagatelles quand elles sont placées*[24]. (149)

Quelle instance du moi est ici mise en péril ? À quelle topique (place) convient-il de se référer pour entendre justement les propos de Marianne ? Quelle langue aiguisée enfin parle-t-on qui puisse ainsi explorer les tréfonds de l'âme? :

> L'objet qui m'occupa d'abord vous allez croire que ce fut la malheureuse situation où je restais ; non cette situation ne regardait que *ma vie* et ce qui m'occupa me regardait *moi.* (180)
>
> Ce sont des objets de sentiments si compliqués et d'une netteté si délicate qu'ils se brouillent dès que ma réflexion s'en mêle, je ne sais plus *où* les prendre pour les exprimer : de sorte qu'ils sont *en moi* et non pas *à moi.* (323)

Frédéric Deloffre dans son ouvrage-somme sur Marivaux livre ce

---

[23] C'est ce mot « bagatelle » précisément qu'utilise Freud pour expliquer l'importance d'indices des plus fins dans la reconnaissance de processus psychiques inconscients.

[24] En suivant l'édition Dagen qui en note traduit étonnamment *placées* par *justifiées*, on perd précisément la dimension topique du propos.

commentaire : « Les mots valent moins par ce qu'ils expriment que par ce qu'ils impliquent. Ils sont moins riches de sens exprimé que de sous-entendus eux-mêmes encore interprétés par rapport à une réalité inconsciente »[25]. Jamais confirmés dans leur sens, les mots portent en eux une force suffisamment destructrice pour anéantir psychiquement le sujet, l'expérience du vide sans cesse éprouvée est ramassée dans des expressions diverses (« l'anéantissement qui me saisit, j'étais dans cet extrême découragement *où l'on ne craint plus rien*, ce découragement intérieur… »).

Question lancinante chez Marivaux, celle de la localisation de la souffrance psychique, d'autant plus inquiétante qu'elle ne trouve ni balises ni limites pour être circonscrite. Qu'est cet état d'obtusion « où l'on ne craint plus rien » ? Obsédante recherche dans l'œuvre de Marivaux, comédies comprises, de ce lieu où s'originent les angoisses, où s'agitent les fantômes d'un théâtre intérieur. C'est là une des grandes humiliations de l'homme, dira Freud, que d'abandonner à l'Inconscient la part belle de la psyché :

> Ce ne sont pas de ces chagrins *où* l'on s'agite, *où* l'on s'emporte, *où* on a la force de se désespérer ; c'est pis que cela, ce sont de ces tristesses *réitérées* de l'âme qui la flétrissent et qui la laissent comme morte. (526)

Par un mouvement régrédiant, l'héroïne est ramenée au même point de fixation, et c'est cet en deçà de la conscience, lieu de déraison et de démesure, qu'elle cherche vainement et obstinément à identifier :

> Cet ordre que je n'avais pas prévu me fit frémir : il rompait toutes les mesures, et *re*jetait ma vanité *dans toutes ses angoisses*. Mais vous allez voir que la politesse de Valville me destinait à *une honte* bien plus complète. (132)

Ce qui fait effraction

Ce qui n'est pas prévu définit strictement la *surprise* : ce motif traverse la production marivaudienne au point d'en faire un stylème dominant de cette écriture nouvelle. Construisant le caractère séquentiel voire répétitif du récit pseudo-autobiographique, la surprise dans ce qu'elle a de précipité et d'imprévu *saisit* le personnage « *là où* il ne pense pas être alors qu'il pense là

[25] F. Deloffre, *Une Préciosité nouvelle, Marivaux et le marivaudage*, Paris, A. Colin, 1971, p. 444.

où il n'est pas »[26]. Si légitime que soit la référence à la mémoire dans la conduite de ce récit rétrospectif, elle n'occupe pas cependant dans la lecture qui est la nôtre une place essentielle pour approcher la réalité psychique du sujet[27]. C'est bien davantage ce qui fait effraction, abuse la conscience qui sera susceptible d'imprimer à la pointe de l'instant la réalité psychique du personnage :

> À ce discours, je me sentis *saisie* d'une douleur si vive, je me fis tant pitié à moi-même de me voir livrée à l'insolence d'un pareil détail. (170)

> À ce discours de ma part, pas un mot, j'étais *anéantie.* (327)

De telles scènes de re/connaissance (par l'autre et par soi) ponctuent le roman de Marivaux comme autant de morceaux de bravoure où il s'agira pour Marianne de revenir de cet instant catastrophique « mode temporel en lequel le moi s'est déplacé sous le coup d'une rencontre » écrit G. Poulet[28]. Entendue dans toutes ses virtualités sémantiques (physique, psychologique, dramatique, narratologique), la chute devient comme le leitmotiv de cet auto-récit. Les digressions qui fracturent le texte en témoignent : il faut en effet « revenir » de ces blessures narcissiques infligées à intervalles réguliers dont il faut mesurer la charge à l'aune des affects éprouvés de même qu'il faut revenir pour le lecteur, malgré les disruptions narratives incessantes, à une cohésion sans doute problématique. Réfléchissant le conflit qui intéresse au plus au point Marivaux entre l'extériorité où les éléments se juxtaposent et l'intériorité où ils se compénètrent, la narration *alambiquée* se donne comme une représentation de la réalité psychique du personnage. L'accident de l'instant est autrement violent : il lève le voile sans délicatesse sur l'intériorité du moi, d'un moi archaïque, privé de défenses et malmené par des motions souterraines. Et c'est l'*effroi* qui vient alors saisir et sanctionner

[26] J. Lacan, *Le Séminaire*, Livre XI, *Les quatre concepts fondamentaux de la psychanalyse*, Paris, éditions Points, « Essais », p. 203.

[27] G. Achard-Bayle, *Référence et mémoire ou l'identité au prix de l'illusion*, Actes du colloque « les référents évolutifs », De Mulder et C. Schnedecker éd., Université de Metz, 1997.

[28] G. Poulet, *Études sur le temps humain*, [1949], Paris, Pocket Agora, 1989, p. 206. « Au bout de cette chose sans fond qu'est chaque instant, il n'y a peut-être plus rien d'autre qu'un instant où l'on tombe, c'est l'angoisse la plus forte de toutes les Épouvantes comme dit Descartes », p. 123.

une Marianne *laissée comme morte*[29].

Face à cette angoisse native dont elle ne cesse d'expérimenter la violence, l'héroïne de Marivaux sombre comme si elle était immanquablement ramenée par une force contraire à son centre de gravité :

> Je débutai par jeter l'habit et le linge sans savoir pourquoi, seulement par fureur ; ensuite [...] j'avouai en pleurant qu'il valait mieux qu'une fille comme moi mourût d'indigence que d'être aussi déplacée que je l'étais [...] tout ce qui pouvait m'affliger se présentait à moi : l'*effroi* d'être étrangère à tous les hommes, de ne voir la source de mon sang nulle part, la vue d'une misère qui ne pouvait finir peut-être que par une autre. (101)

Si présent dans le tissu conjonctif du roman (et dans la comédie), la peur, l'effroi conduisent parfois, nous l'avons vu, au paradoxe de devoir renoncer à la vie comme solution de secours pour maintenir l'intégrité psychique et se soustraire à des expériences psychiquement térébrantes. Là encore, avec une finesse psychologique inouïe, ante-freudienne, Marivaux livre à travers ces vécus catastrophiques indexés sur de petits faits une représentation de l'état de non représentation psychique par le sujet sur lequel la recherche psychanalytique a fourni de nombreuses analyses. Malgré toutes les digues défensives érigées, le moi profond ne résiste guère au sentiment de honte qui l'étreint et dont on ne peut évaluer la force ravageuse qu'à la lumière de l'économie psychique singulière du personnage[30]. Pris en défaut d'être, le personnage paye chèrement le déficit et la facticité par un « affect imposé par l'extérieur, [qui] va de pair avec la division du moi. Qu'est-ce qu'avoir honte ? Pour s'être vu spolié son désir intime, percé à jour, le honteux s'éprouvera dans un brusque dénuement, sentira le sol maternel se dérober sous ses pieds. La dialectique de la honte n'est pas seulement centrifuge

---

[29] On donnera ici la définition d'effroi que proposent J. Laplanche et J-B. Pontalis dans leur *Vocabulaire de la psychanalyse*, *op. cit*, tant il fait écho au texte marivaudien : « réaction à une situation de danger ou à des stimulations extérieures externes très intenses qui *surprennent le sujet dans un état de non représentation* tel qu'il n'est pas à même de s'en protéger ou de les maîtriser. Il désigne l'état qui survient quand on tombe dans une situation dangereuse sans y être préparé, il met l'accent sur le facteur *surprise*, l'affect d'effroi est donné comme celui qui paralyse la vie psychique ».

[30] Si ce sentiment de honte est absent du roman contemporain de l'abbé Prévost, *Manon Lescaut,* c'est que Des Grieux est par essence à l'abri, malgré sa conduite déviante, de cette redoutable destitution narcissique. Sa naissance, sa particule, le protègent en lui donnant une continuité d'être.

(crainte d'être exclu), elle est aussi centripète (honte induite par l'exclusion) »[31].

> Mme Dutour fut effrayée du transport qui m'agitait ; elle ne s'y était pas attendue, et n'avait pas compté de me voir honteuse. (101)

Points de vue et prétention de la conscience[32]

Dans *La Vie de Marianne*, la menace d'une défaite psychique va donc être conjurée par l'intuition d'autrui et par le colloque de soi à soi sans cesse affirmés comme un motif de satisfaction narcissique :

> Qui m'aurait vue, m'aurait crue triste, et *dans le fond*, je ne l'étais pas, je n'avais que l'air de l'être et à me bien définir je n'étais qu'attendrie. (248)

> Et moi, je devinai la pensée de toutes ces personnes-là sans effort, mon instinct ne voyait rien là qui ne fût de sa connaissance. (113)

Récurrente dans le texte de Marivaux, l'expression « dans le fond », suggère que la perception psychique grevée par des illusions d'optique n'est en fait qu'une affaire de niveaux de conscience[33]. Ce qui est pénombre de la conscience est projeté en pleine lumière, sorti de la boue des abysses, exposé au jugement de soi habilement infiltré parfois d'effets divers de distanciation et de manipulation ironique[34]. Toutes les scènes d'auto-investigation dans *La Vie de Marianne* ne révèlent pas la même acuité du regard réflexif, les impressions que charrie le courant de la conscience parviennent ainsi avec

---

31 N. Abraham, M. Torok, *L'écorce et le noyau*, Champs essais, [1959-1975], 2001, p. 363-364.

32 P. Ricœur, *De l'interprétation*, Livre III, chap. II, Paris, Éditions du Seuil, « Points essais », [1965] 1995, p. 441-441. « Si le point de vue de la conscience est – d'abord et le plus souvent – point de vue faux, je dois user de la systématique freudienne, de sa topique et de son économique, comme d'une « discipline » destinée à me dépayser entièrement, à me dessaisir de ce cogito illusoire qui occupe d'abord la place de l'acte fondateur du *Je pense, je suis* ».

33 Bergson, *Matière et Mémoire*, Avant-Propos, dans *Œuvres*, édition du centenaire, A. Robinet éd., Paris, PUF, [1959] 1984, p. 166-167, « [...] notre vie psychologique peut se jouer à des hauteurs différentes, tantôt plus près, tantôt plus loin de l'action, selon le degré de notre *attention à la vie* ».

34 Sur la corrélation entre les modalités de point de vue et la topique freudienne, nous renvoyons à D. Cohn, *op., cit,* p. 163.

une netteté plus ou moins grande nécessitant parfois des ajustements, des retouches correctives (paremboles) que la phrase marivaudienne sait si bien enregistrer :

> Cependant le paquet avançait ; et ce qui va vous réjouir, c'est qu'au milieu de ces idées si hautes et si courageuses, je ne laissais pas, chemin faisant, que de considérer ce linge en le pliant, et de dire en moi-même (mais si bas qu'à peine m'entendais-je) : il est pourtant bien choisi ; ce qui signifiait : c'est dommage de le quitter. (186)

Un prodigieux travail verbal derrière une prétendue spontanéité vient mettre au jour la complexité de l'activité de l'esprit en même temps que la diversité des instances moïques. Quelle est cette langue, on le sait bien peu néologique tout compte fait et si moderne, qui parvient à piéger le sujet dans ses contradictions internes, à capter tous les reflets changeants de la vie intérieure ? La contamination des discours rapportés sert ici la description juste de la réalité psychique du personnage, toujours menacé de dispersion, parfois frappé d'incohérence. Le sujet se dédouble, se parle à lui-même conscient (« si bas qu'à peine m'entendais-je », sous l'effet d'une étrange schizie) des dommages portés à son intégrité par le dédoublement indéfiniment contraire du moi :

> [...] Je me laissais aller sur mon siège pour y dire : Que je suis malheureuse ! Eh ! mon dieu ! pourquoi m'avez-vous ôté mon père et ma mère ?
>
> Peut-être n'était-ce pas là ce que ce que je voulais dire, et ne parlais-je de mes parents que pour rendre le sujet de mon affection plus honnête ; car quelquefois on est glorieux avec soi-même, on fait des lâchetés qu'on ne veut pas savoir, et qu'on déguise sous d'autres noms ; ainsi ne pleurais-je qu'à cause de mes hardes. (186)

En effet, le personnage chez Marivaux mène l'investigation psychique le plus loin possible, « le long d'une ligne reliant de manière très approximativement freudienne, l'inconscient et la conscience » ou du moins conduisant jusqu'aux bords vertigineux de l'inconscient[35]. Il faut pour cela trouver les moyens de favoriser les passages de l'extérieur à l'intérieur, faire jouer les points de vue internes, stratifiés selon la finesse des représentations. Le point de vue en tant que forme d'expression de la subjectivité du sujet,

---

[35] D. Cohn, *op.cit,* p. 163.

peut s'accommoder tantôt de comptes rendus de perceptions, tantôt de comptes rendus de pensées et de paroles. Hors du cadre du discours rapporté, le point de vue traduit le positionnement du sujet, sa vision portée sur le monde extérieur et/ou intérieur. Si dans tout roman à la première personne, le point de vue interne selon la conception narratologique de G. Genette livre la vision subjective d'un seul individu (*versus* une « représentation pluripersonnelle de la conscience »[36]), *La Vie de Marianne* aboutit paradoxalement à un éclatement de la référenciation des objets (de la réalité matérielle et de la réalité psychique) par une conscience rendue plurielle par l'instabilité qui la caractérise non seulement par rapport à différents moments de l'existence, mais aussi par rapport aux repérages topiques. Pour en rendre compte, Marivaux convoque tous les procédés à sa disposition non sans mêler parfois dans une confusion qui ne pouvait plaire à ses détracteurs, les pensées, perceptions et paroles d'un moi sans territoire fixe (le *distingo* je narré/je narrant étant peu rentable). On propose de donner en annexe un échantillon des modalités d'expression au service de la *transparence intérieure*.

Conclusion

(Se) dire est-ce toujours (se) tricher pour reprendre le néologisme d'Aragon ? Sans doute, le personnage de Marivaux le sait mieux que tout autre qui joue des artifices et se dérobe sous le falbala de mots pris eux-mêmes dans les contours de phrases sinueuses. Poétique précieuse, qui exploite à plein les ressources de la langue afin d'aller à la conquête d'une clarté intérieure. Mais l'intuition, le génie de Marivaux est d'avoir senti que sa langue se donnait pour ambition de lire bien *au-delà*. Ramené en une sorte de point origine, bien en deçà du Cogito cartésien, l'être marivaudien livre malgré lui au lecteur la part inintelligible de sa vie psychique. Derrière les feintes du personnage, derrière sa fragilité et sa facticité, derrière l'obsédante quête d'élucidation, se lit en creux une autre réalité interne, plus imprécise et pourtant la seule vraie. Sous l'écorce, le noyau : la réalité psychique que l'écrivain tente de représenter avec tout un arsenal de procédés stylistiques est, à l'instar de la langue même de Marivaux, un « lieu de l'ambiguïté

[36] E. Auerbach, *Mimésis,* Gallimard, « Tel », 1977, p. 532.

humaine d'avant et d'après la chute »[37]. L'idée est vertigineuse de croire à cette puissance herméneutique de la langue ; engagé à « aller voir ce qu'il y a derrière », le lecteur de Marivaux est mis au défi de lire en deçà des mots, là où se donne à entrevoir la réalité psychique du personnage. Entre-voir, c'est alors deviner tout le jeu de tensions internes au fondement même de la poétique marivaudienne et de la psychologie psychanalytique[38].

---

[37] M. Gilot, *L'esthétique de Marivaux*, Sedes, Paris, 1999, p. 296.

[38] Si la théorie en psychanalyse comme le soutient J-B. Pontalis, *op. cit*, p. 137 « séduit comme investigation portée par le fantasme de *voir* toujours plus loin », ce projet de lecture est le même que celui que soutient l'analyse stylistique.

Annexe

La médiatisation des informations de l'auto-récit par une conscience unique s'effectue à partir de procédés techniques divers[39].

Sur le mode direct

Compte rendu direct de parole

> Hélas ! ma mère, lui répondis-je, ce qui me touche le plus dans tout cela, c'est la manière dont vous me traitez… (344)

Compte rendu direct de pensée

> Sur le champ, je me dis à moi-même : il se pourrait bien que cet homme-là m'aimât comme un amant aime une maîtresse. (90)

Compte rendu direct de perception (point de vue représenté)

> Mais j'arrive, on me voit, et tous ces visages ne sont plus rien, il n'en reste pas la mémoire d'un seul.
>
> Eh ! d'où leur vient cette catastrophe ? de la présence d'une petite fille, qu'on avait à peine aperçue, qu'on avait pourtant vue se placer ; qu'on aurait même risqué de trouver jolie, si on ne s'en était pas défendu ; enfin qui aurait pu se passer de venir là, et que, dans le fond, on avait un peu craint, mais le plus imperceptiblement qu'on l'avait pu.
>
> C'est encore leurs pensées que j'explique, et je soutiens que je les rends comme elles étaient (115)

Dans l'exemple ci-dessus, comme très souvent, peuvent se mêler points de vue de paroles, de pensées et de perception selon des modes de référenciation direct / indirect / indirect libre / narrativisé.

Sur le mode indirect

Compte rendu indirect de parole

---

[39] À partir des travaux d'Alain Rabatel, *op., cit.*

Je répondis que je lui étais fort obligée. (250)

Compte rendu indirect de pensée

Je pensais aussi que j'étais jeune, et que je me portais bien, et que lui était vieux et mourant. (304)

J'étais persuadée que ce n'était pas l'intention de Mme de Miran. (356)

Compte rendu indirect de perception ou point de vue représenté.

Je remarquai qu'elle était contente de la physionomie que je lui montrais. (205)

Après cette réflexion, il m'en vient une autre ; j'observai que le cocher n'avait point la livrée de ma mère, et tout de suite je songeai encore à cette étonnante visite que j'avais reçue… (356)

Sur le mode indirect libre

Compte rendu indirect libre de parole

Je remarquai qu'aucune de celles qui l'accompagnaient ne répondit : il y avait de bien cruelles gens dans le monde ! (293)

Compte rendu indirect libre de pensée

D'ailleurs on avait tort avec moi, je n'avais tort avec personne : on me persécutait ! (385)

Compte rendu indirect libre de perception

Je le regardai plusieurs fois, […] il fallait cependant qu'il se passât quelque chose d'extraordinaire en lui ! (425)

Sur le mode narrativisé

Compte rendu narrativisé de parole

Je leur dis ce peu de mots d'un air si plaintif et si attendrissant que je fis, je pense, pleurer ces bonnes filles. (271)

Compte rendu narrativisé de pensée (psycho-récit)

> Je consultai en moi-même ce que j'avais à faire. (93)

> Je m'occupais de ces douloureuses réflexions, que j'adoucissais quelquefois de pensées plus consolantes. (361)

> Toute jeune que j'étais, je n'approuvai point intérieurement ce qu'elle me disait. Et je m'applaudissais innocemment de penser ainsi. J'aimais à me sentir un si bon cœur. (593)

Compte rendu narrativisé de perception (point de vue embryonnaire)

> C'est encore leur pensée que j'explique, et je soutiens que je les rends comme elles étaient. J'en eus pour garant un certain coup d'œil que je leur avais vu jeter sur moi et je compris fort bien ce qu'il y avait dans ce coup d'œil-là. (115)

> Valville ne semblait respirer que ce sentiment ! (250)

Du genou de Jacques aux oreilles du lecteur, suite

Caroline JACOT GRAPA

> « [...] Mettez-vous à genou, passez la main sous le mollet... Commère, vous tremblez comme si vous aviez fait un mauvais coup ; allons donc, du courage... La gauche sous le bas de la cuisse, là, au-dessus du bandage... Fort bien !... » Voilà les coutures coupées, les bandes déroulées, l'appareil levé et ma blessure à découvert. Le chirurgien tâte en dessus, en dessous, par les côtés, et à chaque fois qu'il me touche, il dit : « L'ignorant ! L'âne ! Le butor ! Et cela se mêle de chirurgie ! Cette jambe, une jambe à couper ? Elle durera autant que l'autre : c'est moi qui vous en réponds[1].

Si la vie psychique peut être réputée intérieure, on admettra que la psyché est étendue[2], et qu'être, c'est être un corps – « je suis corps »[3], écrit Voltaire, qui sent, qui pèse, qui marche, qui souffre et qui jouit, qui se souvient, qui imagine aussi, – « et je pense », ajoute-t-il. C'est cette présence, telle qu'elle s'impose dès les premiers mots de Jacques, dont il faut se souvenir : coups de bâton, coup de feu, et le voilà blessé, boiteux. Pense-t-il ? Il raconte, en tout cas, et fait le philosophe, si c'est d'emprunt. On sera attentif ici à ces coups qui imposent l'évidence d'un personnage incarné, exposé, *à découvert,* et d'un animal jaseur, pour qui pourtant le faire compterait plus que le dire, surnuméraire, compliqué : « Ah ! Si je savais dire comme je sais penser ! Mais il était écrit là-haut que j'aurais les choses dans ma tête, et que les mots ne me viendraient pas » (51). Monde de mots, parole empêchée, mais corps boiteux, qui se souvient de sa blessure, comme de ses plaisirs, et pour qui la morale est affaire d'expérience, faite au corps défendant, à coup de *traces* laissées dans la peau, touché.

---

[1] Denis Diderot, *Jacques le fataliste et son maître*, Y. Belaval éd., Paris, Gallimard, 1973, p. 69 (pages indiquées dorénavant à la suite des citations dans le texte).

[2] Cf. Jean-Luc Nancy, *Corpus*, Paris, Métaillié, 2006, p. 22.

[3] Voltaire, *Lettres philosophiques*, Treizième lettre. Sur Monsieur Locke, Paris, Gallimard, 1986, p. 92.

Le corps-enveloppe. Éléments de physio-psychologie

Diderot donne un très court article « Intérieur » dans l'*Encyclopédie*, qui ne paraît pas de taille à contrebalancer celui qui suit, et qui concerne lui proprement la vie psychique, dans le paysage mental de l'époque : « Intérieure (vie) » est consacré à la relation avec Dieu, et renvoie à l'article « Quiétisme ». Diderot, en revanche, propose une définition strictement logique de « intérieur », sans rapport avec l'emploi de l'adjectif substantivé qu'on trouve par exemple au début des *Confessions* de Jean-Jacques Rousseau, qu'il faudrait plutôt rattacher à l'idée de *vie intérieure*. Diderot ne livre qu'une définition de dictionnaire, étrangère, en toute rigueur, à ce domaine :

> Son corrélatif est extérieur. La surface d'un corps est la limite de ce qui lui est intérieur et extérieur. Ce qui appartient à cette surface, et tout ce qui est placé au-delà vers celui qui regarde ou touche le corps est extérieur. Tout ce qui est au-delà de la surface, dans la profondeur du corps, est intérieur[4].

Un corps est délimité par une surface, qui sépare l'intérieur, la profondeur du corps, et l'extérieur, offert au regard ou au toucher. On se souviendra que le terme de « corps » a une extension indéfinie[5], nullement limitée au corps humain, au corps propre, qui n'est qu'un usage d'un terme qui conduit néanmoins dans le monde des objets, de la matière. Mais supposons un corps humain. La peau pourrait donc être cette « surface », décrite en termes de tissu, de fibres et de réseau dans la littérature du temps. Les physiologistes en décrivent en fait la structure dans son épaisseur composée, comme un « tissu dense »[6], formé de plusieurs membranes, épiderme, réticule, enfin, « peau proprement dite » ; le corps ou tissu réticulaire est, nous dit l'article « Peau (anatomie) », situé « sous la cuticule ou l'épiderme », il est traversé de nerfs, de vaisseaux capillaires, et présente des mamelons, houppes nerveuses ou papilles qui font de la « peau » (employé de manière métonymique) « l'organe du toucher ». La peau n'est donc pas une simple *surface*, mais un « composé de fibres » qui est à l'interface entre l'intérieur et l'extérieur. Si

---

[4] *Encyclopédie ou dictionnaire raisonné des arts, des sciences et des métiers* [*ENC* ci-dessous], t. VIII, p. 829.

[5] D'Alembert, « Corps », *ENC*, t. IV, p. 261.

[6] Diderot, *Éléments de physiologie*, éd. J. Mayer, Genève, Droz, 1964, p. 214.

« son usage est de couvrir et d'envelopper tout le corps », elle relie l'*intérieur*, la *profondeur du corps*, à l'extérieur, distinct du corps, et qui vient en contact avec lui. L'extérieur du corps, ce n'est déjà pas lui. L'enveloppe, autrement dit, n'est pas constituée de la seule « cuticule ou épiderme », elle conduit *in cute, intus*, au cœur de la physiologie du toucher :

> La peau, qui est l'organe du toucher, est un tissu de fibres, de nerfs, et de vaisseaux, dont l'entrelacement en tous sens forme une étoffe à peu près de la nature de celle d'un chapeau[7].

Les nerfs provenant de la dure-mère, du cerveau, « s'insinuent dans les mailles du réticule », « prennent la forme de mamelons », qui vont être « ébranlés par l'impression [...] des objets », ils « transmettent cet ébranlement à la partie du cerveau qui leur répond »[8]. Le vocabulaire de la description médicale, fibre, fil, tissu, réticule, met en relation la peau et l'organisme tout entier avec la technique humaine, avec en particulier l'industrie textile, dont l'importance est alors considérable. L'intérêt des encyclopédistes, et particulièrement de Diderot, pour ce domaine de l'activité humaine, noue significativement anatomie et technique. L'article « Bas » où il décrit la machine à faire des bas, représente à ses yeux la complexité de la vie psychique. D'une certaine manière, la « mécanique des idées du toucher » selon Bonnet, rassemble cette terminologie, en évoquant la physiologie fibrillaire, réticulaire, qui fait de la peau cet interface entre l'intérieur et l'extérieur. Cette représentation, qui repose sur les travaux de Malpighi, culmine littérairement dans l'élaboration de la métaphore de l'araignée dans le *Rêve de d'Alembert*.

La peau n'est donc pas seulement cette « écorce » superficielle que désignait Montaigne dans le récit de sa chute de cheval : la chute, la blessure de l'enveloppe corporelle conduisait précisément Montaigne « sous la peau », où il reconnaissait l'appel à se connaître, dans l'exposition imaginaire des *profondeurs du corps* : « Je m'estalle entier : c'est un *skeletos* où, d'une veuë, les veines, les muscles, les tendons paroissent, chaque piece en son siege »[9]. L'intérieur du corps, figuré par cette spectaculaire anatomie, ou autopsie,

[7] Claude-Nicolas Le Cat, *Traité des sens*, Amsterdam, chez J. Wetstein, 1744, p. 7.

[8] Charles Bonnet, *Essai de psychologie* (1754-5), introduction de S. Nicolas, Paris, L'Harmattan, 2006, p. 222.

[9] Montaigne, *Essais,* Paris, GF-Flammarion, 1979, 3 vol., II, 6, p. 71.

croise ainsi physiologie et vie psychique[10]. L'expérience de Montaigne s'articulait autour de ce geste anatomique impossible, ouvrir l'intérieur au regard, qui figure la démarche autoscopique. Moment inaugural, où une chute conduit la conscience « dans moi », et fait d'une blessure une voie d'accès à la *vie intérieure.* Montaigne lui-même se souvient de Marsyas, l'écorché vif, qui montre son *intérieur*.

Ce qui est de l'ordre de la métaphore sous la plume de Montaigne, est au cœur des recherches sur l'organe du toucher et l'expérience tactile au XVIIIe siècle, qui impliquent une reconfiguration de ce qu'on appelait « l'intérieur ».

Cet organe, c'est la peau, étendue sur tout le corps, et c'est par elle, comme le répètent sous des formes différentes médecins et philosophes, que s'élabore le sentiment du moi, le « sentiment fondamental ou le *moi »* dit Condillac dans son *Traité des sensations*[11], qui est primitivement une sensation intérieure procurée par les « mouvements de la respiration » et « l'action des parties [du] corps les unes sur les autres ».

Ce n'est pas grand-chose, sans doute, que cette conscience de soi minimale, remarque Rousseau[12], moins que séduit par la statue de marbre qui est le support abstrait de l'expérience philosophique condillacienne, mais c'est bien pourtant la condition de toute vie psychique, qui va procéder du développement de la mémoire et de l'imagination.

L'élaboration de l'image corporelle, du corps propre va donc se faire en fonction des modifications qui affectent ce moi primitif. L'expérience sensorielle, et spécifiquement *tactile*, devient la forme originelle de la vie psychique. Elle est la condition de la formation des idées, de l'entendement, de la connaissance, comme vont le dire Condillac et Buffon, Condillac précisant qu'il s'agit d'une connaissance pratique, non théorique, qui n'apparaît qu'avec le langage. Certains, c'est le cas de Charles Bonnet, ou de

---

[10] C. Jacot Grapa, *Dans le vif du sujet. Diderot corps et âme*, Paris, Classiques Garnier, 2009, p. 174 *sq.*

[11] Condillac, *Traité des sensations* (1754), Paris, Fayard, 1984, seconde partie, ch. 1, p. 89 ; on pourrait renvoyer au livre de Didier Anzieu, *Le Moi-Peau*, Paris, Dunod, 1995, qui explore une hypothèse familière aux philosophes du XVIIIe siècle, selon laquelle le développement de la « vie psychique » prend appui sur l'expérience corporelle, sur l'expérience tactile précisément.

[12] J-J. Rousseau, *Émile ou de l'éducation* (1762), Paris, GF-Flammarion, 1966, livre I, p. 69.

Buffon dans son *Histoire naturelle*, s'intéressent même à la vie prénatale et à la toute petite enfance, *infans*, interrogeant les sensations dont est susceptible le fœtus, puis le nourrisson. L'emmaillotement est perçu comme une aberration. Pour Buffon,

> Il est certain qu'on retarde par là le développement de ce sens important, duquel toutes nos connaissances dépendent, et qu'on ferait bien de laisser à l'enfant le libre usage de ses mains dès le moment de sa naissance; [...] Un homme n'a peut-être beaucoup plus d'esprit qu'un autre que pour avoir fait, dans sa première enfance, un plus grand et un plus prompt usage de ce sens[13].

Le toucher, et l'organe du toucher, la peau, et spécialement la main, entrent donc en scène dans la réflexion sur « la nature de notre être », sur la *psychologie*, terme choisi par Charles Bonnet pour son *Essai de psychologie* (1755). L'univers mental, la vie psychique, dépendent de la « caverne », image empruntée par Diderot au chancelier Bacon[14]. Je remarque que l'article « Psychologie » de l'*Encyclopédie* la définit comme cette « partie de la Philosophie, qui traite de l'âme humaine, qui en définit l'essence, et qui rend raison de ses opérations » ; définition peu engagée, et à double détente, qui parle d'une « essence », et d'opérations dont on peut rendre raison : c'est en somme le point de vue de la métaphysique spiritualiste classique. Or le médecin genevois, d'abord naturaliste, lui donne une tout autre orientation, ne prétendant pas définir l'âme (on ne sait ce que c'est), mais cherchant à la surprendre en acte, à travers ses manifestations *neurologiques*. Le siège de l'âme est selon lui « une neurologie en miniature ». On aperçoit donc le développement d'une psychologie qu'on hésite à qualifier de *sensualiste*, dans la mesure où Condillac lui-même ne s'intéresse guère à ce qu'on pourrait appeler l'anatomie psychologique, ancrée dans une physiologie des sensations. Le marbre de sa statue est loin de toute chair, et d'une abstraction glacée si on le compare à la chair frémissante de Bonnet, ou aux *chatouillements*[15] dont Le Cat fait la matrice des relations de l'âme et du

---

13 Buffon, *De l'homme*, « Des sens en général », M. Duchet éd., Paris, Maspero, 1971, p. 213.

14 « Intérieur », art. cité.

15 On renverra ici au très bel article de Jean Starobinski, croisé sur bien des points, « Du pied de la favorite au genou de Jacques », qui suit les suggestions du conte de Diderot intitulé l'*Oiseau blanc,* dans lequel une favorite insomniaque a recours simultanément aux services d'une chatouilleuse professionnelle et d'un conteur pour

corps organes, des rapports de ce qu'on va désormais appeler « le physique et le moral ».

Aller à l'intérieur par effraction, ou « retrouver le corps », selon l'espèce d'injonction suggérée par le travail de l'artiste à Merleau-Ponty[16]. Retrouver le corps, c'est ici inscrire dans sa texture fibrillaire, réticulaire, les sensations, idées, toutes les opérations conscientes ou non à l'œuvre dans la psyché, en les pensant en termes de mouvement, de toucher, de tâtonnement. Bonnet conçoit un toucher intérieur, qui est celui de l'âme même. En l'absence d'objets extérieurs qui seraient à l'origine de la sensation, l'âme est susceptible d'un toucher dématérialisé, pour ainsi dire, qui explique la réminiscence : « C'est en touchant avec choix et mesure les fibres nerveuses de l'oreille, que l'âme croit entendre encore les accents qui l'ont charmée ». Ce toucher intérieur a sa correspondance dans les scènes de tâtonnement : parcourir son corps de ses mains, se toucher, c'est découvrir son étendue, sa sensibilité, et s'assurer d'une limite sensible entre moi et le monde, constituée par cet interface qui relie l'existence à tout ce qui l'entoure. On trouve de ces scènes traitées souvent sur un mode distancé, par exemple dans *La Dispute* de Marivaux, ou dans le *Rêve de d'Alembert*. On aperçoit donc toute une configuration métaphorique, textile et tactile, convoquée par la représentation de l'existence psychologique.

L'arrière-plan esquissé signale, au XVIIIe siècle, l'attention à une expérience corporelle dont on peut penser qu'elle avait été à un moment déniée, au profit d'une culture du corps-enveloppe, dans le cadre du processus de civilisation des mœurs, la moderne civilité exigeant une maîtrise simultanée de la vie psychique et du corps. Mikhaïl Bakhtine définit ainsi la sortie de l'univers rabelaisien par l'avènement d'un « corps clos »[17], qui ne doit à aucun prix laisser s'échapper par aucune ouverture la précieuse matière intérieure, la précieuse essence du moi. On peut penser que ce qu'il évoque ainsi correspond aux progrès de la société de cour, et c'est bien ce que corrobore Éric Méchoulan en observant les effets de ce silence des corps dans

s'endormir, *Denis Diderot 1713-1784. Colloque international*, Anne-Marie Chouillet éd., Paris, Aux amateurs de livres, 1985, p. 359-379.

[16] Maurice Merleau-Ponty, *L'Œil et l'esprit*, Paris, Gallimard, 1964.

[17] Je renvoie généralement aux travaux de Norbert Elias, *La Civilisation des mœurs*, et *La Société de cour*, et spécialement à M. Bakhtine, *L'Œuvre de François Rabelais et la culture populaire au Moyen-âge et sous la Renaissance*, Paris, Gallimard, 1970, p. 319.

la littérature du XVIIe siècle[18]. Mais justement, quelques décennies plus tard, le renouvellement des recherches sur le toucher et la psychologie, fondé sur les acquis de la philosophie sensualiste et le principe que les idées viennent des sens, invite à interroger des textes qui vont résolument à l'encontre de cette civilité littéraire. Ce n'est pas un hasard que Bakhtine voie en Diderot précisément une sorte de reliquat de la culture rabelaisienne qui jetterait ses derniers feux avec lui, et avec Sterne. Mon but n'est pas d'examiner cette proposition en tant que telle, soit la présence de l'intertexte rabelaisien chez Diderot, mais d'observer la thématisation de l'expérience corporelle dans *Jacques le fataliste et son maître* notamment. Elle prend effet dans le choix d'un représentant de la culture populaire, rien moins qu'un homme de cour, ou un honnête homme, rien moins en tout cas qu'un « corps clos », non plus au sens symbolique où l'entend Bakhtine, mais bien au sens littéral. Retrouver le corps, c'est se pencher sur cette littéralité, sur cette présence du corps dans *Jacques*, rien moins non plus qu'un corps de marbre, et peut-être un commentaire sur l'éducation des sens ou la formation des idées, qui passe nécessairement par l'expérience, et par une expérience primitivement sensorielle. Le roman met en scène, se construit peut-être même autour du fil d'une expérience tactile focalisée sur le genou de Jacques.

Le corps réticulaire. D'un réseau narratif

Le genou de Jacques, dans le roman de Diderot, noue deux expériences sensorielles, l'une au seuil du récit, l'autre à la fin, qui annonce l'impossible clôture du récit, ou du moins l'engage dans des questions d'interprétation philologique soumises au lecteur. Expérience de la douleur en ouverture (mais qui est reprise en *leitmotiv* tout au long du texte), Jacques est blessé au genou à la bataille de Fontenoy : « je ne crois pas qu'il y ait de blessures plus cruelles que celle du genou » (37). Cette intensité serait à proportion de la complexité anatomique du genou : « Il y a là je ne sais combien d'os, de tendons, et bien d'autres choses qu'ils appellent je ne sais comment » (37). Et à la fin du récit, apparaît l'expérience du plaisir, de la caresse, avec Denise, dont la rencontre est liée à la blessure au genou. L'expérience sensorielle, expressément tactile, embrasse ainsi le récit, en deux temps, deux extrêmes. Elle n'est pas du même ordre dans l'un et l'autre cas, où s'opposent certes la

[18] É. Méchoulan, *Le Corps imprimé. Essai sur le silence en littérature*, Montréal, Ed. Balzac, 1999, p. 58.

douleur et le plaisir (qui est thématisé dans plus d'une séquence romanesque). Ce qui m'intéresse ici, c'est qu'elles correspondent à deux logiques corporelles bien distinctes. Jacques a le genou « fracassé » par une balle lors d'une bataille : *fracassé* indique nettement que ce n'est pas une blessure superficielle, qu'il a été touché à la jointure, en un lieu *articulaire ;* ce n'est pas une blessure mortelle, mais elle laisse Jacques boiteux. Tout autre est la blessure d'Ulysse, « blessé au-dessus du genou par un sanglier lorsqu'il était adolescent », et dont l'importance ne vient pas « de ce qu'elle est près du genou, mais de ce qu'elle a entamé l'enveloppe cutanée »[19], laissant une cicatrice dont on se souvient qu'elle permet à sa nourrice Euryclée de le reconnaître. La trace cutanée est un signe mémoratif, la marque de l'identité d'Ulysse.

Le texte de Diderot suggère explicitement que ce défaut pourrait faire sens, comme si l'accident ne se suffisait pas à lui-même, en tant qu'expérience intime de la douleur, et traumatisme qui marque une vie. Ce défaut en effet pourrait être interprété comme le symbole d'un récit qualifié de « rhapsodie mal jointe ». Ainsi, le récit du maître tient d'une suite, tandis que le récit de Jacques est constamment interrompu : « Voilà le train de la vie. L'un va à travers les ronces sans se piquer ; l'autre a beau regarder où il met le pied, il trouve des ronces dans le plus beau chemin, et arrive au gîte écorché tout vif » (284). Jointures et peau sont ainsi convoquées en des points stratégiques du texte spéculaire, à la fois motifs narratifs, et figures de la conduite du récit.

Au château de Desglands où il est soigné par Denise, Jacques subit une dernière intervention au genou. Au début de son récit, l'intervention des « Esculapes de campagne » était prétexte à évacuer le récit : « N'allez-vous pas, me direz-vous, tirer des bistouris à nos yeux, couper des chairs, faire couler du sang, et nous montrer une opération chirurgicale ? » (50). Pour finir, Jacques a affaire à un chirurgien compétent, qui, lui, soupçonne que sa douleur persistante vient d'un corps étranger demeuré dans la plaie mal cicatrisée ; et cette fois, le lecteur a droit à une « opération chirurgicale » insoutenable, dont la vue fait s'évanouir Denise : il « reprend son bistouri, en introduit la pointe dans l'ouverture de ma blessure, et me fait une incision large et profonde [...] Cette énorme incision mit à découvert le fond de la blessure » (319). Le récit cette fois est assumé, mais de manière très

[19] Guillemette Bolens, *La Logique du corps articulaire*, Rennes, PUR, 2000, p. 10.

temporaire, puisque la fin du récit va s'avouer de plus en plus lacunaire, des mémoires étant censés suppléer à ses manques (manière d'intégrer ironiquement dans le texte les interventions de la censure de Meister, l'homme aux ciseaux, qui édite le texte pour la *Correspondance littéraire*).

Cette ultime cicatrice devient enfin le lieu d'un toucher délicieusement ambivalent. Claude-Nicolas Le Cat avait très bien décrit la sensation de démangeaison, de chatouillement, qui décuple la sensibilité, et procure une « sensation hermaphrodite » :

> L'organe peut être encore rendu sensible, comme il faut qu'il soit pour le chatouillement, par une disposition légèrement inflammatoire, c'est à cette cause qu'il faut rapporter les démangeaisons sur lesquelles une friction fait un si grand plaisir […] voisin de la douleur[20].

Or la cicatrice de Jacques, encore inflammatoire, le fait souffrir « d'une démangeaison cruelle », à laquelle Denise va remédier. Et Denise se met à la frotter avec un morceau de flanelle, « au-dessous du genou, sur le genou [...] au-dessus du genou », « avec un doigt, avec deux, avec trois, avec quatre, avec toute la main » (328), le texte mimant par la répétition pleine de langueur de cette phrase la progression de la main de Denise, qui finit par procurer un « si grand plaisir » à Jacques enivré d'amour. L'effraction du corps, blessure et soin, conduit de proche en proche à cette confusion de la démangeaison et du plaisir, dans la caresse de la friction. La logique *articulaire* de la blessure au genou se déplace vers une logique *cutanée* pseudo-initiatrice. Je renvoie là aux modalités d'énonciation de la fin du récit. Il suffira de souligner ici que la cicatrice de Jacques n'est pas associée, quant à elle, à une scène de reconnaissance, à un discours de vérité. Certes, elle rétribue l'attente de l'auditeur, qui veut connaître la suite des amours de Jacques. Mais je remarque qu'on est passé aussi à un autre régime de récit : la blessure initiale était racontée *oralement* par Jacques, comme en allusion au régime archaïque épique de la logique du corps articulaire. En revanche, la scène de *friction* de la cicatrice, offre ironiquement au lecteur la fiction des amours de Jacques : elle est présentée alors comme un épisode retrouvé dans un « mémoire », un récit plagié de Sterne, probablement apocryphe, qui supplée aux lacunes du texte.

---

[20] Le Cat, *Traité des sens*, p. 10.

Friction, fiction. Du chatouillement

Le Cat soulignait la dimension fantasmatique du chatouillement, qui fait régner « un genre de terreur dans l'organe du toucher », toutes houppes nerveuses hérissées, horripilation qui instaure une « correspondance réciproque entre l'âme et les organes des sensations ». Le plaisir qu'il est susceptible de procurer culmine à la fin du chapitre sur le toucher dans « le sens de l'amour », qui loin d'être limité au frottement de deux estomacs, élève par sa délicatesse le « goût pour l'immortalité », ou le désir de se perpétuer, à une noblesse qui est le propre de l'Humanité. Jacques, devenu l'époux de Denise, ne manquera certes pas de « susciter des disciples à Zénon et à Spinoza », comme on sait. Si Le Cat avait eu un prédécesseur sur le sujet avec Cureau de la Chambre et ses *Charactères des passions* (1648)[21], il semble que son interprétation de cette manifestation organique est un peu différente, si l'on en croit ce que Descartes en écrit dans le *Traité des passions*. Pour le philosophe, le chatouillement est une agitation ou une excitation douce et joyeuse, un « sentiment agréable », témoin d'une bonne santé, source de plaisir, parce qu'il n'est pas senti comme une menace. C'est ce qui permet à Descartes de comparer son effet au plaisir procuré par le théâtre en particulier :

> C'est presque la même raison qui fait qu'on prend naturellement plaisir à se sentir émouvoir à toutes sortes de passions, même à la tristesse, et à la haine, lors que ces passions ne sont causées que par les aventures étranges qu'on voit représenter sur les théâtres, ou par d'autres pareils sujets, qui ne pouvant nous nuire en aucune façon, semblent chatouiller notre âme en la touchant[22].

Le Cat n'interprète pas de même l'innocuité du chatouillement, dont il souligne le caractère ambivalent, et qu'il oriente vers l'idée d'un plaisir de nature sexuelle ; mais en relevant la « correspondance réciproque entre l'âme et les organes des sensations », il s'inscrit dans une même tradition d'analyse du lien entre le plaisir et la douleur, qu'il s'agisse de tragédie, ou comme l'écrit Descartes à Élisabeth, « des exercices du corps, comme la chasse, le jeu de la paume et autres semblables, qui ne laissent pas d'être agréables encore qu'ils soient fort pénibles » (6 octobre 1645). L'histoire du prêtre de

---

[21] Je remercie Florence Dumora d'avoir suggéré ce lien qui reste à explorer.

[22] Descartes, *Les Passions de l'âme* (1649), article XCIV, Paris, Vrin, 1970, p. 134.

Calame, rapportée par Le Cat, et qui vient des *Confessions* de saint Augustin, si maître de ses sens « que quand il voulait, il les privait entièrement de sentiment, et devenait comme mort », tient à cette étrange expérience qui convertit un sentiment douloureux en le neutralisant, pas exactement dans le plaisir d'ailleurs ; on la retrouve sous la plume de Diderot dans *Le Rêve de d'Alembert*.

Revenant à *Jacques le fataliste*, on peut se demander si ce fil qui traverse le roman, et renverse une expérience douloureuse en plaisir, ne représente pas bien en même temps une manière de *chatouiller* l'âme de son lecteur, sans cesse pris à parti, harcelé par l'auteur, malmené par la conduite rhapsodique du récit, rémunéré, à d'autres moments, par de pures histoires. Une fable sur le plaisir des fables, sur leur innocuité, qui s'introduirait dans la vie psychique du lecteur par les yeux, par les oreilles (tous les sens du reste relèvent du toucher dans l'anthropologie du temps), en interrogeant les effets de la fiction, du récit sur ses sens mêmes, avides de sensations fortes, opérations bien sanglantes, au défaut de tragédies, histoires d'amour en tous genres. Il est remarquable que le fameux genou surgisse au milieu même d'une scène dont Jacques est le témoin auditif involontaire, scène de ménage qui se transforme en scène d'amour. « Je suis sûre que je vais être grosse ! – Voilà comme tu dis toutes les fois. – Et cela n'a jamais manqué quand l'oreille me démange après, et j'y sens une démangeaison comme jamais » ; « de non non en oui oui », la scène est suspendue un instant par une exclamation de Jacques pris d'une soudaine « douleur violente au genou », bientôt oubliée par les uns et les autres tout au plaisir de « l'o...reil..le », et « à la suite de cette o...reil...le, je ne sais quoi, qui, joint au silence qui succéda, me fit imaginer [...] cela me fit plaisir. Et à elle donc ! » (53-55). Étrange aventure érotique, obscène sans doute, qui procède comiquement de cet effet de sujets « qui ne pouvant nous nuire en aucune façon, semblent chatouiller notre âme », dans les trous d'un langage désarticulé. Figuration aussi des pouvoirs du langage que le texte interroge, puisque s'il est capable de « faire plaisir », il est ailleurs pris en défaut de figuration de la douleur. La douleur, c'est l'irreprésentable, l'innommable, qu'il s'agisse d'une blessure au genou, du mal d'oreille, des douleurs de l'enfantement. De là, les scènes annexes, où Jacques provoque des chutes de cheval de son maître, pour lui faire sentir la douleur au genou.

Diderot thématise ainsi la sensation tactile, le toucher autrement dit, en en faisant le mode par excellence de l'expérience, vrai fondement d'une connaissance qui passe par l'exploration des sensations vécues, et non seulement transmises par le langage. C'est ce qu'il enseigne au maître, il faut être soi-même atteint dans sa chair, quelque part « dans la profondeur du corps ». La sensation n'est pas affaire de *surface*, elle est antérieure à toute velléité d'expression, à tout langage articulé, à toute traduction en idée. Elle est contact, impact d'une balle, frottement rugueux d'un morceau de flanelle, fermeté d'une main de femme.

Le genou de Jacques, blessé, douloureux, opéré, frotté, caressé, est certainement un opérateur narratif remarquable dans le roman, en ce qu'il ouvre et clôt le récit, convoque aussi d'autres genoux, « tous les genoux du monde », en fait, matrice d'une expérience particulière qui fait accéder à l'universel. Il est le point de jonction de deux logiques du corps, articulaire et cutanée, lieu d'effraction, d'ouverture de l'enveloppe corporelle, *regard* sur le dedans, l'intérieur, la chair souffrante, qui doit elle aussi expulser, exprimer un corps étranger, avant de pouvoir enfin se refermer, et transformer la douleur, ou une lecture éprouvante, en plaisir. Si *Jacques* n'a rien d'un roman psychologique, on admettra qu'il constitue à sa manière une psychologie, entre manipulation et éveil critique.

Séduction et impasse du paradoxe chez Mme de Staal-Delaunay

Damien ZANONE

Mme de Staal-Delaunay n'est maintenant connue, un peu, que par ses Mémoires publiés d'abord en 1755 et réédités sept fois depuis[1]. Mlle Delaunay (désignée ainsi dans ses Mémoires, sans que la syllabe initiale du nom soit détachée en particule comme cela se lit parfois) est devenue baronne de Staal par un mariage tardif, à l'âge de cinquante-et-un ans ; elle a mené une existence toujours inquiète de trouver une place à tenir, au sens propre d'un espace à occuper comme au sens figuré d'un titre à porter, d'une fonction et de droits à faire valoir. Née en 1684 de parents qui l'abandonnent rapidement, elle a la chance d'être confiée à des religieuses qui se prennent d'affection et même de passion pour elle, satisfont ses moindres volontés, s'engouent de ses dons précoces et s'emploient à lui donner la meilleure éducation sans craindre de voir s'appliquer à son endroit une règle que le texte, par un exemple de la réversion qui lui est chère, déclare commune : « On voit des enfants qui ont passé pour des prodiges d'esprit devenir des prodiges de sottise »[2]. Tout est réversible, le texte en fait sa grande leçon : la chance d'avoir été protégée par ces religieuses-là pourrait tout aussi bien être dite une malchance. Jeune fille, Mlle Delaunay est invitée par quelques amies de couvent dans leurs familles et y fait des rencontres, en particulier celle du

---

[1] En 1821, 1822, 1846 (édition saluée par un article élogieux de Sainte-Beuve, ce qui vaut sésame pour une survie dans la mémoire des hommes), 1890, 1925, 1970 et 2013.

[2] *Mémoires de Madame de Staal-Delaunay sur la société française au temps de la Régence*, G. Doscot éd., Paris, Mercure de France, « Le Temps retrouvé », 1970 (rééditée en format de poche en 2001 mais épuisée depuis), p. 39 ; Marguerite-Jeanne de Staal-Delaunay, *Mémoires*, C. Seth éd., dans Catriona Seth, *La Fabrique de l'intime. Mémoires et journaux de femmes du XVIII*e *siècle*, Paris, Robert Laffont, « Bouquins », 2013, p. 59-251, p. 66. Nous décidons de référencer les citations dans ces deux éditions qui sont celles communément à la disposition des lecteurs. La version suivie pour le texte (ponctuation, orthographe) est celle de l'édition Doscot.

frère de l'une d'elles, M. de Silly, objet d'une passion non partagée qui l'occupe longtemps. Bientôt cependant, tout change : l'abbesse qui la protège décède et Mlle Delaunay déchoit. Sans guère d'appui, elle doit solliciter un emploi et parvient en 1711, à vingt-sept ans, à entrer au service de la duchesse du Maine : mais en tant que « femme de chambre », fonction dégradante, marquée d'un « caractère indélébile »[3], qui n'offre, juge-t-elle, aucun retour de fortune possible. Mlle Delaunay, cependant, se rend peu à peu indispensable à sa maîtresse comme lectrice, secrétaire et confidente ; elle prend part, avec des écrits de circonstance, à l'organisation des festivités de la « petite cour » de Sceaux (les « grandes nuits »). Cette réussite relative, qui pendant longtemps ne s'accompagne pas officiellement de la reconnaissance d'un meilleur rang dans la maisonnée, lui vaut d'être enveloppée dans la disgrâce de sa maîtresse pendant la Régence : de décembre 1718 à juin 1720, elle est enfermée à la Bastille, plus longtemps que les autres membres du personnel du duc et de la duchesse du Maine. Ce séjour carcéral est un intermède : Mlle Delaunay retourne ensuite à Sceaux, toujours attachée à sa maîtresse. Petit à petit, sa situation s'améliore : on reconnaît mieux ses mérites et on lui donne meilleur droit de paraître (c'est dans ce but qu'on lui fait épouser, en 1735, un baron de Staal qui appartient aussi à cette maison). Ces gains semblent cependant superficiels à celle qui exprime une profonde souffrance, et de sa fonction contrainte et subalterne, et de son absence d'expérience du « souverain bien » que serait « une union constante et bien assortie »[4]. Cinq ans après sa mort et deux ans après celle de la duchesse du Maine, les amis de Mme de Staal-Delaunay qui ont connaissance du récit qu'elle a rédigé de sa vie jugent opportun de le publier, pour garder mémoire de sa personne et de la petite cour de Sceaux dont elle témoigne.

Aborder un ouvrage que son auteur a laissé inachevé et dont on ne connaît pas les circonstances d'écriture présente des difficultés que les Mémoires de Mme de Staal-Delaunay, à présenter si peu de « pacte », n'atténuent pas. L'auteur ne commente pas sa décision d'écrire sa vie, au point que l'hypothèse d'une écriture « autodestinée » a pu être formulée[5]. Le lecteur doit en effet prendre ses responsabilités vis-à-vis du texte et se demander ce

[3] *Ibid.*, éd. Doscot, *op. cit.*, p. 105 ; éd. Seth, *op. cit.*, p. 112.
[4] *Ibid.*, éd. Doscot, p. 209 ; éd. Seth, p. 182.
[5] Marc Hersant, « Autodestination et mondanité dans les *Mémoires* de Mme de Staal-Delaunay », *Dix-huitième siècle* 39, 2007/1, p. 555-576.

qui lui fait s'attacher à lui : de quoi ce texte est-il exemplaire ? À travers le récit de son incapacité à s'inscrire dans l'ordre du monde, Mme de Staal-Delaunay porte-t-elle témoignage d'elle-même ou du monde ? Les lignes de force par lesquelles le texte prend sens sont toutes à repérer en lui-même. Comme un poème qui trouve sa forme et son sens dans la structure cohérente que lui font ses répétitions, retours et autres sortes d'itération, les quelques trois cents pages des Mémoires de Mme de Staal-Delaunay frappent par leur constance à reprendre et à varier autour des mêmes situations et des mêmes formulations.

Les situations récurrentes sont, particulièrement, des scènes d'humiliation où la protagoniste perçoit, à des signes peu discrets, le peu de cas que l'on fait d'elle ; l'obligation qui lui est faite d'accomplir telle ou telle chose qu'elle vient de dire ne vouloir pas ; les décisions d'entrer au couvent pour « se séquestrer[6] » d'un monde pris en horreur ; l'embarras suscité par des passions qu'elle déclenche et ne paie pas de retour, particulièrement de la part de vieillards ; à l'inverse, le tourment de passions malheureuses qui l'animent, l'obsèdent mais n'obsèdent qu'elle. Faut-il lire tant de répétitions du même comme autant de malchances ? Le texte n'y invite pas et, à travers cet usage de l'accumulation, énonce par implicite ce qu'à l'autre bout du siècle dira « l'autre Mme de Staël », selon l'expression de Sainte-Beuve : « la plupart de nos circonstances sont en nous-mêmes »[7]. Plus abrupte est cette loi dans les termes que trouve à répliquer la mémorialiste à un importun qui lui

---

[6] Mme de Staal-Delaunay, *Mémoires*, éd. Doscot, *op. cit.*, p. 288 ; éd. Seth, *op. cit.*, p. 235.

[7] Germaine de Staël, *Delphine*, B. Didier éd., Paris, GF-Flammarion, 2 vol., vol. II, p. 355. C'est Delphine, l'héroïne, qui parle ainsi. L'expression de Sainte-Beuve est dans son article sur Mme de Staal-Delaunay : Charles-Augustin Sainte-Beuve, « Mémoires de Mme de Staal-Delaunay », *Portraits littéraires*, G. Antoine éd., Paris, Robert Laffont, « Bouquins », 1993, p. 1002. Mme de Staël connaissait l'existence de Mme de Staal et certainement l'avait lue. Elle évoque plaisamment, dans une lettre à un ami du 22 mai 1805, la méprise que l'homonymie engendra en Italie, à Florence où elle venait d'arriver : « J'y excite une grande curiosité, mais pour rabattre l'amour-propre que cet empressement pouvait me donner, j'ai su que des Florentins, il est vrai un peu bêtes, avaient été chez un libraire pour lui demander les mémoires de Mad. De Staal (l'amie de la duchesse du Maine) pour connaître l'histoire de ma vie. Je vous ai dit, je crois qu'une fois un Hollandais s'était étonné, il y a dix ans, que mon visage fût d'une si jeune personne quand mes écrits dataient de quatre-vingt ans, […] » (Mme de Staël, Don Pedro de Souza, *Correspondance*, B. D'Andlau éd., Paris, Gallimard, 1979, p. 50).

parle d'horoscope : « L'horoscope de quelqu'un qui naît dans une si mauvaise fortune que la mienne se fait tout seul, lui répondis-je : on sait qu'on sera malheureux, n'importe de quelle façon »[8]. Les Mémoires en disent long, cependant, sur la façon. Usant de la reprise et de la variation, ils ne pratiquent pas le parler sans « tours ni figures » remarqué chez la duchesse du Maine[9]. Le modèle qui domine est celui de l'énoncé reposant sur la tension des contraires, qui articule ensemble des termes opposés et fait briller leur contraste. Il peut s'agir de paradoxes en bonne et due forme ou d'autres types d'énoncés à ranger dans la même catégorie, même si le savoir qu'ils portent n'est pas toujours construit en opposition à une opinion commune. Ces énoncés reposent sur une économie serrée des contraires (antithèses, oxymores, tournures concessives) : le texte leur donne éclat d'étincelles, il fait art rhétorique de la tension et témoigne du sort qui accable une protagoniste en perpétuel état de tiraillement, de déchirement. On admire et on plaint la situation d'une héroïne qui a, « n'importe de quelle façon », l'art de se trouver toujours et partout le nœud, le roseau pensant de quelque tension.

Des paradoxes

Le mot « paradoxe » n'apparaît qu'une fois dans ces Mémoires, après qu'a été risqué un énoncé qui, il est vrai, ne saurait être nommé autrement. Évoquant son emprisonnement à la Bastille, l'auteur écrit : « J'y trouvais même plus de liberté que je n'en avais perdu. [...] à tout prendre, c'est peut-être le lieu où l'on est le plus libre. Il me sembla du moins alors que ce paradoxe pouvait se soutenir par des raisons assez plausibles »[10]. D'abord formulée à la première personne, la remarque est risquée comme une sentence avant d'être fortement reprise pour soi, comme une leçon reçue de l'expérience carcérale. Elle sera rappelée plus loin avec force :

> Je ne désirais plus d'autre liberté que celle dont je jouissais. Il ne me semblait pas qu'il y eût d'autre monde que l'enceinte de nos murs. C'est le seul temps heureux que j'aie passé en ma vie. Aurais-je cru que le

[8] Mme de Staal-Delaunay, *Mémoires*, éd. Doscot, *op. cit.*, p. 244 ; éd. Seth, *op. cit.*, p. 206.

[9] *Ibid.*, éd. Doscot, p. 125 ; éd. Seth, p. 125.

[10] *Ibid.*, éd. Doscot, p. 191 ; éd. Seth, p. 170.

bonheur m'attendait là, et que partout ailleurs je ne le trouverais jamais[11] ?

Le paradoxe est brièvement essayé comme vérité générale mais le texte ne s'y arrête pas : ce qui importe à l'auteur n'est pas de mettre au jour des paradoxes dont chaque lecteur pourrait peser la justesse (démarche de moraliste, tendue vers le général), mais de révéler le paradoxe comme loi d'un être singulier et vivant en sécession (démarche de mémorialiste ou de romancier, tendue vers le particulier). Les Mémoires de Mme de Staal-Delaunay ne sont donc pas là pour découvrir des paradoxes mais pour montrer des états paradoxaux : des situations et des sentiments qui font la vie, le quotidien même, d'un être voué à éprouver la tension des contraires ; voué aussi à exprimer toutes ses expériences en parlant par le truchement de contrastes. Les exemples fusent, si nombreux qu'il vaut de les goûter sous l'aspect d'une liste :

– son père meurt : « je ne l'avais jamais vu, et je ne sais si je croyais en avoir un ; je lui donnai pourtant des larmes : je ne me souviens pas d'où elles partirent ». Sa mère meurt : « Quoique je la connusse à peine, je la regrettai beaucoup ». Une connaissance meurt (un homme qui l'a un moment courtisée) : « Quoique je ne l'eusse point aimé et qu'il ne m'aimât plus, j'en fus sensiblement touchée »[12].

– de son éducation choyée au couvent où les religieuses « se laissaient manquer de tout pour que je ne manquasse de rien », elle retient qu'« on veut beaucoup quand on n'est contraint sur rien »[13].

– contrainte de partager l'entresol où elle a été logée, dans ses débuts à Sceaux, avec deux autres femmes de chambre qui « étaient mal ensemble : on ne pouvait se concilier l'une sans aliéner l'autre », elle trouve une solution pour « éviter la guerre civile »[14].

– citant une lettre froide et superficielle de M. de Silly, son amour de jeunesse, elle souligne la façon amoureuse dont elle reçut cette « marque de son attention » : « je suis tentée de la mettre ici, pour admirer comment je pus

---

[11] *Ibid.*, éd. Doscot, p. 234 ; éd. Seth, p. 199.
[12] *Ibid.*, éd. Doscot, p. 41, p. 276 et p. 73 ; éd. Seth, p. 68, p. 226 et p. 90.
[13] *Ibid.*, éd. Doscot, p. 41 ; éd. Seth, p. 68.
[14] *Ibid.*, éd. Doscot, p. 109 ; éd. Seth, p. 114.

être touchée d'une chose si peu touchante »[15]. Le même Silly lui demandant une fois de rédiger pour lui une lettre de rupture amoureuse avec une dame dont il veut se défaire, la démarche devient une gageure : « le trouble de son esprit le mettait hors d'état d'écrire rien de suivi. La tranquillité du mien n'était pas un moindre obstacle pour trouver ce qu'il fallait dire »[16].

– est-elle invitée dans un château normand, c'est pour constater : « Quelque tristes que fussent les dispositions dans lesquelles j'y étais venue, je pris plaisir à y être »[17].

– son habileté à manier les contraires lui donne même une fois un comportement de joueuse qui dit blanc pour avoir noir. Désireuse d'entrer au service de la duchesse du Maine pour un poste qu'elle croit devoir être avantageux, elle s'emploie à dégoûter de sa personne la duchesse de Ferté qui lui montre de la bienveillance et voudrait la prendre à son service. Mlle Delaunay décide donc de « se contrefaire en mal » : « Je contrariais ce qui n'était pas de mon goût ; je disais ma pensée, sans la mettre d'accord avec les siennes ; en fin je me donnais toute liberté, mais avec plus d'effort que ne m'eût fait la contrainte »[18].

– à la Bastille, une idylle se noue avec le chevalier de Ménil par échange de lettres clandestines, sans que jamais ni l'un ni l'autre ne se soient vus : « ce commerce d'invisibles devenait galant de plus en plus ». Le chevalier provoque cependant la rencontre car l'héroïne n'a pas su le convaincre que « c'était le fin de notre aventure, de ne nous être jamais vus »[19].

– à la Bastille encore, le profond sentiment amoureux, laissé sans retour, qu'éprouve pour elle le lieutenant Maisonrouge, officier en charge de la garde des prisonniers, amène ce personnage à une sorte de conversion au paradoxe. D'abord présenté comme un modèle de bienveillance et de probité, mais aussi de la naïveté propre à un caractère donné par la « simple nature » et non construit par les « raffinements de l'esprit »[20], Maisonrouge se hisse progressivement jusqu'à elle au point de connaître le déchirement

[15] *Ibid.*, éd. Doscot, p. 67 ; éd. Seth, p. 86.
[16] *Ibid.*, éd. Doscot, p. 285 ; éd. Seth, p. 233.
[17] *Ibid.*, éd. Doscot, p. 69 ; éd. Seth, p. 88.
[18] *Ibid.*, éd. Doscot, p. 99-100 ; éd. Seth, p. 108.
[19] *Ibid.*, éd. Doscot, p. 200 ; éd. Seth, p. 176.
[20] *Ibid.*, éd. Doscot, p. 202 ; éd. Seth, p. 178.

d'injonctions paradoxales et de savoir les exprimer. Lorsqu'il vient présenter à sa prisonnière la lettre cachet qui la libère, il apparaît métamorphosé : l'auteur regrette de n'avoir pas le talent d'un peintre pour « unir l'expression de la joie à celle d'une vive douleur ». C'est en effet le visage que présente le geôlier amoureux pour dire ces mots : « 'Vous voilà libre, me dit-il, et je vous perds. J'ai souhaité ardemment ce moment-ci ; j'aurais donné ma vie pour l'avancer. Mais je vais cesser de vous voir : que deviendrai-je ?' »[21]. Vingt-quatre heures se passent et, au lendemain de sa libération, Mlle Delaunay reçoit de lui une lettre dont la merveille est de redire : « J'ai désiré ardemment de vous perdre ; je vous ai perdue. J'en suis au désespoir »[22]. Paradoxe à trois temps, fatal : celui dont naguère la protégée pouvait dire qu'il « ne démêlait pas [les] divers mouvements de mon âme »[23], se met à parler maintenant de la « bizarrerie » qu'il découvre en lui-même et connaît des affres nouvelles. « Les différents mouvements dont j'ai été agité », écrit-il après avoir énoncé le paradoxe à trois temps, « ont produit un contraste qui ne m'a pas fait passer une trop bonne nuit »[24].

– de son possible mariage avec M. Dacier devenu veuf, elle écrit : « je me plaisais à éluder une affaire trop bonne pour vouloir la manquer, et point assez séduisante pour en presser la conclusion »[25].

On retiendra particulièrement de tous ces énoncés paradoxaux qu'ils sont portés par une première personne qui les revendique comme une expérience, les déclare comme autant d'états avérés de l'existence et autant de leçons reçues. Le paradoxe n'est pas un goût, mais le lieu d'où parle la mémorialiste parce que la vie l'y a placée. Le passage très frappant qui ouvre les Mémoires le dit et résume tout :

> Il m'est arrivé tout le contraire de ce qu'on voit dans les romans, où l'héroïne, élevée comme une simple bergère, se trouve une illustre princesse. J'ai été traitée dans mon enfance en personne de distinction ; et par la suite je découvris que je n'étais rien, et que rien dans le monde ne m'appartenait. Mon âme, n'ayant pas pris d'abord le pli que lui devait donner la mauvaise fortune, a toujours résisté à l'abaissement et à la

[21] *Ibid.*, éd. Doscot, p. 265-266 ; éd. Seth, p. 220.
[22] *Ibid.*, éd. Doscot, p. 268 ; éd. Seth, p. 221.
[23] *Ibid.*, éd. Doscot, p. 247 ; éd. Seth, p. 208.
[24] *Ibid.*, éd. Doscot, p. 268 ; éd. Seth, p. 222.
[25] *Ibid.*, éd. Doscot, p. 279 ; éd. Seth, p. 229.

> sujétion où je me suis trouvée : c'est là l'origine du malheur de ma vie[26].

La splendeur de cette entrée en matière établit le programme narratif que la suite n'a plus qu'à traiter et fixe le modèle de formulation qui convient à ce programme : contradiction, antithèse, oxymore, paradoxe. Tous les paradoxes qui font le tissu de l'ouvrage sont comme des rappels et réactivations de celui-là. Les Mémoires sont proches de leur terme, de l'endroit où ils interrompent brusquement leur commerce avec le lecteur, quand l'auteur y cite un portrait d'elle-même qu'elle fit selon la manière que lui avait montrée Mme du Deffand. On y lit ce paragraphe, qui est comme la reformulation analytique de ce que disait l'ouverture, par delà les trois cents pages de Mémoires à l'unité accomplie :

> L'amour de la liberté est sa passion dominante, passion très malheureuse en elle, qui a passé la plus grande partie de sa vie dans la servitude : aussi son état a-t-il toujours été insupportable, malgré les agréments inespérés qu'elle a pu y trouver[27].

L'auteur a passé sa vie dans le tourment des mêmes polarités, n'en est jamais sortie. Ce que l'énoncé moraliste de l'autoportrait dit d'un mot (l'état toujours insupportable), le récit mémorialiste le dit au long cours, par une exploration continuée des paradoxes qui découvre, en même temps que l'impasse d'une existence, la séduction de savoir l'exprimer jusqu'au vertige.

Impasse du paradoxe

Tout exprimer en termes de tension des contraires, de jeu de forces opposées, est un art, mais aussi une nécessité que la vie a imposée à la mémorialiste. Si, comme l'a dit Germaine de Staël, « la plupart de nos circonstances sont en nous-mêmes », constatons que la principale circonstance de et en Mme de Staal-Delaunay est une polarisation extrême des affects jointe à une capacité rare de l'identifier et de la dire. Sa circonstance, c'est le paradoxe. Cette gouverne la met dans une situation « insupportable » selon le mot de l'autoportrait : dans l'impasse où elle écrit.

L'incapacité à se satisfaire d'aucune place est la loi de celle qui, élevée

---

[26] *Ibid.*, éd. Doscot, p. 37 ; éd. Seth, p. 65.
[27] *Ibid.*, éd. Doscot, p. 294-295 ; éd. Seth, p. 239.

« en personne de distinction », est entrée dans le monde pour découvrir qu'elle n'y était « rien ». La quête du « souverain bien [...] que nos désirs poursuivent sans cesse et n'attrapent jamais »[28] donne des Mémoires magnifiques à défaut, sans doute, d'une existence harmonieuse. Deux traits récurrents du texte l'illustrent : d'une part, la perpétuelle insatisfaction qui fait suite à toute décision, quel que temps qu'on ait mis à la prendre ; d'autre part, la difficulté de se trouver bien dans aucun endroit et de l'avouer comme sien. Qui dit traits récurrents du texte dit exemples nombreux dont quelques-uns donneront l'idée. Les occasions d'insatisfaction sont à chaque pas : apprendre la mort d'hommes qui s'étaient proposés pour époux (le lieutenant Maisonrouge ou M. Dacier), qu'on n'a pas encouragés mais plutôt refusés, et alors regretter ces mariages ; regretter tout autant et en sens inverse d'avoir accepté le mariage avec le baron de Staal, et cela le jour même de la célébration (« ce qui m'avait plu de loin changea de face en s'approchant : j'aperçus en un moment tous les inconvénients qui jusque-là s'étaient dérobés à ma vue »[29]) ; obtenir à grand peine de la duchesse du Maine un congé pour aller en visite dans le couvent qui fut séjour de l'enfance (« l'affection que l'on conserve pour les lieux où l'on a passé sa jeunesse » le commande) et, à peine y arrive-t-on, souffrir du trop bon accueil qu'on y reçoit des religieuses : « leur excessif empressement me fut à charge. L'abbesse me prit en gré, voulut que je fusse sans cesse avec elle. J'allais là pour être à moi ; je m'y trouvai plus livrée aux autres qu'au milieu du monde ». Nul ne peut mieux dire que notre auteur trop lucide, au moment où elle évoque cette péripétie : « je passai plusieurs années dans les pénibles alternatives que j'ai marquées, sans être un moment d'accord avec moi-même »[30].

Cette constante discordance de soi aux autres et de soi à soi s'exprime particulièrement à travers l'idée d'un espace physique à occuper. L'insistance que l'auteur met à décrire les chambres successives qu'il lui a été donné d'occuper prend sens pour dessiner une trajectoire qui va vers un progressif enfouissement et rétrécissement[31]. La nomination de ces lieux devient

[28] *Ibid.*, éd. Doscot, p. 209 ; éd. Seth, p. 182.
[29] *Ibid.*, éd. Doscot, p. 306 ; éd. Seth, p. 247.
[30] *Ibid.*, éd. Doscot, p. 295-296 ; éd. Seth, p. 239.
[31] La chose a déjà été remarquée par Marc Hersant, « Les *Mémoires* de Mme de Staal-Delaunay et la tentation de l'insignifiance », *Écrire en mineur au XVIIIe siècle*, Ch. Bahier-Porte et R. Jomand-Baudry éd., Paris, Desjonquères, 2009, p. 103-119, p. 105.

florilège : « repaire d'insectes » dans « une vraie taverne (cela était au-dessous du cabaret) », « entresol », « réduit », « spélonque », « caveau », « petit recoin sans jour et sans feu »[32]. À l'époque de l'entresol « insoutenable » à Sceaux, mademoiselle Delaunay est même souvent contrainte de libérer cet espace car elle le partage avec une femme de chambre qui y reçoit régulièrement son mari : « alors j'élisais mon domicile dans un bosquet. La pluie ou le froid ne me laissait d'autre asile que les galeries »[33]. Cette situation l'amène ensuite à se lier avec une autre femme de chambre qui a quelque raison d'intérêt à lui donner asile dans son propre réduit : l'arrangement est donné pour préférable aux « bois où je faisais ma résidence. Le froid m'en avait chassée comme la faim en chasse les loups »[34]. La protagoniste des Mémoires est toujours menacée de se trouver hors les murs. Quelques maisons entr'aperçues ou connues en de brèves occasions apparaissent comme des havres possibles, désirés : ainsi cette « belle maison » où une bienveillante amie, Mme de Vauvray, l'accueille volontiers[35] ; cette autre maison qu'une amie plus généreuse encore, Mme de Bussy, lui lègue par testament mais dont la duchesse du Maine, un jour où leurs déplacements les font passer à proximité, ne lui laisse qu'une demi-heure pour aller la voir[36] ; celle de M. de Staal enfin, qui la séduit d'abord par son aspect pastoral, impression dont elle se rétracte aussitôt que le mariage est prononcé (« je me vis seule et comme étrangère dans cette maison, que j'aurais dû regarder comme la mienne »[37]). Finalement, les deux seuls espaces construits et habités qu'elle peut avouer comme des refuges possibles, regrettés et espérés sont, qui l'eût cru, le couvent et la prison. « C'était proprement ma patrie », écrit-elle du couvent l'une des fois où elle décide de « se séquestrer » du monde avant de ne le faire pas[38]. Quant à la prison, objet du seul paradoxe déclaré des Mémoires, elle peut en dire par défi, au secrétaire d'État Leblanc qui est venu l'interroger à la Bastille et menace de l'y laisser jusqu'à la fin de ses jours : « Eh bien, monsieur ! lui

[32] Mme de Staal-Delaunay, *Mémoires*, éd. Doscot, *op. cit.*, p. 71-72, p. 106, p. 108, p. 108, p. 134, p. 134-135 ; éd. Seth, *op. cit.*, p. 89, p. 112, p. 114, p. 114, p. 131, p. 131.

[33] *Ibid.*, éd. Doscot, p. 108 ; éd. Seth, p. 114.

[34] *Ibid.*, éd. Doscot, p. 115 ; éd. Seth, p. 118.

[35] *Ibid.*, éd. Doscot, p. 94 ; éd. Seth, p. 104.

[36] *Ibid.*, éd. Doscot, p. 311 ; éd. Seth, p. 250.

[37] *Ibid.*, éd. Doscot, p. 309 ; éd. Seth, p. 249.

[38] *Ibid.*, éd. Doscot, p. 258 et p. 288 ; éd. Seth, p. 216 et p. 235.

dis-je c'est un établissement pour une fille comme moi »[39]. N'était ce moment de bravade, la tonalité dans laquelle s'expriment de tels constats est généralement dysphorique : l'envie de se « séquestrer » du monde rencontre une fois la tentation du suicide[40].

Séduction du paradoxe

L'écriture de Mémoires est une autre issue : ils sont le lieu où les paradoxes peuvent être beaux et surtout utiles, où les antithèses sont rendues supportables, où les oxymores disent la vérité. Le mérite de ces figures est de prendre en charge la complexité, de mettre au point les énoncés qui la disent.

Il y a pourtant des moments où la mémorialiste n'y recourt pas malgré les tensions qui la parcourent et qui rendraient leur usage propice : est-ce à dire qu'elle échoue, alors, à trouver l'articulation verbale qui les dirait en peu de mots ? Pensons plutôt qu'il lui importe de livrer témoignage de ces tensions et de les laisser vives, inconciliables. Ainsi lorsque, à la Bastille, le geôlier amoureux apporte à mademoiselle Delaunay la nouvelle de sa libération : devenu l'emblème du paradoxe par l'expression même de son visage et l'emploi si choisi de ses mots, le lieutenant Maisonrouge semble la décharger de ce soin et la dispense de donner ce tour à l'analyse de ce qui se passe en elle : « Je ne sentis que des mouvements confus ; la joie, s'il y en avait, ne s'y distinguait pas. [...] Tous mes sentiments étaient suspendus par la force presque égale d'un sentiment contraire »[41]. La parataxe est la figure qui vient pour ces grandes occasions, par exemple quand s'est formulée la tentation du suicide : « Tant de maux redoublés ; des incommodités sans nombre ; des dégoûts ajoutés à un état humiliant, également insoutenables à un corps et à un esprit délicats ; une passion chimérique, si l'on veut, qui ne me fournissait que des sentiments pénibles, me firent prendre la vie en horreur »[42]. Une autre fois, pour justifier sa réaction positive après avoir appris que, malgré son âge relativement avancé, elle exerçait séduction sur un homme, la mémorialiste recourt au même tour : « Curiosité de m'en éclaircir, ennui de mon oisiveté, penchant à se reprendre à quelque chose quand on ne tient plus

[39] *Ibid.*, éd. Doscot, p. 244 ; éd. Seth, p. 206.
[40] *Ibid.*, éd. Doscot, p. 118 ; éd. Seth, p. 120.
[41] *Ibid.*, éd. Doscot, p. 266 ; éd. Seth, p. 220.
[42] *Ibid.*, éd. Doscot, p. 118 ; éd. Seth, p. 120.

à rien : le tout, si bien caché dans les secrets replis de mon âme que je ne m'en doutai pas, me porta à lui faire quelques prévenances, à profiter des occasions de l'entretenir »[43]. Formulé ainsi, l'hétérogène porté en soi est livré comme un spectacle dont on n'a pas la force de trouver le sens et qui, de ce fait, reste pénible.

Les nombreux énoncés paradoxaux valent en revanche comme l'affirmation d'une maîtrise intellectuelle. À travers l'essai de ces formulations qui sont comme des opérations de suture pour faire unité du divers, pour articuler les contraires et exhiber leur tension, un modèle abstrait de compréhension de soi et de l'existence se dessine. Peu de mots y suffisent, mais impeccablement choisis et placés les uns par rapport aux autres. Il est significatif, car très cohérent avec ce modèle, que les Mémoires tendent de plus en plus, au fur et à mesure qu'ils avancent, vers une formulation par l'abstraction. La structure répétitive déjà évoquée fait que, vers la fin de l'ouvrage, les épisodes susceptibles d'être narrés n'ont plus besoin de l'être car ils l'ont déjà été plusieurs fois. Vingt-cinq pages avant la fin, la mémorialiste déclare sa lassitude : « le reste de ma vie, quoique long, ne contient presque plus rien dont le récit m'intéresse »[44]. À partir de là, pourtant, les Mémoires deviennent passionnants mais d'une façon différente : plus aucun épisode n'est traité avec détail, par une représentation qui construirait des scènes. Le récit avance désormais en accéléré et ne garde de chaque événement que l'épure. Ainsi la narration d'une longue intrigue amoureuse avec un homme dont le nom reste tu est-elle conduite sous la forme abstraite d'un jeu de rôles : c'est un rapport de forces contraires dont les ressorts, semble-t-il, échappent à la décision des protagonistes[45]. Le paradoxe est devenu le maître : Mme de Staal-Delaunay n'a pas besoin de mener plus loin le récit de sa vie et de faire entendre encore sa parole de séquestrée pour démontrer qu'elle est en sa puissance.

[43] *Ibid.*, éd. Doscot, p. 289 ; éd. Seth, p. 235.
[44] *Ibid.*, éd. Doscot, p. 287 ; éd. Seth, p. 234.
[45] *Ibid.*, éd. Doscot, p. 288-291 ; éd. Seth, p. 235-237.

La représentation de la vie psychique chez le prince de Ligne : une écriture du présent

Daniel ACKE

En quoi l'œuvre du prince Charles-Joseph de Ligne (1735-1814) permet-elle d'éclairer les problèmes que pose la représentation de la vie psychique dans la littérature, qu'il s'agisse d'œuvres fictionnelles, factuelles ou mixtes[1] ? D'une part, l'auteur pratique indéniablement une multiplicité de genres : d'abord, la réflexion (les *Écarts*), c'est-à-dire des fragments qui n'ont pas la compacité de maximes, mais ressemblent à des pensées plus développées variant entre quelques lignes et une demi-page ; l'essai, ensuite : des textes consacrés notamment à l'art des jardins (*Coup d'œil sur Belœil*) et au théâtre (*Lettres à Eugénie sur les spectacles*), puis des mémoires ou une autobiographie déclarée (*Fragments de l'histoire de ma vie*), mais aussi des portraits et des caractères (tant sous forme de recueils pourvus de clés que présentés comme des récits de rencontres avec des personnages célèbres (Voltaire, Rousseau, Casanova...), enfin, des textes narratifs (entre autres des *Contes immoraux* dont il existe aussi des versions manuscrites sensiblement différentes). Nous nous trouvons bien devant des genres distincts, en ce sens que, dans les *Écarts*, par exemple, la réflexion domine ; dans les mémoires, par contre, prime l'évocation par Ligne de sa vie passée, des gens qu'il a rencontrés, etc. Chacun de ces genres a sa singularité indéniable, que l'auteur, du reste, ne manque pas de souligner lui-même : dans ses *Écarts,* il fait référence aux moralistes qui l'ont précédé (« nous autres moralistes », *E,*

---

[1] Sauf indication contraire, nos références sont aux volumes de l'édition critique des œuvres chez Champion, abrégés comme suit :

- *Fragments de l'histoire de ma vie,* tome I, éd. J. Vercruysse, Honoré Champion, 2000 (*F*).
- *Œuvres romanesques*, tome I, éd. R. Mortier et M. Couvreur, Honoré Champion, 2000 (*ŒR*).
- *Mes écarts ou ma tête en liberté et autres pensées et réflexions,* éd. J. Vercruysse et D. Acke, Honoré Champion, 2007 (*E*).

689) ; le titre des *Contes immoraux* signale l'inspiration de la vogue contemporaine du conte moral ; enfin, dans ses mémoires (ou son autobiographie), Ligne se positionne par rapport aux *Confessions* de Rousseau[2].

D'autre part, comme les commentateurs n'ont pas manqué de le relever, il n'en demeure pas moins qu'il existe entre ces genres des chevauchements manifestes : la dimension autobiographique envahit les récits et les essais, la réflexion morale nourrit amplement les mémoires comme les essais, etc[3]. De surcroît, en éclairant la genèse de l'œuvre par la confrontation des manuscrits découverts il n'y a pas longtemps, la récente édition critique a mis en évidence un travail de réécriture et des réaménagements successifs, détruisant d'ailleurs le mythe d'un auteur qui ne se relit jamais, forgé par Ligne lui-même. Désormais sont évidents les liens étroits mais changeants entre les genres et les formes distincts pratiqués par l'auteur, celui-ci n'hésitant pas à insérer des écarts, c'est-à-dire des réflexions, dans la première version du récit *Confessions ou indiscrétions de mes amis*, ou d'écrire en parallèle le récit de ses amours et le portrait de la dame qui les inspire. Parfois le rapport entre genres distincts est de complémentarité : les *Confessions* sont présentées par l'auteur comme le versant galant des *Fragments*[4].

Au-delà des distinctions entre genres et formes littéraires, ces interférences supposent une thématique commune, une attention constante de la part de Ligne à la fois à sa propre personne et à celle d'autrui. Or l'intérêt de son œuvre pour l'étude des variations dans la représentation de la vie psychique réside précisément dans le fait qu'une telle représentation traverse les genres différents, et qu'on peut donc s'attendre à ce qu'elle soit soumise à des modalités changeantes. Bref, nous faisons l'hypothèse que les modalités de représentation de la vie psychique varient en fonction des contraintes

---

[2] « J.J. Rousseau, vos *Confessions* sont mieux écrites, mais ne sont pas si piquantes que celles-ci ; car excepté vos deux ou trois crimes qui sont des mensonges sur votre compte, que vous avez imaginés par singularité, le reste, en vérité, est trop innocent » (*F*, p. 244).

[3] « Chez Ligne le mémorialiste et le moraliste sont apparentés » (J. Vercruysse, Introduction, *F*, p. 11) ; « Que ce soit dans *Fragments de l'histoire de ma vie*, ou dans les *Contes immoraux*, Ligne se veut avant tout observateur moraliste » (M. Couvreur, Introduction, *ŒR*, p. 38).

[4] Sur la genèse complexe des textes, voir Manuel Couvreur, Introduction, *ŒR*, p. 11-48.

génériques et autres.

Envisageons la représentation de soi, telle qu'elle se présente dans les *Fragments de l'histoire de ma vie*, œuvre dont le statut demeure incertain et qui prête à discussion. Pièce maîtresse des « Posthumes » prévus par Ligne lui-même, et en cette qualité, selon les vœux de l'auteur, à dévoiler seulement après sa mort, elle a été tour à tour considérée comme une autobiographie[5] et comme des mémoires qui tournent au journal intime[6]. Les commentateurs ont tous été frappés par le désordre de ce texte et par le fait qu'on peine à y découvrir une ligne directrice, une démarche récapitulative ou une interprétation rétrospective cohérente de la vie intérieure de Ligne et des vicissitudes de son passé. La fragmentation de ce texte est parfois interprétée comme le signe tangible d'un destin brisé : ayant été privé de la gloire militaire qu'il désirait ardemment depuis son enfance, Ligne, par dépit, se serait « réfugié dans le rappel éclaté de l'éphémère »[7]. Par ailleurs, dans une œuvre où foisonnent les anecdotes chères au chroniqueur, on chercherait en vain la vie intime, l'être profond de l'auteur.

Nous en sommes convaincu, ces thèses méritent au moins d'être nuancées. S'il est vrai qu'une véritable mise en perspective du moi, comme la pratique Rousseau dans ses *Confessions*, fait défaut aux *Fragments*, ces derniers développent une écriture au plus près du présent, qui offre à sa manière une représentation de la vie psychique.

Il est vrai, en dépit d'un vague ordre chronologique qui nous conduit de l'enfance à la vieillesse, Ligne ne semble pas se soucier d'indiquer une évolution intérieure, des époques, des étapes majeures de sa vie. Certes, il insiste sur l'importance de la naissance du désir de gloire militaire chez l'enfant qu'il était : « J'étais fou d'héroïsme [...] je me faisais déjà un bonheur inexprimable de n'être reconnu qu'après les faits les plus éclatants » (*F,* 54) ; de ce désir ardent, il esquisse ensuite le développement : « Moins enfant, ne me souciant plus d'être un homme de Cour, j'étais fier d'être devenu un homme de guerre » (*F,* 70). Plus avant encore dans les mémoires, il note sa déception de ne pas avoir vu ses espérances satisfaites : « J'ai brisé

---

[5] Basil Guy, « Rousseau improv'd : the prince de Ligne's *Fragments de l'histoire de ma vie* », *Romanic Review* LXXI (1980), p. 281-294.

[6] Raymond Trousson, « Le prince de Ligne et l'autobiographie », *Nouvelles Annales Prince de Ligne* [plus loin *NAPL*] XII (1998), p. 93-117.

[7] *Ibid.*, p. 114.

l'idole la plus chère à mon cœur, la gloire et j'ai presque résolu de ne jamais essuyer un coup de fusil. Malgré tant d'ingratitude je m'y laisserais encore aller bien vite, si l'on voulait » (*F,* 108). En effet, au fil de l'histoire contemporaine mouvementée qu'il lui est donné d'observer à partir de sa retraite de Vienne, il manifeste encore de temps en temps des velléités de gloire[8]. Les mémoires mettent en avant certains faits et événements particuliers, comme la relation difficile avec son père ou la mort de son fils préféré Charles[9] ou encore celle de son ami le maréchal Lacy. Ligne marque occasionnellement quelques temps forts de son existence[10]. Encore ses mémoires sont-ils loin d'être exhaustifs sur les rencontres importantes de sa vie : comme on l'a remarqué[11], de nombreux amis du prince n'y figurent pas (notamment Casanova). Le mémorialiste met-il en lumière un éventuel décalage entre ses sentiments passés et la signification qu'il leur confère *a posteriori* en tant que mémorialiste ? Si cette démarche intervient effectivement à propos de certaines personnes[12] ou de quelques liaisons amoureuses, Ligne jugeant son attitude passée vis-à-vis de l'une et l'autre femme[13], elle n'a pourtant rien de systématique, et ne constitue certainement pas l'essentiel de son propos. S'agit-il dès lors de mettre en évidence l'éloignement par rapport à un passé enchanté, ayant pris les couleurs d'une sorte de paradis perdu, Ligne à l'époque de la rédaction des mémoires étant

---

[8] Quelques exemples : « J'écris du Kaltenberg [...] mais j'en descendrai pour me venger en me rendant utile. Je trouverai, peut-être, un coin dans une redoute, ou aux lignes, si on les attaque, où je pourrai encore une fois me faire honneur, et rendre un grand service » *(F,* 120) ; « J'envoie dans l'instant un mémoire à l'empereur [...] Puissai-je le fusil à la main, comme un simple soldat, y finir et embellir ma carrière [...] J'enrage ce que l'on fait » (*F,* 136).

[9] « Époque trop signifiante dans l'histoire de ma vie, dussiez-vous me coûter autant de larmes, en l'écrivant, que j'en versai lorsque je l'appris, et que j'en verse lorsque j'y pense ce qui m'arrive hélas tous les jours » (*F,* 93).

[10] « Le meilleur temps de ma vie est celui que j'étais aimé d'Angélique » (*F,* 125) ; « Un des moments les plus touchants de ma vie, ce fut l'adieu du corps des grenadiers que je commandais » (*F,* 118).

[11] Voir Philippe Mansel, *Prince of Europe. The life of Charles-Joseph de Ligne*, London, Weidenfeld & Nicolson, 2003, p. 197.

[12] Il s'accuse de ne pas avoir pressenti la dérive du futur Philippe Égalité (*F,* 111) et regrette d'avoir tenté d'enlever une conquête féminine à un de ses fils (*F,* 156).

[13] « J'étais trop fat et j'ose dire trop bien d'ailleurs et trop occupé pour payer. Acheter des plaisirs me paraissait odieux. Cependant un jour, je me laissai aller à cette bêtise et fantaisie humiliante » (*F,* 124). Il regrette son attitude vis-à-vis d'Angélique d'Hannetaire (v. *F,* 125).

devenu un émigré, retiré à Vienne, séparé désormais de ses lieux de prédilection, son château de Belœil dans le Hainaut, la ville de Paris et la Cour de Versailles qu'il a tant aimés ? S'il fait effectivement le constat qu'un monde a été englouti à la suite de 1789[14], il ne semble pas s'attarder à le regretter. Ce qui l'emporte, on y reviendra, c'est le plaisir d'avoir participé à toutes ces réjouissances d'antan.

Par contre, nous trouvons, éparpillées à travers le texte, des notations psychologiques à propos de lui-même qui sont censées rendre des caractéristiques qui lui appartiennent en propre : des formulations comme « j'ai toujours »[15] ou « jamais », appliquées à son sujet, apparaissent souvent sous sa plume. Plutôt qu'une rétrospection, se dégage ainsi un autoportrait discontinu, dispersé à travers le long texte des *Fragments,* où il est d'ailleurs difficile de départager toujours ce qui relève précisément de la sensibilité et ce qui fait figure de pensée, le sentiment personnel se trouvant régulièrement accouplé à une vérité générale, telles qu'on les trouve aussi dans les *Écarts*, son œuvre de réflexion majeure[16].

Il est indispensable pour notre propos de nous attarder quelque peu sur les traits saillants de cet autoportrait, où se retrouvent les constantes à la fois de la pensée et de la sensibilité de Ligne. Ils sont largement documentés par les *Fragments,* mais affleurent aussi dans d'autres textes (notamment les *Écarts*) : d'abord, l'attachement au moi, source de plaisirs, et qui fait que Ligne se prête une « personnalité bien égoïque » (*F,* 201), une « espèce de petit amour-propre » (*F,* 92). Ensuite la conviction d'être immergé dans la vie sociale comme dans un lieu naturel[17]. Mais nous voudrions surtout souligner

[14] « Les promenades sur la terrasse, les musiques de l'Orangerie, les magnificences de Fontainebleau, les chasses de St Hubert, les voyages de Choisy, Marli &a et j'ai vu tout diminuer, et périr tout à fait »; « J'ai vu les dernières magnificences de l'Europe » (*F,* 80).

[15] « J'ai toujours eu assez d'imagination pour être dévot de temps en temps, à l'article près des devoirs à remplir » (*F,* 56) ; « J'ai toujours voulu faire mieux, ou plus, ce que j'ai vu faire aux autres [...] espèce de petit amour-propre » (*F,* 92).

[16] « Qu'on me dise à quoi sert de se ménager, de se préserver et de se priver de son plaisir ? Qu'on voie comment je me porte, et me fait porter. J'ai passé un hiver à Paris [...] » (*F,* 261) ; « Il y a une telle compensation de bien et de mal, dans ce monde que je crois devoir mon bonheur, à mille petites contrariétés. C'est peut-être comme cela que j'ai échappé à tant de dangers, et que je me porte si bien » (*F,* 224).

[17] Ligne exprime « la confiance que j'ai toujours ne croyant jamais qu'on soit mécontent de moi » (*F,* 99).

l'importance d'une expérience et d'une pensée du temps où le présent joue un rôle décisif. Ligne évoque « [sa] pauvre tête sans arrêt, toujours occupée du moment présent, auquel [il a] toujours tout sacrifié » ; il précise : « Personne ne réfléchit plus que moi après ce qui arrive et moins auparavant. Quelle pauvre tête peut-on dire souvent » (*F*, 64-65). C'est ce dernier trait qui nous semble essentiel pour comprendre la démarche spécifique de Ligne dans ses mémoires. En effet, aux yeux du prince, le présent représente à la fois tout et rien : le présent est tout parce que son intensité suffit à lui seul à le combler ; mais tout autant il n'est rien par ce qu'il est éphémère, et qu'il se voit remplacé aussitôt par un autre présent[18]. C'est pour cela que Ligne peut, d'une part, évoquer ses « plaisanteries » et ses « mystifications » (*F*, 145-146), mais, d'autre part, qualifier les faits et gestes dont il émaille son texte de « riens », « pauvres aveux », « souvenirs de bêtises », « misères ». Cette conception est d'ailleurs soutenue par une vision de l'histoire (que ce soit son histoire personnelle ou la grande Histoire) envisagée comme un déroulement imprévisible, soumise aux coups du hasard, et sans progrès linéaire[19]. Au rebours de ce dernier, Ligne privilégie la logique du paradoxe[20] ou de la compensation[21]. Finalement, tout désordre ramène à un équilibre, comme l'illustrent les métaphores du joujou d'enfant[22] et surtout celle du rondeau, qui traverse les mémoires comme un fil rouge ; la vie est un « rondeau » (*F*, 163, 313) parce que sa fin rappelle le début : la vieillesse rejoint l'enfance ; on y tient les mêmes animaux domestiques (*F*, 174), l'on peut y faire les

[18] Pour un traitement plus détaillé du problème du temps chez Ligne, voir D. Acke, « Le sentiment du temps chez le prince de Ligne », in *Poétique de la pensée. Études sur l'âge classique et le siècle philosophique. En hommage à Jean Dagen*, mélanges réunis par Béatrice Guion *et alii*, Paris, Honoré Champion, 2006, p. 25-33.

[19] « Un accès de mauvaise humeur, ou de fièvre, une plaisanterie, une fausse nouvelle dérangent tout le plan qu'on s'était proposé, dans un empire, ou une république » (*E*, 507).

[20] « Tout est bien dans le monde excepté la maladie et la mort. Combien de fois ne me suis-je pas aperçu que le contraire de ce que je désirais arriver valait beaucoup mieux » (*F*, 265).

[21] « Il y a une telle compensation de bien et de mal, dans ce monde que je crois devoir mon bonheur, à mille petites contrariétés. C'est peut-être comme cela que j'ai échappé à tant de dangers, et que je me porte si bien » (*F*, 224).

[22] « Tout change dans le monde. Il y a une rotation générale dans les événements [...] Mais le monde est comme ces joujoux d'enfants qui par le moyen d'un plomb, se redressent d'eux-mêmes après avoir été culbutés. De même l'équilibre revient de lui-même, après avoir été renversé » (*F*, 324).

mêmes promenades (*F,* 295).

La prééminence du moment présent va de pair avec la grande facilité de Ligne à embrasser les différences, et tout autant avec une indifférence et une mise à distance du réel. Ligne, jouant des différences, prend plaisir à passer d'une nationalité à l'autre : « Je me suis bien trouvé d'être Allemand, en France, presque Français en Autriche, et Wallon à l'armée » (*F,* 204), d'un milieu social à l'autre : « Ai-je dit que je riais de moi-même, lorsque dans vingt-quatre heures je me trouvais dans la société de la reine, et celle d'une Mme Gauthier, paysanne de Belœil la plus fidèle à l'accent wallon, et dont j'aimais la fille » (*F,* 151) ; il se plaît à imiter autrui : « Je m'amuse moi-même infiniment, quand on me demande de contrefaire, surtout lorsque je m'aperçois que j'ai bien saisi mes originaux » (*F,* 210-211). Il adore le théâtre, et n'hésite pas à adopter certaines attitudes tout en maintenant une distance ludique : « J'ai quelquefois du plaisir à être superstitieux » (*F,* 205). Quant à son indifférence, elle est profondément enracinée, et l'auteur y insiste à plusieurs reprises : « Je me ressouviens que j'ai toujours été bien indifférent sur tout » (*F,* 143) ; « Je l'ai naturellement cette insouciance qui me rend supérieur aux événements » (*F,* 123). Cette attitude profonde est documentée par d'autres textes et ne saurait être rattachée uniquement à une période précise de sa vie (on la trouve en effet déjà dans les *Cahiers rouges,* les premiers jets des *Écarts*) ou être présentée comme la suite de déceptions.

Le maintien du réel à distance représente un autre aspect de cette sensibilité au caractère passager du moment présent. C'est l'art de ne pas être tout à fait là où l'on vous attendait, mais d'être déjà ailleurs :

> On dit que je n'aime pas quand j'aime (*F,* 260).
>
> Ayant assez de succès dans la société par ma paresse qui a l'air de l'indulgence ; mon insouciance qui a l'air de la bonté ; la mobilité de mon caractère qui a l'air de la facilité ; j'aurais plu, et réussi dans les affaires. Bêtise de plus de ne pas m'y employer (*F,* 251).

La distance réflexive désamorce aussi, le plus souvent par le rire[23], la charge de l'événement qui vient d'avoir lieu, comme Ligne le raconte dans

---

[23] Pour le thème du rire chez Ligne, voir D. Acke, « Le rire du prince de Ligne », in *Le Rire ou le modèle. Le dilemme du moraliste,* textes réunis par Jean Dagen et Anne-Sophie Barrovecchio, Paris, Honoré Champion, 2010, p. 539-556.

ses mémoires à propos de faits révolus. Autrement dit, par le passé il adoptait déjà une telle attitude[24]. Mais cette dernière relève tout autant du présent de l'écriture : « J'aurais encore été, par ce moyen-là, maréchal à trente ans. Je ne le suis pas à plus du double : et je m'en...ris » (*F,* 144) ; « Cela m'est encore égal. Je ne méprise pas l'opinion. J'en ris » (*F,* 127). Soulignons, de ce point de vue, la continuité entre le temps du passé évoqué et le temps de l'énonciation des mémoires.

Le rôle ambivalent accordé au moment présent, d'être à la fois tout et rien, permet de comprendre le désordre si typique des *Fragments*, d'ailleurs revendiqué par l'auteur[25]. Nous l'avons rappelé, Raymond Trousson impute ce désordre à la conscience de l'échec de la gloire militaire. Si sa thèse peut s'autoriser d'une déclaration liminaire de Ligne lui-même[26], elle n'épuise pas, selon nous, les raisons du caractère fragmentaire de l'œuvre[27]. L'indifférence à l'ordre nous semble résulter d'une indifférence au déroulement du temps. Ligne le précise : « Les époques de ce que j'ai à dire sont très indifférentes, en voici une seule [= la mort du père] essentielle » (*F,* 71). Le peu de considération pour l'agencement du texte suppose, plus profondément encore, une posture qui privilégie le moment présent. D'autres déclarations sur l'écriture des mémoires l'attestent. D'abord, Ligne pratique un discours qui épouse le quotidien : « C'est bien de moi qu'on peut dire *nulla dies sine linea* » (*F,* 274). Ensuite, dans ses mémoires, il refuse d'inscrire les événements dans une trame significative et justificatrice (ce qui est du reste tout à fait en accord avec sa philosophie de l'histoire à laquelle nous avons fait allusion plus haut) :

---

[24] « Je riais en moi-même de voir finir ma carrière comme je l'avais commencée. Et je haussais les épaules de ce que les événements me mettaient dans le cas de voir la gloire des autres, au lieu de les rendre témoins, ou coopérateurs de la mienne : à quoi il y avait eu plus d'apparence » (*F,* 116) ; « Et je remonte en voiture, en me moquant de moi-même » (*F,* 291).

[25] « Mes éditeurs, ne vous donnez pas la peine de réformer mes répétitions, s'il y en a. Je ne me lis jamais. J'écris quelquefois ce qui m'est arrivé, il y a 50 ans. Mes lecteurs, passez-les, si vous avez assez de mémoire, pour vous en ressouvenir » (*F,* 267).

[26] « Turenne, Eugène pouvaient écrire à l'histoire de leur vie. Mais tous ceux qui n'ont pas une grande part de ce qui se passe dans le monde, peuvent tout au plus en écrire quelques fragments pour s'amuser, et quelquefois amuser les autres, en leur rappelant ce qui n'existe plus » (*F,* 47).

[27] Outre le fait que les *Fragments* ne sont pas la seule œuvre fragmentaire de Ligne ni la première.

> Si chacun écrivait comme moi ce qu'il croit, ce qu'il éprouve, on ne pourrait pas dire toujours, comme je le vois tous les jours, *je l'ai dit, je le savais, je l'ai prévu.* J'aime mieux chanter la palinodie, et dire *je n'ai su ce que je disais.* On a vu dans mon dernier cahier que j'étais content de ce qui se faisait (*F*, 273).

Soyons attentifs aussi à l'importance que cette déclaration accorde à l'expérience spontanée du présent, qu'on retrouve d'ailleurs à l'occasion de l'invocation de la double temporalité au fondement des mémoires, clairement précisée dans la déclaration suivante : « J'ai quelquefois écrit ce que je me suis rappelé, quelquefois ce que j'ai vu, fait, dit ou pensé dans le moment » (*F*, 47)[28]. Ouvert à l'instantané de l'expérience immédiate[29], un tel discours revendique le droit de se contredire : « Quel contraste, dira-t-on dans ce que je suis, je dis, j'écris. Rentrez en vous-mêmes, mes lecteurs et vous vous trouverez aussi une encyclopédie de bonnes et mauvaises choses en contradiction sans cesse, entre elles » (*F*, 407).

On est en droit de se demander quelles répercussions ce privilège du présent peut avoir sur la représentation de la vie psychique, et d'abord de celle de l'autobiographe lui-même. Nous l'avons dit, la suprématie du présent va de pair avec le refus signalé de l'auteur d'articuler en une construction d'ensemble les différents moments du passé et du moi, et le peu d'attention qu'il accorde à la manière dont son regard d'homme mûr infléchit et remet à sa place sa ferveur juvénile d'antan. Mais la primauté du présent permet aussi de comprendre un autre rapport avec les moments du passé et avec les vestiges de sa vie intérieure, rapport qui ne passe pas par leur réfraction au moyen de la réflexion ou de l'esprit d'analyse. Une formule grammaticale particulière pourrait servir ici de signal indicateur : l'évocation du passé chez Ligne est parsemée d'exclamations : au bal, « C'était du feu pour mon cœur, et mes sens. J'étais hors de moi [...] Mais que de pensées, de désirs, de désordres dans ma tête, et dans mon âme » (*F*, 56) ; « Ma joie à ce nom ! homme de Cour à 15 ans ! » (*F*, 60) ; évoquant ses premières lectures de textes libertins, il s'exclame : « Mais que de choses à la fois, s'élevèrent dans mon âme. Elle était trop petite pour les contenir. Mon gouverneur s'en aperçut. Je devenais inquiet, paresseux, distrait » (*F*, 52).

---

[28] Comparez : « J'écrirai comme cela m'arrivera dans la mémoire, et quelquefois sur le champ ce qui m'arrive, ou que j'éprouve » (*F*, 71).

[29] Les *Écarts* supposent les mêmes principes : Ligne déclare qu'il y écrit plus d'inspiration que de réflexion » (*E*, 712).

Au-delà de cette tournure spécifique, il faut noter le grand nombre de formulations qui expriment l'émotion ou la joie passées : « Paris qui m'enivra par son tapage, ses spectacles et la gaieté de tout ce que je voyais et entendais » (*F,* 59) ; avec le Roi de France : « Je me moquais de tout, et me pressais de vivre » ; « étourdi comme on ne l'a jamais été » (*F,* 82) ; au théâtre : « Une mine expressive à quelque gaieté dans un couplet, une attitude dans un ballet me transportaient comme on peut s'en douter » (*F,* 57).

Une autre tournure qui doit nous intéresser tout particulièrement est le présentatif : *me voilà, voici,* etc. « Avant d'arriver à Ulm...dans une forêt...voleurs » : « Me voilà au comble de la joie » (*F,* 60). Enfin, il faut signaler que cette tournure pour rappeler les moments de joie va souvent de pair avec un glissement des temps verbaux au présent : Bruxelles : « J'y suis amoureux et maladroit. J'y fais des étourderies et des gaucheries » (*F,* 70).

Dans tous ces cas, il s'agit à chaque fois de moments d'exaltation discontinus, que Ligne se plaît à grouper en série, à la manière d'une salve d'exclamations : ainsi l'exclamation « Quels soupers... ! », regroupant des époques éloignées de sa vie, est bien répétée quatre fois à la même page (*F,* 194)[30]. On peut rapprocher cette série d'affirmations chargées d'émotion de celles qu'on trouve dans les *Écarts*, où, à l'occasion, la pensée proprement dite s'efface pour laisser place à un jugement purement subjectif ou encore à l'expression de l'humeur momentanée de l'énonciateur : « Je suis fâché que le roy ait brulé un peu tant soit peu la ville de Dresde » (*E,* 175) ; « Je suis fâché d'avoir mal à la tête » (*E,* 176) ; « Je suis fâché d'aller à Vienne dans quelques jours » (*E,* 177). En l'occurrence, la réflexion morale se dissout dans l'expression d'une émotion. Dans les *Fragments*, en revanche, c'est l'exhumation du passé qui se résorbe en une émotion, laquelle, soulignons-le, n'est pas simplement celle qui fut associée au moment passé, mais aussi celle du narrateur qui se remémore. Tout se passe comme si l'énergie du moment passé se communiquait au présent à travers l'écriture. Ligne ne dit-il pas qu'il se « rappelle avec plaisir tous les moments brillants de [sa] vie » (*F,* 192). En effet, une telle écriture ne porte pas la marque de la nostalgie – l'auteur précise : « Je ne regrette rien. Je ne me repens de rien. Je jouis de tout » –, mais se fait au contraire affirmative et source de joie, en accord d'ailleurs avec l'éthique de Ligne, qui est, tout comme celle de Montaigne, hostile aux

---

[30] Voir aussi *F,* 160-61 ; 194-195 ; 224.

passions tristes[31].

Cet attachement à l'émotion présente devient évidemment encore beaucoup plus nette à partir du moment où, au fil des mémoires, Ligne fait une place à sa situation actuelle, si bien que le texte se transforme en journal, ce qui advient déjà au tiers de l'ouvrage[32], et ce qui correspond dans le temps à l'année 1800[33]. Ligne évoque sa « charmante maison du Kaltenberg » (*ibid.*) où il se trouve au moment d'écrire : « J'écris du Kaltenberg » (*ibid.*)[34]. Il note sa disposition d'esprit comme il le ferait dans un journal : « Je goûte bien à présent le charme de la solitude [...] le calme de mon âme [...] me consolent de n'avoir rien à faire » (*ibid.*). Il précise sa disposition d'esprit présente :

> Ce n'est plus à la gloire. Ce n'est plus à avancer que je pense à présent, c'est à n'en pas trop reculer (*F,* 123)
>
> Je ne me donne plus même la peine de penser. Ma pauvre tête est épuisée. Mais mon cœur ne l'est pas [...] voilà assez pour ma félicité. Enfin je suis dans l'état du charmant farniente si précieux, et si peu connu (*F,* 124)
>
> Je soupe tous les jours chez moi, et y dîne aussi [...] Je suis tout ce qu'il y a de plus heureux dans le monde. Je me porte fort bien (*F,* 310).

Certes, les *Fragments* font aussi une large place à l'évocation au jour le jour des incertitudes et menaces provoquées par les conquêtes en cours de Napoléon (v. *F,* 278), lequel est jugé rien moins qu'un « tremblement de terre » (*F,* 295). La perspective mémorialiste ne disparaît pas pour autant : Ligne continue à évoquer des moments du passé et après avoir parlé de son « état du charmant farniente si précieux, et si peu connu » (*F,* 124) qui est le sien au moment où il écrit, il enchaîne en évoquant ses souvenirs avec Marie-Antoinette. Toutefois, la perspective du journal suggère de façon particulièrement vive comment le présent est talonné par le passé, si bien que ce dernier peut faire brusquement irruption dans le présent. C'est très clair à propos de l'évocation de ce qui est sans doute la douleur la plus vive de

---

[31] Voir notre introduction aux *Écarts (E,* 7-46).

[32] Vers le 8e cahier d'un manuscrit qui en compte 47, plus précisément à partir de la p. 120 de l'éd. Champion, 1er volume.

[33] Voir *F,* 120, note 7.

[34] « Cette semaine-ci, dans ma solitude du Kaltenberg où je l'écris » (*F,* 198).

Ligne vieillissant, celle que lui procure quotidiennement la perte de son fils préféré Charles : « Fidèle secrétaire de ma tête voici encore ce qui me revient d'affligeant *dans ce moment-ci*, sur le plus triste des sujets. Hélas ! je ne voulais pas comprendre le maréchal, quand il me dit cet affreux mot *mort* » (*n.s.*, *F,* 108).

Bref, la douleur lancinante provoquée par la perte de Charles et les inquiétudes suscitées par l'avancée de Napoléon mises à part, dominent dans les *Fragments* les proclamations de la joie présente (le « je suis content ») qui font écho aux réactualisations répétées de la joie passée, l'une et l'autre idéalement exprimées par l'écriture fragmentaire. Au fondement de cette démarche, il y a la distance altière propre à Ligne de même que son attachement au moment présent, ses attitudes existentielles dominantes. Il développe une écriture du présent épousant étroitement les vicissitudes de sa vie psychique.

*

On trouve un témoignage autobiographique d'une tout autre nature dans les célèbres *Lettres à la marquise de Coigny*[35], censées avoir été écrites en 1787 à l'occasion du mémorable voyage de Crimée effectué par l'impératrice de Russie Catherine II, en compagnie de l'empereur d'Autriche Joseph II, de Potemkine, des ambassadeurs des grandes puissances. Nous ne savons pas si les lettres furent effectivement envoyées à la marquise. De toute manière, elles paraissent pour la première fois à Dresde, en 1801, dans les *Mélanges militaires, littéraires et sentimentaires* du prince, où ce dernier rassemble la plupart de ses œuvres, édition pour laquelle elles ont indubitablement été réécrites, comme on a pu le montrer à partir de plusieurs indices[36]. Si ces missives ont indéniablement une dimension historique et politique[37], elles

---

[35] Édition utilisée : Prince de Ligne, *Lettres à la marquise de Coigny* [édition basée sur celle des *Mélanges* de 1801], J.-P. Guicciardini éd., Paris, Desjonquères, 1986 ; plus loin : *L.*

[36] Notamment les allusions à la mort de son fils Charles, qui n'intervient qu'en 1792. On se reportera aux notes de l'édition de Jean-Pierre Guicciardini ou à celles de la réédition de l'anthologie de Mme de Staël par Raymond Trousson : *Lettres et pensées du Prince de Ligne, d'après l'édition de Mme de Staël,* Paris, Tallandier, 1989.

[37] Pour plus de détails, voir Guicciardini (*L,* 27) et Hans-Joachim Lope, « Sur les traces d'Ovide. Présences de l'Antiquité dans les *Lettres de Crimée* », *NAPL* II (1987), p. 175-193 ; Hans-Joachim Lope, « Charles-Joseph de Ligne et la mer Noire », *NAPL* VIII (1994), p. 143-167.

représentent aussi une occasion pour Ligne de parler de lui-même, et d'évoquer sa vie intérieure. De ce point de vue, nous intéresse tout particulièrement la cinquième lettre, la plus célèbre d'entre elles, qui concerne le séjour de Ligne en Crimée, où ce dernier était parti à la découverte des terres qu'il avait obtenues de Catherine II, en guise de fief. Cette lettre, tout entière conçue comme une méditation, entremêle les considérations historiques, l'expression d'états d'âme et les retours de Ligne sur sa propre vie. La plupart des commentateurs y ont noté une mélancolie et un épanchement personnel rappelant un certain (pré)romantisme (notamment le souvenir de Rousseau et de ses *Rêveries*), assez inhabituel chez un mondain comme Ligne[38]. Toutefois, ils sont quasi unanimes à insister aussi sur les emprunts évidents de l'auteur à des thèmes littéraires conventionnels, comme le thème du contraste entre une nature immuable et le caractère éphémère des actions humaines[39], si bien qu'un fossé sépare en définitive Ligne de toute effusion romantique. Notre but n'est pas de relancer ce débat, mais plutôt de montrer que de tels emprunts à la tradition littéraire conduisent à une représentation de la vie psychique de soi sensiblement différente de celle des *Fragments*.

D'un bout à l'autre, la lettre développe l'opposition entre le moi mondain du prince, perpétuellement en mouvement (adonné aux « grandeurs » et au « tumulte des fêtes » *L,* 65) et un moi au repos nouvellement découvert à la faveur du séjour de Parthenizza, qui se réapproprie soi-même (« je me sens un nouvel être » ; « je jouis enfin de moi-même », *L,* 58 ; « Parthenizza [...] qui m'avez rappelé à moi-même », *L,* 72) ou arrive à une sorte de degré zéro de la conscience (« charmants annullements où l'esprit se repose tout à fait, où l'on sait à peine qu'on existe », *L,* 65-66). Le prince semble trouver enfin sa véritable vocation : « Je m'aperçois que, ne pouvant être heureux que par

[38] Guicciardini, Trousson et Lope (*op .cit.)* nuancent le point de vue plus ancien d'André Monglond sur le supposé préromantisme de Ligne (*Le Préromantisme français,* Genève, Slatkine [réimpression de l'édition de Grenoble de 1930], tome I, p. 182-185).

[39] Ce thème connaît en 1791, avec les *Ruines* de Volney, un nouveau succès. Comme l'a bien montré Roland Mortier, la cinquième lettre à la marquise de Coigny développe « le sortilège de la ruine-mémorial » (*La Poétique des ruines en France,* Genève, Droz, 1974, p. 151) et, au-delà, ce qui est reste « au travers de ces innombrables variations, le thème fondamental de l'inspiration 'ruiniste' [à savoir] la perception du temps » (*Ibid.*, p. 225).

la tranquillité et l'indépendance [...] », *L,* 58-59). Il prend donc ses distances par rapport à cette vie mondaine harassante qu'il ne connaît que trop bien (« Je me demande pourquoi [...] j'avais passé ma vie à la cour, dans tous les pays d'Europe », *L,* 59), et où il se trouve livré au hasard (« enchaînement de circonstances qui m'a toujours fait faire ce que je ne voulais pas », *L,* 62). C'est l'occasion pour Ligne d'entreprendre une esquisse autobiographique, qui concerne sa vie tant mondaine que militaire (*L,* 59-61), et qui accorde une attention particulière aux amours (*L,* 68-69) et à l'amitié (*L,* 69). Les rencontres sont envisagées comme une suite de hasards (*L,* 62). Ce rappel se double du constat du passage inexorable du temps, propre autant à la vie personnelle et aux amours qu'à la grande Histoire des civilisations. Cette évocation conduit à une effusion de sentiments, qui demeure inexplicable : « C'est un épanchement de sensibilité, sans en pouvoir fixer l'objet » (*L,* 67). Plusieurs idées se croisent dans l'esprit de Ligne, il a des pressentiments, éprouve une « mélancolie vague » (*L,* 68).

Or si le *temps représenté,* avec les rencontres contingentes, la pluralité des amours et des batailles, etc., est bien celui de la diversité et du changement, la *représentation elle-même* en est statique, marquée par la clôture et par une sorte d'enfermement dans l'espace. Il y a clôture d'abord, parce que cette méditation est contenue entre les bornes d'une unique lettre, dont le contenu est annoncé à la fin de la précédente (« Et j'ai rencontré enfin ce que je vais vous dire [...] », *L,* 56), tout comme est nettement marquée la discontinuité par rapport à la lettre suivante : « J'ai quitté la méditation pour rentrer en action » (*L,* 73), écrit-il au début de la sixième lettre. En outre, Ligne entretient la fiction que la rédaction de la cinquième lettre s'est déroulée sur les lieux visités mêmes : « C'est ce que j'ai écrit sur le lieu même, au crayon, que je viens de mettre au net pour vous » (fin de la 4e lettre, *L,* 56), confie-t-il à la marquise ; « c'est dans le plus beau lieu [...] que j'écris ceci » (*L,* 57) ; les Tartares « [le] regardent écrire » (*L,* 57) ; la variété du spectacle « [lui] fait tomber le crayon des mains » (*L,* 58). Enfin, son séjour à Parthenizza se trouve inscrit dans les limites d'une seule journée, qualifiée de « la plus délicieuse de ma vie » (*L,* 72) : au reflet du soleil éclatant sur la mer qui donne l'impression de « cailloux de diamants » (*L,* 57) fait écho le soir (« je n'ai jamais eu une si belle soirée », *L,* 62) et la lumière faiblissante de la nuit qui approche (« Déjà les voiles de la nuit commencent à la brunir », *L,* 71), jusqu'à ce que l'obscurité soit totale (« je me replonge dans les horreurs de la nuit », *L,* 72)

Ensuite, tout est fait pour donner l'impression que la diversité temporelle, les événements vécus, la vie intérieure se trouvent encadrés par l'espace. On remarquera au préalable le grand nombre d'indications spatiales et de verbes de perception. Le premier paragraphe fixe de cinq manières différentes le lieu visité : « C'est sur une rive [...] c'est à l'ombre des deux plus gros noyers qui existent [...] c'est au pied du rocher [...] c'est à la gauche du rocher [...] c'est enfin dans le plus beau lieu [...] ». Le narrateur lui-même demeure immobile tout au long du texte : il est assis « sur des carreaux et un tapis turc » (*L,* 57) et observe le paysage qui semble disposé autour de lui et pour lui. Les allusions mythologiques soulignent l'enracinement dans ce lieu spécifique : « Mais c'est peut-être ici qu'Ovide écrivait : peut-être il était assis où je suis » ; « C'est ici que la mythologie exaltait l'imagination ». Il en est de même des références historiques : « Ceci a appartenu à Mithridate » (*L,* 63), « Je ramasse ici près [...] des débris de colonnes » (*ibid.*). À partir de l'endroit où il se trouve, il observe le paysage : « Je découvre » (*L,* 57), « J'aperçois » (*L,* 57, 58) et en dénombre les éléments (« à l'ombre », « à gauche », « à mes pieds » (*L,* 57), « en me retournant » (*L,* 64), « les moutons [...] auprès de mon tapis de Turquie » (*L,* 71).

Or tout se passe comme si le cadre fixe de l'espace permettait non seulement une vue panoramique du paysage lui-même mais aussi une vue englobante (une « récapitulation ») et fixe du temps et du vécu de la vie intérieure. Plusieurs métaphores suggèrent en effet une correspondance étroite entre la nature extérieure et l'intériorité, ou du moins l'une et l'autre se trouvent-elles d'une manière ou d'une autre associées. Nous ne voulons épargner aucune de ces références significatives :

> La mer, fatiguée du mouvement qu'elle s'est donné pendant le jour, est si calme qu'elle ressemble à *un grand miroir,* dans lequel je me vois jusqu'au dedans de mon cœur (*n.s., L,* 62).
>
> J'éprouve dans mes idées *la même clarté* qu'au ciel et sur l'onde (*n.s., L,* 62).
>
> Est-ce *le spectacle* de mon cœur ou celui de la nature qui me transporte hors de moi ? (*n.s., L,* 67).
>
> Ainsi tout se succédait dans mon souvenir, et venait occuper ma pensée.

> Ainsi se peignait dans ma mémoire *le tableau de mes amours passés, présents et futurs* (n.s.).
>
> celui [*tableau*] de l'amitié (*n.s., L,* 69).
>
> Neuf ou dix campagnes que j'ai faites, une douzaine de batailles ou d'affaires que j'ai vues viennent ensuite *se présenter à moi* comme un songe (*n.s., L,* 70).
>
> Je me voyais enfin tel que j'ai été entraîné à me peindre, dans cette vaste mer, que j'ai déjà dit pour mon âme faire l'effet d'*une glace* pour le visage (*n.s., L,* 71).
>
> Je ramasse mes esprits, qui m'avaient été si épars, sur *la lanterne magique* de ma vie (*n.s., L,* 72).

La vie intérieure fait l'objet d'une représentation visuelle (tableau, spectacle, lanterne magique, miroir...) statique, embrassant toutes les strates temporelles (passé, présent, futur), parfaitement objectivée (« viennent [...] se présenter à moi »), dans une visée totalisatrice (ramassant les éléments épars) et pouvant faire l'objet d'un jugement (« Je juge le monde », *L,* 70), de la même façon que l'on peut juger une peinture.

Le contraste avec les *Fragments* est frappant : dans les mémoires, la représentation de la vie intérieure tant passée que présente implique une mobilité et une discontinuité de l'expression qui rend bien le mouvement propre au présent éphémère. Si, dans la lettre hautement stylisée à la marquise de Coigny, on retrouve plus ou moins la vision du monde chère au prince (notamment l'éphémère de toutes choses), ce dernier y a conformé sa méditation aux conventions de thèmes littéraires connus, comme la méditation sur les ruines ou l'hostilité vis-à-vis de la vie de Cour[40]. Paradoxalement, ce sont les mémoires qui restituent le mieux la véritable « perception de l'écoulement du temps »[41] et la mobilité de la vie intérieure, tandis que, dans la cinquième lettre à la marquise de Coigny, le temps et ses contenus psychiques se trouvent figés dans un tableau. Tout en restant, dans le fond, fidèle à lui-même, Ligne ne manque pas de varier la représentation qu'il donne de sa propre vie psychique en fonction des différents genres qu'il pratique et des thèmes littéraires qu'il mobilise.

---

[40] Pour l'hostilité à la Cour, voir Ph. Mansel, *op. cit.,* p. 107.

[41] Pour reprendre l'expression de R. Mortier, *op. cit.,* p. 236.

« Au moment où j'écris ceci ». Le présent des premières *Confessions* et la construction d'une nouvelle curiosité de soi

Paul PELCKMANS

On sait comment la célèbre « entreprise qui n'eut jamais d'exemple » (p. 5)[1] de Jean-Jacques s'arrime toujours par son titre à une tradition qui n'est même pas périphérique. La confession devait être, à côté de la sainte messe, le sacrement le plus familier aux fidèles de l'Ancien Régime. Le public devait savoir aussi, au moins confusément, que la confession publique rejoignait des traditions des premiers siècles chrétiens, que Jean-Jacques aura ressuscitées à sa manière en allant lire son texte dans quelques salons. Le dernier paragraphe du préliminaire abonde dans le même sens puisqu'il imagine un Jugement Dernier, où Jean-Jacques se présenterait « ce livre à la main » (p. 5) et le soumet moins au verdict de Dieu qu'à « l'innombrable foule de (s)es semblables » (p. 5) ressuscités ; il conclurait alors sur un défi retentissant : « et puis qu'un seul te dise, s'il l'ose : je fus meilleur que cet homme-là » (p. 5).

La critique a noté bien sûr depuis longtemps combien pareil cri s'éloigne de l'humilité traditionnellement requise au tribunal de la pénitence : le fidèle y reconnaissait sa faute sans lésiner (mea *maxima* culpa) et implorait un pardon par définition immérité puisqu'il était le fait de la Bonté suprême. Jean-Jacques se réclame d'une filiation religieuse, mais ne lui emprunte en somme qu'une manière de réverbération sacrale, qui doit attester surtout le profond sérieux de son « entreprise »[2]. Il s'en écarte ensuite presque aussitôt

---

[1] Références, dans le texte, aux *Œuvres complètes de Jean-Jacques Rousseau* I, B. Gagnebin et M. Raymond éds, Paris, Gallimard, « Bibliothèque de la Pléiade », 1959.

[2] On pourrait en dire autant de la référence à Saint Augustin, d'autant plus sensible pour les premiers lecteurs que les autobiographes du XVIIIe publiaient plutôt des *Mémoires*. Jean-Jacques avait commencé lui aussi par penser à ce titre, qui aurait été

pour poursuivre des fins largement inédites.

Ces visées nouvelles l'amènent aussi à décrire longuement des vécus psychiques. La confession traditionnelle alignait des fautes et ne s'intéressait pas a priori aux cheminements psychologiques qui les avaient amenées. On les détaillait au plus, puisque l'aveu devait s'accompagner de bonnes intentions, dans la perspective d'un redressement indispensable : il fallait bien repérer certaines ornières pour éviter de s'y retrouver. Jean-Jacques estime en toute modestie que personne ne saurait être « meilleur » que lui, n'a donc aucune raison de s'amender et n'y tâche pas vraiment ; s'il détaille ses états d'âme, c'est que ceux-ci l'intéressent désormais tels qu'en eux-mêmes et qu'il en attend autant de ses lecteurs. C'est cette nouveauté-là que nous aimerions chercher à cerner.

Le préambule comporte à ce sujet une curieuse indication, que les exégètes de cette page surcommentée ont assez rarement notée. Avant d'évoquer le Jugement Dernier, Jean-Jacques indique d'abord que son « entreprise » inédite consistera à « montrer [...] un homme dans toute la vérité de la nature » (p. 5). L'article défini suggère certaine généralité, même si l'on peut comprendre qu'il s'agira d'un portrait en pied de l'homme de la nature, que Jean-Jacques prétendrait incarner mieux que ses contemporains mais qui correspondrait toujours en principe à un prototype en droit universel. On est du coup surpris que le paragraphe qui suit enchaîne soudain sur une singularité absolue :

> Je sens mon cœur et je connais les hommes. Je ne suis fait comme aucun de ceux que j'ai vus. J'ose croire n'être fait comme aucun de ceux qui existent. Si je ne vaux pas mieux, au moins je suis autre. (p. 5)

D'un modèle général, ou éventuellement naturel, au cas d'espèce parfaitement atypique, la nuance n'est pas mince ; disons, en première approximation, que l'intérêt de Jean-Jacques pour le détail de sa vie psychique risque fort de s'inscrire dans un va et vient entre l'universel et le très particulier dont il s'impose dès lors de définir les ressorts.

Soient donc les six premiers livres des *Confessions*, que Jean-Jacques

---

anodin; le titre finalement retenu impliquait un rapprochement prestigieux. Jean-Jacques ne va bien sûr pas jusqu'à se comparer explicitement à Augustin, mais impose, par le seul effet d'écho, une équivalence dont le lecteur du XXe siècle risque de mal mesurer la stupéfiante audace.

rédige à peu près d'un trait en 1766 et 1767 à Wootton et au terme desquels il croit déposer définitivement la plume ; les livres VII à XII, rédigés trois à quatre ans plus tard, ont comme on sait un accent très différent. Je voudrais y interroger aujourd'hui les assez nombreuses notations – il s'agit au total de quelque cent cinquante passages – qui interrompent la rétrospection proprement dite pour des considérations formulées au présent et qui laissent entrevoir, je crois, quelques modalités essentielles de l'intérêt que l'auteur des *Confessions*, au moment de rédiger son ouvrage, porte – et invite à porter – à ses états d'âme.

Il va sans dire que tous ces passages ne présentent pas le même intérêt. Quelques-uns sont de simples indications de régie, qui annoncent ou ferment un épisode ou expliquent que telle anecdote ou telle rencontre demande un peu plus de détails parce qu'elle aura dans la suite des conséquences importantes. Ce genre d'indications doit se retrouver dans toutes les autobiographies. Il arrive aussi que Jean-Jacques généralise et recourt du coup à un présent éternel ; il s'agit le plus souvent de généralités assez vagues[3] qui résument une expérience et/ou rejoignent une *doxa* et dont on imagine dés lors trouver des équivalents chez tous les narrateurs qui aiment agrémenter leurs récits, fictifs ou véridiques, de *réflexions* plus ou moins bien venues.

Au-delà de ce tout-venant un peu quelconque, les notations au présent tant soit peu inattendues des premières *Confessions* m'ont paru se regrouper comme d'elles-mêmes en deux séries, dont la première s'attarde aux aléas de la mémoire alors que la seconde illustre diversement la singularité dont Jean-Jacques, comme nous venons de le rappeler, se targue dans son préambule. Même si le partage entre les deux ne saurait être parfaitement étanche, nous les interrogerons donc séparément.

Qu'un mémorialiste parle volontiers de la mémoire semble à première vue quasi naturel mais l'est moins qu'on ne dirait. Jean-Jacques rédige son texte à partir de dossiers, de lettres et de documents conservés par hasard ou

[3] Cf. par exemple : « Il est certain que les entretiens intéressants et sensés d'une femme de mérite sont plus propres à former un jeune homme que toute la pédantesque philosophie des livres » (p. 171); « les choses dont notre bonheur dépend se font toujours beaucoup mieux que toutes les autres » (p. 222); « en général, les croyants font Dieu comme ils sont eux-mêmes, les bons le font bon, les méchants méchant » (p. 228); etc.

redemandés à des tiers, qui lui permettent de compléter ses souvenirs pour retrouver la trame entière de son passé. Son récit ne résulte pas, loin de là, du seul travail de sa mémoire. Cela n'a rien de surprenant puisque tous ses prédécesseurs en avaient fait autant ; on sait, pour nous contenter de ce seul exemple, comment les *Mémoires* du duc de Saint-Simon se greffent sur le *Journal* de Dangeau. La pratique réelle de Jean-Jacques s'aligne ainsi sur celle de ses contemporains. Reste que sa mise en scène, autrement dit la pratique affichée ou suggérée par son texte, est très différente. Saint-Simon utilise bien sûr sa mémoire, qu'on imagine singulièrement entraînée et très vivace, mais ne s'avise jamais –sauf erreur– de s'émerveiller de ce magnifique instrument, ni d'ailleurs de s'inquiéter de ses éventuelles défaillances. La mémoire n'est pas un sujet des *Mémoires*. Il en va tout autrement dans les *Confessions*, où Jean-Jacques fait certes état de temps en temps de tel document qui lui sert alors de preuve, mais où le récit se donne plus souvent encore[4] pour l'épanchement direct d'une mémoire personnelle.

Jean-Jacques ne raconte pas seulement son passé, mais commente aussi la façon particulière dont il s'en souvient. Il note ainsi que « les souvenirs de l'âge moyen sont toujours moins vifs que ceux de la première jeunesse » (p. 175), qui se feraient même, l'âge venant, plus insistants :

> Depuis qu'ayant passé l'âge mûr je décline vers la vieillesse, je sens que ces mêmes souvenirs renaissent tandis que d'autres s'effacent et se gravent dans ma mémoire avec des traits dont le charme et la force augmentent de jour en jour. (p. 21)

Nous apprenons aussi à plusieurs reprises que Jean-Jacques se souvient mieux de ses moments heureux que de ses tribulations et qu'il se souvient moins encore des périodes neutres :

> Cette époque de ma jeunesse est celle dont j'ai l'idée la plus confuse ; rien presque ne s'y est passé d'assez intéressant à mon cœur pour m'en retracer vivement le souvenir. (p. 129)

Il est même question d'un voyage à pied dont Jean-Jacques, d'habitude grand amateur de randonnées et très porté à y repenser copieusement, ne

---

[4] Il lui arrive au moins une fois d'affirmer en toutes lettres qu'il « écri(t) absolument de mémoire, sans monuments, sans matériaux qui puissent (lui) la rappeler » (p. 130). Ce qui n'est donc pas vrai et n'aurait guère pu l'être.

garderait aucun souvenir distinct parce qu'il n'aurait pensé cette fois-là qu'au but à atteindre :

> Mon retour fut si prompt et mon esprit si distrait que, quoique je me rappelle avec tant de plaisir tous mes autres voyages, je n'ai pas le moindre souvenir de celui-là. Je ne m'en rappelle rien du tout sinon mon départ de Lyon et mon arrivée à Annecy. (p. 130)

À l'inverse, des moments particulièrement intenses peuvent créer des souvenirs indélébiles : on connaît l'anecdote de la pervenche, que Jean-Jacques aurait vu « le premier jour » (p. 226) qu'il accompagnait Mme de Warens aux Charmettes, puis reconnue, par la suite, au premier coup d'œil :

> Près de trente ans se sont passés sans que j'aie revu de la pervenche ou que j'y aye fait attention. En 1764 étant à Cressier [...] je commençais à herboriser un peu. En montant et regardant parmi les buissons je pousse un cri de joie : ah voilà de la pervenche. Et c'en était en effet. (p. 226)

Tout cela reste assez sommaire et il faut sans doute quelque générosité pour rapprocher, comme on l'a souvent fait, la pervenche de Jean-Jacques de la madeleine de Proust. Ces notations n'en attestent pas moins un nouvel intérêt pour les cheminements concrets et diversifiés de la mémoire, dont on ne trouverait pas l'équivalent chez les autres mémorialistes de l'époque. L'effet le plus clair de toute cette casuistique est de profiler la mémoire, partant aussi les *Confessions* qui la transcrivent, comme un espace éminemment personnel où le bon plaisir du mémorialiste prend désormais le pas sur toutes autres considérations. Jean-Jacques souligne que le souvenir fidèle des jours heureux lui retient jusqu'à leur plus infimes détails, qui sont forcément de peu d'intérêt pour le lecteur mais qu'il n'en transcrit pas moins tout au long : « Les moindres faits de ce temps-là me plaisent par cela seul qu'ils sont de ce temps-là » (p. 21).

Cela nous vaut par exemple l'évocation détaillée de l'intérieur des Lambercier, à Bossey, ou de la maîtrise d'Annecy :

> Non seulement je me rappelle le temps, les lieux, les personnes, mais tous les objets environnants, la température de l'air, son odeur, sa couleur, une certaine impression locale qui ne s'est fait sentir que là et dont le souvenir vif m'y transporte de nouveau. Par exemple, tout ce qu'on répétait à la maîtrise, tout ce qu'on chantait au chœur, tout ce qu'on y faisait, le bel et noble habit des Chanoines, les chasubles des prêtres, la mitre des chantres, la figure des musiciens, un vieux charpentier boiteux qui jouait de la

> contrebasse, un petit abbé blondin qui jouait du violon, le lambeau de soutane qu'après avoir posé son épée M. le Maître endossait par-dessus son habit laïque, et le beau surplis fin dont il en couvrait les loques pour aller au chœur… (p. 122)

Signalons aussi, à la fin du portrait d'une tante très aimée, une prétérition qui fournit peu ou prou la classique exception qui confirme la règle :

> Je vois encore son air, son regard, son attitude ; je me souviens de ses petits propos caressants ; je dirais comment elle était vêtue et coiffée, sans oublier les deux crochets que ses cheveux noirs faisaient sur ses tempes, selon la mode de ce temps-là. (p. 11)

Au-delà de ces crochets, le détail de la coiffure et du vêtement requerrait sans doute quelques mots du terroir genevois, devant lesquels le mémorialiste a dû reculer. Nous apprenons toujours que sa mémoire heureuse se montre ici encore aussi fidèle qu'une photographie.

Ces paragraphes sont devenus des pages d'anthologie, ce qui risque paradoxalement de cacher quelque peu leur essentielle nouveauté. Jean-Jacques en est pour sa part très conscient et se plaît à souligner qu'il s'attarde volontiers et sans vergogne à des minuties qui n'enchantent que lui-même :

> Je sais bien que le lecteur n'a pas grand besoin de savoir tout cela, mais j'ai besoin, moi, de le lui dire. Que n'osé-je lui raconter de même toutes les petites anecdotes de cet heureux âge, qui me font encore tressaillir d'aise quand je me les rappelle. Cinq ou six surtout… composons ; je vous fais grâce des cinq, mais j'en veux une, une seule ; pourvu qu'on me la laisse conter aussi longuement qu'il me sera possible, pour prolonger mon plaisir. (p. 21-22)

Suit alors « la grande histoire du noyer de la terrasse » (p. 22) des Lambercier, qui se réduit à une gaminerie de Jean-Jacques enfant et de son cousin Bernard mais remplit aussi bien cinq copieux paragraphes. Le narrateur s'attarde ostensiblement pour sa seule délectation personnelle à un épisode dont il n'y a aucune leçon à tirer et dont son lecteur se passerait fort bien.

Il lui arrive au moins une fois d'indiquer que le plaisir qu'il trouve à ces souvenirs en tant que tels anodins tient à leur exclusivité idiosyncrasique. La tante très aimée de son enfance aurait su « une quantité prodigieuse d'airs et de chansons qu'elle chantait avec un filet de voix fort douce » (p. 11) et dont son neveu vieillissant se souviendrait avec délices :

> Dirait-on que moi, vieux radoteur, rongé de soucis et de peines, je me surprends quelquefois à pleurer comme un enfant en marmottant ces petits airs d'une voix déjà cassée et tremblante ? (p. 11)

Jean-Jacques enchaîne cette fois sur le souvenir lacunaire d'un air préféré dont il connaîtrait toujours la mélodie, mais dont il aurait oublié « la seconde moitié des paroles » qui se serait « constamment refusée à tous (s)es efforts pour (s)e la rappeler » (p. 11). Il ajoute que lui-même ne comprend rien au « caprice » (p. 11) qui l'attache particulièrement à cette chanson et l'empêche de jamais « la chanter jusqu'à la fin sans être arrêté par (s)es larmes » (p. 12) ; la réaction est à sa façon aussi excessive que celle d'Alceste devant la chanson du roi Henri et affiche son excessivité. Après quoi Jean-Jacques précise qu'il n'a pas vraiment cherché à compléter ses souvenirs :

> J'ai cent fois projeté d'écrire à Paris pour faire chercher le reste des paroles, si tant est que quelqu'un les connaisse encore. Mais je suis presque sûr que le plaisir que je prends à me rappeler cet air s'évanouirait en partie si j'avais la preuve que d'autres que ma pauvre tante Suzon l'ont chanté. (p. 12)

La psychologie de la mémoire amorcée par les *Confessions* débouche sur un hédonisme de la rétrospection dont l'agrément consiste au moins « en partie » dans certaine particularité personnelle. Il y a là des complaisances que tout confesseur qui connaît son métier se sentirait tenu d'interdire à ses pénitents, mais que Jean-Jacques choisit d'étaler. Le souvenir s'attarde ostensiblement à des détails dépourvus de tout intérêt intrinsèque et cultive, contre toute vraisemblance, la chimère parfaitement invraisemblable d'une chanson que la tante Suzon aurait été seule à connaître. Comme quoi la personnalisation de la mémoire amène à se délecter surtout de matériaux quelconques, voire douteux…

Avant de chercher à expliquer ce paradoxe, je me tourne d'abord vers ma seconde série de commentaires au présent, où Jean-Jacques précise dans quel sens il serait, comme l'annonce le préliminaire, différent de tous les autres hommes qu'il avait pu coudoyer. Là aussi, Jean-Jacques se plaît visiblement à entrer dans le détail de cette différence; nous passons en somme de l'hédonisme de la rétrospection aux délices de l'introspection. En quoi consistent-ils exactement ?

Que la différence revendiquée se profile quelquefois comme une supériorité morale, le contraire serait plus surprenant : l'auteur des

Confessions se croit par moments meilleur que tous les autres hommes. Il prétend avoir été un enfant exceptionnel, qui, à la différence d'Émile (et donc, par définition, de tous les enfants du monde) n'aurait pas attendu ses seize ans pour se faire une religion sentie[5]. Il se vante aussi d'un scrupule délicat, qui lui ferait demander à ses amis de ne jamais le mettre dans leur testament de peur d'en venir un jour à désirer leur mort :

> Cette maxime fortement imprimée au fond de mon cœur et mise en pratique, quoiqu'un peu tard, dans toute ma conduite, est une de celles qui m'ont donné l'air le plus bizarre et le plus fou dans le public et surtout parmi mes connaissances. On m'a imputé de vouloir être original et faire autrement que les autres. En vérité je ne songeais guère à faire ni comme les autres ni autrement qu'eux. Je désirais sincèrement de faire ce qui était bien. (p. 56)

Plus loin il se crédite d'un désintéressement quasi viscéral :

> Je le dis avec autant de vérité que de fierté : jamais en aucun temps de ma vie il n'appartint à l'intérêt ni à l'indigence de m'épanouir ni de me serrer le cœur. (p. 103)

C'est sans doute ce genre de beaux traits qui devraient interdire à tout le monde, au Jugement Dernier, de jamais se croire « meilleur que cet homme-là » (p. 5); ils n'en restent pas moins fort rares. La très large majorité des notations de notre seconde série concerne plutôt des écarts moralement indifférents. La différence se réduit en ces cas à un trait (ou un complexe de traits) quelque peu bizarre dont le seul intérêt est de s'éloigner de la complexion du commun des mortels et qui est même plus d'une fois tout sauf avantageux.

À les répartir à très gros traits, ces notations me paraissent s'organiser autour de trois axes majeurs. Jean-Jacques se sent quelquefois singulier d'unir des traits de caractère d'habitude incompatibles. Son beau désintéressement irait de pair avec certain penchant à l'avarice, l'une et l'autre s'expliquant par un étrange malaise devant l'argent, qui lui gâterait tous les plaisirs qu'il faut d'abord marchander, mais qu'il serrerait aussi précieusement de peur d'en manquer et, partant, de devoir y penser : « de peur de le voir finir, (il) le choie » (p. 38)... Il unirait de même un caractère

---

[5] Cf. p. 62

passionné et un esprit fort lent :

> Deux choses presque inaliables s'unissent en moi sans que j'en puisse concevoir la manière : un tempérament très ardent, des passions vives, impétueuses, et des idées lentes à naître, embarrassées, et qui ne se présentent jamais qu'après coup. On dirait que mon cœur et mon esprit n'appartiennent pas au même individu. (p. 113)

Ce contraste entre deux personnalités n'a évidemment rien d'inédit et se souvient peut-être des « deux hommes en moi » que Racine se découvrait après Saint-Paul[6]. La différence serait que Jean-Jacques ne se découvre pas des penchants contrastés au bien et au mal, mais deux biorythmes opposés : « cette lenteur de penser jointe à cette vivacité de sentir » (p. 113) lui compose une allure déconcertante. Il arrive au demeurant aussi que les profils contradictoires se succèdent sans vraiment interférer : Jean-Jacques se découvre parfois « si peu semblable à (lui)-même qu'on (l)e prendrait pour un autre homme de caractère tout opposé » (p. 128).

Un deuxième série de notations concernerait plutôt des réactions disproportionnées ; la psyché de Jean-Jacques paraît aussi singulière parce que les petites causes y ont souvent de grands effets et que son « cœur est sujet à s'échauffer sur les moindres choses » (p. 101). Il se décide souvent sur un coup de tête et se laisse entraîner par des considérations futiles :

> Je revins, non pas à Nyon, mais à Lausanne. Je voulais me rassasier la vue de ce beau lac qu'on voit là dans sa plus grande étendue. La plupart de mes motifs déterminants n'ont pas été plus solides. Des vues éloignées ont rarement assez de force pour me faire agir. [...] Le moindre petit plaisir qui s'offre à ma portée me tente plus que les joies du Paradis. (p. 146)

Ces vues éloignées correspondent inévitablement aux motifs sérieux qui font agir les autres hommes ; Jean-Jacques ne s'intéresse qu'à ce qui l'occupe présentement et s'y adonne chaque fois avec une espèce de fureur :

> Tous les goûts auxquels je commence à me livrer [...] augmentent, deviennent passion, et bientôt je ne vois plus rien au monde que l'amusement dont je suis occupé. L'âge ne m'a pas guéri de ce défaut ; il ne l'a pas diminué même, et maintenant que j'écris ceci, me voilà comme un vieux radoteur engoué d'une autre étude inutile où je n'entends rien, et que ceux mêmes qui s'y sont livrés dans leur jeunesse sont forcés

---

[6] Cf. Racine, *Cantiques Spirituels*, III, v. 2; Saint Paul, *Rom.* VII:15-16.

> d'abandonner à l'âge où je la veux commencer. (p. 180)

Il s'agit bien sûr du goût bien connu du Promeneur Solitaire pour les herbiers. Une vie à ce point entraînée par tout ce qui vient à l'affecter est forcément harassante ; le narrateur vieillissant des *Confessions* est aussi un homme épuisé par des riens :

> L'épée use le fourreau, dit-on quelquefois. Voilà mon histoire. Mes passions m'ont fait vivre, et mes passions m'ont tué. Quelles passions dira-t-on ? Des riens : les choses du monde les plus puériles; mais qui m'affectaient comme s'il se fût agi de la possession d'Hélène ou du trône de l'univers. (p. 219)

Le ton se fait moins ironique quand Jean-Jacques parle de son imagination très active[7], qui est évidemment pour beaucoup dans ces excès, mais dont les beaux mirages, du coup, l'élèvent très au-dessus de la prose ordinaire du monde. Jean-Jacques, quand il découvre une réalité qu'il connaissait seulement par des ouï-dire élogieux, est presque à chaque fois déçu parce qu'il avait ajouté encore à tout ce qu'on lui avait pu suggérer :

> Tel est le fruit d'une imagination trop active qui exagère par-dessus l'exagération des hommes et voit tout toujours plus que ce qu'on lui dit [...] car il est impossible aux hommes et difficile à la nature elle-même de passer en richesse mon imagination. (p. 160)

La règle souffre une seule exception, qui confirme à sa façon l'éminente sublimité de cette imagination agissante. Jean Jacques, pour une fois, n'est pas déçu quand il découvre le Pont du Gard :

> C'était le premier ouvrage des Romains que j'eusse vu. Je m'attendais à voir un monument digne des mains qui l'avaient construit. Pour le coup, l'objet passa mon attente, et ce fut la seule fois en ma vie. Il n'appartenait qu'aux Romains de produire cet effet. (p. 255)

L'imagination de Jean-Jacques présente une autre particularité encore, qui nous permet de faire la transition vers notre troisième série :

> C'est une chose bien singulière que mon imagination ne se monte jamais

---

[7] Pour une vue d'ensemble de l'imagination de Rousseau, la meilleure introduction reste celle de Marc Eigeldinger, *Jean-Jacques Rousseau et la réalité de l'imaginaire*, Neuchâtel, La Baconnière, 1962.

> plus agréablement que quand mon état est le moins agréable, et qu'au contraire elle est moins riante lorsque tout rit autour de moi. Ma mauvaise tête ne peut s'assujettir aux choses. Elle ne saurait embellir, elle veut créer. Les objets réels s'y peignent tout au plus tels qu'ils sont ; elle ne sait parer que les objets imaginaires. Si je veux peindre le printemps il faut que je sois en hiver; si je veux décrire un beau paysage il faut que je sois dans des murs et j'ai dit cent fois que si jamais j'étais mis à la Bastille, j'y ferais le tableau de la liberté. (p. 171-172)

Que l'imagination ne soit pas trop portée à « s'assujettir aux choses » n'est sans doute pas surprenant puisqu'il est de son essence de s'en affranchir. Le trait devient plus singulier quand cette « mortelle aversion pour tout assujettissement » (p. 115) se trouve concerner, comme c'est le cas dans les *Confessions*, une personnalité entière, que bien des notations montrent quasi pathologiquement incapable de se plier à autrui et du coup entravée par bien des blocages fort inconfortables. Jean-Jacques se plaint d'une « sécheresse de conversation qui [lui] fait un supplice du devoir de la soutenir » (p. 107) et serait tout aussi incapable de profiter des meilleures leçons :

> Il est singulier qu'avec assez de conception je n'ai jamais pu rien apprendre avec des maîtres, excepté mon père et M. Lambercier. Le peu que je sais de plus, je l'ai appris seul [....]. Mon esprit impatient de toute espèce de joug ne peut s'asservir à la loi du moment. La crainte même de ne pas apprendre m'empêche d'être attentif. De peur d'impatienter celui qui me parle je feins d'entendre ; il va en avant et je n'entends rien. Mon esprit veut marcher à son heure, il ne peut se soumettre à celle d'autrui. (p. 119)

Quand lui-même cherche à arrondir son ordinaire par quelques leçons de musique, il a du mal à se montrer exact aux rendez-vous avec ses écolières :

> Je me plaisais à mes leçons quand j'y étais, mais je n'aimais pas être obligé de m'y rendre ni que l'heure me commandât. En toutes choses la gêne et l'assujettissement me sont insupportables ; ils me feraient prendre en haine le plaisir même. (p. 190)

Jean-Jacques serait même incapable de s'atteler longuement à une lecture tant soit peu ardue :

> Il faut que je ne sois pas né pour l'étude ; car une longue application me fatigue à tel point qu'il m'est impossible de m'occuper demi-heure de suite avec force du même sujet, surtout en suivant les idées d'autrui : car il

> m'est arrivé quelquefois de me livrer plus longtemps aux miennes et même avec assez de succès. Quand j'ai suivi durant quelques pages un auteur qu'il faut lire avec application, mon esprit s'abandonne et se perd dans les nuages. Si je m'obstine, je m'épuise inutilement ; les éblouissements me prennent, je ne vois plus rien. (p. 235)

La notation laisse rêveur quand on pense à l'immense bibliothèque qui se profile derrière *Émile* ou le *Contrat social*. Elle serait exagérée ou même fausse (la question de la véracité des *Confessions* ne nous concerne pas ici) qu'elle achèverait toujours de montrer que Jean-Jacques se singularise aussi en s'attribuant longuement les envers les plus douteux de son noble instinct de la liberté…

Jean-Jacques se construit une singularité psychologique en se dotant de traits de caractère contradictoires, d'un penchant à l'excès volontiers grotesque et d'une liberté sauvage qui le gêne tout le premier. Ces matériaux ne sont guère plus reluisants, et peut-être plus douteux encore, que les détails insignifiants ou même chimériques dont sa mémoire, comme nous l'avons vu, n'en finit pas de se délecter. Tout se passe en somme comme si les *Confessions* ne disposaient, pour établir la différence absolue de leur protagoniste, que de couleurs frelatées : Jean-Jacques se veut et se dit autre, mais ne se peint pas précisément en beau.

Son parti pris de sincérité l'y obligeait à certain degré : on ne se confesse pas pour s'idéaliser. Reste qu'en dépit de quelques pages célèbres[8], le *mea culpa* n'est pas trop son fait et que les minuties et les bizarreries qu'il accumule ne sont pas vraiment des fautes; aussi bien les exigences du sacrement ne sont-elles jamais que le point de départ, ou même une simple arrière-toile de fond, de l'étrange « entreprise » des *Confessions*, où Jean-Jacques entend avant tout, hors de toute perspective proprement spirituelle, se poser en être d'exception. Quand lui-même vient en outre à affirmer que « ce n'est pas ce qui est criminel qui coûte le plus à dire, [mais bien] ce qui est ridicule et honteux » (p. 18), on ne peut pas ne pas se demander pourquoi il ne s'est pas attribué plus souvent, dans son autoportrait, des singularités tant soit peu flatteuses. Jean-Jacques se crédite d'un beau désintéressement et

---

[8] Ces pages elles-mêmes ne proposent d'ailleurs pas une authentique confession. Si Paul de Man a pu déconstruire si brillamment l'épisode du ruban volé, c'est que le *mea culpa* s'y combine avec de bien autres considérations, qui rendent le récit foncièrement hétérogène et donc, dans la terminologie du critique américain, *illisible*. Cf. *Allégories de la lecture*, Paris, Galilée, 1989, p. 333-358.

d'une tout aussi belle imagination, ce qui prouve qu'il ne dédaignait pas, quand l'occasion s'en présentait, de se parer de traits positifs. La question est de savoir pourquoi il ne l'a pas fait plus souvent ou, ce qui revient au même, pourquoi il n'aura guère ajouté à ces deux qualités éminentes qu'un copieux détail quasi pathologique, souvent assez quelconque et de toute manière fort peu glorieux.

La réponse la plus courte pourrait être qu'il ne voyait tout simplement rien d'autre à ajouter du côté positif. L'idée, sous cette forme sommaire, peut paraître passablement farfelue ; il serait bien sûr dérisoire de discuter du nombre exact de qualités éminentes dont Jean-Jacques aurait pu faire état avec quelque vraisemblance. On peut par contre, me semble-t-il, se demander avec quelque raison si la relative indigence des *Confessions* à cet égard ne se serait pas secrètement symptomatique. Si Jean-Jacques se rabat plus souvent qu'il ne voudrait sur des singularités anodines ou douteuses, c'est peut-être aussi et surtout que la construction d'une différence individuelle positive risque d'être en tant que telle une entreprise foncièrement problématique, peut-être même impossible à réaliser pour de bon de façon convaincante.

Resterait bien sûr à définir le problème précis auquel l'« entreprise » serait venue s'achopper. On pourrait y voir d'abord (ce serait l'explication la plus « optimiste ») une manière de piétinement de débutant. Jean-Jacques, dans cette perspective, serait un des premiers à appréhender la richesse possible d'un royaume intérieur psychologique et ouvrirait ainsi une voie que bien d'autres, du Romantisme allemand aux Symbolismes et à Proust, parcourraient à sa suite avec l'éclat qu'on sait. Lui-même, d'être le premier à tenter l'aventure, ne disposerait pas encore des concepts ni des rhétoriques idoines et parlerait donc du Moi dans les seuls registres que sa culture lui fournissait. Comme ces moyens du bord remontaient en gros, et pour faire vite, aux moralistes du XVIIe siècle, il se voyait en somme réduit à construire sa singularité personnelle à partir d'une topique pour laquelle le Moi, selon le mot célèbre de Pascal, était « toujours haïssable »[9]. Ce qui l'amenait alors très naturellement à se découvrir souvent des excès et des crispations ridicules : c'est bien cela que le Grand Siècle avait attendu invariablement de quiconque cherchait à se singulariser. La différence serait qu'au lieu de se moquer uniment de ces petitesses, il choisit pour sa part de s'en *confesser* et

[9] Pascal, *Œuvres complètes*, Jacques Chevalier éd., Paris, Gallimard, 1954, p. 1126 (*Pensées*, 130).

les leste ainsi de la gravité voulue pour entrer dans le portrait en pied d'un être d'exception.

Une lecture girardienne[10] des *Confessions* renchérirait en ajoutant que leurs pauvres singularités confirment à leur manière certain irréalisme intrinsèque d'un désir typiquement moderne de se distinguer. Le préambule des *Confessions* et telles autres pages claironnantes comparables relèveraient alors d'un *mensonge romantique* par lequel Jean-Jacques se démarque orgueilleusement des Autres : « J'ose croire n'être fait comme aucun de ceux qui existent » (p. 5). Ce rêve, toujours selon René Girard, serait la chimère la mieux partagée de notre modernité et ferait ironiquement une ressemblance de plus entre des sujets qui prétendent tous à une différence absolue. Jean-Jacques y aura cru avec une rare ferveur, mais ne réussit pas plus que personne à se découvrir une supériorité substantielle sur le commun des mortels et s'en distingue donc tout au plus par ses insuffisances. À quoi l'on ajouterait alors qu'il ne serait que trop facile de décrire les altercations entre Jean-Jacques et Diderot ou Grimm en termes de rivalité mimétique ; la hantise du complot pourrait relever de même d'une psychologie déjà très souterraine…

Pareilles explications comportent sans doute leur part de vérité, mais restent pourtant un peu courtes pour qui connaît la suite. Ce n'est en effet pas seulement Jean-Jacques, mais la psychologie moderne tout entière qui aura eu constamment tendance, tout au long de son histoire, à dériver du côté de la psychopathologie. La dérive paraît dans ce sens trop constante pour qu'on la mette, dans les *Confessions*, sur le compte d'un simple phénomène d'inertie historique ou d'une passion de la différence en mal d'arguments.

Le vrai problème serait plutôt, je crois, que, d'un point de vue anthropologique, la psychologie est en tant que telle une science très particulière, qui risque fort de s'attacher à un objet par nature évanescent. Roland Barthes écrivait déjà en 1964 que « de toutes les approches de l'homme, la psychologie est la plus improbable, la plus marquée par son

[10] Pour une discussion de principe sur les possibilités et les limites d'une lecture girardienne de l'œuvre de Rousseau, cf. François Jacob, « Le miroir qui revient », dans *Modernité et pérennité de Jean-Jacques Rousseau. Mélanges en l'honneur de Jean-Louis Lecercle*, Colette Piau-Gillot, Roland Desné et Tanguy L'Aminot éds, Paris, Champion, 2002, p. 269-279.

temps »[11] ; comme le propos s'inscrivait dans son assez mauvaise querelle avec Raymond Picard, auquel il reprochait de chercher abusivement chez Racine une prétendue vérité psychologique éternelle, il n'est pas sûr que lui-même se faisait une idée très précise de cette marque historique qu'il décrète sans vraiment la définir. Près d'un demi-siècle plus tard, on peut être sensible à la *modernité* essentielle de la question psychologique. L'idée d'étudier des structures de la subjectivité qui formeraient une réalité spécifique de chaque être humain tel qu'en lui-même est à sa façon une dérivée de l'individualisme moderne. Elle n'est concevable que dans un monde où l'individu se croit désormais autorisé à s'émanciper de ses appartenances sociales et s'appréhende comme une réalité à part, qui relève d'abord d'elle-même et de ses propres déterminations.

Cette perspective nous est devenue à ce point familière que nous n'en voyons plus guère la radicale étrangeté. Reste toujours qu'elle est, dans le sens le plus littéral du terme, foncièrement *insolite* et que la très large majorité des sociétés humaines connues auraient eu du mal à l'imaginer seulement : dans les cultures holistes qui forment de loin le régime le plus commun de l'histoire universelle, l'identité d'un chacun était déterminée d'abord par sa place dans le tissu communautaire global. C'est la société qui fournit à ses membres les repères essentiels de leur identité. Animal sociable, l'homme est ce que ses entours l'invitent ou le contraignent à être ; même dans le monde moderne, où les contraintes se desserrent, l'individu le plus émancipé ne peut jamais que faire son choix dans le répertoire que la culture met à sa disposition. Comme le caractère personnel, pour reprendre une formule de Jean-Paul Sartre, « se manifeste » tout au plus « comme un décalage léger entre les conduites de la personne et les conduites objectives que son milieu lui prescrit »[12], il ne reste guère à dire sur une subjectivité réduite à elle-même et qu'on prétendrait définir en-dehors de ce « milieu ».

La psychologie, qui s'attelle précisément à cette tache impossible[13], est dès lors toujours bien près de tourner à vide. La description d'une subjectivité déconnectée de tout se réduit forcément, puisqu'elle porte en somme sur une abstraction, à quelques généralités sans grand intérêt et ne fournit surtout pas

---

[11] Roland Barthes, *Sur Racine*, Paris, Seuil, 1963, p. 166.

[12] Jean-Paul Sartre, *L'Idiot de la famille* I, Paris, Gallimard, 1971, p. 71.

[13] Je note au passage que la célèbre « réforme » de Jean-Jacques risque fort d'anticiper à sa façon sur une telle démarche –avec les conséquences qu'on connaît.

de quoi construire une vraie différence individuelle. Elle devient moins vaine quand elle trouve à décrire des dysfonctionnements : la psychopathologie recense des psychés désaccordées d'avec leurs entours et qui sont, dans ce sens, plus autonomes que celles des gens bien portants. Disons, pour pasticher un axiome qui fit un jour enrager Jean-Jacques, qu'*il n'y a que les malades mentaux qui soient seuls* et se prêtent donc à une description en termes purement psychologiques.

Jean-Jacques voudrait se construire une différence glorieuse, mais se découvre surtout des bizarreries. Elles relèvent sans doute, dans les premières *Confessions*, d'une pathologie encore bénigne mais attestent déjà une irrémédiable désinsertion : il s'agit essentiellement, nous l'avons vu, d'une imagination qui veut créer sans reproduire, de réactions excessives où personne ne le suit, ou encore d'une incapacité congénitale de respecter des horaires, d'apprendre avec un maître ou de participer à une conversation suivie. Ce n'est qu'avec ces misères-là qu'on parvient à se doter d'une psychologie vraiment singulière.

Bibliographie théorique et critique

ABIRACHED Robert, *Casanova ou la dissipation*, Paris, Grasset, 1961.

ABRAHAM Nicolas et TOROK Maria, *L'écorce et le noyau*, Champs essais, [1959-1975], 2001.

ACHARD-BAYLE Guy, *Référence et mémoire ou l'identité au prix de l'illusion*, Actes du colloque « les référents évolutifs », De Mulder et C. Schnedecker éd., Université de Metz, 1997.

ACKE Daniel, « Le sentiment du temps chez le prince de Ligne », in *Poétique de la pensée. Études sur l'âge classique et le siècle philosophique. En hommage à Jean Dagen*, mélanges réunis par Béatrice Guion *et alii*, Paris, Honoré Champion, 2006, p. 25-33.
—, « Le rire du prince de Ligne », in *Le Rire ou le modèle. Le dilemme du moraliste,* textes réunis par Jean Dagen et Anne-Sophie Barrovecchio, Paris, Honoré Champion, 2010, p. 539-556.

ADAM Antoine, *Le mouvement philosophique dans la première moitié du XVIIIe siècle*, Paris, S.E.D.E.S., 1967.

AMOSSY Ruth, « La *lettre* d'amour du réel au fictionnel », *La Lettre entre réel et fiction*, Jürgen Siess éd., Paris, SEDES, 1999, p. 73-96.

AUERBACH Erich, *Mimésis, La représentation de la réalité dans la littérature occidentale*, traduit de l'allemand par Cornélius Heim, Paris, Gallimard, « TEL » 1968 [1946].

AYRES-BENETT Wendy et SEIJIDO Magali, *Remarques et observations sur la langue française. Histoire et évolution d'un genre*, Paris, Classiques Garnier, 2011.

BACHELARD Gaston, *Poétique de la rêverie*, PUF, 1960.

BADIOU-MONFERRAN Claire, « Hypothèses sur les emplois intempestifs de l'anaphore démonstrative dans un corpus de nouvelles galantes (1660-1680) », *La Langue, le style, le sens. Études offertes à Anne-Marie Garagnon*, Paris, L'Improviste, 2005, p. 179-191.

BADIOU-MONFERRAN Claire et DENIS Delphine (dir.), *Le Narrateur en question(s) dans les fictions d'ancien régime : récits parlés, récits montrés, Le français moderne*, 2012/1.

BAKHTINE Mikhaïl, *L'Œuvre de François Rabelais et la culture populaire au*

Moyen-âge et sous la Renaissance, Paris, Gallimard, 1970.
—, *La Poétique de Dostoïevski*, traduit du russe par Isabelle Kolitcheff, Paris, Le Seuil, 1970.
—, *Esthétique et théorie du roman*, textes traduits par Daria Olivier, Paris, Gallimard, 1975.
—, *Esthétique de la création verbale*, traduit du russe par Alfred Aucouturier, Paris, Gallimard, 1984.

BANFIELD Ann, *Phrases sans parole : théorie du récit et du style indirect libre* [*Unspeakable sentences*, 1982], trad. C. Veken, Paris, Seuil, « Poétique », 1995.

BANN Stephan, *The clothing of Clio, A Study of the representation of History in nineteenth-century Britain and France,* Cambridge University Press, 1984.

BARTHES Roland, « Le discours de l'histoire », *Information sur les sciences sociales*, vol. VI, n°4, 1967, p. 65-75.
—, *Sur Racine*, Paris, Seuil, 1963.

BELLEGUIC Thierry, VAN DER SCHUEREN Claire, VERVACKE Sabrina (dir.), *Les Songes de Clio : fiction et histoire sous l'Ancien Régime*, Presses de l'Université de Laval, 2006.

BENJAMIN Walter, « Le conteur. Réflexions sur l'œuvre de Nicolas Leskov »(1936), dans *Œuvres* III, Paris, Gallimard, « Folio essais », 2000, p. 114-151.

BENREKASSA Georges, *Fables de la personne*, Paris, PUF, 1985.

BENVENISTE Émile, *Problèmes de linguistique générale*, Paris, Gallimard, « Tel », 1966.

BERTIÈRE Simone, « Le recul de quelques mémorialistes devant l'usage de la première personne : réalité de la rédaction et artifices de l'expression », *Les Valeurs chez les mémorialistes français du XVII*[e] *siècle avant la Fronde*, Paris, Klincksieck, 1979, p. 65-77.

BÉZIAU Jean-Yves et PAYETTE Gillman (éd), *The Square of Opposition. A General Framework for Cognition*, Berne, Peter Lang, 2012.

BOISSIERAS Fabienne, « Enjeux et poétique de la mémoire affective chez les romancières françaises après la *Nouvelle Héloïse* (1762-1803) », dans *La Tradition des romans de femmes (XVIII*[e]*-XIX*[e] *siècles)*, C. Mariette-Clot et D. Zanone (éd.), Paris, H. Champion, 2012, p. 105-130.
—, « Dire l'implicite », dans *Marivaux journaliste, à la mémoire de Michel Gilot*, dir. R. Jomand-Baudry, P.U. Saint-Étienne, 2009, p. 63-76.

BOKOBZA KAHAN Michèle, « Mise en fiction des témoignages des convulsionnaires de Saint-Médard (1727-1732), vers une poétique de l'horreur », *Revue Romane,* 44 :2, 2009, p. 313-331.

BOLENS Guillemette, *La Logique du corps articulaire*, Rennes, PUR, 2000.

BOOTH Wayne, *The rhetoric of fiction*, Chicago, London, The University of Chicago Press, 1961.
—, « Distance and point of view : an essay in classification », *Essays in Criticism*, n°11, 1961, traduit comme « Distance et point de vue. Essai de classification », trad. Martine Désormonts, in Gérard Genette et Tzvetan Todorov, éds., *Poétique du récit*, Paris, Le Seuil, « Points », 1977, p. 85-113.

BOURDIEU Pierre, *Méditations pascaliennes*, Paris, Éditions du Seuil, 1997.

BRIOT Frédéric, *Usage du monde, usage de soi, Enquête sur les mémorialistes d'Ancien Régime*, Paris, Éditions du Seuil, 1994.

CAILLOIS Roger, *L'Incertitude qui vient des rêves,* Paris, Gallimard, 1956.

CAVE Terence, *Pré-histoires. Textes troublés au seuil de la modernité*, Genève, Droz, 2000.
—, *Recognitions. A Study in Poetics*, Oxford, Clarendon Press, 1988.

CERTEAU Michel de, *L'Écriture de l'histoire*, Paris, Gallimard, 1975.
—, *Le Lieu de l'autre. Histoire religieuse et mystique*, Paris, Gallimard / Seuil, 2005.

CHAPPEY Jean-Luc, *La Société des Observateurs de l'Homme (1799-1804). Des anthropologues au temps de Bonaparte*, Paris, Société des études robespierristes, 2002.

CHARBONNEAU Frédéric, *Les Silences de l'Histoire, Les Mémoires français du XVII*[e] *siècle,* Sainte-Foy (Québec, Canada), Presses de l'Université de Laval, 2001.

CHARTIER Roger, *Au bord de la falaise, l'histoire entre certitudes et inquiétude*, Paris, Albin Michel, 1998.

CHUPEAU Jacques, *Un Nouvel art du roman, techniques narratives et poésie romanesque dans* Les Illustres françaises *de Robert Challe*, Caen, Paradigme, 1993.

COHN Dorrit, « Narrated monologue : definition of a fictional Style », *Comparative Literature*, vol. 18, n°2, 1966, p. 101-102.
—, *La Transparence intérieure : modes de représentation de la vie psychique dans le roman* [*Transparent minds*, 1978], trad. A. Bony, Paris, Seuil, « Poétique », 1981.
—, *Le propre de la fiction* [*The distinction of fiction*, 1999], trad. C. Hary-Schaeffer, Paris, Seuil, « Poétique », 2001.

COIRAULT Yves, *Les « Additions » de Saint-Simon au « Journal » de Dangeau. Perspectives sur la genèse des « Mémoires »*, Paris, Armand Colin, 1965.
—, « Autobiographie et Mémoires (XVIIe-XVIIIe siècles) ou existence et naissance de l'autobiographie », *Revue d'histoire littéraire de la France*, novembre-décembre 1975, p. 937-956.
—, « De Retz à Chateaubriand : des Mémoires aristocratiques à l'autobiographie symbolique », *RHLF*, janvier-février 1989, p. 57-70.

COULET Henri, « La vie intérieure dans *Justine* », *Le Marquis de Sade*, Centre aixois d'études et de recherches sur le XVIIIe siècle, Colin, 1968, p. 85-95.
—, *Marivaux romancier, Essai sur le cœur et l'esprit dans les romans de Marivaux*, Paris, Colin, 1975.
—, « Marivaux et Malebranche », *Cahiers de l'Association internationale des études françaises*, 1973, n°25, p. 141-160.

CULPIN David J., *Marivaux and reason. A study in early Enlightenment thought,* Francfort-Berne-Paris, Peter Lang, 1993.

DAGEN Jean, *Histoire de l'esprit humain dans la pensée française de Fontenelle à Condorcet*, Paris, Klincksieck, 1977.

DEAR Peter Robert (éd.), *The Literary Structure of Scientific Argument : Historical Studies*, Philadelphie, University of Pennsylvania Press, 1991.

DELEUZE Gilles, *Le Pli : Leibniz et le baroque*, Paris, Minuit, 1988.

DELOFFRE Frédéric, *Une Préciosité nouvelle, Marivaux et le marivaudage*, Paris, A. Colin, 1971.

DELON, Michel, dir, *Dictionnaire des Lumières*, Paris, P.U.F, 1997.

De L'Estoile à Saint-Simon. Recherches sur la culture des mémorialistes au temps des trois premiers rois Bourbons, Actes du colloque de Strasbourg (mai 1992), édités par M. Bertaud et A. Labertit, Paris, Klincksieck, 1993.

DÉMORIS René, *Le Roman à la première personne du classicisme aux Lumières* [Colin, 1975], Genève, Droz, 2002.

DENIS Delphine, *La Muse galante. Poétique de la conversation dans l'œuvre de Madeleine de Scudéry*, Paris, Champion, 1997.
—, « De quelques *Scrupules sur le style* narratif : Du Plaisir théoricien du récit 'désintéressé' (1683) », *Le Français moderne*, 2012/1, p. 45-54.

DESCOMBES Vincent, *Le Complément de sujet*, Paris, Gallimard, 2004.

DESJARDIN Julie, « *Larissa* de Théophile de Viau. Une 'fable milésienne' du XVIIe siècle. Étude littéraire, texte latin, traduction française, appendice bibliographique », *Humanistica Lovaniensa*, 19, 1970, p. 471-484.

Des Voix dans l'histoire, dir. Laurence Guellec et Catherine Volpilhac-Auger, *La Licorne* n°89, Rennes, Presses Universitaires de Rennes, 2010.

DILLON George et KIRCHHOFF Frederick, « On the form and function of free indirect style », *PTL*, n°1, 1976, p. 431-440.

DORNIER Carole, « Toutes les histoires sont-elles des fictions ? », dans Carole Dornier et Renaud Dulong éd., *Esthétique du témoignage,* Paris, Éditions de la Maison des sciences de l'homme, 2005, p. 91-106.

DUBEAU Catherine, « L'épreuve du salon ou le monde comme performance dans les *Mélanges* et les *Nouveaux mélanges* de Suzanne Necker », *Cahiers staëliens*, n°57, 2006, p. 201-225.

DUCROT Oswald, *Dire et ne pas dire*, Paris, Hermann, 1972.

DUFOUR Philippe, *La Pensée romanesque du langage*, Paris, Seuil, « Poétique », 2004.

DUMORA Florence, *L'œuvre nocturne : songe et représentation au XVIIe siècle*, Paris, Champion, 2005.

—, « Topologie des émotions. Les *Caractères des passions* de Marin Cureau de la Chambre », *Littératures classiques*, 2009, p. 161-175.

EIGELDINGER Marc, *Jean-Jacques Rousseau et la réalité de l'imaginaire*, Neuchâtel, La Baconnière, 1962.

ESCOLA Marc, « L'atelier du roman : les *Journaux* de Marivaux ou la fiction à l'essai », dans *L'Assiette des fictions sous l'Ancien Régime : l'autoréflexivité dans le romanesque de* L'Astrée *au* Manuscrit trouvé à Saragosse, Paris/Louvain/Dudley, Peeters, 2008, p. 213-224.

ESMEIN Camille, *Poétiques du roman. Scudéry, Huet, Du Plaisir et autres textes théoriques et critiques du XVIIe siècle sur le genre romanesque*, Paris, Champion, 2004.

—, *L'Essor du roman. Discours théorique et constitution d'un genre littéraire au XVIIe siècle*, Paris, Champion, 2008.

FAYE Jean-Pierre, *Le récit hunique*, Paris, Le Seuil, 1967.

FUMAROLI Marc, « Les Mémoires du XVIIe siècle au carrefour des genres en prose », *XVIIe siècle*, n°94-95, 1971 [*La Diplomatie de l'esprit*, Paris, Hermann, 1994, p. 183-215].

FUMAROLI Marc et GRELL Chantal (dir.), *Historiographie de la France et mémoire du royaume au XVIIIe siècle*, Paris, Champion, 2006.

FORESTIER Georges, « Littérature de fiction et histoire au XVIIe siècle : une suite de raisonnements circulaires », *La Représentation de l'histoire au XVIIe siècle*, Éditions Universitaires de Dijon, 1999, p. 123-137.

FORNARI Simon, GIRALDI CINZIO Jean-Baptiste, PIGNA Jean-Baptiste (dir.), *Les Poétiques italiennes du « roman »,* Paris, Champion, 2005.

FORT Bernadette, *Le Langage de l'ambiguïté dans l'œuvre de Crébillon-fils*, Paris, Klincksieck, 1978.

FOUCAULT Michel, *Histoire de la sexualité II. L'Usage des plaisirs*, Paris, Gallimard, 1984.

FREUD Sigmund, *Introduction à la psychanalyse*, [1916-1917], Paris, Petite Bibliothèque Payot, 2001.
—, *L'Inconscient*, [1915], Paris, Petite bibliothèque Payot, 2013.

GALBRAITH Mary, « Deictic shift theory and the poetics of involvement in narrative », dans *Deixis in Narrative. A cognitive Science Perspective*, J. F. Duchan, G. A. Bruder et L. E. Hewitt (dir.), Hillsdale, N. J., Lawrence Erlbaum Associates Inc., 1995, p. 19-59.

GENETTE Gérard, *Figures III*, Paris, Seuil, « Poétique », 1972.
—, « Frontières du récit », *Communications* 8, rééd. Paris, Éd. du Seuil, 1981, p. 49-69.
—, *Nouveau Discours du récit*, Paris, Seuil, « Poétique », 1983.
—, *Fiction et diction*, Paris, Seuil, « Poétique », 1991.

Le Genre des Mémoires. Essai de définition, Actes du colloque de Strasbourg (mai 1994), édités par Madeleine Bertaud et François-Xavier Cuche, Paris, Klincksieck, 1995.

GILOT Michel, *L'esthétique de Marivaux*, Sedes, Paris, 1999.

GINZBURG Carlo, « The Rhetoric of History and the History of Rhetoric : On Hayden White's Tropes » [1981], *Settimo Contributo alla storia degli studi classici e del mondo antico*, Roma, Edizioni di storia e letteratura, 1984, p. 49-59.
—, *Rapports de force. Histoire, rhétorique, preuve*, traduit de l'italien par Jean-Pierre Bardos, Paris, Gallimard / Le Seuil, 2003 [2000] ; *À distance. Neuf essais sur le point de vue en histoire*, traduit de l'italien par Pierre-Antoine Fabre, Paris, Gallimard, 2001 [1998].

GOLDIN Jeanne, « Maximes et fonctionnement narratif dans *La Princesse de Clèves* », P.F.S.C.L., n°10, 1978-1979, p. 155-176.

GOULEMOT Jean-Marie, *Le Règne de l'histoire, Discours historiques et révolutions, XVIIe-XVIIIe siècle*, Paris, Albin Michel, 1996.

GOYET Francis, « L'Origine du mot maxime », *Logique et Littérature à la Renaissance,* dir. M.-L. Demonet-Launay et A. Tournon, Paris, H. Champion, 1994, p. 26-49.

GUION Béatrice, *Du bon usage de l'histoire. Histoire, morale et politique à l'âge classique,* Paris, Champion, 2008.

GUY Basil, « Rousseau improve'd : the prince de Ligne's *Fragments de l'histoire de ma vie* », *Romanic Review* LXXI (1980), p. 281-294.

HAKIM Zeina, *Fictions déjouées. Le Récit en trompe-l'œil au XVIII*[e] *siècle*, Genève, Droz, 2012.

HAMBURGER Käte, *Logique des genres littéraires* [Die Logik der Dichtung, 1977], trad. P. Cadiot, Paris, Seuil, « Poétique »,1986.

HAMON Philippe, *L'Ironie littéraire. Essai sur les formes de l'écriture oblique*, Paris, Hachette, 1996.

HAẞLER, Gerda, « L'Apport sémantique du paradigme épistémologique du sensualisme au lexique des émotions », in Iva Novakova et Agnès Tutin (éds.), *Le Lexique des émotions,* Grenoble, Ellug, 2009, p. 25.

HAZARD Paul, *La Crise de la conscience européenne,* Paris, Fayard, 1961.

HERMAN Jan, *Le Récit génétique au XVIII*[e] *siècle*, Oxford, Voltaire Foundation, 2009.

HERSANT Marc, *Le Discours de vérité dans les « Mémoires » du duc de Saint-Simon*, Paris, Honoré Champion, « les XVIIIe siècles », 2009.
—, *Voltaire : écriture et vérité*, à paraître aux éditions Peeters, printemps 2015.
—, « Autodestination et mondanité dans les *Mémoires* de Mme de Staal-Delaunay », *Dix-huitième siècle* 39, 2007/1, p. 555-576.
—, « Le Commentaire historique sur les œuvres de l'auteur de la *Henriade* : Voltaire historien de lui-même », *Cahiers Voltaire* n°7, 2007, p. 73-89.
—, « Anonymat, signature et vérité dans les écrits du duc de Saint-Simon », *Écriture, identité, anonymat au XVIII*[e] *siècle*, Nicole-Jacques Lefèvre et Marie Leca-Tsiomis éd., *Littérales* n°37, 2007, p. 129-148.
—, « L'historien et le conteur : Histoire et merveilleux dans les récits de l'époque classique (Perrault, Saint-Simon) », *XVII*[e] *siècle*, oct-déc 2008, p. 657-676.
—, « Les *Mémoires* de Mme de Staal-Delaunay et la tentation de l'insignifiance », *Écrire en mineur au XVIII*[e] *siècle*, Ch. Bahier-Porte et R. Jomand-Baudry éd., Paris, Desjonquères, 2009, p. 103-119.
—, « Le jeu de l'anecdote et du conte dans les *Mémoires* de Saint-

Simon », *Féeries* n°6, coordonné par Aurélia Gaillard et Jean-François Perrin, 2009, p. 47-62.
—, « Hercule travesti : la fiction, une impasse pour l'interprétation des *Mémoires* de Saint-Simon », dans *Théorie, analyse et interprétation des récits, Theory, analysis, interpretation of narratives,* direction Sylvie Patron, Peter Lang, 2011, p. 247-268.

HERSANT Marc, RAMOND Catherine, PILORGE (Marie-Paule de WEERDT-), RAVIEZ François (dir.), *Histoire, Histoires. Nouvelles approches de Saint-Simon et des récits des XVIIe et XVIIIe siècles*, Arras, Artois Presses Université, 2011.

HERSANT Marc, JEANNELLE Jean-Louis, ZANONE Damien (dir.), *Le Sens du passé. Pour une nouvelle approche des Mémoires*, *La Licorne* n°104, Presses Universitaires de Rennes, 2013

HERMAN Jan, KOZUL Mladen et KREMER Nathalie, *Le Roman véritable : stratégies préfacielles au XVIIIe siècle,* Oxford, Voltaire Foundation, *SVEC* 2008 : 08.

HIPP Marie-Thérèse, *Mythes et réalités, enquête sur le roman et les mémoires (1660-1700),* Paris, Klincksieck, 1976.

HOUDARD Sophie, « De la représentation de Dieu à la vue sans image. Hypothèses sur le rôle de l'imagination dans l'écriture mystique du XVIIe siècle », *Littératures classiques* 45 (2002), p. 109-126.

JACOB François, « Le miroir qui revient », dans *Modernité et pérennité de Jean-Jacques Rousseau. Mélanges en l'honneur de Jean-Louis Lecercle,* Colette Piau-Gillot, Roland Desné et Tanguy L'Aminot éds, Paris, Champion, 2002, p. 269-279.

JACOT GRAPA Caroline, *Dans le vif du sujet. Diderot corps et âme*, Paris, Classiques Garnier, 2009.

JESPERSEN Otto, *The Philosophy of Grammar*, Londres, George Allen and Unwin, 1924.

JOLLES André, *Formes simples*, Traduit de l'allemand par Antoine Marie Buguet, Paris, Le Seuil, 1972.

JOLLES André et HUIZINGA Johan, « Clio et Melpomène », échange de lettres publié dans le n°100 de *Poétique*, novembre 1994, p. 487-505.

JUGAN Annick, *Les Variations du récit dans* La Vie de Marianne *de Marivaux*, Paris, Klincksieck, 1978.

KERBRAT-ORECCHIONI Catherine (dir.), *S'adresser à autrui, les formes nominales d'adresse en français*, Université de Savoie, 2011.

KERSHAW Ian, *The End, The Defiance and Destruction or Hitler's Germany, 1944-45*, The Penguin Press, 2011. *La Fin, L'Allemagne 1944-1945*, Paris, Éditions du Seuil, 2012.

KLEIBER Georges, « Des démonstratifs mémoriels aux démonstratifs de points de vue », *Problèmes de sémantique et de syntaxe. Hommage à André Rousseau*, dir. L. Begioni et C. Muller, Villeneuve d'Ascq, Université de Lille 3, p. 371-392.

KOSELLECK Reinhart, *Le futur passé, Contribution à la sémantique des temps historiques*, Paris, Éditions de l'École des Hautes Études en Sciences Sociales, 2000.

KURODA Sige-Yuki, « Reflections on the foundations of narrative theory : from a linguistic point of view », in Teun A. van Djik, éd., *Pragmatics of Language and Literature*, Amsterdam et New York, North-Holland Publishing Company, 1976, p. 107-140, [« Réflexions sur les fondements de la théorie de la narration », trad. Tiên Fauconnier, in Julia Kristeva, Jean-Claude Milner et Nicolas Ruwet, éds., *Langue, discours, société. Pour Émile Benveniste*, Paris, Le Seuil, 1975, p. 260-293].
—, *Pour une théorie poétique de la narration*, traduction et présentation Sylvie Patron, Armand Colin, 2012.

LACAN Jacques, *Le Séminaire*, Livre XI, *Les quatre concepts fondamentaux de la psychanalyse*, Paris, éditions Points, « Essais », 1990 [1973].

LAFOND Jean, « Des formes brèves de la littérature morale aux XVIe et XVIIe siècles », *Les formes brèves de la prose et le discours discontinu (XVIe-XVIIe siècles)*, dir. Jean Lafond, Paris, Vrin, 1984, p. 101-122.

LAHOUATI Gérard, *L'idéal des Lumières dans l'*Histoire de ma vie *de Jacques Casanova*, thèse de doctorat, ANR, Lille, 1988.

LAIN ENTRALGO Pedro, *La Historia clínica : historia y teoría del relato patográfico*, Madrid, Editorial Triacastela, 1998.

LAPLANCHE Jean et PONTALIS Jean-Bertrand, *Vocabulaire de la psychanalyse*, Paris, PUF, [1967] 2009.

LEBRUN Annie, *Soudain un bloc d'abîme, Sade*, Paris, Pauvert, 1986.

LESNE Emmanuelle, *La Poétique des mémoires* (1650-1685), Paris, Honoré Champion, 1996.

LILTI Antoine, « Mondanité et politique : le salon Necker », *Cahiers staëliens*, n°57, 2006, p. 185-201.

LOMBARD Jean, *Courtilz de Sandras et la crise du roman à la fin du grand siècle*, Presses Universitaires de France, 1980.

LOPE Hans-Joachim, « Sur les traces d'Ovide. Présences de l'Antiquité dans les *Lettres de Crimée* », *NAPL* II (1987), p. 175-193.
—, « Charles-Joseph de Ligne et la mer Noire », *NAPL* VIII (1994), p. 143-167.

LORIAN Alexandre, *Tendances stylistiques dans la prose narrative française au XVI*[e] *siècle*, Paris, Klincksieck, 1973.

LOTTERIE Florence, « Madame de Staël. La littérature comme 'philosophie sensible' », *Romantisme*, n°124, 2004.

MAGNOT-OGILVY Florence, *La Parole de l'autre dans le roman-mémoires (1720-1770)*, Paris/Louvain/Dudley, Peeters, 2004.

MAN Paul de, *Allégories de la lecture*, Paris, Galilée, 1989.

MANNONI Octave, *Clés pour l'imaginaire*, Paris, Seuil, 1969.

MANSEL Philippe, *Prince of Europe. The life of Charles-Joseph de Ligne*, London, Weidenfeld & Nicolson, 2003.

MARNETTE Sophie, *Narrateur et points de vue dans la littérature française médiévale. Une approche linguistique*, Bern, Peter Lang, 1998.

MARTIN Christophe, « 'Microlectures'. Sujets mineurs et finesse de perception dans les *Journaux* de Marivaux », *Littératures* n°45, 2001, p. 133-149.

MARTIN Robert, *Pour une logique du sens*, Paris, PUF, « Linguistique nouvelle », 1983.

MATTE BIANCO I., *The Unconscious as Infinite Sets*, Londres, Duckworth, 1975.
—, *Thinking, Feeling, Being*, Londres et New York, Routledge, 1988.

MAUSS Marcel, « L'expression obligatoire des sentiments », dans *Essais de sociologie*, Paris, « Points/Essais », 1969.

MAY Georges, *L'autobiographie*, Paris, PUF, 1979.
—, « L'histoire a-t-elle engendré le roman ? », *Revue d'Histoire Littéraire de la France*, avril-juin 1955, p. 155-176.

MAYER Arno J., *Les Furies 1789 1917. Violence Vengeance Terreur*, Paris, Fayard, 2002, éd. originale Princeton University Press, 2000.

MCHALE Brian, « Free indirect discourse : a survey of recent accounts », *PTL*, n°3, 1978, p. 249-287.

MCKENNA Anthony et RIVARA Annie (dir.), *Le roman des années trente : la génération de Prévost et Marivaux*, P.U. Saint-Étienne, 1998.

MÉCHOULAN Éric, *Le Corps imprimé. Essai sur le silence en littérature*, Montréal, Ed. Balzac, 1999.

MERLEAU-PONTY Maurice, *L'Œil et l'esprit*, Paris, Gallimard, 1964.

MERLIN-KAJMAN Hélène, « Théophile de Viau : moi libertin, moi abandonné », *La Liberté de pensée. Hommage à Maurice Laugaa,* Études réunies et présentées par François Lecercle, Poitiers, *La Licorne*, n°61, 2002, p. 123-136.
—, *Les Émotions publiques et leur langage à l'âge classique (éd.), Littératures classiques*, n°68, Paris, Champion, 2009.
—, « Le partage du sensible dans les lettres de Madame de Sévigné », dans *Connivences épistolaires ? autour de Madame de Sévigné (lettres de l'année 1671),* journée d'agrégation décembre 2012, Université Lyon 3, publication en ligne :
http://facdeslettres.univ-lyon3.fr/recherche/gadges/publications/le-partage-du-sensible-dans-les-lettres-de-l-annee-1671-de-la-correspondance-de-mme-de-sevigne-625308.kjsp?RH=1206110864985 (2013).

MOMIGLIANO Arnaldo, *Problèmes d'historiographie ancienne et moderne*, traduit de l'italien par Alain Tachet, Évelyne Cohen, Louis Évrard et Antoine Malamoud, Paris, Gallimard, « Bibliothèque des histoires », 1983.

MONTGOMERY HUNTER Kathryn, *Doctor's Stories : the Narrative Structure of Medical Knowledge*, Princeton University Press, 1991.
—, « Narrative » dans l'*Encyclopedia of Bioethics*, S. G. Post éd., New York, MacMillan Reference USA, Thomson/Gale, 2004 (3rd éd.).

MORTIER Roland, *La Poétique des ruines en France,* Genève, Droz, 1974.

NANCY Jean-Luc, *Corpus*, Paris, Métaillié, 2006.

NEMER Monique, « Les intermittences de la vérité. Maxime, sentence ou aphorisme : notes sur l'évolution d'un genre », *Studi francesi*, n°26, 1982, p. 484-493.

ORLANDO Francesco, *Illuminismo, barocco e retorica freudiana*, Turin, Einaudi, 1997.
—, *Lecture freudienne de 'Phèdre'*, Danièle et Thomas Aron éd., Paris, Les Belles Lettres, 1986.
—, *Per una teoria freudiana della letteratura*, Turin, Einaudi, 1992.
—, « Codes littéraires et référents chez Auerbach », dans *Erich Auerbach : la littérature en perspective*, Paolo Tortonese éd., Paris, Presses Sorbonne Nouvelle, 2009, p. 211-62.
—, *Les Objets désuets dans l'imagination littéraire*, Paris, Classiques Garnier, 2010.

PACHET Pierre, « Coleridge, De Quincey, Baudelaire : la drogue de l'individu moderne », in *Individus sous influence : drogues, alcools, médicaments psychotropes*, A. Ehrenberg dir., Paris, Esprit, 1991, p. 33-47.

PAIGE Nicholas D., *Being Interior. Autobiography and the Contradictions of Modernity in Seventeenth-Century France*, Penn, Pennsylvania UP, 2001.

PAPASOGLI Benedetta, *Le « fond du cœur » : figures de l'espace intérieur au XVII*[e] *siècle*, Paris, Champion, 2000.
—, *La mémoire du cœur au XVII*[e] *siècle,* Paris, Champion, 2008.

PARK Katharine, « The Organic Soul », in *The Cambridge History of Renaissance Philosophy*, C.B. Schmitt et Q. Skinner éds., Cambridge University Press, 1988, p. 464-484.
—, « The Rediscovery of the Clitoris : French Medicine and the Tribade », in *The Body in Parts : Fantasies of Corporeality in Early Modern Europe*, C. Mazzio et D. Hillman éds., New York/Londres, Routledge, 1997, p. 171-193.

PASCAL Roy, *The Dual Voice. Free Indirect Speech and its Functioning in the Nineteenth Century European Novel*, Manchester, Manchester University Press, 1977.

PATARD Geneviève, *Madame de Murat et la «* défense des dames *». Un discours féminin à la fin du règne de Louis XIV*, Paris, Garnier, 2012.

PATRON Sylvie, *Le Narrateur, introduction à la théorie narrative*, Paris, Colin, 2009.

PELCKMANS, Paul, *Le Sacre du père : fictions des Lumières et historicité d'Œdipe 1699-1775*, Amsterdam/New-York, Rodopi, 1983.
—, *La Sociabilité des cœurs : pour une anthropologie du roman sentimental*, Amsterdam/New-York, Rodopi, 2013.

PERRIN Jean-François, *Le Chant de l'origine : la mémoire et le temps dans* Les Confessions *de Jean-Jacques Rousseau,* Oxford, Voltaire Foundation, *SVEC*, 1996.
—, « Dire l'implicite : les *Journaux* de Marivaux », dans *Marivaux journaliste*, textes réunis par R. Jomand-Baudry, Publications de l'Université de Saint-Étienne, 2009, p. 63-75.

PERRUCHOT Claude, « Le style indirect libre et la question du sujet dans *Madame Bovary* », dans *La Production du sens chez Flaubert*, Colloque de Cerisy, Paris, Union générale d'éditions, 1975, p. 253-285.

PHILIPPE Gilles, « Existe-t-il un appareil formel de la fiction ? », dans D. Denis et A. Jaubert, *Des procédures de fictionnalisation*, *Le français moderne*, 2005/1, p. 75-88.

—, « L'appareil formel de l'effacement énonciatif et la pragmatique des textes sans locuteur », *Pragmatique et Analyse des textes*, dir. R. Amossy, Presses de l'Université de Tel-Aviv, 2002.

POMIAN Krzysztof, *L'Ordre du temps*, Paris, Gallimard, 1984.
—, *Sur l'histoire*, Paris, Gallimard, 1999.

POMATA Gianna, « The Uses of *Historia* in Early Modern Medicine », in *Historia. Empiricism and Erudition in Early Modern Europe*, G. Pomata et N. G. Siraisi éds., Cambridge (Massachussets)/Londres, The MIT Press, 2005, p. 105-146.
—, « 'Observatio' ovvero 'historia'. Note su empirismo e storia in età moderna », *Quaderni Storici* 91, a. XXXI (1996), p. 173-198.

PONTALIS Jean-Bertrand, *Entre le rêve et la douleur*, Paris, Gallimard, « TEL », [1983], 2006.

PORTER Roy, « The Patient's View. Doing Medical History from Below », *Theory and Society*, 4 (1985), p. 175-198.
—, « Introduction », in *Patients and Practitioners. Lay Perceptions of Medicine in Pre-industrial Society*, R. Porter éd., Cambridge University Press, 1985, p. 1-22 .
—, (avec Dorothy Porter), *In Sickness and in Health. The British Experience 1650–1850*, Londres, Fourth Estate, 1988.

POULET Georges, *Études sur le temps humain*, [1949], Paris, Pocket Agora, 1989.

PRINCE E.F., « Toward a Taxonomy of Given-New Information », *Radical Pragmatics,* P. Cole, Academic Press, 1981, p. 223-255.

RAMOND Catherine, *Claude Crébillon ou les mouvements du cœur : Lettres de la Marquise de M*** au Comte de R**** (dir.), Paris, PUF/CNED, 2010.
—, « Qui parle ? Les stratégies du discours rapporté dans quelques récits du XVIIIe siècle (Challe, Prévost, Sade) », *Histoire, Histoires,* dir. M. Hersant, M-P. Pilorge, C. Ramond, F. Raviez, Arras, APU, 2011, p. 323-342.
—, *La Voix racinienne dans les romans du XVIIIe siècle,* Paris, H. Champion, 2014.

RANCIÈRE Jacques, *Les Mots de l'histoire, Essai de poétique du savoir*, Paris, Le Seuil, 1992.

REDDY William M., *The Navigation of Feeling, a Framework for the History of Emotions*, Cambridge, Cambridge University Press, 2001, p. 3-62.

RICŒUR Paul, « L'imagination dans le discours et dans l'action », *Savoir, faire, espérer : les limites de la raison*, Bruxelles, Publications des Facultés

universitaires Saint-Louis, tome 1, 1976, p. 209.
—, *Temps et récit 1, L'intrigue et le récit historique*, Paris, Le Seuil, 1983.
—, *Temps et récit 2, La configuration dans le récit de fiction*, Paris, Le Seuil, 1984.
—, *Temps et récit 3, Le temps raconté*, Paris, Le Seuil, 1985.
—, *De l'interprétation*, Paris, Le Seuil, « Points essais », [1965] 1995.
—, *La Mémoire, l'Histoire, l'oubli,* Paris, Le Seuil, 2003.

RIEDER Philip, « L'histoire du 'patient' : aléa, moyen, ou finalité de l'histoire médicale ? », *Gesnerus* 60 (2003), p. 260–271.

RIGNEY Ann, « Du récit historique, La prise de la Bastille par Michelet (1847) », *Poétique* n°75, septembre 1988, p. 267-278.

RODIS-LEWIS Geneviève, *Le Problème de l'inconscient et le cartésianisme*, Paris, PUF, 1950.

ROSELLINI Michèle, « Curiosité et théorie du roman dans le dernier tiers du XVIIe siècle : entre éthique et esthétique », *Curiosité et* Libido sciendi *de la Renaissance aux Lumières*, N. Jacques-Chaquin et S. Houdard éd., Paris, ENS Éditions, 1998, t. I, p. 137-156.

ROSSET François, « « Intime et fiction chez Benjamin Constant », *Annales Benjamin Constant*, n°28, 2004, p. 39-49.
—, « Écriture du politique et écriture du moi chez Benjamin Constant », *Écrire à Coppet : nous, moi et le monde*, Genève, Slatkine, 2002, p. 165-186.
—, « Madame de Staël à la fenêtre des Tuileries : intimité et histoire dans *Dix années d'exil* », *Le Moi, l'histoire (1789-1848)*, dir. Damien Zanone, Grenoble, Ellug, 2005, p. 71-87.

ROUSSET Jean, *Forme et signification, Essai sur les structures littéraires de Corneille à Claudel*, Paris, Corti, 1962.
—, *Narcisse romancier, Essai sur la première personne dans le roman*, Paris, Corti, 1973.

ROUSTANG François, *Le bal masqué de Giacomo Casanova*, Paris, Minuit, 1984

RUSSELL Bertrand, *Problèmes de philosophie* (1912) trad. S. M. Guillemin, Paris, Petite bibliothèque Payot, 1968.

SARTRE Jean-Paul, *L'Idiot de la famille*, Paris, Gallimard, 1971.

SCHAEFFER Jean-Marie, *Pourquoi la fiction ?,* Paris, Le Seuil, 1999.

SCHAPIRA Charlotte, *La Maxime et le discours d'autorité*, Paris, Sedes, 1997.

SEGUIN Jean-Pierre, *L'Invention de la phrase au XVIIIe siècle*, Louvain/Paris,

Peeters, 1993.

SENNET Richard, *Respect : de la dignité de l'homme dans un âge d'inégalité*, Paris, Albin Michel, 2003 – *Respect*, Norton, 2003.

SERMAIN Jean-Paul, *Rhétorique et roman au XVIIIe siècle*, Oxford, Voltaire Foundation, 1985.
—, « B. Lamy et l'expression verbale des émotions », dans *Les émotions publiques et leur langage à l'âge classique*, dir. Hélène Merlin, *Littératures classiques* n°68, 2009, p. 203-210.

SIRAISI Nancy, « Girolamo Cardano and the Art of Medical Narrative », *Journal of the History of Ideas* 52, 4 (oct.-déc. 1991), p. 581-602.
—, *The Clock and the Mirror : Girolamo Cardano and Renaissance medicine*, Princeton, Princeton University Press, 1997.
—, « 'L'individuale' nella medicina tra Medioevo e Umanesimo : I 'casi clinici' », in *Umanesimo i medicina. Il problema dell* 'individuale', R. Cardini et M. Regoliosi éds., Rome, Bulzoni Editore, 1996, p. 33-62.

SLUHOVSKY Moshe, *Believe not Every Spirit. Possession, Mysticism, & Discernment in Early Modern Catholicism*, Chicago, The University of Chicago Press, 2007.

SGARD Jean, *L'Abbé Prévost, labyrinthes de la mémoire*, Paris, PUF, 1986.

SOUTET Olivier, *La Concession en français, des origines au XVIe siècle, problèmes généraux,* Genève, Droz, 1990.
—, *La Concession dans la phrase complexe en français, des origines au XVIe siècle,* Genève, Droz, 1992.

SPEARING Anthony Colin, *Textual Subjectivity : The Encoding of Subjectivity in Medieval Narratives and Lyrics*, Oxford, Oxford University Press, 2005.

SPITZER Leo, *Études de style*, Paris, Gallimard, 1970.

STAROBINSKI Jean, « Du pied de la favorite au genou de Jacques », *Denis Diderot 1713-1784. Colloque international*, Anne-Marie Chouillet éd., Paris, Aux amateurs de livres, 1985, p. 359-379.

TETART Jean-Marie, « Tics, bigles et borgnes », dans *Cahiers Saint-Simon*, n°11, 1983, p. 35-42.

TROUSSON Raymond, « Le prince de Ligne et l'autobiographie », *Nouvelles Annales Prince de Ligne* XII (1998), p. 93-117.

ULLMANN Stephen, *Style in the French Novel*, « Le discours rapporté chez Flaubert », New York, Cambridge University Press, 1957, 2nd éd. 1964, p. 94-120.

VERHOEFF, Han « Marivaux psychanalyste », *Néophilologus*, LXXII, avril 1988, p. 200-208.

VIDAL Fernando, *Les Sciences de l'âme. XVIe - XVIIIe siècle*, Paris, Champion, 2006,

VIGARELLO Georges, « La drogue a-t-elle un passé ? », in *Individus sous influence : drogues, alcools, médicaments psychotropes*, A. Ehrenberg éd., Paris, Esprit, 1991, p. 85-100.

VOLPILHAC-AUGER Catherine, *Tacite en France de Montesquieu à Chateaubriand,* Oxford, Voltaire Foundation, 1993.
—, « La parole et ses représentations dans le récit historique à l'âge classique », *Des Voix dans l'histoire*, p. 11-32.
—, « Parler au peuple, parler au roi : la question des harangues (XVII-XVIIIe siècles) », *Des Voix dans l'histoire,* p. 57-74.

WATT Ian, *The Rise of the novel. Studies in Defoe, Richardson and Fielding* [1957], University of California Press (June 4, 2001).

WEINRICH Harald, *Le Temps, le récit et le commentaire*, traduit de l'allemand par Michel Lacoste, Paris, Le Seuil, 1973.

WHITE Hayden, *Metahistory, The historical imagination in XIXth century Europe*, The John Hopkins University Press, Baltimore/London, 1973.
—, *Tropics of discourse, essays in cultural criticism*, The John Hopkins University Press, Baltimore/London, 1985.
—, *The content of form, Narrative discourse and historical representation*, The John Hopkins University Press, Baltimore/London, 1987.

WILD Francine, « La Rochefoucauld, Retz, Mme de Motteville, Mme de la Fayette et la représentation de la vie psychique : enquête chez les mémorialistes », *Représenter la vie psychique*, F. Wild (dir), *Elseneur* n°25, 2010, p. 71-84.

WITTGENSTEIN Ludwig, *De la certitude*, Paris, Gallimard, 1976.

ZANONE Damien, *Écrire son temps. Les Mémoires en France de 1815 à 1848*, Lyon, Presses Universitaires de Lyon, 2006.

ZÉKIAN Stéphane, « Siècle des lettres contre siècle des sciences : décisions mémorielles et choix épistémologiques au début du XIXe siècle », LHT, n°8, 2011.

ZONZA Christian, *La Nouvelle historique en France à l'âge classique (1657-1703)*, Paris, H. Champion, 2007.

ZWEIG Stephan, *Trois poètes de leur vie : Casanova, Stendhal, Tolstoï,* Paris, Stock, 1937.

Personalia

Daniel ACKE est Professeur de littérature française à la Vrije Universiteit de Bruxelles (VUB). En tant que dix-huitièmiste, il s'est surtout intéressé à la tradition des moralistes. Il a collaboré à l'édition des œuvres de Charles-Joseph de Ligne aux éditions Honoré Champion (Direction du volume *Caractères et portraits,* 2003 ; participation à *Mes écarts,* avec J. Vercruysse). Dans le domaine du vingtième siècle, il s'intéresse à la littérature urbaine. Enfin, il étudie le mysticisme en dehors des religions, dans le prolongement de recherches sur Yves Bonnefoy (*Yves Bonnefoy essayiste. Modernité et présence*, Amsterdam-Atlanta, Rodopi, 1999).

Fabienne BOISSIERAS est Maître de conférences à l'Université Jean Moulin-Lyon 3, en langue française et stylistique, membre du CEDFL, « Marge ». Ses travaux, d'orientation stylistique, portent essentiellement sur la littérature du XVIIIe siècle. L'étude stylistique subordonnée à l'observation minutieuse de divers marqueurs linguistiques vise à dégager un sens global capable de rentrer en résonance avec d'autres approches. Membre de l'Association Internationale de Stylistique, elle a par ailleurs un Master Recherche de Psychologie en psychopathologie et clinique.

Michèle BOKOBZA-KAHAN est Professeur associée au département de Littérature de l'Université de Tel-Aviv. Ses recherches portent sur le siècle des Lumières, les théories du roman, le libertinage et la folie, la littérature marginale, la question de l'auctorialité dans le texte et dans son paratexte, les formes transgressives du discours, l'ethos et le pathos dans le témoignage religieux du dix-huitième siècle. Elle est l'auteur de *Libertinage et Folie dans le roman du 18e siècle* (Peeters, 2000*), Dulaurens et son œuvre : Un auteur marginal au 18e siècle : Déviances discursives et Bigarrures philosophiques* (Champion, 2010) et a édité *Mémoires d'une honnête femme* de Chevrier (« Lire le Dix-huitième siècle », PU Saint-Étienne, 2005). Elle a dirigé un numéro consacré à « Ethos et Image d'auteur », dans la revue *Argumentation et Analyse du Discours* (2009). Elle a participé à l'édition numérique des *Pensées* de Montesquieu (2013). Elle a publié des articles sur Bayle, Diderot, Voltaire, Montesquieu, la presse féminine au dix-huitième siècle, la littérature marginale et ses auteurs. Ses derniers articles concernent principalement l'écriture testimoniale dans l'approche des études culturelles et de l'analyse du discours.

Dominique BRANCHER est Professeure assistante de littérature ancienne au séminaire d'Études françaises de l'Université de Bâle. Elle s'intéresse principalement aux interactions entre littérature et savoirs à la Renaissance (médecine, philosophie, philosophie naturelle, botanique). Deux livres vont paraître prochainement aux éditions Droz : *'Deshonnestes' pudeurs. La fabrique équivoque d'une passion à la Renaissance* et *Quand l'esprit vient aux plantes : botanique sensible et subversion libertine.*

Marie CAPEL est actuellement assistante et doctorante à l'Université de Lausanne. Son travail, dirigé par le professeur François Rosset, porte sur la construction de la singularité dans l'univers comique de Charles Sorel.

Delphine DENIS : Ancienne élève de l'École Normale Supérieure (Ulm/Sèvres), agrégée de Lettres classiques, ancienne Boursière puis Pensionnaire de la Fondation Thiers, Delphine DENIS est Professeur de langue et littérature françaises du XVIIe siècle à l'Université de Paris-Sorbonne (EA 4509). Spécialiste de l'histoire des genres et des styles sous l'Ancien Régime, et en particulier de la prose narrative, elle a publié, seule ou en collaboration, une quinzaine d'ouvrages et de collectifs, trois éditions critiques et une soixantaine d'articles. Elle a créé avec Alexandre Gefen (CNRS) le site de référence sur *L'Astrée*, roman d'Honoré d'Urfé (1607-1628) : http://astree.paris-sorbonne.fr/. Elle dirige avec une équipe de huit chercheurs l'édition critique de ce roman majeur du XVIIe siècle, dont la première partie est parue en 2011, chez Honoré Champion, et la seconde à paraître en 2014.

Florence DUMORA, Maître de conférences en littérature française à l'Université Paris-Diderot, consacre ses recherches aux rapports entre littérature et théories de l'âme, principalement au XVIIe siècle. Elle a proposé une réflexion sur l'histoire du rêve (*L'Œuvre nocturne*, Paris, Champion, 2005) et les figurations du for intérieur (imagination, curiosité, mensonge, passions…) dans des œuvres littéraires et des traités philosophiques, médicaux ou théologiques.

Cyril FRANCES est actuellement Visiting Assistant Professor à la Miami University (Ohio). Auteur de plusieurs articles sur Casanova et Louvet de Couvray, il travaille sur le libertinage et les Mémorialistes du XVIIIe siècle. Son livre *Casanova. La Mémoire du désir*, issu d'une thèse de doctorat soutenue en 2012 sous la direction de Régine Jomand-Baudry, a paru en 2014 chez Garnier.

Stéphanie GENAND : Ancienne élève de l'ENS et agrégée de Lettres Modernes, Stéphanie Genand est Maître de conférences à l'Université de Rouen (C.E.R.E.D.I.) et membre Junior de l'Institut Universitaire de France depuis 2010. Spécialiste du tournant des Lumières, elle travaille sur l'articulation de l'écriture et de l'histoire (*Le Libertinage et l'histoire*, SVEC, 2005), les refondations littéraires sous la Révolution (*Romans de l'émigration*, Champion, 2008) et les problématiques de l'entre-deux siècles (*Parcours dissidents au XVIIIe siècle. La marge et l'écart*, Desjonquères, 2011, en collaboration avec C. Poulouin). Elle prépare actuellement un travail consacré au Groupe de Coppet et à G. de Staël, dont elle a dirigé le volume I 2 des *Œuvres complètes* : *De la littérature et autres essais littéraires*, Champion, 2013.

Violaine GÉRAUD est Professeur de langue française à l'Université Lyon 3-Jean Moulin, membre du CEDFL, « Marge ». Spécialiste de la langue et de la littérature du XVIIIe siècle, elle a publié : *La Lettre et l'esprit de Crébillon fils*, publication dérivée de la thèse soutenue pour le doctorat, SEDES, « Les livres et les hommes », 1995 ; *Beaumarchais, l'aventure d'une écriture*, H. Champion, 1999 ; et une édition critique de *Tanzaï et Néadarné* (introduction et notes) dans les *Contes* de Claude Crébillon, « Bibliothèque des Génies et des Fées » (directrice Nadine Jasmin), H. Champion, mars 2009.

Françoise GEVREY est Professeur émérite de littérature française du XVIIIe siècle à l'université de Reims-Champagne-Ardenne (CRIMEL). Auteur de travaux sur la nouvelle et sur le roman, elle s'est intéressée aussi à l'esthétique et à la morale. Elle a édité un volume de contes parodiques et licencieux pour la « Bibliothèque des génies et des fées » (H. Champion), et dans la même collection, elle a achevé un volume sur les « contes fin de siècle » qui paraîtra en 2014.

Béatrice GUION, ancienne élève de l'École Normale Supérieure et agrégée de lettres classiques, est Professeur de littérature française du XVIIe siècle à l'Université de Strasbourg. Ses travaux portent sur la littérature religieuse du XVIIe siècle (notamment Port-Royal et Bossuet), sur les moralistes, sur la poétique classique, ainsi que sur la théorie et l'écriture de l'histoire. Principales publications : Pierre Nicole, *La Vraie Beauté et son fantôme, et autres textes d'esthétique*, édition critique et traduction du latin,

Paris, Champion, 1996 ; *Pierre Nicole moraliste*, Paris, Champion, 2002 ; *Du bon usage de l'histoire : histoire, morale et politique à l'âge classique*, Paris, Champion, 2008.

Marc HERSANT, ancien élève de l'ENS Fontenay et agrégé de Lettres modernes, est Professeur à l'Université d'Amiens (CERR), responsable du programme « Récit et vérité à l'âge classique » (TELEM/Bordeaux 3 puis CEDFL « Marge »/Lyon 3). Ses recherches portent sur les mémorialistes d'Ancien Régime, sur les écritures du « moi » et sur l'écriture de l'histoire jusqu'à la Révolution, sur Voltaire, sur les rapports entre écriture et vérité aux XVIIe et XVIIIe siècles, sur les conceptions de la vérité qui s'affrontent à l'époque des Lumières et les discours qui s'y associent, sur l'ensemble des pratiques narratives au XVIIIe siècle (notamment récit historique, conte, roman) en tant qu'elles rencontrent la question de la vérité, sur la théorie du récit et plus particulièrement sur le rapport histoire/fiction. Il a publié en 2009 chez Honoré Champion *Le Discours de vérité dans les 'Mémoires' du duc de Saint-Simon*, et a terminé un nouvel ouvrage intitulé *Voltaire : écriture et vérité*, à paraître chez Peeters. Il travaille actuellement à une monographie sur *L'écriture carcérale du marquis de Sade*.

Caroline JACOT GRAPA est Professeur de littérature française du XVIIIe siècle à l'Université de Lille 3. Ses travaux portent sur la figuration de l'individuel, et sur la poétique du matérialisme des Lumières. Elle a publié *L'homme dissonant au dix-huitième siècle*, Oxford, Voltaire Foundation, 1997, *Dans le vif du sujet. Diderot corps et âme*, Classiques Garnier, 2009.

Régine JOMAND-BAUDRY est Professeur de littérature du XVIIIe siècle à l'Université Jean Moulin-Lyon 3 et membre du CEDFL, « Marge ». Ses recherches portent essentiellement sur la presse d'Ancien-régime et sur la poétique du conte merveilleux au XVIIIe siècle. Elle a notamment dirigé la publication d'un volume collectif *Marivaux journaliste* (Presses de l'université de Saint-Etienne, 2009) et édité les contes de Claude Crébillon (2 versions d'*Ah quel conte !* chez Garnier, 2001, réédition en 2009 ; direction et co-édition du volume *Contes de Claude Crébillon* chez Champion, 2009).

Hélène MERLIN-KAJMAN est Professeure à l'Université Sorbonne Nouvelle – Paris 3 (EA 174), Membre senior de l'Institut Universitaire de France et Directrice de Transitions (www.mouvement-transitions.fr). Principales publications : *Public et littérature en France au XVIIe siècle*, Belles Lettres, 1994 ; *L'excentricité académique*, Belles Lettres, 2001 ;

L'absolutisme dans les Lettres et la théorie des deux corps, Champion, 2001 ; *La langue est-elle fasciste* ? Le Seuil, 2003. Elle a coordonné le numéro 68 de *Littératures classiques*, *Les Émotions publiques et leur langage à l'âge classique*, Paris, Champion, 2009.

Adrien PASCHOUD, docteur *ès* Lettres (2005), enseigne actuellement la littérature des XVIIe et XVIIIe siècle à l'Université de Lausanne. Axes de recherches : culture littéraire jésuite ; rhétoriques scientifiques ; aspects du libertinage ; liens entre littérature et religion. Publications majeures : *Le Monde amérindien au miroir des « Lettres édifiantes et curieuses »* [2008] ; en collaboration avec Frédéric Tinguely, *Un libertin dans l'Inde moghole. Les voyages de François Bernier (1656-1669)* [2008] ; en collaboration avec Léonard Burnand, *Espaces de la controverse au seuil des Lumières (1680-1715)* [2010] ; en collaboration avec Nathalie Vuillemin, *Penser l'ordre naturel (1680-1810)* [2012]. Auteur d'une dizaine de comptes rendus et d'une quarantaine d'articles parmi lesquels : « Matérialisme, ordre naturel et imaginaire végétal dans *L'Homme-plante* (1748) de La Mettrie » ; « Du regard scopique à la mécanique amoureuse : automates et machines dans *La Religieuse* de Diderot ».

Sylvie PATRON est Maître de conférences habilitée à diriger des recherches en langue et littérature françaises à l'Université Paris Diderot. Spécialiste d'histoire et d'épistémologie de la théorie littéraire, elle a publié *Le Narrateur. Introduction à la théorie narrative* (Paris, Armand Colin, 2009), ainsi qu'un ouvrage collectif intitulé *Théorie, analyse, interprétation des récits/ Theory, analysis, interpretation of narratives* (Berne, Peter Lang, 2011). Elle est l'auteur de nombreux articles publiés en anglais et en français sur le narrateur et d'autres problèmes de théorie narrative. Elle a aussi traduit plusieurs articles de linguistique et de théorie narrative en français et édité S.-Y. Kuroda, *Pour une théorie poétique de la narration*, essais de S.-Y. Kuroda traduits de l'anglais (États-Unis) par Cassian Braconnier, Tiên Fauconnier et Sylvie Patron (Paris, Armand Colin, 2012). Co-organisatrice, avec Brian Schiff, du colloque international Narrative Matter 2012 : Life and Narrative (Université américaine de Paris, juin 2012), elle est l'organisatrice principale de Narrative Matters 2014 : Narrative Knowing/ Récit et Savoir (Université Paris Diderot, juin 2014).

Paul PELCKMANS (1953), Professeur en littérature française et générale à l'Université d'Anvers. Recherches aux confins de la fiction d'Ancien Régime et des « mentalités ». Publications récentes : *Le problème de l'incroyance au*

*XVIII*e *siècle*, Laval, Presses Universitaires, 2010 et *La sociabilité des cœurs. Pour une anthropologie du roman sentimental*, Amsterdam, Rodopi, 2013.

Adrienne PETIT, agrégée de lettres modernes et doctorante contractuelle à l'Université Paris-Sorbonne où elle prépare une thèse sur la rhétorique et la poétique des passions dans le roman du XVIIe siècle. Elle appartient à l'EA 4509 Sens, texte, informatique et histoire (STIH).

Jean-François PERRIN est Professeur émérite de littérature française à l'Université de Grenoble et membre de l'UMR *LIRE*. Il a publié récemment : *Rousseau : Le chemin de ronde* (Hermann, 2014) et *Politique du renonçant, le dernier Rousseau* (Kimé, 2011). Fondateur de la revue *Féeries*, *Études sur le conte merveilleux*, il a dirigé l'édition critique en trois volumes des *Contes* de T.-S. Gueullette (« BGF » n°9, H. Champion, 2010), édité les contes d'Antoine Hamilton (« BGF » n°16) et publié en collaboration trois ouvrages collectifs sur la poétique du conte au XVIIIe siècle : *Les Scènes de l'enchantement* (Desjonquères, 2011), *Le Conte en ses paroles* (Desjonquères, 2007), *Le Conte merveilleux au XVIII*e *siècle : une poétique expérimentale* (Kimé, 2002).

Francesco PIGOZZO, docteur de l'Université de Pise, a soutenu en juillet 2010, sous la direction de Francesco Orlando, une thèse intitulée *Saint-Simon l'autentico, tra l'indigniazione e lo stupore, stilistica e estetica del'incongruo nei Mémoires*, qui interroge les rapports entre le goût de l'ordre (en particulier hiérarchique) du mémorialiste et sa fascination pour le singulier et l'incongru : à paraître chez Garnier. Il enseigne actuellement à la Scuola Superiore Sant'Anna di Pisa.

Catherine RAMOND est Maître de conférences habilitée à diriger des recherches en littérature française du XVIIIe siècle à l'Université Bordeaux-Montaigne et membre de l'équipe TELEM (responsable du programme « Récit et vérité à l'âge classique »). Ses recherches portent principalement sur les formes de la fiction narrative et dramatique, et sur les relations qu'elles entretiennent aux XVIIe et XVIIIe siècles. Elle a publié : *Roman et théâtre au XVIII*e *siècle. Le Dialogue des genres*, Oxford, Voltaire Foundation, *SVEC*, 2012 ; *La Voix racinienne dans les romans du XVIII*e *siècle*, Paris, H. Champion, 2014, et plusieurs ouvrages collectifs. Elle co-dirige l'édition du *Théâtre complet* de Destouches aux éditions Classiques Garnier (4. vol prévus).

Jean-Paul SERMAIN est Professeur de littérature française du XVIIIe siècle à l'Université de Paris 3 Sorbonne nouvelle. Il dirige l'équipe EA 174 « formes et idées de la Renaissance aux Lumières ». Il a été professeur invité en Chine, à Taiwan et en Italie. Il s'intéresse à l'histoire des idées rhétoriques, à leur rapport avec la fiction (*Rhétorique et roman, l'exemple de Marivaux et de Prévost*, Oxford, SVEC, 1985, réédition poche (collection VIF), 1999) ; aux œuvres canoniques (*Don Quichotte, Cervantès*, Paris, Ellipses, 1998, *Les Mille et une nuits entre Orient et Occident*, Desjonquères 2009) ; à Marivaux (*Le Singe de don Quichotte, Marivaux, Cervantès et le roman postcritique*, Oxford, *Studies on Voltaire* n°369, 1999 ; *Marivaux et la mise en scène*, Paris, Desjonquères, 2013) ; à la formation et à l'interprétation des genres littéraires (*Métafictions (1670-1730), la réflexivité dans la littérature d'imagination*, Paris, Champion, 2002 ; *Le Conte de fées du classicisme aux Lumières*, Paris, Desjonquères, 2005 ; *Le Roman jusqu'à la Révolution française*, Paris, PUF, 2011).

Francine WILD, ancienne élève de l'ENS, est Professeur de littérature française du XVIIe siècle à l'Université de Caen-Basse Normandie. Elle a travaillé principalement sur les textes anecdotiques (ana, historiettes), sur le récit non fictionnel (biographies, mémoires, hommes illustres), et sur les épopées. Quelques titres : *Naissance du genre des ana (1574-1712)*, Paris, Champion, 2001 ; *Épopée et mémoire nationale au XVIIe siècle*, actes du colloque de Caen (12-13 mars 2009), PUC, 2011. Édition de : Desmarets de Saint-Sorlin, *Clovis ou la France chrétienne*, à paraître à la STFM en 2014.

Damien ZANONE est Professeur de littérature française à l'Université catholique de Louvain. Ses recherches portent sur l'histoire et les formes de la littérature à la première personne et du roman en France à la charnière des XVIIIe et XIXe siècles. Il a consacré à la question des Mémoires une monographie (*Écrire son temps. Les Mémoires en France de 1815 à 1848*, Presses Universitaires de Lyon, 2006) et plusieurs ouvrages collectifs. Il est aussi un spécialiste de George Sand à laquelle il a consacré plusieurs éditions critiques (*Histoire de ma vie*, GF-Flammarion, 2001 ; *Consuelo. La Comtesse de Rudolstadt*, Robert Laffont, « Bouquins », 2004 ; *Valentine*, Éditions H. Champion, 2008). L'attention portée à Sand l'a conduit à réfléchir plus largement à la place des femmes dans la production romanesque (*La Tradition des romans de femmes. XVIIIe-XIXe siècles*, ouvrage dirigé avec Catherine Mariette-Clot, Éditions H. Champion, 2012).

Index

Table des matières

www.ingramcontent.com/pod-product-compliance
Lightning Source LLC
LaVergne TN
LVHW102225300926
849160LV00005B/28
9789004300125